李显忠 编著

精华

仲景辨证

白云阁藏本·木刻版《伤寒杂病论》

经典医籍
老中医
串讲实录

人民卫生出版社
·北京·

图书在版编目（CIP）数据

经典医籍老中医串讲实录：仲景辨证精华 / 李显忠编著 . —北京：人民卫生出版社，2022.7

ISBN 978-7-117-33249-1

Ⅰ.①经… Ⅱ.①李… Ⅲ.①仲景学说－研究 Ⅳ.①R222.19

中国版本图书馆 CIP 数据核字（2022）第 107998 号

经典医籍老中医串讲实录——仲景辨证精华

Jingdian Yiji Laozhongyi Chuanjiang Shilu——Zhongjing Bianzheng Jinghua

编　　著　李显忠
出版发行　人民卫生出版社（中继线 010-59780011）
地　　址　北京市朝阳区潘家园南里 19 号
邮　　编　100021
印　　刷　三河市博文印刷有限公司
经　　销　新华书店
开　　本　710×1000　1/16　印张：50
字　　数　819 千字
版　　次　2022 年 7 月第 1 版
印　　次　2022 年 8 月第 1 次印刷
标准书号　ISBN 978-7-117-33249-1
定　　价　129.00 元

E － mail　pmph @ pmph.com
购书热线　010-59787592　010-59787584　010-65264830
打击盗版举报电话:010-59787491　　E-mail:WQ @ pmph.com
质量问题联系电话:010-59787234　　E-mail:zhiliang @ pmph.com
数字融合服务电话:4001118166　　　E-mail:zengzhi @ pmph.com

前　言

相传东汉时期医圣张仲景《伤寒杂病论》竹简书共十三稿，晋代太医令王叔和整理的《伤寒论》为第七稿。《金匮要略》是张仲景所著《伤寒杂病论》的杂病部分，为我国现存最早论述杂病的专著，但书成后，自东汉至西晋一段时间内，由于战乱的关系，该书亦散佚，只能从其他方书所引用的文字中看到其中一些资料。直到宋仁宗（1023—1063 年）时，翰林学士王洙在翰林院的残旧书籍中发现了张仲景的《金匮玉函要略方》，经整理后为后世流传的《金匮要略》。

白云阁藏本·木刻版《伤寒杂病论》书稿为《伤寒杂病论》第十二稿，该书稿为东汉时期南阳张仲景著述，清代末年桂林左盛德珍藏、罗哲初手抄，民国时期长安黄竹斋校注、米伯让编审。

白云阁藏本·木刻版《伤寒杂病论》传授渊源

张仲景四十六世孙张绍祖授与桂林左盛德，左氏珍藏 40 余年未尝轻出示人，于清光绪二十年授与门人罗哲初，罗氏又珍藏 30 余年，于 1935 年授与黄竹斋。抗日战争前，黄竹斋在浙江宁波天一阁访书期间，经宁波名医周岐隐介绍，得识桂林名医罗哲初。黄竹斋从罗氏处发现其珍藏的《伤寒杂病论》第十二稿手抄本。黄氏于 1939 年筹资刻制木版，校刊公诸于世，因条件所限，仅印 250 部，1980 年其门人重印 200 部。罗哲初之子罗继寿于 1956 年献出的桂林古本《伤寒杂病论》与白云阁藏本·木刻版《伤寒杂病论》为同一书也，两书所异者，桂林古本《伤寒杂病论》有"六气主客"一节，在白云阁藏本·木刻版《伤寒杂病论》中是删掉的。

1982 年 10 月 18 日至 22 日，在河南省南阳市召开中华全国中医学会仲景学说学会讨论会，米伯让遵先师黄竹斋之遗嘱，于会前将两箱白云阁藏本·木刻版《伤寒杂病论》赠送医圣祠。笔者于1987年11月21日第一次赴南阳医圣故里，参加中华全国第二次张仲景学说讨论会，在医圣祠有幸目睹黄竹斋刊印的木刻版《伤寒杂病论》，现在回忆起来深感荣幸。在医圣祠中笔者偶然发现两部1980年重印的白云阁藏本·木刻版《伤寒杂病论》，每部共4册，为宣纸刊印，右起竖排，没有标点，每页10行，每行19字。笔者买了其中一部，视如珍宝。

笔者钻研此著，历经半个世纪时光的打磨，根据张仲景"辨太阳病脉证并治"一语，悟出仲景辨病脉证并治之"病""脉""证""治"精义，写出《仲景辨病精华》《仲景辨脉精华》《仲景辨证精华》《仲景方药精华》四部书稿。

白云阁藏本·木刻版《伤寒杂病论》共十六卷，共959条。笔者在《仲景辨证精华》中，分【原文】【词法】【句法】【直释】【鉴别】【方释】【异同】【讲析】等项论述。依据中医理论，紧扣原文，对原文中的重点、难点、疑点进行较深入的阐述、解释、分析或探讨；对注家的不同认识，进行客观评议，并阐明其见解；对原文中未能涉及而有利于开拓临床思路的内容进行延伸；对较长的条文做分段解析，必要时指出条文中的语法特点。从原文的一字一句，到每一证治的理法方药，归纳古今，揭示新义。

《伤寒杂病论》是一个蕴藏宏博智慧的宝库，在东汉时期是万流所汇，在后世为万水之源。笔者在《仲景辨证精华》中对仲景学说进行了系统的综合分析，对仲景学说的具体内容做了详细的论述，纲目清晰，便于效法，力求使读者能开一篇而知多证，开一卷而知百家，临床应用时有法可循、有方可依。

仲景之学，博大精深，余之所著仅沧海一粟而已，虽毕生为之殚精竭智，仍觉得仲景学说医理难穷，尚需不断探索。疾病万变，还应继续钻研，余之所得，愚者千虑而已。

笔者在研习仲景之学及编写本系列书稿的过程中，得到黑龙江中医药大学邹德琛教授、黑龙江省中医药科学院张琪研究员、北京四大名医之一施今墨先生、山东中医药大学李克绍教授指导，受到名医吕洪勋恩师的指教，得到哈尔滨医科大学附属第一医院王桂照院长及夫人张志芳女士鼎力相助，以及黑龙江中医药大学惠群教授、肖鹏超教授的指导与帮助。值此系列书稿付梓之际，谨向诸位益师表示深切的感谢。

笔者深感探幽索隐之志趣，同时感叹做学问的苦涩艰辛，经历了50

多个寒暑，本书稿终于完成。虽然笔者在主观上做了努力，力求把本书稿写得更好一些，但是受知识面和水平所限，书稿难以尽善，难免存在着诸多不足甚至谬误粗疏之处。但笔者愿为发掘中医学遗产奉献出微薄之力，以此书稿作为引玉之砖，作为中医爱好者登堂入室的阶梯。恳切希望各位专家、读者对此书稿给予批评和指正。

学问是无止境的，望同道不吝赐教，随时提出修改意见，以便继续改进，是所至盼，甚幸。

李显忠

2021 年 11 月 16 日

目 录

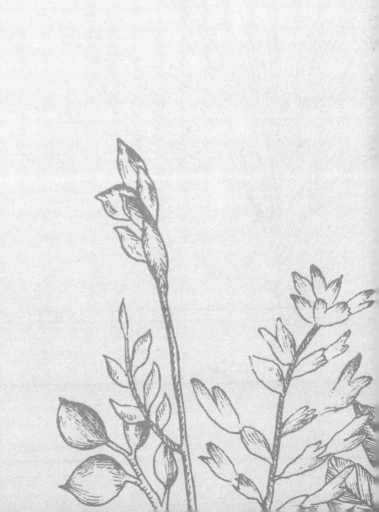

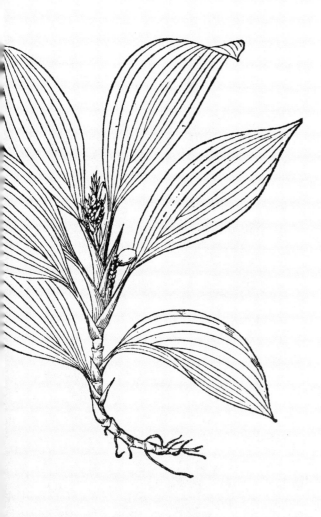

仲景辨证

辨太阳病脉证并治上

第302—332条

原文

太阳之为病，脉浮，头项强痛而恶寒。（302）

词法

①之："太阳之为病"，其助词"之"用在主语"太阳"和谓语"为"之间，取消句子的独立性，使"太阳为病"这一完整句子变成一个语意未尽的主谓性词组，充当全句的主语。

②而：仲景多用作递进之意，强调"而"字以后的词或词组。本条"而恶寒"旨在强调"恶寒"是太阳病开始发生时候的典型症状，并非必具症状。

直释

①太阳之为病：太阳为巨阳，主皮肤而统营卫，为人身之肌表。外邪侵入人体，太阳受到外邪侵袭后，所发生的病证，称为太阳病。

②脉浮：太阳病初起时的脉浮，是由于邪气在表，正气自发地向外抗邪，气血因之趋于肌表所致。凡外感病初起，邪在肌表或入之尚浅，而正气充足，有能力向外抗邪，故脉浮有力。

③头项强痛：太阳经脉上额交巅入络脑，还出别下项，外邪侵犯太阳，经脉之气运行受阻，经脉拘急，气血涩滞，故太阳头痛在头后部，连及项部痛而项强。

④而恶寒：恶寒是由寒邪外束，导致卫阳闭郁，营卫不和的缘故。恶寒在无风的地方也感到凛寒畏冷，甚至向火覆被仍不能获得缓解。恶寒是太阳病必见症状，多与发热并见，或已发热，或未发热，但迟早都要发

热，说明恶寒在前，而发热随之即发。

① 头痛：头为诸阳之会，太阳、阳明、少阳皆会出现头痛，由于经脉循行的不同，头痛部位也不同。太阳头痛在头后部，连及项部痛而项强；阳明头痛在头前部，以前额部为甚，痛而胀，甚则如劈；少阳头痛在头侧部，以额角为甚，疼痛抽掣如刺。

② 脉浮：浮脉作表证之脉论应是浮而有力；若脉浮而无力，按之即减，多为正气不足，不可作表证之脉论；若浮脉出现于三阴病中，"阳微阴浮为欲愈"，说明脉浮代表正气来复。

讲析

本条概括太阳病初发时的一般脉证特点，全条 14 字，首论太阳病脉象，继论太阳病部位之证，最后以必见之证作结，作为太阳病的诊断标准。凡外感病初发时出现本条所述之脉证者，即可诊断为太阳病。

书中共提到六条"之为病"，笔者认为，长期以来，这在一定程度上限制了人们的思维，影响了对《伤寒杂病论》的全面理解。"之为病"多指各病开始成病时候的脉证，犹如疆界的标志一样，可以理解为区分六经病的界限。但是区分各病的标志不仅限于此。因为病人体质有强弱，感邪有轻重，治疗及时得当与否又彼此不同，诸多因素交织起来，致使各病初得时的症状可以存在、可以消失，也可以发生变化。若将其视为各病之提纲，显然是不妥切的。

原文

太阳病，发热，汗出，恶风，脉缓者，名为中风。（303）

词法

者："者"字在此作特殊指示代词用，跟在"发热，汗出，恶风，脉缓"之后，构成具有名词性的"者"字结构，与其前的名词"太阳病"一起，共同在句子中作主语，可译为"起病见有发热、汗出、恶风、脉缓的太阳病"。由于这一"者"字结构实际上限制了其前的名词"太阳病"的所指范围，因此，也有人把这种语法现象看作是该名词太阳病的"后置定语"。

① 太阳病：太阳肌表受邪气侵袭后所形成的病证，称为太阳病。病位在表，而有"脉浮，头项强痛而恶寒"的表脉和表证。

② 发热：平素肌腠疏松之体，感受风寒之邪，邪犯太阳肌表，卫阳起而与邪相争，则发热。发热这一症状常先见而且突然，故本条把发热列在诸症状之首。

③ 汗出：体虚之人，肌腠疏松，感受风寒，卫阳被风邪所伤，不能起到卫外固密作用，卫外不固，营不内守，营阴外泄，故汗出。这种汗出为病理反映，不能与使用发汗解表药引起的汗出相提并论，这种汗出既不能使发热减弱而达到汗出热解的效果，又不能驱散表邪以达到汗出病愈的目的。所以汗出为辨太阳中风证的关键。

④ 恶风：恶风也包括恶寒，在当风处感到肌栗寒凛，在无风处却无此感觉。恶风与恶寒有轻重之分，即当风则畏，无风自安，为恶风；身居密室亦恶者，为恶寒。风与寒无法截然分开，风之伤人，不能无寒；寒之伤人，亦不能无风。寒邪侵袭人体，必借风力的帮助；风邪伤害人体，必夹寒邪的余感。恶风与恶寒之间很难截然区分，恶寒的病人，一定恶风，恶风的病人，也会有恶寒的感觉。风寒伤人，往往风夹寒邪，寒随风至，风与寒又有侧重，可见仲景设证御变之精。

⑤ 脉缓者：第 302 条述太阳病，由脉到证，把"脉浮"放在首位；本条由证述脉，把证放在前面。脉浮蕴于发热之机，脉缓见于汗出之时。汗出肌腠疏松，不胜风袭，故恶风；又因汗出营阴更弱，使脉松弛而呈宽柔和缓之象，说明太阳中风证汗出与脉缓的关系。

⑥ 名为中风：上述脉证符合风为阳邪、其性疏散、易耗阴分的致病特点，故名为中风。本条冠以太阳病，说明在太阳病脉证的基础上，又见"发热，汗出，恶风，脉缓者"，即为太阳中风证，又称太阳表虚证。

本条仅 16 字，却把风伤太阳之表的病位、病证、病性，概括得无遗了。"太阳病"说明病位在表，而有"发热，汗出，恶风，脉缓者"的表证，后以"名为中风"作结，述说病性。本条发热述之于前，继之由叙汗出、恶风，脉缓，动态地反映风中卫表的先后顺序。由于先觉翕翕发热，随之则汗出，由于汗出肌疏，继而又有渐渐恶风之感，汗出体表虚弱，或阴不得内守，脉见浮缓。可见风为病因，但表虚为本，故又称本证为表虚证。

原文

太阳病，或已发热，或未发热，必恶寒，体痛，呕逆，脉阴阳俱紧者，名曰伤寒。（304）

直释

① 太阳病：指第302条"脉浮，头项强痛而恶寒"的脉证。

② 或已发热：素体阳盛之人，感邪发病，则发热较早。

③ 或未发热：若风寒较甚，卫阳郁闭较重，未能及时达表抗邪，则暂不发热，当卫阳郁闭到一定程度时，发热方表现出来。说明发热有迟早之异，但发热是终究要出现的。

④ 必恶寒：寒为阴邪，凝敛束闭，一旦侵袭机体，寒邪外束，卫阳郁遏，不得外伸温煦肌表，故起病必先恶寒。

⑤ 体痛：寒邪束表，经脉之气被寒邪凝敛，营阴凝阻，气血郁滞不畅，则身体疼痛。

⑥ 呕逆：寒邪内侵，胃气被阻，影响胃气和降而上逆，则呕逆。

⑦ 脉阴阳俱紧者：脉道为寒邪拘束，搏动必呈现紧张有力之象，故寸、关、尺三部之脉均见浮紧之象。

⑧ 名曰伤寒：上述脉证符合寒邪致病的特点，故名曰伤寒。

鉴别

太阳中风与太阳伤寒两证，都是感受风寒之邪而发病，中风证多见于素体腠理疏松之人，而伤寒证多见于腠理致密之人。

两者都系营卫失调，中风证多系平素卫阳较弱，肌腠疏松，防护失固，感受风邪，风寒袭表，卫阳受伤，营卫失和之故；伤寒证多系突感风寒，寒邪束表，毛窍闭塞，卫阳被遏，营阴内郁所致。

两者都有太阳病初起时的脉证，即脉浮、头痛项强、发热恶寒。两者不同的是太阳中风证有汗出，脉浮缓；太阳伤寒证无汗而喘，身体疼痛，骨节疼痛，脉浮紧。

太阳中风证　发热表现为翕翕发热，如同鸟羽覆于皮肤之上，使人有一种温和之感，既非蒸蒸大热，亦非壮热不休。因风为阳邪，外邪袭表，卫阳浮盛于外与邪相争，故翕翕发热；伴随发热还有轻微的畏恶风寒，犹如冷雨洒淋于肌肤之上，使人呈现出畏缩拘束、怕冷怕风的感觉，此乃卫阳不能卫外的缘故；由于风为阳邪，其性疏泄，所以当风邪袭表时，可致卫阳失固，毛窍开泄，营阴不能内守而出现汗出，但仅仅是皮肤湿润，非漏汗不止；太阳经脉循头下项，风邪外袭，太阳经气不利，则头痛项强；脉象浮缓柔弱，或轻取脉浮而重按脉弱，此由卫阳浮盛于外，加之肌腠疏松，营阴不足所致；鼻为肺窍，肺合皮毛，皮毛受邪，肺失宣发肃降，窍道不利，故鼻塞不通作鸣，语言重浊；外邪内扰，胃失和降，因而气逆作呕。

太阳伤寒证　由于体质有强弱，感邪有轻重，反应有快慢，所以发热也有迟有早，有的起病之初即出现发热，有的起病之后一两日始见发热。发热来势急速者，为阳气能及时达表与邪相争；发热来势迟缓者，多因感邪较重，毛窍紧闭，卫阳被遏，一时不能达表抗邪，不过这种情况为时短暂，发热仍是必然趋势。尽管发热有迟有早，但恶寒必定先见，而且表现凛寒畏冷，甚至向火覆被其恶寒之势亦不能缓解，这是由于卫阳被寒邪所遏，失去正常的温煦作用。无汗为寒邪束表，毛孔腠理敛缩闭塞，营阴内郁之象。营阴郁滞，筋骨失养，则身痛腰痛，骨节疼痛，因寒主收引，寒邪袭表，太阳经气郁滞不舒，表气闭塞，汗不得出，邪气不能外达，壅阻于肌肉骨节之间所致。喘，与无汗有关，因肺合皮毛，毛窍闭塞，邪无出路，内迫于肺，肺气不得宣降而作喘。邪气内扰于胃，胃失和降则呕逆。脉浮而紧，浮脉主表，紧脉主寒、主痛，寒邪束表，脉道收缩拘急，但因气血流动急速，故脉呈左右弹手，有如转索。

讲析

本条承接第303条，中风为风伤卫阳，卫外失司，营阴外泄，故以发热、汗出、恶风、脉浮缓为主证；伤寒为寒邪直透卫营，卫闭营郁，而以或已发热、或未发热，必恶寒、体痛、呕逆、脉浮紧为主证。两者同属表证，前者为表虚，后者为表实，其中以有汗与无汗为鉴别点。伤寒证发热源于表闭阳郁，故以干热灼手而无汗为特点，这与中风证发热肌肤潮润而有汗迥然有别。中风之人，多平素体质较弱，肌腠不固，偶感风寒而罹病；伤寒之人，多平素体质壮实，腠理固密，常在感寒较甚的情况下罹病，可见太阳中风证与太阳伤寒证两者之间有体质强弱和感邪轻重的差异，在临床辨证则以有汗与无汗分辨表虚与表实。

伤寒一日，太阳受之。脉若静者，为不传；颇欲吐，若躁烦，脉数急者，此为传也。（305）

① 伤寒：外邪初犯体表，具有第304条脉证"或已发热，或未发热，必恶寒，体痛，呕逆，脉阴阳俱紧者，名曰伤寒"。

② 一日，太阳受之：太阳为诸阳之首，统皮毛、营卫，其部位层次最浅，外邪初犯肌表，太阳首先受邪，则称得病之时，为"一日太阳受之"。

③ 脉若静者：病人的脉象仍然与太阳伤寒证脉浮紧相符，反映太阳之邪仍在肌表，没有传变的迹象。

④ 为不传：正气抗邪有力，邪气尚未传里，所以说为不传。

⑤ 颇欲吐：病人有恶心欲吐的症状，在此代表邪传少阳的征象。

⑥ 若躁烦：乃为阳热内盛的症状，在此代表阳明已有邪热。

⑦ 脉数急者：脉象由原来的浮紧，转变为数急之象，反映邪气有化热入里之势。

⑧ 此为传也：欲吐与躁烦均非太阳本证，乃是太阳之邪向里传变，或传少阳而欲吐，或传阳明而躁烦，反映在脉象上又有由浮紧转为数急的变化，是邪传化热入里的客观指征，说明太阳伤寒证有了传变的趋势，故称为"此为传也"。

风寒之邪初犯肌表，太阳首先受邪，由于体质有强弱，感邪有轻重，故受邪有"传"与"不传"之分。欲知是否传变，则需以脉证为依据，如中风证脉浮缓，伤寒证脉浮紧，均无改变，即所谓"脉若静者"，说明病变仍在太阳，没有改变；若脉由浮缓或浮紧之象，转为脉数急者，又出现恶心欲吐、躁烦不安的症状，说明病邪已有内传的趋势。

关于"不传"与"传"的含义，第305条"伤寒，一日太阳受之，脉若静者，为不传"；第306条"伤寒二三日，阳明、少阳证不见者，此为不传也"。

前者以脉证判断不传，后者以未见顺传脉证判断为不传。通过对比可以看出，"不传"不拘于日数的长短，"一日"可以不传，"二三日"也可以不传。第305条"颇欲吐，若躁烦，脉数急者，此为传也"，即太阳传阳明、少阳，是顺传。患太阳病不出现阳明、少阳证，为不传，故判断"不传"与否，应以脉证为据。

原文

伤寒二三日，阳明、少阳证不见者，此为不传也。（306）

直释

① 伤寒：外邪初犯体表，具有第304条脉证："或已发热，或未发热，必恶寒，体痛，呕逆，脉阴阳俱紧者，名曰伤寒"。

② 二三日，阳明、少阳证不见者：外邪侵袭机体两三天后，还没有出现阳明病症状和少阳病症状，说明太阳病尚未发生传变。

③ 此为不传也：正气抗邪有力，邪气尚未传里，所以说"此为不传也"。

讲析

"见"字，音、义同"现"，上古无"现"字，凡出现、呈现，均写作"见"，否则会导致误解。因为"证"是客观存在的，只有表现的不同，而"见到"与"见不到"则是一种感观，可因医生的技术水平而异，有的症状已出现，可能因医生经验之不足或诊察之疏忽而未发现，但决不能因此而否定其症状的客观存在，否则容易导致主观的随意性。

正确的理解为"伤寒二三日，阳明、少阳证不出现，为不传"，而不能错误地理解为"伤寒二三日，阳明、少阳证没看见，为不传"。仲景在此使用排除法进行判断，提示辨别病证传变与否，当依据病人脉证变化，而不拘泥于患病时日和从时日推演的一般变化规律。

原文

太阳病，发热而渴，不恶寒者，为温病。若发汗已，身灼热者，名风温，风温为病，脉阴阳俱浮，自汗出，身重，多眠睡，鼻息必鼾，语言难出。若被下者，小便不利，直视失溲；若被火者，微发黄色，剧则如惊痫，时瘛疭；若火熏之，一逆尚引日，再逆促命期。（307）

词法

为：“为”字有引起、造成之意，判断词，通常多用在名词或名词性词组的前面，表示判断或强调，在句子中与名词谓语一起构成判断合成谓语。如第307条冠首“太阳病，发热而渴，不恶寒者，为温病”。“为温病”的“为”字和名词“温病”一起构成判断合成谓语。

直释

①太阳病：本条太阳病非为风寒之邪所袭，而为温热之邪所伤，温邪多“首先犯肺”，肺主皮毛，太阳亦主皮毛，内脏与体表相通而相互影响，犯肺的温病在开始阶段与太阳有关，故冠以太阳病。

②发热而渴：温为阳邪，化热疾速，最易伤阴耗液，故开始发病阶段即出现发热而口渴。

③不恶寒者：温热之邪伤人，故不恶寒。

④为温病：本条太阳病不是由风寒引起，而是因温热之邪所致的太阳温病。太阳中风、太阳伤寒是言其常，而太阳温病则是言其变。

⑤若发汗已，身灼热者：太阳温病是太阳病之变，误用辛温发汗治疗，反助阳热，以致发汗已发热更严重，故身灼热。

⑥名风温：此时切不可误认为是风寒伤表而误用辛温发汗法，否则会助热伤阴，产生变证，名为风温。此处之“风温”不同于后世温病学中的风温病。

⑦风温为病：误治以辛温发汗，造成邪热充斥、热盛气津两伤引起的温病变证，称为风温为病。

⑧脉阴阳俱浮：风与温热都是阳邪，阳邪袭表，气血外应，故寸、

关、尺三部脉都现浮象。

⑨ 自汗出：风性疏泄，热迫营阴外越，故自汗出。

⑩ 身重：温热之邪壅遏，使阴气被郁，则身体沉重。

⑪ 多眠睡：热扰心神，精神昏愦，则多眠睡。

⑫ 鼻息必鼾：温热之邪上壅，肺窍不利，则鼻息必鼾。

⑬ 语言难出：心主言，心神被扰，则语言难出。

⑭ 若被下者：太阳风温初起呈现一派热象，但邪热此时尚在肺卫肌表，若误认为是阳明胃家热盛而过早用苦寒攻下，则会徒伤津气。

⑮ 小便不利：津伤则膀胱液少，故小便不利。

⑯ 直视失溲：肝窍失濡，而目睛直视，气伤则下焦失控，故小便失禁。

⑰ 若被火者：太阳风温，如果误用灸、熏、熨、温针等火攻劫汗之法，称为被火者。

⑱ 微发黄色：火热之邪加于温热熏灼肝胆，胆汁外溢，轻则身体微发黄色。

⑲ 剧则如惊痫：重则火邪内攻，心神失守，如发惊痫之状。

⑳ 时瘛疭：重则火邪内攻，引动肝风，则时时抽搐。

㉑ 若火熏之：如果误用火攻之后，又以火熏法取汗，一误再误，称为火熏之。

㉒ 一逆尚引日：一次误治，虽不致使人死亡，却会因此而增加治疗的困难，推迟治愈的时间。

㉓ 再逆促命期：再次误治，必致津竭气耗，加速病人的死亡。

鉴别

太阳病经证，包括表虚之太阳中风证、表实之太阳伤寒证、表热之太阳温病证。中风与伤寒皆为外感风寒之邪，而温病则为外感温热之邪。

1. 证候

证候上三者都以脉浮、头项强痛而恶寒及发热为其共同点。然则同中有异，具体区别如下：

太阳中风：中风为自汗出，脉浮缓，一般不喘，且疼痛较轻，怕冷亦较轻，仅当风始恶，故称恶风。

太阳伤寒：伤寒则无汗而喘，脉浮紧，身疼、腰痛、骨节痛等痛证较明显，怕冷较重，故称恶寒。

太阳温病：太阳温病则以发热而渴、不恶寒、脉浮数为主。

舌象：中风证，伤寒证属表寒，舌质不变，舌苔薄白而润；而温病则证属表热，舌质转红或舌尖偏红，舌苔薄白或薄黄而干。

2. 辨治

太阳中风：太阳中风，第 313 条称"阳浮而阴弱"，第 399 条称"荣弱卫强"，第 354 条称"卫气不共荣气谐和"。虽然文字不同，但都是叙述腠理疏松、营卫不调的病机，其证以自汗出、脉浮缓为特征，且痛证较轻，治宜解肌祛风，调和营卫，使用桂枝汤为治。

太阳伤寒：太阳伤寒则风寒外束，卫阳闭遏，营阴郁滞，故证见无汗、脉浮紧等腠理闭束的表实之证，且痛较明显，治宜辛温解表发汗，使用峻汗剂麻黄汤开表发汗为治。

太阳温病：至于太阳温病，多系素体邪热内蕴，加之外感温热之邪而成，故证见发热而渴、脉浮数等热象，治宜辛凉解表，可借用麻杏石甘汤为治。

讲析

本条反复申述太阳温病误治致变，提示医者应重视鉴别诊断，条文从鉴别诊断入手，继而以误治作病因，步步深入，实际囊括了卫气营血辨证规律，只是后世医家未能从中深悟其理，尤其是在风温一再误治的描述中，充分体现了清热保津这一法则在温病治疗中的重要意义。

原文

病有发热恶寒者，发于阳也；无热恶寒者，发于阴也。发于阳，七日愈，发于阴，六日愈，以阳数七，阴数六故也。（308）

直释

① 病：本条冠首之"病"字，指太阳病，因其为太阳病中较轻者，现证只有发热恶寒，或无热恶寒，而无头项强痛等其他症状，不具备太阳病的诊断条件，故不直接称为太阳病。

② 有发热恶寒者：风、暑、燥、火为阳邪，阳邪性升发疏泄，且能

助热，不能束闭遏郁阳气，故病发后能在恶寒的即刻同时发热，称为发热恶寒，即发热为自觉证或他觉证，恶寒则为不待风而自恶。

③ 发于阳也：发热且恶寒的，是发于阳邪。

④ 无热恶寒者：寒、湿为阴邪，阴邪性凝敛沉降，能束闭损伤阳气，故病发后仅有恶寒，不觉发热，称为无热恶寒。

⑤ 发于阴也：不发热仅恶寒的，是发于阴邪。

⑥ 发于阳，七日愈：任何疾病的痊愈都要经过一个正胜邪祛、正气恢复的过程，这个过程，在外感病初期，大体以一候为期，其中阳邪致病，除伤阳外，更多伤阴，故其自愈除需阳气恢复外，还需阴气渐旺，因而愈期就要稍长一些，称为发于阳，七日愈。

⑦ 发于阴，六日愈：外感病初期，其中阴邪致病，多伤阳气，五天阳气恢复，六天即可自愈。

⑧ 以阳数七，阴数六故也。阳，火也，火成数七，故曰"阳数七"；阴，水也，水成数六，故曰"阴数六"。"阳数七，阴数六"，则是根据五行生成数的理论而来，不一定符合实际，不可机械搬用，有待研究。

讲析

本条根据发热之有无，判断致病邪气的阴阳属性，外感病多有卫表症状，所以才可能在六七天有自愈之期，这是因为任何疾病的痊愈都要经过一个正胜邪祛、正气恢复的过程。这一规律是古人经验的总结，有一定的临床意义。

原文

太阳病，头痛，至七日以上自愈者，以行其经尽故也；若欲作再经者，针足阳明，使经不传则愈。（309）

直释

① 太阳病，头痛：太阳病突出症状是头痛，因头为诸阳之会，头痛减轻与否，能较显著地反映太阳病的变化。当然，临床不能拘泥于头痛一症，且必与脉浮、项强、恶寒等症状一起权衡，才能准确无误。

② 至七日以上自愈者：头痛，包括项强，在第七天左右可能自行痊

愈，是因为太阳病有不医而自愈的机转，本经所受的邪气已衰，正气渐复，故可自愈。

③ 以行其经尽故也："经"字，时间单位，六日为一经，即外感病以六天左右为一个规律性的病程阶段。第一个期限六日期间已过，称为经尽。邪气在太阳的势力已尽，并始终未向他经传变，称为"以行其经尽故也"。

④ 若欲作再经者："再经"之意，指病在一经行尽，再进入第二个病程阶段，如果正邪相争激烈，太阳病将向第二个病程发展，进而影响阳明。

⑤ 针足阳明：虽头痛消除，而余症未解，出现不恶寒而渴、小便数等症状，则是进入阳明的征象，可及早针刺足阳明经的穴位，使其经气通畅，抗邪能力增强以泄太阳传变之邪，消除邪气传变之势。

⑥ 使经不传则愈："经不传"，即病程不发展。针足阳明，振奋阳明胃气，以扶正气，行气血，泄胃热，截断病情发展途径，使疾病朝着痊愈的方向发展，由此达到"使经不传则愈"。

讲析

在外感病中，其发病和向愈转归都有一定的时间，注意病期的观察，对于这些疾病的诊断、鉴别、治疗、预后都有重要意义。所以本条"太阳病，头痛，至七日以上自愈者，以行其经尽故也"说明外感若无并发症，一般经 1 周左右可缓解或自愈。

原文

太阳病，欲解时，从巳至未上。（310）

直释

① 太阳病，欲解时："欲解时"指有自解之趋势的有利时辰。"太阳病欲解时"，只是说在欲解的有利时辰范围内，人体阴阳气血的变化，有利于祛邪，病有自解的趋势，也有欲解的可能。邪轻病不重的患者，得到此时自然界隆盛的阳气之助，病邪有不药而解的可能；患者虽已服用对证的药物，但病邪未能尽解，待到欲解的有利时辰，由于外界阳气的资助，

药效得到充分的发挥，就能祛邪外出而使病愈；用药后，邪气虽已渐解，但仍然遗留一些不适之感，可在欲解的有利时辰彻底消除。疾病可随着一日中的不同时辰之异，而发生轻重变化。如果病后，正气逐渐恢复，邪气减退，正胜邪祛，再遇到该病欲解的有利时辰，机体正气受自然界阳气之助，疾病便可趋向欲解。

② 从巳至未上："巳"，即 9 时至 11 时的 2 个小时；"未"，即 13 时至 15 时的 2 个小时；"上"，表示在某范围以内。"从巳至未"，是指巳、午、未三个时辰，即现在 9 时至 15 时的 6 个小时。中午这一段时间以午时为中心，早至巳，迟至未，前后跨三个时辰，并以中间时辰为中心，是一天中阳气最隆盛之时，人体太阳经之气于此时也最旺盛，这就为太阳病欲解创造了有利条件，此时人体的阳气随自然界的阳气而隆盛于体表，有助于驱散表邪，使表证有欲解的趋势。

讲析

人与自然界息息相关，天地之间稳定的调节规律维护阴阳消长的正常运行，人体才能适应自然界昼夜晨昏的往来与寒热温凉的变化。人体的环境与外界环境的对立统一，就是天人相应理论的物质基础。人与天地相应，自然界的邪气固然可以伤人，而自然界阴阳的消长也助人抗邪，一日之内昼夜的阴阳盛衰序变，对人体气血阴阳变化有一定影响，在患病时，这种影响也同样起着某种作用，这就是本条预测太阳病欲解有利时辰的立论依据。

原文

风家表解而不了了者，十二日愈。（311）

直释

① 风家表解而不了了者：患太阳中风证的病人，表邪虽然尽解，但正气一时尚未恢复，仍有身体不爽等不适感，这是还有未尽的余邪未清，不必再服药，只需好好将息调养，待到正气渐复，邪气渐去，便可痊愈。

② 十二日愈：外感病，十二天左右，正气恢复而病痊愈。提示外感病邪解之后，尚需一定时日调养，以待正气恢复。病既基本痊愈，则知其

阳气已不虚，因为风阳之邪易于伤阴，故有"不了了"之感，自当责之于阴未全复的原因，阳气易失亦易复，阴液易损而难复，因此外感病表解后需再过若干天，从得病至第十二天左右时间阴液全复而自愈。

讲析

任何疾病在其大邪已去的时候，用药不可太过，药物旨在补偏救弊，过用则伤正，故虽然余邪未尽，亦不可再攻。同时也说明任何疾病将愈之时，既要保护正气，又要等待正气来复。等待的过程，就是用饮食调养的过程。对于疾病的治疗，只注意到祛邪是不全面的，应该同时注意扶正，注重正气的自身恢复，且不要唯药论，要重视到人体自身的恢复能力。不能徒用药攻，药过病所，反伤正气。

原文

病人身大热，反欲得衣者，热在皮肤，寒在骨髓也；病人身大寒，反不欲近衣者，寒在皮肤，热在骨髓也。（312）

句法

"病人身大热，反欲得衣者，热在皮肤，寒在骨髓也。"此为古代汉语判断句，依靠语气助词"者""也"来帮助判断。具体句式为"……者，……也"。汉语中句子中各成分的次序是有一定规律的，如一般情况是定语在前、中心词在后，可是在文言文中有时恰恰相反，本句定语"身大热，反欲得衣"在中心词"病人"之后，这种定语和中心词的倒装，却称为定语后置句。形容词"热"和形容词"寒"都活用作动词，作主语"病人"的谓语。"在皮肤""在骨髓"是补充说明"热""寒"的程度，而作"热""寒"的补语。

直释

①病人身大热，反欲得衣者：病人周身大热，反而想加衣覆被以御寒，这是由于阴寒内盛，虚阳浮越于外所致。

②热在皮肤，寒在骨髓也：因此身大热、热在皮肤，属外有假热；反欲得衣，是寒在骨髓，属内有真寒。说明"大热"是表面假象，而寒邪

在内才是疾病的本质。

③病人身大寒，反不欲近衣者：病人周身虽冷，但又不愿加衣覆被以御寒，这是由于里热过盛，阳郁不达所致。

④寒在皮肤，热在骨髓也：因此身大寒、寒在皮肤，属外有假寒；反不欲近衣，是热在骨髓，属内有真热。说明"大寒"是表面假象，而热邪在内才是疾病的本质。

讲析

临床要注意透过现象看其本质，才不致犯实实、虚虚之诫，本条"身大热"或"身大寒"，为疾病的外在表现；"欲"与"不欲"是病人的喜恶；"皮肤"与"骨髓"是互文见义之词，"皮肤"指肌表的表面，表面现象易出现假象；"骨髓"指内在深层次，多反映本质实情。由此可见，本条仲景旨在说明辨别寒热真假当注重病人的喜恶。"身大热，反欲得衣"，揭示此身热非真正内热所致，而是体内阳气衰微，阴寒内盛，虚阳外越的里真寒外假热之证，临床称为"阴证似阳"，属寒极之象；相反，"身大寒，反不欲近衣"，甚至可见扬手掷足，揭衣抛被，揭示此身大寒并非真正内寒引起，而是邪热深伏，阳气郁闭于里，不能布达于外的现象，临床称为"阳证似阴"，属热极之象。寒热虽易分，真假却难辨，本条言简意赅，足见其重要。前者为寒极似热，后者为热极似寒，在这种疑似的现象下，一定要透过表面假象，去探索疾病的本质，才不会被表面的假象所迷惑。此处"欲得衣者"为内有寒，"不欲近衣者"为内有热，这个"欲"与"不欲"是辨证关键，因为在表的寒热可假，病人的喜恶之情属真，临床要综合分析，才能做到准确无误。

原文

太阳中风，阳浮而阴弱。阳浮者，热自发；阴弱者，汗自出。啬啬恶寒，淅淅恶风，翕翕发热，鼻鸣干呕者，桂枝汤主之。（313）

句法

"阳浮者，热自发；阴弱者，汗自出。"此为两个并联的古代汉语判断句，依靠语气助词"者"来帮助判断，具体句式为"……者，……"，即语气助词"者"用在复合句前一分句之末，表示原因或推论。"热自发"，"汗自出"在陈述句中，主要强调宾语，可以将这个宾语"热"和"汗"前置到动词"发"和"出"之前，前置宾语后用结构助词"自"加以表示。

直释

①太阳中风：冠首"太阳中风"四字，意味着起病具有太阳病所述之脉证，称之为中风，是因现证具有发热、汗出、恶风寒等风邪致病的特征。

②阳浮而阴弱："阳浮而阴弱"表明病机，阳浮代表卫阳浮盛，阴弱代表营阴不足。

③阳浮者，热自发：太阳病初起，邪气侵袭于肌表，风阳之邪伤于表，卫阳之气抗邪而盛于外，气血随之充盛于体表，机体呈现病理性亢奋状态，而发热在所难免，谓之"阳浮者，热自发"。

④阴弱者，汗自出：卫阳浮盛于外与邪气抗争，必须有营阴的不断滋养和补充，卫不固营，又风气疏泄，津液就会不断地外泄为汗，不断出汗的结果，又加重营阴的不足，谓之"阴弱者，汗自出"。

⑤啬啬恶寒：恶寒见啬啬，形体呈现怯弱畏缩之态，与卫阳抗邪有关。

⑥淅淅恶风：恶风见淅淅，如凉风冷雨骤然吹淋肌肤之状，与营阴弱有关。

⑦翕翕发热：形容热在浅表，有如羽毛覆盖在周身的温暖感，摸之并不灼手，乃表热之征。

⑧鼻鸣干呕者：肺合皮毛而开窍于鼻，脾合肌肉而连膜于胃，表邪在太阳，意识到表病与肺胃有关。因肺主气，外合皮毛，开窍于鼻，风邪外束而上壅，致肺气不利，则鼻道塞而时通，故作鼻鸣，并常伴流清涕、不辨香臭等症状；若表气不和，邪袭肌腠，影响于胃，胃气上逆，则干呕。

⑨桂枝汤主之：所谓"主之"，是所用汤方与该证候相符，含有此证必用此方，非此方不可之意。故太阳中风证治宜桂枝汤，外证得之解肌和营卫，内证得之化气调阴阳，是对本汤方治病机制的高度概括。

方释

（60方）桂枝汤方

方中：① 桂枝为主，助卫阳，通经络，解肌发表而祛在表之风邪；② 芍药为辅，益阴敛营，收敛外泄之营阴；③ 生姜既助桂枝辛散表邪，又兼和胃止呕；④ 大枣既助芍药和营敛阴，又可补中生津；⑤ 炙甘草调和药性。

桂、芍等量合用，散中有收，汗中寓补；姜、枣配合，既补脾益胃，又加强桂、芍调和营卫之功；炙甘草合桂枝辛甘化阳以调卫，合芍药酸甘化阴以和营。综观本方，结构严谨，合法度，守原则，发中有补，散中有收，邪正兼顾，阴阳并调，有解肌祛风、调和营卫、滋阴和阳、祛邪扶正之功效。

服桂枝汤强调以下四点：

第一，服桂枝汤后食热稀粥，并覆盖衣被保温，取全身湿润微似汗出，以便增强药效。

第二，若服一次药汗出病愈，即应停服；若不汗出则再服；又不汗出，可缩短服药间隔时间，半日左右服完三次。

第三，病重者昼夜连续服药，甚至可服两三剂。

第四，服药期间，禁食生冷、黏腻、滑利的食物，以及含荤腥的面食、有辛辣刺激性的蔬菜、酒、酪、气味恶劣之品。

讲析

本条进一步论述太阳中风证的病理机制，并补述症状和治法，全条43字，以"太阳中风"冠首，以"阳浮而阴弱"作病机概括，从啬啬、淅淅、翕翕提出鉴别诊断，并以鼻鸣干呕为兼症，最后以施治作结。语言连贯，逐步深入，对桂枝汤证病机病证之叙，可谓尽善尽美。营阴不足，不能充分起呕以后继，卫阳便不能一举战胜邪气，故虽火热、汗出而表证终不能除。表邪不除，营卫不调，肌肤腠理开泄，故觉"啬啬恶寒，淅淅恶风，翕翕发热"。啬啬、淅淅、翕翕三词，把一个中风病人的恶寒、恶风、发热的感邪体态描写得很形象，可见仲景观察之细。"鼻鸣干呕"是太阳中风兼见之证，具有特殊意义，说明仲景不仅认识到表病在太阳，也意识到表病与肺胃有关，所以鼻鸣干呕是太阳中风的或然症，而本条所列举的发热、汗出、畏恶风寒，才是太阳中风的主证。

太阳病，头痛，发热，汗出，恶风，桂枝汤主之。（314）

句法

本条"太阳病"与"头痛"两个词是并列关系，分别代表表病与杂病，并列充当全句的主语，"主之"是全句的谓语，"桂枝汤"为谓语的定语，"发热，汗出，恶风"则为主语的后置定语。整个句子意为：发热、汗出、恶风的太阳病表证和头痛证的杂病，都可用桂枝汤治疗。本条妙在未点出"中风"二字，说明仲景论治不局限于病证，凡现有桂枝汤主治症状者，即符合桂枝汤证者，皆可用桂枝汤治疗。可见太阳中风证与桂枝汤证是两个不同的概念，不可混淆。

直释

①太阳病，头痛："头痛"为杂病常见证，与"太阳病"并列冠证群之首，以示"太阳病"与"头痛"同等重要。无论表病、杂病，凡现证为"发热、汗出，恶风"者，都可用桂枝汤治疗。第303条曰："太阳病，发热，汗出，恶风，脉缓者，名为中风。"第314条曰："太阳病，头痛，发热，汗出，恶风，桂枝汤主之。"初读似属两条重复，其实不然，证见"发热，汗出，恶风"之表证，可用桂枝汤主治；证见"发热，汗出，恶风"之杂病，亦可用桂枝汤为主治疗，进一步扩大了桂枝汤的应用范围。

②发热，汗出，恶风：发热，则示"阳浮"，汗出，则示"阴弱"，汗出则肌疏，故恶风寒，这些症状均符合桂枝汤证"阳浮而阴弱"的病机，故可同法治之。本条不言脉象，因桂枝汤主治证候多，非太阳中风一证，故脉象难以一律。

③桂枝汤主之：桂枝汤非专为太阳中风而设，太阳中风证，虽主以桂枝汤，但桂枝汤所主病情，未必尽是太阳中风证，只要现证"发热、汗出，恶风"者，皆可用桂枝汤为主治疗。

讲析

本条是桂枝汤本证，以辨证为主，合此证即用此方。说明辨证立论不苛求病名，只要汤法之主证具备即可确立，不必诸证悉具。对不同病证之间的对比分辨，当以临床见证为主，不必苛求原发病因和病证名称，此实为有识之见。

原文

太阳病，项背强几几，及汗出恶风者，桂枝加葛根汤主之。（315）

直释

① 太阳病，项背强几几：太阳病本有头项强痛之证，今又以项背强几几为主证，则知其证从"头项"延及"项背"，即，不但项强，背亦强矣。风寒外束，太阳经气不舒，阻滞津液不得敷布，则太阳之经脉失于濡养，故项背牵强拘急，俯仰不能自如。

② 及汗出恶风者：风寒袭表，腠理疏松，营卫不调，卫强营弱，表虚则营阴不足，故兼有汗出恶风之状。

③ 桂枝加葛根汤主之：本条实属太阳中风兼太阳经输不利之证，故用桂枝汤以解肌祛风，调和营卫；津液不得敷布，故加一味葛根以通利太阳经输。

鉴别

项背强几几：本条桂枝加葛根汤证之"项背强几几"，亦是葛根汤证的主要症状，两者病机同为太阳经气不舒，经脉失于濡养。但两证对比，葛根汤证的本证是无汗恶风的太阳伤寒证兼经气不舒；而桂枝加葛根汤证的本证则是汗出恶风的太阳中风证兼经气不舒。两者治法有别，桂枝加葛根汤方中，再加麻黄，便是葛根汤证。

方释

（61方）桂枝加葛根汤方

本汤方以葛根为主，不但可解肌发表，宣散风寒之邪，而且能鼓舞胃气上行，升腾津液以濡润经脉，为治项背强急之要药。炙甘草调和诸药以补益中州。桂枝通阳解肌，芍药敛阴和营，两药相配，解表中寓敛汗之意，和营中寓调卫之功，为治太阳中风之主药。生姜、大枣能调和营卫，且生姜配桂枝，则增强解肌之效；大枣伍芍药增强和营之功。故本汤方取桂枝汤益营和卫，解肌祛风，加葛根升腾津液，以奉养筋脉。

桂枝加葛根汤与瓜蒌桂枝汤

本条桂枝加葛根汤与第773条瓜蒌桂枝汤仅一味药之异，前者为桂枝汤加葛根，后者为桂枝汤加瓜蒌根。瓜蒌根味苦入阴，生营血与生津清热为长，热清津充，则津不燥，而痉病自愈；葛根则生津滋液，解肌发表，只要是太阳表虚证皆可用之。故桂枝加葛根汤治偏于表虚而兼经气不舒之证，瓜蒌桂枝汤则治偏于表虚而兼津血不足之证。

讲析

太阳病包括汗出、恶风的中风证和无汗、恶寒的伤寒证。"中"与"伤"是受邪的轻重不同，"风"与"寒"是感邪的微甚之谈，故中风证与伤寒证皆是感受风寒的太阳病，只是感邪的程度不同而已，其中有汗与无汗是鉴别之关键。项背强几几，中风与伤寒两证均可兼见，两证都可加葛根治之。有汗者用桂枝汤，加葛根，即桂枝加葛根汤；无汗者用桂枝加葛根汤，再加麻黄，即葛根汤。两证同是太阳病的一个侧面，即太阳病兼经输不利。本条仲景为了突出其兼证，把"项背强几几"放在太阳病本证"汗出恶风"之前，是顺其自然的症状，故以"及"字并列连接太阳经输不利的"项背强几几"，和太阳病本证的"汗出恶风"。

原文

太阳病，下之后，其气上冲者，可与桂枝汤，方用前法。若不上冲者，不可与之。（316）

直释

① 太阳病，下之后：太阳病过早攻下，则会损伤正气。

② 其气上冲者：若正气旺盛，虽然攻下，其向外向上逐邪之势却不被攻下药所改变，反与攻下之势相抵抗，从而出现"其气上冲"之感。

③ 可与桂枝汤："可与"不是"必须与"，而是有斟酌考虑之意，因误下后证情变化较多，故不能在治法与方药上说得太肯定，仍需服桂枝汤

方。桂枝汤必须在邪未内陷、表虚未解的前提下方可用之。

④ 方用前法：煎服法仍同前桂枝汤方之法。

⑤ 若不上冲者：太阳病若下后，气不上冲，表明正气大伤而不能抗邪，邪气因虚内陷所致。

⑥ 不可与之：误下里虚，表证不复存在，不可再用桂枝汤解表。

讲析

太阳病误下后，可能引起变证，也有可能不发生变化。虽然误下，可能不发生变证，是人体正气未衰，表邪未能内陷，对此仍当用汗法解表，但误下后，发汗宜缓不宜峻，桂枝汤仍属宜选之方，仲景示意桂枝汤仍可用于缓发汗之证。仲景用"其气上冲"与"若不上冲"论述本证病机：前者示意虽经误下，正气未伤，邪犹在表，表证仍在，正邪相争，有外解之机；后者示意误下伤正，外邪内陷，已无表证，病生他变。

原文

太阳病三日，已发汗，若吐，若下，若温针，仍不解者，此为坏病，桂枝汤不可与也。观其脉证，知犯何逆，随证治之。（317）

直释

① 太阳病三日，已发汗：太阳病，已经 3 天，本来用汗法治疗是有效的，由于选方不当或因体质关系未能一汗而解，或由于没有遵循方后注宜忌，致使发汗药无济于病。

② 若吐、若下、若温针：医者不查其原委，见发汗后病仍未解，以为邪已入里，或疑在上焦而用吐法，或疑在中焦而用下法，或疑汤剂不效而且温针逼汗，这样诸法杂治，更伤其正。

③ 仍不解者：使原来不足之营阴更弱，使原来尚强之卫阳更强，此时纵有发热、汗出、恶风寒等类似桂枝汤证的症状表现，亦属假象，故称"仍不解"。

④ 此为坏病：误治后病情发生变化，虽然有相似的症状表现，其病变本质并不相同，故仲景称之为"坏病"。

⑤ 桂枝汤不可与也：病仍不解，不是指太阳表证未解，而是病情发生了质的变化，病已不在表，故桂枝汤不能再服用了。

⑥ 观其脉证：坏病的表现随人的体质、误治的方法、使用的药物等内外因素之不同而变化多端，因此施治这类病证没有定法定方，只能是仔细诊察现有脉证。

⑦ 知犯何逆：辨析受累的部位及其属性的寒热虚实。

⑧ 随证治之：给予相应的治疗。

仲景示意禁治之法，告诫医者，必须辨证论治，才能治病救人，在技术上要精益求精，否则动手便错，就会给病人带来无穷的后患。仲景治坏病的指导思想是根据病人的病情"观其脉证"，然后做出"知犯何逆"的正确辨证分析，最后确定"随证治之"的施治原则，体现了辨证论治的灵魂。书中误治的条文很多，其中有别人误治的，也有仲景自己误治的。经验固然可贵，而教训在某种意义上讲比经验更可贵，我们应该学习仲景这种实事求是的科学精神，从正反两方面不断总结其经验教训。"观其脉证，知犯何逆，随证治之"的十二字原则，是仲景从大量误治后发生变化的现象中总结出来的本质，从具体中概括出来的抽象，从个别中归纳出来的一般，因此具有十分重要的方法论的理论意义。

原文

桂枝汤本为解肌，若其人脉浮紧，发热汗不出者，不可与也。常须识此，勿令误也。若酒客病，亦不可与桂枝汤，得之必呕，以酒客不喜甘故也。（318）

直释

① 桂枝汤本为解肌：桂枝汤本为解肌，示意桂枝汤只能培汗源，养营阴，不能开腠理，仅仅是解肌而已，发汗力弱，况且又有芍药之酸敛，于发汗之中有止汗之意。

② 若其人脉浮紧，发热汗不出者：为寒邪闭表之太阳伤寒表实证。

③ 不可与也：因桂枝汤无开表闭之力，反有敛营止汗之弊，可使表

闭阳郁更甚，病情加重，故不宜用。

④ 常须识此，勿令误也：必须常常记住这一点，以免误服桂枝汤引起不良后果。

⑤ 若酒客病：嗜酒之人素多湿热内蕴，因酒能生湿助热。

⑥ 亦不可与桂枝汤：故嗜酒之人忌服桂枝汤。

⑦ 得之必呕：桂枝汤为辛甘之剂，辛能助热，甘能助湿，湿热素盛之体，遇辛甘之品，则湿热愈甚，势必壅遏气机，使胃气上逆而作呕。

⑧ 以酒客不喜甘故也：因为嗜酒之人不宜服用甜味之品的缘故。

讲析

本条示意辨证要知常达变，以确立辨证论治的原则。同时示意素体湿热偏盛之人，使用桂枝汤时亦宜谨慎。但笔者经临床观察，酒客也并非都是湿热内蕴，给某些酒客中风者服桂枝汤治疗，并未见呕吐。进而言之，湿热内蕴之人纵然不是酒客，桂枝汤亦属禁忌，而不必拘泥于酒客之例。提示医者临证时，应仔细询问病人嗜好等有关病史，对辨证甚为重要。

原文

喘家作，桂枝汤加厚朴、杏子与之佳。（319）

句法

关于本条文的句读，有三种意见：① 从"喘家"读；② 从"喘家作桂枝汤"读；③ 从"喘家作"读。笔者认为，以第三种为优，即"喘家作"是一个完整的主谓句子，主语为"喘家"，指宿有喘息的病人；谓语"作"，是指感受新感病邪引起，喘息发作。"桂枝汤加厚朴、杏子与之佳"为动宾结构，动词"与"即给予之意，代词"之"为"与"的宾语，又是代替"桂枝汤加厚朴、杏子"的，故"之"字又成了结构助词，充当宾语"桂枝汤加厚朴、杏子"前置的标志，在治疗上必须宿疾与新感兼顾，给予桂枝汤加厚朴、杏子，即用桂枝汤解肌祛风，加厚朴、杏子以降逆平喘，形容词"佳"字为"与"字的补语。

① 喘家作：素有喘疾，复有新感，风邪外袭上壅，影响肺气不利，使喘疾发作加重，即新感诱发喘疾，促使肺气上逆，故引起宿疾发作。

② 桂枝汤加厚朴、杏子：此时当以治疗新感为主，用桂枝汤解肌祛风，加厚朴、杏子降气利肺兼以平喘，这样加味治疗比单纯使用桂枝汤效果好。

③ 与之佳：用药之后，新感可解，喘疾则不可能彻底根治，故不言"主之"，而曰"与之佳"。

鉴别

喘：太阳表病未解而见"喘"的证型有以下五种：

第319条"喘家作，桂枝汤加厚朴、杏子与之佳"。风寒表虚兼喘，证见头痛发热，脉浮缓，汗出恶风而喘，或因新感引动宿喘，或因误治而成，其喘总为营卫不和，肺寒气逆所致。

第335条葛根黄连黄芩甘草汤证，邪热下利而兼"喘而汗出"，病机重点在里之肠热，表证较轻，其喘因肠热犯肺所致。

第336条"太阳病，头痛发热，身疼腰痛，骨节疼痛，恶风，无汗而喘者，麻黄汤主之"。其喘因风寒外束，营阴郁滞，肺气不利所致。

第337条"太阳与阳明合病，喘而胸满者，不可下也，宜麻黄汤"。虽为两阳合病，但病机偏重在太阳之表，阳明里证较轻，其喘为表寒外束，肺胃之气被阻所致。

第341条"伤寒表不解，心下有水气，干呕，发热而咳……或喘者，小青龙汤主之"。其喘因外寒内饮相搏，肺失清肃之权所致。

讲析

本条文字甚简，仅14字，提示宿疾新感兼顾之治，再则本条喘家与第318条酒客同受风邪为患，但因体质之差异，而有"桂枝汤加厚朴、杏子与之佳"和"亦不可与桂枝汤"的区分，说明临证时应该注意病人的宿疾、嗜好和体质等因素，从而因人的不同而应用不同的治疗方法。

凡服桂枝汤吐者，其后必吐脓血也。（320）

直释

①凡服桂枝汤吐者：素体内热炽盛，热毒内蕴，邪正相争，影响气血，营卫失调，在外可表现为恶风寒、发热汗出等类似太阳中风的证候，若审证不慎，误以为太阳中风而投以甘温之桂枝汤，则更助其内热，而使病情恶化，出现呕吐症状。

②其后必吐脓血也：桂枝汤甘温辛热，服桂枝汤呕吐，说明桂枝汤误用于阳热之体，不仅不能解肌，反而促使热势发展，致伤血络，严重时腐血成脓而吐脓血，所以不能用桂枝汤治疗。

讲析

本条是第318条"酒客病，亦不可与桂枝汤，得之必呕"的补述，本条"凡服桂枝汤吐者"与"得之必呕"应互看，患太阳中风服桂枝汤后呕吐，预测其后要吐脓血，这是仲景从临床失误中总结的教训。本条必吐脓血要有前提条件，即素体热毒炽盛，或原有内痈等疾病，才能吐脓血，所以仲景用"凡""必"的因果论证法，实际是示意医者用桂枝汤必须辨证准确，否则会发生不良后果。再则，阐明内有湿热或热毒内盛的病人均不可误投以桂枝汤，以免甘温助热之变。

原文

太阳病，发汗，遂漏不止，其人恶风，小便难，四肢微急，难以屈伸者，桂枝加附子汤主之。（321）

直释

①太阳病，发汗：太阳病在表证阶段，发汗为正治之法，并非误治，但必须药证相符，药量适宜，以"遍身漐漐微似有汗者益佳"，否则必然发生变证。

②遂漏不止："遂漏不止"是大汗淋漓之互词，"漏"字是关键，故

柯韵伯云："阳气无所止息，汗出不止矣。"

③ 其人恶风：阳虚不能卫外，肌表腠理疏松，故其人恶风，此条恶风寒的程度比太阳中风证恶风寒的程度要重，为过汗伤阳之故。

④ 小便难：过汗伤阳损阴，膀胱津少气冷，化源不足，气化无力，故小便难。

⑤ 四肢微急，难以屈伸者：阳气主温煦，阴血主濡润，阳气虚衰不能温煦，阴津伤耗失于濡润，阳气阴津大损，筋骨肌肉失其所养，故四肢微急，难以屈伸。

⑥ 桂枝加附子汤主之：其治于桂枝汤解表之中，加附子以扶阳，兼含存阴之义，盖扶阳以固表，固表以敛汗，敛汗以存阴，即以扶阳解表为法。

方释

（62 方）桂枝加附子汤方

桂枝加附子汤由桂枝汤原方，加炮附子组成：① 桂枝汤解肌祛风，调和营卫，以解在表之风寒；② 炮附子温经复阳，固卫止汗。在桂枝汤中加炮附子，于扶阳解表之中寓固表敛汗之意，解肌祛风与固表止汗相辅相成，既有利于表证之解除，亦协同炮附子固表以止汗。

讲析

本条先论病因发汗太过，继点明主证"遂漏不止"，再点出"恶风，小便难，四肢微急，难以屈伸"等有利于鉴别诊断的三大证候，步步深入，层次分明，最后以论治作结，治以扶阳解表为主，阳气得复，气化津生，表邪得解，阴液渐复，汗孔闭合，漏汗自止，此为治本之法。

原文

太阳病，下之后，脉促，胸满者，桂枝去芍药汤主之。（322）

直释

① 太阳病，下之后：太阳病，是表病，本应该用汗法治疗，却误用下法施治。

②脉促：脉促，在此并非指数时一止复来的阳盛之促脉，而是阳气郁遏，气血运行急速。一方面反映邪气由表入胸，人体阳气尚能抗邪相争；另一方面反映胸阳之气抗邪的能力有所衰减，故脉搏急速而按之无力。

③胸满者：陈修园说："胸为阳位似天空，其间宽阔而清净"，为心肺之宫城，距体表最近，又为太阳之里，为宗气所聚之处，误下使表邪内陷于胸，胸阳不振，欲伸不得，欲宣不能，清阳之气被郁遏于胸部，未及血分，故胸满。

④桂枝去芍药汤主之：胸腔接近体表，表邪误下，胸阳被遏，但终非表证，亦非纯里，治疗时既不可仍守桂枝汤原方，也不可放弃桂枝汤原方，故以桂枝汤去掉酸涩敛阴的芍药治之。

鉴别

太阳病误下而见脉促，有葛根黄连黄芩甘草汤证和桂枝去芍药汤证，前者系太阳之邪化热入里，陷入阳明，其脉促与"喘而汗出"兼见，为阳邪内陷，治宜清解；本条系太阳之邪尚未化热，误下而陷入于胸，脉促与胸满互见，为阴邪内陷，治以温散。证不同而治各异，临床宜认真鉴别。

方释

（63方）桂枝去芍药汤方

芍药酸苦微寒，对外邪欲陷之疾有留邪之弊，芍药酸敛，为阴分之药，用之有碍于胸中阳气的振奋宣畅，不利于胸满的解除；又因为芍药酸收，对桂枝辛甘发散、振奋胸阳之效大有掣肘之弊。桂枝汤去掉芍药，则为桂枝甘草汤加生姜、大枣。桂枝、甘草相配，仍不失辛甘发散之义，生姜、大枣仍可调和营卫，突出温阳之功，减弱敛阴之力，即脉证有变，方亦随之而变，使之方药与脉证相符为准。

讲析

本条先言因"误下"，继述证"脉促胸满"，再论治"桂枝去芍药汤主之"。本汤方既可解表邪，又可振胸阳，使陷胸之表邪复由胸部透表而解，若非阳虚阴盛者，误用则易劫夺津液，故不可不慎之。

太阳病，下之后，其人恶寒者，桂枝去芍药加附子汤主之。（323）

直释

① 太阳病，下之后：太阳病，是表病，本应该用汗法治疗，却误用下法施治。

② 其人恶寒者：太阳病误下后恶寒，说明卫表阳虚更重，其人恶寒较之有汗、无汗的太阳病之恶寒更甚，恶寒乃全身阳虚之象。

③ 桂枝去芍药加附子汤主之：至于脉促、胸满、恶寒之证，既然发生于误下之后，则知非实热壅滞，而是误下后表证未解兼损伤胸阳的结果，故用桂枝去芍药加附子汤治之。

方释

（64方）桂枝去芍药加附子汤方

桂枝去芍药加附子汤，是在桂枝去芍药汤的基础上加炮附子一味，以温补卫阳之气，又能振奋心胸之阳。桂枝汤去掉酸敛碍阳的芍药，加温经复阳固卫的炮附子，使解肌祛风调和营卫的桂枝汤，一变而成为温经复阳，解肌祛风之方。

异同

桂枝加附子汤证与桂枝去芍药加附子汤证

桂枝加附子汤证与桂枝去芍药加附子汤证两者均因太阳病误治而成，都有太阳中风兼阳虚的病理特点，但阳气损伤的部位不同，临床表现亦有差异，治法方药也不尽相同。

桂枝加附子汤证，系由太阳病误汗，卫阳损伤，表邪未尽，津液不足，因而出现汗漏不止，其人恶风，小便难，四肢微急、难以屈伸的证候，故用桂枝汤原方加附子温经扶阳，固表止汗。

桂枝去芍药加附子汤证，系由太阳病误下，表邪内陷胸中，损伤胸阳，故出现脉促、胸满、恶寒等证，用桂枝汤去芍药之阴寒，加附子温经以复胸阳。

讲析

以方测证，本条桂枝去芍药加附子汤证，是第 322 条桂枝去芍药汤证的进一步深化，就其病情程度而言，更深入一层。桂枝去芍药汤证是言太阳病误下，邪陷于胸，而致脉促、胸满，此时胸阳不运，但并不甚重；本条则是桂枝去芍药汤证的进一步发展，不仅暗含桂枝去芍药汤证的脉促、胸满，而且还出现全身阳虚的恶寒之象。

原文

太阳病，得之八九日，如疟状，发热，恶寒，热多寒少，其人不呕，清便欲自可，一日二三度发。脉微缓者，为欲愈也；脉微而恶寒者，此阴阳俱虚，不可更发汗、更吐、更下也；面色反有热色者，未欲解也，以其不能得小汗出，身必痒，宜桂枝麻黄各半汤。（324）

直释

① 太阳病，得之八九日：太阳病日久未愈，太阳病证候仍在，没有传经。

② 如疟状：邪已不盛，正亦渐复，邪正交争，处于相持状态，称为如疟状。

③ 发热，恶寒：阵发性的发热与恶寒相继出现。

④ 热多寒少：发热重而持续时间长，恶寒轻而持续时间短。

⑤ 其人不呕：说明胃气和，饮食佳，邪气未入少阳。

⑥ 清便欲自可：大小便正常，里气和，邪未传入阳明。

⑦ 一日二三度发：病邪仍在太阳之表，发热恶寒已不是终日持续，而是一日发作二三次。

⑧ 脉微缓者，为欲愈也：脉见和缓之象，为邪气渐减，正气渐复之兆，故称为欲愈也。

⑨ 脉微而恶寒者：脉呈微象，而恶寒加重，是表里皆虚之候。

⑩ 此阴阳俱虚：因为脉微为少阴阳虚之脉，恶寒为太阳阳气虚衰，有邪传少阴之势，太少之阳气俱虚，表里阳气皆衰，故称此阴阳俱虚。

⑪ 不可更发汗、更吐、更下也：若再发汗，则更虚其表；若再涌吐，

或再攻下，则更虚其里，连用三个"更"字，示意不要被某些假象所迷惑，不要再妄施汗、吐、下之法，免得因误治致成变证。

⑫ 面色反有热色者，未欲解也：病人面色发红是阳气怫郁在表之象，为邪气尚未解除之征。

⑬ 以其不能得小汗出：此时邪气虽不过盛，却仍能外束肌表，正气虽不见衰，却无力开其腠理，以致未能得到轻微的汗出。

⑭ 身必痒：邪束肌表不得疏越，则身体有瘙痒的感觉。

⑮ 宜桂枝麻黄各半汤：治当"得小汗出"而邪解，方以桂枝麻黄各半汤为宜，以表药轻剂，助正气开其腠理，使邪散表解，对此宜小汗法而以小汗治之。

鉴别

太阳表实证，是因外感风寒而肌表郁闭的病证。由于感受风寒有轻重微甚之分，故其证候表现各有所异。

感受邪气较甚，卫阳闭郁，营阴郁滞较甚，则见身体疼痛证，如身疼、腰痛、骨节疼痛，及发热，恶寒，无汗，脉浮紧，治宜发汗解表，治宜麻黄汤，汗出邪去表解，则身痛自止。

若感邪较轻，或病久邪微，微邪郁于肌表，营阴郁滞不甚，汗欲出而不得，则为身痒，往往同时伴有寒热如疟，面赤无汗，治宜辛温轻剂，小发其汗，方用桂枝麻黄各半汤，轻散外邪。总之，身痛或身痒与感邪的微甚相关，故尤在泾曰："邪盛攻走经筋则痛，邪微游行皮肤则痒。"

方释

（65方）桂枝麻黄各半汤方

麻黄汤为发汗峻剂，对日久邪微，汗出不彻者，不甚相宜；桂枝汤原为解肌祛风，调和营卫而设，对因汗出不彻，邪留肌表者，亦力有不逮。然则本病证毕竟在表，因邪气尚微，不任麻黄汤之峻汗，因而不得小汗出，又非桂枝汤之所宜，病证既不是风寒表实，又不见汗出表虚，故采用两方药液合服，以小汗为佳，即桂枝麻黄各半汤。

桂枝麻黄各半汤为桂枝汤与麻黄汤以一比一的比例，取两个汤方煮得的药液各取三合（合：容量单位，为一升的十分之一。据考，汉时一升约合今200ml，一合即今之20ml），并为六合，即各60ml混合剂一起，一次服下。

盖麻黄汤虽然峻汗，但剂量减少，且有敛阴的芍药相配，发中有收，汗而不峻，故发汗之力较桂枝汤稍强；桂枝汤虽然调和营卫，但有发汗之麻黄相配，必能使微汗出而不至留邪，故发汗之力较麻黄汤和缓。桂枝汤与麻黄汤两方合服，则变为小汗之法，意在解表，由定法中示以活法，谓发汗轻剂，发小汗以祛邪，又免过汗伤正之弊。

讲析

本条系表邪久延，微邪郁滞，正气祛邪力弱所致的间歇性如疟状，发热，恶寒，不呕，清便欲自可。其转归，仲景归纳为三种：① 脉微缓者，为欲愈；② 脉微恶寒者，为阴阳俱虚；③ 面赤身痒者，为未解。三种转归皆为仲景之假设，由于第三种转归是太阳病日久邪郁的易见变化，当与基本证候结合起来分析，并用夹叙笔法，"面色反有热色者"之后应与"身必痒"连贯书写，但仲景在其间夹叙该证病因和对其结局的判断，即"未欲解也，以其不能得小汗出"，与其他条文述证不同，应予注意。

原文

太阳病，初服桂枝汤，反烦不解者，先刺风府、风池，却与桂枝汤。（325）

直释

① 太阳病，初服桂枝汤：太阳中风证，初服桂枝汤本应"遍身漐漐微似有汗者益佳"。

② 反烦不解者：服桂枝汤后不但其病不解，反而觉得心烦。若表实误服桂枝汤，使阳郁更甚，则出现鼻衄、目瞑等症状；若表邪化热入里，则有大烦渴、脉洪大，或蒸蒸发热等症状。今服药后原症状未减，也未出现上述不良反应，说明服桂枝汤是对证的，并非误治。因为表邪太甚，壅阻经络，在经之风邪壅盛积聚，而桂枝汤的药力较轻，服药后不仅未见微似汗出病减，反而增强了风邪的势力，致经气不畅，营气得充，卫阳顿时更加浮盛，浮盛的卫阳因经气不畅，不能充分发越，必然内扰心胸而呈现反烦不解之态。

③ 先刺风府、风池：桂枝汤只能解肌益营气，不能驱散于经脉中的邪气，故应在服药之前，采用针刺方法，先针刺对疏通经脉、发散风邪有卓效的风府穴、风池穴。所谓府，聚也，风府，指风邪聚结之处；所谓池，积水的圆形凹地，风池，乃风邪蓄积之所。刺风府、风池以疏通太阳经气之闭塞，泄太阳经中之风邪，以削弱在经邪气的势力。

④ 却与桂枝汤：然后再服桂枝汤，啜粥，温覆取微似汗出，使邪气祛，经气通，营卫和而疾愈。

讲析

本条指出邪气较重的桂枝汤证，服桂枝汤后可能出现的异常反应及其处理方法。提示医者，即使辨证准确，也有病重药轻的情况，仲景采用先针刺后服药，针药并用之法，可谓法中之法。由此可以看出，在古代针刺疗法与内服药物常常配合运用，这对后世治疗疾病联合使用多种疗法开辟了途径。

本条耐人寻味，从以下几方面给予后人启迪：

第一，以本条为例，初服桂枝汤的情况如何？若不细心观察病情，很难得出准确结论，示意医者，此时要小心谨慎，认真负责地观察病情。

第二，本条示意医者，倘确认证候未变时仍守其原方，药后出现情况可辅以针刺等辅助疗法。

第三，服桂枝汤解肌腠之邪，若风邪凝聚于太阳经之要路，则药力不能疏通，针刺可解风邪结滞，以泻其邪。

第四，本条桂枝汤证未变，仍需桂枝汤治疗，是其定法，而服药后增加心烦之感，则配合针刺以泻邪气，是定法中之活法。

原文

太阳病，服桂枝汤后，大汗出，脉洪大者，与白虎汤；若形似疟，一日再发者，宜桂枝二麻黄一汤。（326）

直释

① 太阳病，服桂枝汤后：服桂枝汤，则知初病为太阳中风证，汗法本应遍身漐漐微似有汗者益佳，不可大汗出。

② 大汗出：汗不得法，致成大汗出，使病情发生变化。

③ 脉洪大者：得汤而大汗出，脉转洪大者，表邪化热入里无疑，知其人胃阳素盛，津液外越，化燥而转属阳明。

④ 与白虎汤：此为胃热蒸肌，阳明经证，不可妄施补敛，宜白虎汤以清肌热，胃气凉和，大汗自止。

⑤ 若形似疟：服桂枝汤，则知初病为太阳中风证，汗不得法，出现有似发疟疾的体征。

⑥ 一日再发者：营卫之间尚有小邪未解，一天之中寒热发作两次，称为一日再发。

⑦ 宜桂枝二麻黄一汤：邪气稽留于皮毛肌肉之间，固非桂枝汤之可解；已经汗过，又不宜麻黄汤之峻攻，故用桂枝二麻黄一汤，调和营卫兼祛小邪，最为适宜。

鉴别

从汤方的组成看，桂枝二麻黄一汤与桂枝麻黄各半汤的药味相同，只是剂量轻于后者，则其发汗力更微。这两个方证寒热交作，其状似疟而终非疟疾，然而后世用桂枝汤治疟的思想却由此得到启迪，可见仲景辨证用药之精细，提示服桂枝汤加麻黄的方法，在解肌方中略加发汗之品，以散外邪。

方释

（66方）白虎汤方

本方主治伤寒化热内传阳明之经；又温病邪传气分，即气分热盛之证。因其病变为里热炽盛，邪既离表，故不可发汗；里热炽盛，尚未腑实，又不宜攻下；热盛伤津又不能苦寒直折，免致伤津化燥，愈伤其阴，当以白虎汤清热生津为宜。

方中石膏为主，取其辛甘大寒，以制阳明气分内炽之热；知母苦寒质润为辅，一以助石膏清肺胃之热，一以借苦寒润燥以滋阴；炙甘草、粳米既能益胃护津，又可防大寒伤中之弊，共为佐使。四药同用，具有清热生津之功，使其热清烦除，津生渴止，由邪热内盛所致诸证皆愈。

（67方）桂枝二麻黄一汤方

本方为服桂枝汤不得法，汗出不彻，正气亦盛，邪气欲退之治。汗出不彻，玄府复闭，邪仍留连于肌腠之间，与正气相争，所以寒热如疟，一日再发。玄府闭塞，汗之，麻黄汤其功效太峻，桂枝汤不能胜任，故采取桂枝二麻黄一汤，以和其营卫，略佐疏表，取桂枝汤煮液 2 份剂量与麻黄汤 1 份剂量的合方，故其发汗力更微，可称微发其汗。

讲析

本条论述太阳病服桂枝汤，出现两种不同转归的证治，一种是"大汗出，脉洪大"，可给予白虎汤治疗；另一种是"若形似疟，一日再发者"，适宜用桂枝二麻黄一汤治疗。此举例之意，所谓以症状代替证之笔法，这是仲景临床之精，用词之妙的一种写作方法。

原文

太阳病，服桂枝汤后，大汗出，大烦渴，脉洪大者，白虎加人参汤主之。（327）

直释

① 太阳病，服桂枝汤后，大汗出：本条承第 326 条白虎汤证，继续论述"太阳病，服桂枝汤后，大汗出"的第二种转归，太阳中风证，服桂枝汤为正治之法，但服汤后，因汗不得法，使病情发生变化，而致大汗出。汗生于阴而出于阳，乃阳气蒸化津液而成，出汗既需要阳气鼓动，又需要阴液作为汗源不断补充，故发汗失当，常会导致阳气损伤和阴液损耗。

② 大烦渴：大汗出后，伤津耗气以助热，以致邪热内陷阳明气分，肌表之邪虽去，而阳明热盛，胃中津液反被耗伤，胃燥化热，故大烦渴，病势重心已由太阳转至阳明。

③ 脉洪大者：至于脉洪大，既是阳热亢极之征，又是阴伤液损之兆，故脉虽洪大而按之较软，与白虎汤证脉洪大有力应辨之。

④ 白虎加人参汤主之：白虎加人参汤，即白虎汤，加入一味人参，用白虎汤清阳明胃中之炽热，加人参以救胃中津液之耗伤，合用之，乃清热益气生津之法也。

第 326 条白虎汤证"大汗出，脉洪大"，本条白虎加人参汤证"大汗出，大烦渴，脉洪大"，两者相比较其鉴别点在于"大烦渴"。"大烦渴"含有两层意义，一指热甚，二指渴甚，即含有心烦与大渴之意在内，故"大烦渴"是本条的主证，亦是辨证的关键。

1. 烦

栀子豉汤证之"烦"，乃汗、吐、下后，邪热内陷，留扰胸膈所致，因其未与有形之物相搏结，只是无形之邪扰于胸膈而蕴郁不去，故又称"虚烦"，甚至可见反复颠倒，心中懊恼，莫可名状。

承气汤证阳明腑实之"烦"，为燥热内结，腑气不通，浊热上扰于心所致。

白虎加人参汤证之"烦"，乃胃肠无形实热，充斥内外，心神受扰所致。

2. 渴

猪苓汤证之口渴，常伴见小便不利，乃阴虚津伤，水热互结于下焦所致。

白虎加人参汤证之口渴，伴有时时恶风，背微恶寒，是由于中焦胃热炽盛，气津两伤所致。

（68 方）白虎加人参汤方

脾胃主肌肉，卫气温分肉，太阳之气，由肌腠而通于阳明：太阳之邪，借汗出而解，而汗由水谷所化，胃为水谷化生之源，所以太阳表虚之汗与阳明胃之化源有密切关系，是以误汗伤阴，邪乃传阳明；救治之法，胃热者当清热，津伤者自应生津，应当用白虎加人参汤治疗，即用白虎汤中加入人参，用白虎汤清阳明炽盛之热，加人参益气生津，以救胃中津液之耗伤，相互为用，以取得清热益气生津的疗效，适用于白虎汤证气阴两伤之重者。

本条为误服桂枝汤致"大汗出"之治，用白虎加人参汤，与第 321 条误服麻黄汤致"发汗，遂漏不止"之治用桂枝加附子汤，两汤证正好形成鲜明的对比。把本条误汗伤阴与第321条误汗伤阳，加以分辨，体现仲景随机应变的辨证论治精神。本条说明桂枝汤致"大汗出"之后，遂至胃中津液耗竭，至大烦渴不解，而脉见洪大，则邪已不在太阳，而传入阳明，即阳明篇所谓阳明脉大者是也。

原文

太阳病，发热恶寒，热多寒少，若脉微弱者，此无阳也，不可发汗；脉浮大者，宜桂枝二越婢一汤。（328）

直释

① 太阳病，发热恶寒：太阳之邪未解，邪郁不得汗泄，故发热恶寒。

② 热多寒少：风寒之邪束表，日久已有部分化热之势，故热多寒少。

③ 脉微弱者：今尚有恶寒，未尽化热，故浮紧之脉变为微弱之象。

④ 此无阳也，不可发汗：阳气虚弱较甚，虽发汗轻剂，亦不可轻易使用。

⑤ 脉浮大者：太阳病表现为发热恶寒，且发热较恶寒为重，脉浮大乃表郁化热之征。

⑥ 宜桂枝二越婢一汤：仲景用桂枝二越婢一汤治疗，该方为微发汗兼清里热之剂，故推论其证病机为表寒里热，郁而不发，证属表邪兼里热轻证，以方测证可知，太阳病表证迁延日久，因循失治，以致邪郁不解，故用桂枝汤调和营卫，合越婢汤发越阳郁，微发其汗。

方释

（69方）桂枝二越婢一汤方

本汤方重量单位为"铢"，所谓铢，古代重量单位，汉制以十黍为一铢，六铢为一分，四分为一两，即一铢为一两的二十四分之一，按近人考证汉之一两约合今之15.6g，故一铢约重0.65g。

桂枝二越婢一汤，即桂枝汤与越婢汤之合方，也可以说是桂枝汤加麻黄、石膏，并制小其剂而成。桂枝汤加麻黄解卫表之郁，桂枝汤加石膏清阳郁之热，因用量较轻，微汗解热之力较弱，故仍属小汗方之范畴。当部分表邪化热证见热多寒少，只能进此方"辛"以透表，"凉"以解热，因此此方带有一定的辛凉解表之意。

异同

桂枝麻黄各半汤与桂枝二越婢一汤

桂枝麻黄各半汤是由桂枝汤与麻黄汤所组成，具有小发其汗的作用。

桂枝二越婢一汤是桂枝汤与越婢汤的合方，但药量较轻，具有微发其汗，兼清里热之效。

根据两方的组成与作用，可知两方仍属解表之剂，但两方用药量均轻，故只用于太阳表郁轻证。

桂枝麻黄各半汤由于纯属解表之剂，故其适用于太阳病日久，邪气虽微，但久郁不解者，表现为如疟状，发热恶寒，热多寒少，一日二三度发，并见面赤，身痒。

桂枝二越婢一汤由于内有清热之品，故其运用于表郁内热轻证，表现为发热恶寒，热多寒少，头痛，无汗，兼见心烦口渴等症状。总之，太阳表郁轻证，内无热象者，用桂枝麻黄各半汤；内兼郁热者，宜桂枝二越婢一汤。

讲析

桂枝麻黄各半汤、桂枝二麻黄一汤、桂枝二越婢一汤都是发小汗的方剂，用于营卫之小邪不解者，营卫小邪不解，都有一点寒热交作如疟的情况，或一日二三度发，或一日再发，或热多寒少，总与一般的太阳表证之发热恶寒不同，临床遇到这些情况，要注意是否是三个小汗方的适应证。此三方既是小汗方，在用量上一定要注意小而轻，不可失之仲景原意。通过本条学习，可以看出仲景配方之妙和辨证用药之分寸。本证与桂枝麻黄各半汤证、桂枝二麻黄一汤证对比，三方均为表郁不解，发热恶寒，热多寒少，呈阵发性之特点，治疗用方均有辛温轻剂的桂枝汤成分，但本证兼见口渴、心烦等轻度里热之证，治疗时方中加用生石膏，兼清里热。

原文

太阳病，服桂枝汤，或下之，仍头项强痛，翕翕发热，无汗，心下满，微

痛，小便小利者，桂枝去桂加茯苓白术汤主之。（329）

直释

①太阳病，服桂枝汤，或下之：首起"太阳病，服桂枝汤，或下之"一语，是分别指施用其中一种治疗方法而言，并非既服桂枝汤，又复攻下之谓。

②仍："仍"字是辨证眼目，从引进这一"仍"字可知，原有证候"头项强痛，翕翕发热，无汗，心下满微痛，小便不利"，在服桂枝汤前或者攻下之前就已存在。

③头项强痛：平素患有水饮，一感外邪，水饮与邪气搏结不化，太阳经气被水邪郁遏，太阳经气不能畅通，则头项强痛。

④翕翕发热：卫阳不得发越，则翕翕发热。

⑤无汗：营阴不能外达，则无汗。

⑥心下满，微痛：水邪聚集太阳之腑，里气不和，内停水邪逆于心下，则心下满微痛。

⑦小便不利者：小便不利是辨证的关键，水邪内停，转输失司，势必影响太阳之腑膀胱的气化，气化失职，而致小便不利。

⑧桂枝去桂加茯苓白术汤主之：从小便不利一证得知，本证关键在于水邪内停。太阳之气不得外达，则病在表，太阳之水不得不行，则病在里，水邪为患，法当利之，决非汗、下之法所宜。故取其利水通阳之法为治，以祛水邪。水邪一利，则里窍得通，水邪一去，则经、腑之气自和，宜服桂枝去桂加茯苓白术汤治之，健脾利尿，以祛水邪，使太阳经、腑之气不郁，则本证可愈。桂枝去桂加茯苓白术汤的功效不是发汗而是通利小便，无需桂枝走表以解肌，故当去之。

方释

（70方）桂枝去桂加茯苓白术汤

方中芍药开阴结，可助疏泄以治心下满；配茯苓、白术健脾利水，走里以利尿；姜、枣为用，调和营卫；甘草益气和中，共奏温阳利水之效。本证无需桂枝走表以解肌，故去之。

桂枝去桂加茯苓白术汤与五苓散

两者同治小便不利，那么本证为什么不用五苓散利小便？五苓散方后注云："多饮暖水，汗出愈"，其证为小便不利，微热，消渴，脉浮，治宜发汗以利水之法，外窍得通，则里窍自利。太阳之气不外达，用桂枝以宣太阳之气，气外达则水自下行，则小便利矣。本方是利水以和外之法，仅仅利水而已，里窍通，水邪去，则经脉自和。本证是太阳之水不下行，故去走表以解肌的桂枝，加重健脾利水的苓、术，以行太阳之水。水下行则气自外达，头项强痛、翕翕发热自然散解，无汗者则必微汗而愈矣。然则水能化气，五苓散重在用桂枝以发汗，发汗即所以利水也；气能行水，桂枝去桂加茯苓白术汤重在苓、术以利水，利水即所以发汗也。

深悟本方之旨，本方只此增减之间，即变原来桂枝汤的解肌之剂而为现在的利水之方，既可收到利水之功，又无伤津之弊，仲景真不愧为化裁古方之典范。

原文

伤寒，脉浮，自汗出，小便数，心烦，微恶寒，脚挛急，反与桂枝汤欲攻其表，此误也。得之便厥，咽中干，烦躁，吐逆者，作甘草干姜汤与之，以复其阳；若厥愈足温者，更作芍药甘草汤与之，其脚即伸；若胃气不和，谵语者，少与调胃承气汤；若重发汗，复加烧针者，四逆汤主之。（330）

直释

① 伤寒，脉浮，自汗出：伤于风寒之邪。病在表，属太阳表虚证。

② 小便数：里阳虚不能摄敛津液，膀胱失约，则小便数。

③ 心烦：阴虚血少，心阳无依而自扰，则心中烦乱不安。

④ 微恶寒：表阳虚弱，则感轻微的恶寒。

⑤ 脚挛急：脚，汉时指小腿，脚挛急，即两腿肌肉拘急挛缩，难以屈伸，俗称抽筋，是阴虚不能养筋之象。

⑥ 反与桂枝汤欲攻其表，此误也：治当选用桂枝加附子汤，扶阳益

阴以解表，若不顾及阴阳两虚一见脉浮，自汗出，微恶寒症状，投以桂枝汤解肌发表，遂使阴阳两虚更甚，必致变证丛生，是属误治，故曰"此误也"。

⑦ 得之便厥：阴阳俱虚，故服桂枝汤汗出后，阳气更虚，阳虚不能充实四肢而四肢逆冷，阳气不能温煦四末而手足厥逆，故称得之便厥。

⑧ 咽中干：即咽喉干燥不适，汗后阴液亦耗，津液伤损，不能上承濡润咽喉，而咽中干。

⑨ 烦躁：汗后阴血更伤，神无所附，则心中烦乱不安，手足扰动不宁。

⑩ 吐逆者：胃中阳气虚衰，胃失和降，浊阴之气上逆，则吐逆。

⑪ 作甘草干姜汤与之：此时小腿肌肉挛急依然存在，虽属阴阳两虚，但以阳虚为急。仲景根据阳生阴长之思路，又考虑无形之阳可以急救、有形之阴难以速生之理，救逆当先投以辛甘化阳之甘草干姜汤。

⑫ 以复其阳：以恢复其阳气。

⑬ 若厥愈足温者：服甘草干姜汤后，阳气恢复，四肢得充，逆冷清除，手足转温。

⑭ 更作芍药甘草汤与之：剩下阴虚症状，投以酸甘化阴之剂的芍药甘草汤，以复其阴。

⑮ 其脚即伸：阴津复，使筋脉得以濡润，小腿肌肉挛缩得以缓解，称之其脚即伸，即两腿肌肉拘挛抽筋则可消除。

⑯ 若胃气不和：因本证已阴虚，发汗更伤其阴，致胃肠津亏，阴液不足，则胃气不和。

⑰ 谵语者：若治之阳复太过或过用热药，均可重伤阴液，导致胃中燥热，扰乱心神，则神志不清，妄言乱语。

⑱ 少与调胃承气汤：可少量服用调胃承气汤，以调和胃气而止谵语。

⑲ 若重发汗，复加烧针者：本证已阳虚，误治后再次发汗，甚至用烧针逼汗，伤阳更重，出现四肢厥冷，下利清谷，大汗淋漓，脉微细。

⑳ 四逆汤主之：急服四逆汤回阳救逆为宜。

方释

（71方）甘草干姜汤方

方中炙甘草甘平，和中缓急；干姜辛温，温中复阳。两药相伍，取其辛甘化阳之意，为振复中阳之剂，中阳得复，脾气健运，则"厥愈足温"。

（72方）芍药甘草汤方

方中芍药酸苦微寒，养阴益血；炙甘草甘平，和中缓急。两药配伍，取其酸甘化阴之意，为养阴缓急之方，阴复筋肉得养，则拘挛自除。

（73方）调胃承气汤方

方中大黄苦寒以荡涤胃肠实热；芒硝咸寒以软坚散结；甘草甘平以缓急和中。其中妙在一味甘草，能缓大黄，芒硝之力，使之作用于胃肠有润燥之功，故本方既能调和胃气，又能通肠下便，一方而具两法，称之为"法中之法"。

（74方）四逆汤方

方中炮附子大辛大热，为温补先天命门真火之第一要药，通行十二经脉，生用尤能速达内外，回阳逐寒，故用作主药；干姜辛热，守而不走，为辅药，功专救胃阳而温脾土，温脾阳而散里寒，助附子破阴回阳；附子纯阳大毒，与干姜同用，其性尤峻；佐使人参，炙甘草益气安中，既解生附子之毒，又缓附姜之峻，更有护阴之义。

本汤方力专而效宏，为回阳救逆之首方。本方纯由辛热甘温之品组成，为回阳逐寒之峻剂，只宜于寒厥，中病以手足温和为准，勿使过剂；阳气内郁所致之热厥非本方所宜。

讲析

本条仲景行文曲折，非一气呵成之论，其中病情复杂，症状疑似者多，详细地论述了平素阴阳两虚的病人复感外邪的误治，以及纠正误治的措施，其治随证而施，为辨证施治树立了楷模。仲景先后列举四个性质差异较大的救治方法，即甘草干姜汤扶阳，芍药甘草汤滋阴，调胃承气汤和胃，四逆汤回阳，使之治随证变。同时示意，诊断疾病不能只看一方面而忽视另一方面，特别是出现疑似症状的时候，更应加以反复思考，才不致发生误治。倘若万一发生误治，要及时随证施治，以免一误再误。

原文

问曰：太阳病，其证备，按桂枝法治之而增剧，厥逆，咽中干，烦躁，吐逆，谵语，其故何也？师曰：此阳旦证，不可攻也。寸口脉浮，浮为风，亦为虚，风则生热，虚则挛急。误攻其表，则汗出亡阳，汗多则液枯，液枯则筋挛，阳明内结，则烦躁谵语，用甘草干姜以复其阳，甘草芍药以救液，调胃承气以止其谵语，此坏病之治，必随脉证也。（331）

直释

① 太阳病，其证备：病人的临床症状像似桂枝汤证。

② 按桂枝法治之而增剧：按照使用桂枝汤的方法进行治疗，反而使病情加重。

③ 厥逆，咽中干，烦躁，吐逆，谵语：由于"按桂枝法治之"的误治，阳气愈虚，阴津愈伤，出现手足逆冷，咽喉干燥，心中烦乱不安，手足扰动不宁，呕吐气逆，妄言乱语的变证。

④ 其故何也：这是什么原因呢？

⑤ 师曰：老师说。

⑥ 此阳旦证，不可攻也：这是阳旦证，应当表里阴阳兼顾，不可单纯用桂枝汤治其表。

⑦ 寸口脉浮，浮为风，亦为虚：寸口部的脉呈浮象，脉象浮为风邪袭表，亦为阴阳两虚。

⑧ 风则生热，虚则挛急：风邪袭表则发热，阴阳两虚则出现两腿肌肉拘急挛缩。

⑨ 误攻其表：症状似桂枝汤证，而实非桂枝汤证，应当用桂枝加附子汤以温经复阳，固表敛液。这种情况，不能误治其表。

⑩ 则汗出亡阳：误攻其表，则汗出阳气愈虚，以致手足逆冷。

⑪ 汗多则液枯：汗出多不但阳气更虚，而且津液愈耗，则咽干、吐逆。

⑫ 液枯则筋挛：津液枯竭则筋脉失其濡润，而呈两腿肌肉拘急挛缩。

⑬ 阳明内结，则烦躁谵语：津液耗损，阳明胃腑燥热炽盛，则心烦躁动，言语错乱。

⑭ 用甘草干姜以复其阳：故用甘草干姜汤以复其阳，使阳气恢复，手足逆冷转温。

⑮ 甘草芍药以救液：再用甘草芍药汤以救津液，使阴津得复，不但下肢舒展，而且使"咽中干"、呕逆可愈。

⑯ 调胃承气以止其谵语：然后投以调胃承气汤清热散结，则大便微

溏，里热得以下泄，使之烦躁谵语自止。

⑰ 此坏病之治：所谓坏病，指太阳病误用发汗、吐下、温针之法，使病情恶化，证候错综复杂，难以六经症状冠其名者。此坏病主治，随脉证之变而施治。

⑱ 必随脉证也：使之诸证随着辨证施治而依次渐愈。

综上所述，坏病诸证寒热错杂，阴阳两亏，当权衡其缓急先后，仲景采取多层次的、先后有序的治疗，以复阳为急，救液次之，滋阴为后。

讲析

本条设问答形式，以申明其义，"症状"与"用方"似乎相同于第330条，实际上不是第330条的注文，而是在症状、用方相同的情况下，阐述不同的病证。多数注家认为本条是对第330条的解释，并顺文释义；但也有注家提出疑义，认为是后人所为，因而对本条弃而不释。

笔者认为：第330条为杂病阴阳俱虚复感外邪误治后的变证，第331条为伤寒六经病误治，病情恶化，难以用六经病证冠其名者之坏病。六经病误治后的坏病与杂病病证误治后的变证，两者虽然证候，施治相同，但不是同一种病，仲景列举此两条，并不是相互条文的重复或称两条之间的相互解释，而是示意异病也有症状、施治相同的时候。可见仲景辨证之精、认证之细，为后世医者之楷模。

原文

阳旦病，发热不潮，汗出咽干，昏睡不安，夜半反静者，宜地黄半夏牡蛎酸枣仁汤主之。若口渴、烦躁、小便赤、谵语者，竹叶石膏黄芩泽泻半夏甘草汤主之。（332）

直释

① 阳旦病，发热不潮：阳旦病，虽然发热，但不似阳明外证潮热之定时，故称发热不潮。

② 汗出咽干：汗出咽干者，阴虚营气外泄则汗出，胃津不承上布则咽干。

③ 昏睡不安：血虚生躁，心气浮越，则昏睡不安。

④ 夜半反静者：昼则卫气行阳，夜则卫气行阴，深夜则阴生阳潜，病气得天时相助之故也。

⑤ 宜地黄半夏牡蛎酸枣仁汤主之：适宜用地黄半夏牡蛎酸枣仁汤治疗。

⑥ 若口渴、烦躁、小便赤、谵语者：如果口渴、烦躁、小便赤涩，妄言乱语，为胆胃俱热，气血两燔之证候。

⑦ 竹叶石膏黄芩泽泻半夏甘草汤主之：适宜用竹叶石膏黄芩泽泻半夏甘草汤治疗。

方释

（75方）地黄半夏牡蛎酸枣仁汤方

地黄质润多汁，清热凉血，养阴生津；半夏燥湿化痰，降逆和胃；牡蛎、酸枣仁敛精气以安魂魄、除虚烦而定惊悸。诸药相须为伍，滋阴安神而诸证自愈。

（76方）竹叶石膏黄芩泽泻半夏甘草汤方

竹叶、石膏为伍，清肺胃之热以除烦；黄芩清热泻火防其上犯；泽泻利水渗湿以下行；半夏降逆以和胃；甘草和中以缓急。诸药相伍，清热除烦，降逆和中，诸症可除。

讲析

第331条之阳旦证，第332条之阳旦病，两条病证皆有"阳旦"一词，考梁代陶弘景《辅行诀脏腑用药法要》一书，此词出自伊尹《汤液经法》。陶氏指出："外感天行，经方之治，有二旦、六神大小等汤。昔南阳张机，依此诸方，撰为《伤寒论》一部。""二旦"包括阳旦和阴旦，陶氏指出"阳旦者，升阳之方"，"阴旦者，扶阴之方"。由此推敲，第331条、第332条有可能为仲景润色《汤液经法》之文演化而来，从中悟出仲景在撰著《伤寒杂病论》时是参考了《汤液经法》的。

从第332条地黄半夏牡蛎酸枣仁汤方、竹叶石膏黄芩泽泻半夏甘草汤方的两个汤方之名推敲，汤方名用全部药物名组成，似乎有些不合乎卷六之章法。陶氏又说："张机撰《伤寒论》，避道家之称，故其方皆非正名也，但以某药名之，亦推主为识之义耳。"可见仲景为避免具有神秘色彩的汤方名，而以某汤方内的全部药物名重新命名这一汤方。

本条两个汤方名的写作笔法，同卷四、卷五的汤方名的写作笔法，可推敲本条似乎原为卷四、卷五的条文，因病证不符合卷四、卷五的病证，故仲景又移于卷六，又不符合太阳病变证的条文，故仲景称本条条文为坏病，依此与太阳病变证相区分。

辨太阳病脉证并治中

第333—432条

第333—432条

原文

太阳病，项背背强几几，无汗，恶风者，葛根汤主之。（333）

直释

① 太阳病：首起"太阳病"，可知"脉浮，头项强痛而恶寒"的症状仍在。

② 项背强几几：风寒之邪客于太阳未解，经脉失其濡养，气血运行不畅，经输为之不利，因而颈项及肩背部拘急不舒，俯仰不能自如。

③ 无汗：邪在于表，表气实，则无汗。

④ 恶风者：邪入于经，经气虚，则恶风，恶风实际是恶寒的互词。

⑤ 葛根汤主之：应当用葛根汤治疗。

鉴别

桂枝加葛根汤证与葛根汤证

若筋脉拘急兼见汗出恶风，则为太阳中风表虚证，宜用第315条之桂枝加葛根汤治疗；若筋脉拘急兼见无汗恶风，则为太阳伤寒表实证，宜用第333条之葛根汤治疗。

桂枝加葛根汤证的症状与葛根汤证的症状大体相同，其鉴别要点仅在于有汗、无汗之别，两者均为风寒之邪客于太阳经，经输不利，筋脉失养而致项背强几几，其余发热、恶寒、头痛为两者所共有。所异者如下：

桂枝加葛根汤证属表虚有汗，腠理疏松，感受风寒，卫不固外，营不内守，汗出恶风，脉浮缓，故不用麻黄。

葛根汤证属表实无汗，腠理致密，风寒束表，卫阳被遏，营阴郁滞，无汗恶风，脉浮紧，所以必用麻黄。

方释

（77方）葛根汤方

方中桂枝汤解肌祛风，调和营卫，然对无汗脉紧之证，力有不逮；加麻黄可发无汗之表，又不致峻汗；再加葛根，即能配麻桂发汗解肌，疏散风寒，又能升腾津液，疏通筋脉，以治项背强几几。

方后注云："先煮麻黄，葛根"，后纳诸药，意在发汗；"覆取微似汗"，亦不宜大汗；麻黄"去上沫"，免发汗太过而伤阴，免发生心悸、心烦、头晕等副作用，可见仲景审证用药之精。

异同

表虚之项背强几几，用桂枝汤加葛根，本条表实项背强几几，为何不用麻黄汤加葛根呢？

因为麻黄汤发汗力强，再加葛根升阳发表，恐汗出太多。此证为经输不利，应发经输之汗，但也应注意到筋脉失常而拘紧不舒，用麻黄汤加葛根极易造成汗多津伤，而达不到滋津润燥、缓和筋脉拘挛的目的。故选用葛根汤，既可发汗散寒，又不至汗出伤津，况且有芍药、甘草、生姜、大枣滋阴化津，以缓和筋脉拘急，甚合病情。

讲析

"无汗恶风"，既然是表实证，又为何不用麻黄汤呢？因为麻黄汤证与葛根汤证都是在太阳表实证的基础上形成的，但又有所不同，麻黄汤证有喘而无项背强几几，葛根汤证有项背强几几而无喘。麻黄汤证因肺气不利，故重在发汗平喘，佐之杏仁以降肺气；葛根汤证因经输不利，故重在发汗生津，主之葛根以生津液。

原文

太阳与阳明合病者，必自下利，葛根汤主之；若不下利，但呕者，葛根加半夏汤主之。（334）

① 太阳与阳明合病者：合病，指两经或两经以上的症状同时发生，无先后次第之分，谓之合病。太阳与阳明合病，指太阳与阳明的症状同时出现，由于两经受邪多少不同，病变往往有所侧重。本条用太阳与阳明合病的病证，概括一组临床表现，代表太阳表证和阳明受邪的必备见证，反映太阳与阳明同时受邪发生的病证。

② 必自下利：单纯太阳病，正气外趋抗邪，气血盛于肌表，胃中清气随之上升，以助体内津液之外达，故不下利；单纯阳明病，随着里热渐盛，促使胃腑逐渐燥实，故不下利。而太阳与阳明同时发病，则外有邪气束表，津液不能外达作汗；内因胃腑被邪热所困，不能正常升发，于是津液下趋大肠为利，所以太阳与阳明合病，下利为常见症状。

③ 葛根汤主之：表邪未解，里热未盛，内扰大肠，传化失司，故用葛根汤辛甘发散，表解里自和。即是说：津液随着正气趋外抗邪之势而外泄，胃中清气亦因葛根之升发而上达，阳明邪热也随阳热的散发而泄越，如此则不清里热而里热自除，不止泻泄而下利自止。

④ 若不下利，但呕者：太阳风寒之邪影响到足阳明胃，病位不在大肠，故不下利；病位在胃部，胃气上逆，则呕逆。

⑤ 葛根加半夏汤主之：其治应以发汗解表为主，兼以降逆止呕，应当用葛根加半夏汤治疗。不下利而呕逆，为何不用理中汤，是因为理中汤用于脾阳不运，寒从内生，葛根加半夏汤为寒从外来，表邪尚在，所以用葛根汤解表，加半夏和胃降逆以止呕。

综上第333条、第334条两条所述，太阳伤寒兼项背强几几证与太阳阳明病下利证，都具有伤寒表实的共同病机，均以发热恶寒、头痛、无汗、脉浮紧为主要脉证。项背强几几，是因风寒之邪侵袭太阳经输而致经气不利，经脉阻滞，津液不能上达，筋脉失养所致。葛根汤是由桂枝汤加麻黄、葛根组成，汤方中桂枝、麻黄、葛根三药相配，既能散表邪，又能升津液，濡润筋脉。如此，表邪得解，经气通畅，筋脉得以濡润，则诸症随之得解。太阳阳明合病下利，是由于太阳之邪，不得外解，内迫阳明，下走大肠，使大肠传导失职，水谷不别而见下利。下利虽属阳明里证，却由表邪引起，关键在于表邪未解，故治疗不须治里，只须解表，用葛根汤治疗，能使表解而里自和，下利自愈。以上两证都以风寒表实为主，都与津液不足有关，葛根汤重用葛根为主药，既能升津液、舒经脉，又能祛邪解表，故葛根汤对上述两证皆有效。

讲析

下利与三阳病的关系

第 334 条之太阳与阳明合病下利：太阳病的病位在卫表与肺肠、肺卫受邪，表里互相影响，表邪郁闭，津液不有上承外达，而下趋入肠，使大肠功能失调而出现下利。因体质强弱与感邪轻重的不同，同为太阳与阳明合病，若表邪盛而内迫于胃肠，在肠下奔则利，用葛根汤辛甘发散，表解里自和，在胃上逆则呕，用葛根加半夏汤降逆止呕。

第 481 条之太阳与少阳合病下利：少阳邪热下迫肠道，胆失疏泄，传导过速，用黄芩汤清里热，苦酸存阴。

第 563 条之阳明与少阳合病下利：系因热结旁流，里证为急，通因通用，用大承气汤下之以存阴。由于邪热有微甚，病位有侧重，所以合病所见下利之治不同。三条的证治并不相同，体现了仲景辨证施治的精华所在。

原文

太阳病桂枝证，医反下之，利遂不止，脉促者，热未解也，喘而汗出者，葛根黄连黄芩甘草汤主之。（335）

直释

① 太阳病桂枝证：太阳病，本应以桂枝汤解肌祛风，调和营卫。

② 医反下之：医生未详查，反而使用攻下法。

③ 利遂不止：邪热内陷，迫于胃肠，因此下利不止。

④ 脉促者：正气虽受挫伤，仍有向外祛邪之势，则知此下利乃属邪热内陷，迫肠作利，故脉呈急促之象。

⑤ 热未解也：阳气郁滞而欲伸不得，表邪未全内陷入里，表热尚盛，故称邪热尚未解除。

⑥ 喘而汗出者：太阳病本在肺卫，误治使表热之邪内迫，表里之热逼迫于肺，肺失肃降，则气喘；里热过盛，热邪蒸腾，迫津外越，则汗出。

⑦ 葛根黄连黄芩甘草汤主之：综观此证，乃因表里有热，故下利伴有黏秽、暴注下迫之象，因此应当用葛根黄连黄芩甘草汤治疗。

方释

（79方）葛根黄连黄芩甘草汤方

方中葛根偏凉，外能透解肌表之邪，内能清泄阳明之热，还可升发胃肠之津液以助止泻；黄连、黄芩清热燥湿，则清肺厚肠以止泻；甘草扶中护正，调补下利之虚，助正以祛邪。四药合用，使表热解，里热清，下利止，咳喘平，诸症悉除。本方偏凉，病属虚寒者不宜使用。

讲析

本条之"喘"，其病位在肺，太阳病本在肺卫，首应以桂枝汤调和营卫，医误攻下，致表热之邪内迫。肺与大肠相表里，一则肺受之，热壅于肺则喘，热越于外则汗；二则大肠受之，热陷于肠则利。

原文

太阳病，头痛，发热，身疼，腰痛，骨节疼痛，恶风，无汗而喘者，麻黄汤主之。（336）

直释

① 太阳病：外邪袭表，营卫不和，正邪交争，故太阳病指的病变为"脉浮，头项强痛而恶寒"。

② 头痛：外邪郁表，经气不利，则头痛。

③ 发热：邪袭太阳卫表，营卫郁遏，则发热。

④ 身疼：寒邪束表，血行不利，则身体疼痛。

⑤ 腰痛：寒邪侵犯太阳经输，腰部经络之气循行受阻，故腰部疼痛。

⑥ 骨节疼痛：风寒束表，卫阳被遏，营阴郁滞，经气不利，则全身关节疼痛。

⑦ 恶风：风邪袭表，肌腠疏松，卫阳经不起外界风寒侵袭，则恶风，此属恶寒之轻者，往往与恶寒同时存在。

⑧ 无汗而喘者：寒邪束表，卫阳被遏，营阴郁滞，玄府阻塞，则无汗；表寒外束，肺气不宣，则喘，即以呼吸急促，上下气不相顺接，甚至张口抬肩、难以平卧为特征。

⑨ 麻黄汤主之：应当用麻黄汤治疗。因为风寒伤人肌表，毛窍闭塞，肺气不宣，卫气不得卫外，营气涩而不畅，故外见表实，内见喘逆，此时当发汗解表，宣肺平喘，使肺气宣，毛窍开，营卫通畅，汗出表解，诸症悉除。

鉴别

第336条详于症而略于脉，未述太阳伤寒证之脉象，乃为仲景省文法，可参照第302条之"脉浮、头项强痛而恶寒"，第304条之"或已发热，或未发热，必恶寒，体痛呕逆，脉阴阳俱紧者"。说明脉象浮紧是应见之脉，但"伤寒"也有汗出脉缓、"中风"也有无汗脉紧的条文之告诫，说明脉浮紧并非太阳伤寒证的必具指征，作为太阳伤寒与太阳中风的鉴别点，无汗尤为重要。

方释

（80方）麻黄汤方

方中麻黄苦辛温，为肺经专药，兼入足太阳膀胱经，善能发越人体阳气，有开毛窍、宣肺气之功效；由于寒邪所伤不但在于卫，且已及营，桂枝辛甘温，温通血脉，透营达卫，协同麻黄营卫并治，使汗出表解而风寒尽除；用杏仁协同麻黄宣肺平喘，肺气得宣，则利于皮毛之开达，从而有利于解表；甘草炙用既能调和麻杏相伍宣降之性，又有缓和麻桂相合峻烈之功，使汗出不致太过，不致伤耗正气。药仅四味，配伍严谨，相辅相成，互相为用，合奏其功，表寒得散，肺气宣通，诸证自平。由于本方麻、桂并用，一泄卫分之郁，一透营分之邪，是开表逐邪发汗之峻剂，凡亡血家、衄家、疮家、淋家、咽喉干燥，以及尺脉迟者，俱不宜用，年老体弱之人当慎服。再细考本方不须啜粥及不用姜、枣之意，正由病人元气不虚，汗源不乏，故不必借谷气为汗源，亦不须姜、枣鼓舞脾胃生发之气而固实卫气，但须"覆取微似汗"，不可大汗淋漓。

异同

麻黄汤适用于太阳伤寒表实证，以发热恶寒、头痛项强、身疼腰痛、骨节疼痛、无汗而喘、脉浮而紧为其临床特点。由于麻黄汤属辛温发汗解表之峻剂，因而其禁忌证很多。如卫阳不固之表虚、阳虚、汗家，营卫不足之血虚、疮家、衄家、亡血家，阴津不足咽喉干燥、淋家，以及胃中虚冷有表证者，皆禁用麻黄汤。

其禁例如下：

太阳表虚证禁用。因太阳中风为营卫失调，腠理疏松，用麻黄汤峻汗则使腠理大开，大汗淋漓，发生变证。

阳虚之人，尺中脉微，身重心悸，虽有表证，不可发汗。因阳气本虚，用麻黄汤峻汗，必使阳气更虚。

汗家禁用。因平素多汗之人，必阳虚，卫表不固，而有表证，若误用辛温重发其汗，则不独伤阳，而且伤阴，阴阳两伤，而成恍惚心乱，小便已阴疼。

营血虚，尺中脉微者，虽有表证，不可发汗。因汗为心液，误汗可致营血更虚。

疮家禁用。久患疮病的人，因脓血过多，而致气血两伤，虽有表证，若误用辛温发汗，则气血更虚，以致经脉失养而发病。

衄家禁用。因衄家多系阴虚火旺，纵然有表证，若误用辛温发汗，则犯虚虚之戒，使阴血更伤，火邪更旺，而有额上陷脉急紧、直视不能眴、不得眠等变证。

亡血家禁汗。久患失血之人，必然气血大亏，虽有表证，若误用辛温发汗，使气血之衰亡更甚，故有寒凛而振之变。

咽喉干燥者，不可与之。因咽喉干燥多为阴虚有热，而麻黄汤为辛温之剂，故当禁用。

淋家禁用。因淋家多为津亏而下焦蓄热，虽有外感，若用辛温误汗，常有热邪更甚，损伤络脉而致尿血之变。

脾胃虚寒者禁汗。中焦虚寒者虽患表证，只宜温中解表，误汗则中阳更虚，胃中更寒，寒气上逆，则有呕吐之变，其有蛔虫者，亦可吐蛔。

讲析

第 336 条提出麻黄汤证的八个症状，称"麻黄八证"，亦称"伤寒八证"，分为四痛，寒热与无汗而喘三组。津液为汗，汗即血也，在营则为血，在卫则为汗。

中风为风邪伤卫，卫气不能固护于营，营气外泄而津液不固，故伤人较浅，表现为有汗发热而恶风。

伤寒为寒邪伤营，营血不能外达于卫，卫气闭固而津液内涩，故伤人较深，表现为无汗发热而憎寒。寒性凝滞收引，寒邪袭表，使营血运行涩滞不畅和经脉筋肉拘紧，故见头痛、身疼、腰痛、骨节疼痛诸痛，诸痛应分别辨析，头项、腰脊是太阳经脉循行之处，寒伤太阳，经输不利，则头项作痛，腰脊疼痛；筋主束骨而利机关，太阳主筋所生病，故太阳感寒则全身关节疼痛；风寒外束，卫阳被遏，营阴郁滞，正邪交争，则发热，或尚未发热，必恶风寒；风寒之邪皆由皮毛而入。肺主气，合皮毛而主表，风寒束表，毛窍阻塞，肺气不能宣通，则上逆为喘。"无汗而喘"提出两个单独症状，揭示无汗与喘的因果关系，无汗是造成喘的原因，一旦汗出表解，肺气宣降，喘则自平。

原文

太阳与阳明合病，喘而胸满者，不可下也，宜麻黄汤。（337）

直释

① 太阳与阳明合病：太阳与阳明同时发病，强调病情偏重于太阳，既不见"必自下利"，又不见"不下利，但呕"，说明表邪未迫及胃肠。

② 喘而胸满者：风寒外束，肺卫受邪，肺气郁闭而失宣降，则呼吸急促；胸为肺之所居，表邪入里，首先犯肺，胸阳不运，则胸中有堵塞感，满闷不舒。太阳病"喘而胸满"，与阳明病"腹满而喘"不同。阳明病，肠道燥屎阻结，肺气失宣，亦致喘，其喘应与腹满并见，其治当用攻下。

③ 不可下也：不可用攻下法。

④ 宜麻黄汤：本条突出喘而胸满，并非腹满，重心偏于肺卫，故宜

用麻黄汤发汗解表，宣降肺气，不可误投承气汤苦寒攻下。肺与大肠相表里，肺失于宣降，影响大肠，腑气传导不利而见大便不下，但并不能因此而用下法。因见证为胸满，并非腹满，所以不属里实，若误下，易导致表邪内陷，而生变证。这种既有太阳表实，又有阳明里热的情况，其治应先解表，只要太阳之表一开，阳明之热亦可通过肌表泄越，虽不清阳明之热，而阳明之热也可自解。

讲析

第334条与第337条同是"太阳与阳明合病"，由于病变重心不同，则遣方用药亦不同。重在太阳，以"喘"为主，用麻黄汤；重在阳明经表，以"下利"为主，用葛根汤；"不下利，但呕者"，用葛根加半夏汤。界限分明，不可混淆。

原文

太阳病，十日已去，脉浮细而嗜卧者，外已解也，设胸满胁痛，与小柴胡汤；脉但浮者，与麻黄汤。（338）

直释

① 太阳病，十日已去：去，指离开、离去，此处作"过去"讲。条首之"太阳病"指的是太阳伤寒表实证。外感初起，只要汗之得法，表邪随汗而解，这是言其"常"；但于"常"中有"变"，患太阳伤寒表实证已经过去十多天，这是言其"变"。知"常"达"变"，识此变化，方不致混淆。

② 脉浮细而嗜卧者：脉象由伤寒表实的浮紧，转变为脉呈浮细之象，即脉虽浮，但不那么紧张有力了，说明邪气渐退，正气已衰。其见证为乏力，喜欢静卧，而"伤寒八证"已除。上述脉证示意表邪已去，精神不爽，正虚邪衰，只待正气来复。

③ 外已解也：外，指"外证"，即"表证"。"外已解"还具有否定表证存在的意义，即表邪已解，虽病体略有不适，稍加休养，待正气来复则愈，无须再服药治疗。

④ 设胸满胁痛："设"含有假设之义，是承前启后的转折条件，假定

前提条件是在伤寒表实证上，增加"胸满胁痛"之症状，说明少阳枢机不利，邪气已由太阳而直接转入少阳，经气受阻，故胸部满闷，胁肋部位疼痛。

⑤ 与小柴胡汤：治用小柴胡汤和解少阳，以利枢机，仲景示意要辨清太阳表实治不得法而转属少阳之例。

⑥ 脉但浮者：仍述太阳伤寒表实失治已经过十多天，表邪留恋未解，不见"脉浮细"，只见"脉但浮"，即但见伤寒的浮紧之脉，暗示"伤寒八证"仍在，既然脉证未变，则病仍在太阳。

⑦ 与麻黄汤：属伤寒表实未解，故治法与方药亦应不变，仍应斟酌考虑，谨慎用麻黄汤开表发汗。可见运用麻黄汤不在于病程的长短，而在于当见之脉证俱备，就可用麻黄汤治疗。

鉴别

太阳与少阴相表里，"太阳病十日已去"，本应是少阴主气之时，是否邪循表里之经而传入少阴呢？

应与第 619 条之"脉微细，但欲寐"相比较分析：本条之"脉浮细"，少阴脉之"脉微细"，区别全在"脉浮"。因为"脉浮"为病在表，脉微与脉细并见为阴阳俱虚；"嗜卧"虽与"但欲寐"为同义词，但本条之"嗜卧"当是精神不爽或安卧静养的代名词，"但欲寐"则是神倦欲寐而不得寐，以此可鉴别之。

讲析

本条列举太阳伤寒日久的三种转归。"太阳病，十日已去"，病邪却不一定会发生传变，其中有外证已解者，有胸满胁痛者，有病仍在表者。故不应拘泥于病程长短，应凭脉辨证，作为推断病情发展变化的依据。

原文

太阳伤寒，脉浮紧，发热恶寒，身疼痛，不汗出而烦躁者，大青龙汤主之；若脉微弱，汗出恶风者，不可服之，服之则厥逆，筋惕肉瞤，此为逆也。（339）

直释

① 太阳伤寒：太阳伤寒，又名太阳表实证，多为感受风寒，邪束肌表，卫气被遏，营阴郁滞所致。

② 脉浮紧：外有寒邪束表，内有郁热，卫闭营郁，脉道收敛，气血趋向于外，脉来拘急，故应指紧张有力。

③ 发热恶寒：寒邪束表，卫气郁遏，郁遏则生热，不能温煦肌肤则恶寒，故发热恶寒同时并见，或先恶寒后发热，发热时恶寒未罢而有所减轻。

④ 身疼痛：感受外邪，风寒袭表，营阴郁滞，气血运行不畅，则身体疼痛。

⑤ 不汗出而烦躁者："不汗出"是寒邪外束，卫阳郁闭使然，寒邪束表不解，阳气郁闭不伸，生而化热，内热扰心则烦躁。即不汗出是致成烦躁的原因，烦躁是不汗出的结果。这种不得汗出而烦躁不安的情况，多见于体质强壮，正气抗邪有力，而邪气亢盛的病人。

⑥ 大青龙汤主之：大青龙汤证之烦躁，乃寒邪郁闭于表，阳气不得宣泄，郁积为热所致。故于大队辛温发汗药中伍以少量辛凉之品，以制约其辛温，因此应当用大青龙汤治疗。

⑦ 若脉微弱，汗出恶风者：大青龙汤证脉浮紧，示意脉象之实，发热恶寒不汗出而烦躁，示意症状之实，脉实证实，方可用此峻剂；若脉微弱，是脉象之虚，汗出恶风，是症状之虚，脉虚证虚，显然是太阳中风表虚证。

⑧ 不可服之：大青龙汤系辛温重剂，故非寒邪郁闭重证不可服用，以免消耗阳气于外。

⑨ 服之则厥逆：若误投峻汗出之大青龙汤，则可因过汗亡阳，阳气不能充达四末，而致阴阳气不相顺接，则手足逆冷。

⑩ 筋惕肉眴：筋惕，谓筋脉跳动；肉眴，谓肌肉蠕动。此皆因过汗伤津耗液，故筋脉肌肉失养而抽搐跳动。

⑪ 此为逆也：逆，有忤逆之势，误服大青龙汤则阳气外亡内损，津伤液耗，四末无以温煦，筋肉失其所养，则有厥逆，筋惕肉眴之变，故这就是逆治。

鉴别

仲景指出："不汗出而烦躁"，属邪在于表而兼有阳郁化热之征，是阳郁积热太甚所致。因为不汗出而心烦，此处"躁"不是躁扰之意，而是"甚"字之意，即"心烦之甚"之意。烦躁当属表邪太甚，蕴热于胸，欲热化成实，尚未致实的一个先兆症状，说明此烦躁是表邪郁闭过重，阳欲祛邪外出作汗的反应，一旦汗出，烦躁自解。由此可见，大青龙汤证之烦躁乃寒邪郁闭于表，阳气郁积为热不得宣泄所致，即"不汗出而烦躁"的本意是以寒郁为主、为因；内热为辅、为果。

方释

（81方）大青龙汤方

方中重用麻黄，配桂枝、生姜，则发汗力峻，加强开腠之功，适宜风寒重证。阳气郁积的内热与风寒束表有关，故在清热的同时重在发表。杏仁清宣利肺，利于皮毛之开表。甘草、大枣调和脾胃，既助汗之源，也可兼制辛温发汗之品，勿使发汗太过。石膏为寒凉之品，取其清而兼透之功，以清内热，除烦躁。

本方于辛温表散之中兼具清热之效，临床上对于表实无汗兼有里热烦躁、脉象浮紧有力之证，可起到发汗开表、解热除烦的作用，为仲景辛温发汗之峻剂，非邪盛正实者不宜轻投。又因本方能发越水湿而利小便，故亦用于溢饮及湿郁肌表者。

异同

大、小青龙汤均能发汗平喘，以治寒邪束表，肺气上逆，表实无汗，表里同病之证，并均以麻黄、桂枝为主。两者区别如下：

第339条之大青龙汤是麻黄汤倍麻黄，甘草、桂枝等量，减杏仁用量，加石膏、生姜、大枣组成，也可看作麻黄汤与越婢汤的合方。麻黄量重，又配寒凉的石膏，所以主治风寒表实证，又主治里热烦躁证，以不汗出而烦躁为特点。

第341条之小青龙汤是麻黄汤减杏仁，加芍药、细辛、干姜、五味子、半夏组成，麻黄量轻，又配温化痰饮的细辛、干姜，主治表寒里饮证。大青龙汤以发汗、散水、清热为特长，因为主治溢饮邪盛于表而兼郁热者，其证以发热燥喘为主，故重用麻黄配以石膏；小青龙汤则擅长行水、温肺、下气，因为主治溢饮外寒里饮俱盛者，其证以寒饮喘咳为主，故麻、桂等量，且伍以细辛、干姜与半夏。

总之，两青龙俱两解表里，大青龙治里热，小青龙治里寒，故发表之药同，而治里之药则殊；大青龙表证多，只烦躁是里证，小青龙里证多，只发热是表证，故有大小发汗之不同。

讲析

服大青龙汤注意以下四点：

第一，首服三分之一药液。本方虽属峻剂，而愈病必以周身微微汗出为佳，唯恐过剂伤正。

第二，遵医嘱服药。汗出多者，不可服之，需用外治法，即用止汗粉剂扑身以收其汗。

第三，首次服药后，若有汗出者，停服后药，以观疗效，再做计议。

以上三条皆有防过汗之意。

第四，倘若药不如法，汗而再汗，出现恶风、烦躁不得眠者，是阳证转属阴证之兆，则应采取回阳救逆，谨防虚脱，自在不言之中。此为服药后严密观察病情变化之意。

原文

太阳中风，脉浮缓，身不疼，但重，乍有轻时，无少阴证者，大青龙汤发之。（340）

直释

①太阳中风：太阳中风，又名太阳表虚证，多因复感外邪，腠理疏松，卫气不固，营卫失和所致。

②脉浮缓：脉浮为表邪未罢风寒湿外束，脉缓乃由脉浮紧而渐变为缓象，系寒湿化热，故脉搏轻取柔软和缓。

③身不疼：湿邪不像寒邪有敛缩性，筋脉不为所拘，气血受拘束较轻，因此身不疼痛。

④但重：湿为阴邪，其性重着腻滞，能固遏阳气，湿郁肌表，故只

身觉重。

⑤ 乍有轻时：阳气被湿所困，偶有伸展之时，故身体沉重亦偶尔减轻，不同于少阴病阳气虚衰之身重无减轻之时。

⑥ 无少阴证者：少阴病以阳气虚衰为主，本证以风湿所郁为主，故不可误作少阴证。

⑦ 大青龙汤发之：仲景设"发之"之词，有发越、发散之意，即发散汗液以使邪解。

鉴别

大青龙汤为发汗峻剂，其力超过麻黄汤，若非表里俱实者不可轻投。此方不唯少阴病当禁，凡一切虚寒、实热证均属所忌。第 339 条之"若脉微弱，汗出恶风者，不可服之，服之则厥逆，筋惕肉𥆧，此为逆也"；第 340 条有"无少阴证者，大青龙汤发之"之语，前后呼应。

再做深入分析，本证与少阴病不难区分：

本证恶寒，无汗，脉紧，与少阴病类似，然少阴证不发热，脉沉，与本证相反，故于疑似中仍有显著区别。

本证不汗出而烦躁，而少阴证之烦躁，多与厥逆、下利、脉微并见，若辨证有一丝之差，当虑覆水难收，不可不慎。

本证身重，则乍有轻时，少阴证身重则终日不休。此是从第 340 条之"无少阴证者，大青龙汤发之"引申出的一些辨证根节。

讲析

第 340 条承接第 339 条而来，进一步论述大青龙汤证的又一脉证，两条不可孤立地去理解。340 条之"脉浮缓，身不疼，但重，乍有轻时"是与第 339 条之"脉浮紧……身疼痛"相对而言，说明在具备第 339 条之"发热恶寒……不汗出而烦躁"的前提下，才可用大青龙汤。至于脉象紧或缓、身疼或身重，不必强求一致。临床中证有轻有重，病有常有变，第 339 条言大青龙汤证的正局，谓之"常"；第 340 条言大青龙汤证的变局，谓之"变"。于"常"中达"变"，前后合参，可知仲景结合临床实践，突出本汤方的辨证要点，即"发热恶寒……不汗出而烦躁"，舍此，大青龙汤是断然不可用的。

伤寒表不解，心下有水气，干呕，发热而咳，或渴，或利，或噎，或小便不利，少腹满，或喘者，小青龙汤主之。（341）

直释

① 伤寒表不解，心下有水气：感受风寒，胃脘又有水饮湿邪停聚，致表寒引动内饮，内外合邪。

② 干呕：水饮内停于胃，脾胃清浊升降失常，胃气上逆，则干呕，即呕吐有声无物或仅呕吐出少量的痰涎。

③ 发热而咳：发热一证代表本条的"表不解"，仲景用省文法以"表不解"三字概括伤寒表实证。外寒束肺，饮邪犯肺，肺失宣降则咳嗽。干呕、咳嗽为水饮干扰于肺胃，肺失宣降，胃气上逆的反映。

④ 或渴：或，含"有的、有些"之意，为虚指代词。有的水饮内停，津液不布，则口渴。

⑤ 或利：有的水气下趋于大肠，清浊不分，则下利。

⑥ 或噎：有的水气上逆，气机郁阻则噎。

⑦ 或小便不利，少腹满：有的水停下焦，膀胱气化不利，水道不畅，则小便不利，少腹胀满。

⑧ 或喘者：有的水寒犯肺，肺失清肃，则喘息。

⑨ 小青龙汤主之：本证为外寒内饮，单纯解表则水湿不化，单纯化饮则外邪不解，唯解表散寒与温化水饮并用，才能使外邪得以宣散，停饮得以蠲化。本汤方所治之证，系素有内饮、复感风寒的外寒内饮证。外寒非汗不解，内饮非温不化，故应当用小青龙汤治疗，以解表散寒，温化饮邪。

鉴别

大、小青龙汤的命名，因古人谓龙为水族，是鳞兽之长，能兴云布雨，飞腾于天空之间，潜隐于波涛之内，利济万物。青龙者，东方木神，色主青，主养育万物。大者，发汗力强，似龙兴云布雨；小者，祛水除湿，如龙潜浪涛中。古人以此命名汤方名，是借以说明汤方的发散外邪、温化内饮的功效。

大、小青龙汤证皆属表实兼证，大青龙汤证为风寒外束，内有郁热，故大青龙汤主治伤寒表实兼里热烦躁之证；小青龙汤证为外感风寒，触动里饮，故小青龙汤主治伤寒表实兼里饮喘咳证。两者都具有风寒表实的共同病机，有发热恶寒、无汗、脉浮的共同脉证。不同之处如下：

大青龙汤证里有郁热，邪热内扰，不得宣泄，故烦躁一证为其所独有。其施治宜外散风寒、内清郁热之法。

小青龙汤证心下有水气，风寒犯肺，肺失宣降，故喘咳为其主证。其施治宜外散风寒、内化水饮之方。

方释

（82方）小青龙汤方

方中麻黄发汗解表，宣肺平喘；配桂枝可增强解表散寒之功；饮为阴邪，易伤阳气，素有饮邪，正气已伤，难以胜任麻、桂之峻剂，故伍以芍药之酸收，敛阴和营，使麻、桂辛散解表而不伤正；干姜温中散寒，温肺化饮；伍以细辛之辛散；半夏之温燥，则温化寒饮之效更为显著；然又虑其过于温散，耗气伤阴，因此又配以五味子敛肺，止咳平喘，一散一收，使寒祛饮化，肺气安和；甘草调诸药而和表里，缓药性而扶正气。综合全方，有散有收，有宣有降，表里同治，内外分消，用药精专，配伍严谨，使风寒解，水饮去，营卫和，宣降有权，诸证自平。

加减

若渴，去半夏，加瓜蒌根：素体阴虚，停饮感寒，服辛温利水药，津液受寒，护阴则碍邪，燥饮则伤津，故去辛温燥烈之半夏，加甘寒生津之瓜蒌根，而使饮去津复。

若微利，若噎者，去麻黄，加附子：水饮与寒邪相搏，水渍肠间而微利，郁阻气机而噎，故去麻黄之发散，加附子之辛热，其性走而不守，温开其阳，则使微利解而呃逆除。

若小便不利，少腹满者，去麻黄，加茯苓：水气阻遏，不能渗利，升降气化不行，故小便不利而少腹胀满，去麻黄之发散，加茯苓之渗利，使之升降气化得行。

若喘者加杏仁：加杏仁以助麻黄宣肺平喘。麻黄为喘家要药，若表闭无汗而喘，则麻黄在所必用，决无去之之理，但表虚汗多而喘，则麻黄当去之。

讲析

本条叙证，分"必见证"和"或然证"，干呕、发热、咳为"必见证"，渴、利、噎、小便不利、少腹满、喘为"或然证"。由于水饮内停，流动不居，随气机的升降而上下泛滥，或塞于上，或积于中，或滞于下，随水气所犯脏器的不同而有不同的"或然证"，说明水性动而多变，下而不上则或渴或利，上而不下则或噎或喘，留而不行则小便不利，少腹满。上述诸证，咳、渴、喘为上焦证候；干呕、噎为中焦证候；下利、小便不利、少腹满为下焦证候。症状虽多，关键为水湿所致，内有水饮，外有表寒，治以小青龙汤，外散在表之寒邪，内消心下之水饮，此乃发汗消饮，表里双解之法，解表寒，化内饮，则诸证皆愈。

原文

伤寒，心下有水气，咳而微喘，发热不渴，服汤已渴者，此寒去欲解也，小青龙汤主之。（342）

直释

① 伤寒，心下有水气：第342条之"伤寒，心下有水气"，与第341条之"伤寒表不解，心下有水气"之意同，即重复指出外有表寒，内有停饮，为小青龙汤证的病机。

② 咳而微喘，发热不渴：外表有寒邪，里有水饮，肺气受阻，故咳嗽，且轻微气喘，发热口不渴。第341条主证为"干呕，发热而咳"，第342条补述主证"咳而微喘，发热不渴"，两者相互补充，第341条侧重于外寒内饮而以寒邪为主，第342条侧重于外寒内饮而以停饮为主，这是一个方证的两个方面。本条之"不渴"，应是小青龙汤的主证。

③ 服汤已渴者：汤，此处"汤"为热水、开水之意。第341条之"或渴"与第342条之"已渴"不同：第341条之"或渴"是服药时，宜生津止渴；第342条之"已渴"是服汤后寒邪已化，由此可见，水饮内停，"不渴"言其"常"，"已渴"言其"变"。

④ 此寒去欲解也：这是风寒之邪将祛，饮邪欲解的征象。

⑤ 小青龙汤主之：应当用小青龙汤治疗。

本条言"欲解"，并非言"已解"，只言服汤后"已渴"，并未言"咳而微喘，发热不渴"诸症尽解，故插叙一句喝热水后寒祛的机转，以承顺小青龙汤宜治饮为主。

原文

太阳病，外证未解，脉浮弱者，当以汗解，宜桂枝汤。（343）

直释

① 太阳病，外证未解：太阳病，表证尚未解除，表明正气仍有祛邪外达之机。

② 脉浮弱者：风邪袭表，卫气不固，营阴外泄，故脉呈浮弱之象。太阳中风表虚证除脉浮缓之外，补述脉浮弱也是太阳中风表虚证的本脉，脉浮为卫强，脉弱为营弱，提示脉浮弱为卫强营弱。

③ 当以汗解：应当用发汗的方法治疗，健中益营，培养汗源，汗出卫和，则表证得解。

④ 宜桂枝汤：适宜用桂枝汤。由此可以得出一条规律，凡表证未解，无论见证如何，只要有脉浮弱者，便是桂枝汤证，都可用桂枝汤以解肌。

讲析

综上诸条所述，自论述麻黄汤以及大小青龙汤之伤寒表实诸证治后，从第 343 条开始再次深化论述桂枝汤证治，并有虚实对比，以加深辨证论治的意义。

原文

太阳病，下之微喘者，表未解故也，桂枝加厚朴杏子汤主之。（344）

直释

① 太阳病：太阳病，只要外证尚在，虽有大便不利之证，也不可先

下，应先解表，表解后方言下；若表证在，先误下，则易伤里气，使表邪乘虚内陷。

② 下之微喘者：误下后，表邪入里，肺气不利而逆于上，故出现轻微的气喘。

③ 表未解故也：是表邪未有解除的缘故。

④ 桂枝加厚朴杏子汤主之：其治仍应以桂枝汤解肌发表为主，再加厚朴、杏仁以降气平喘。

鉴别

关于喘证

若伤寒表实，风寒束肺之喘，宜用麻黄汤，因邪郁气机，其喘较甚。

若表寒内饮，虽可见微喘，但应与脉弦紧、发热恶寒、干呕、咳并见，宜用小青龙汤散寒逐饮。

若肺热汗出而喘，则是麻黄杏仁甘草石膏汤（麻杏甘石汤）证。

若喘而汗出与下利并见，则属葛根黄连黄芩甘草汤证。

这些喘证，虽同见于太阳病中，因其病机不同，病证有异，故论治自有差别。

方释

（83方）桂枝加厚朴杏子汤方

方中桂枝汤调和营卫，解肌祛风；厚朴宽中下气降逆；杏仁利肺消痰平喘。诸药合用，使表邪解，肺气利，则喘自平。

讲析

第334条"微喘"与第319条之"喘家作，桂枝汤加厚朴、杏子与之佳"可以互参，两条都是讲太阳中风兼喘的证治，同属表里同病。第319条是素患喘证，新感风寒之邪，引动宿疾；第334条是太阳表未解，先误下，气逆于上导致肺气不利的变证。虽其气喘有新久之别，与其病因不同，而表邪郁闭、肺气不利的机理则相同，故均用桂枝加厚朴杏子汤治疗。

太阳病，外证未解，不可下也，下之为逆，欲解外者，宜桂枝汤。（345）

直释

① 太阳病，外证未解：太阳病表证尚未解除，即使有可下之证，亦不可攻下，仍须解表。

② 不可下也：误用下法，表邪乘虚内陷，故攻下为治太阳病之大忌。

③ 下之为逆：误用攻下，就违反了治疗规律。

④ 欲解外者，宜桂枝汤：病证在表，解外当用汗法，想要解外，适合用桂枝汤治疗，以滋阴和阳，调和营卫。

讲析

"太阳病，外证未解"，医生为何攻下？以理推之，本条当有里证存在，若单纯外证，无一里证为凭，医生误用下法，疑属不多。这里也应当有一个表里主次和治有先后的问题，若表证为主时，解表而里自和；若里证为主时，治里而外证自解。审证论治，方可减少或避免"下之为逆"之弊。

原文

太阳病，先发汗不解而复下之，脉浮者不愈，浮为在外，而反下之，故令不愈。今脉浮，故知在外，当须解外则愈，宜桂枝汤。（346）

直释

① 太阳病，先发汗不解而复下之：太阳病本应发汗而解，今先发汗不解，可能汗不得法，或病重药轻，一汗未解，而后又用攻下法。

② 脉浮者不愈：没有因汗、下之法改变浮脉脉象，说明表证仍在。

③ 浮为在外，而反下之，故令不愈：脉浮为病邪在表，却反而用攻下法治疗，故其病证不愈。

④ 今脉浮，故知在外：现在脉依旧呈浮象，因此知道病邪仍然在肌表。

⑤ 当须解外则愈：应当用解表的治法，才能使病证获愈。

⑥ 宜桂枝汤：因汗、下后，再予发汗，宜缓不宜峻，故选用桂枝汤解表比较适宜。

讲析

太阳病本当发汗，先发汗不解而复攻下，有因误下而成坏病者，也有因汗、下病邪仍稽留在太阳者，这与人体正气的强弱和感邪的轻重有关。感邪较重，汗不如法，当然表证不解，素体强壮，即使攻下，也不会致成坏病。凡是表证未解，不可改用他法，即使表证仍在，医生不可因自己用汗、下之法，而不敢再用发汗解表之法，临床以证为准，有是"证"则用是"法"，太阳病，有一汗不解可以再汗之法，阳明病，有下后余热复聚，可以再下之法。要细心观察病情，认真辨证。

原文

太阳病，脉浮紧，无汗，发热，身疼痛，八九日不解，表证仍在，此当发其汗，服药已微除，其人发烦，目瞑，剧者必衄，衄乃解，所以然者，阳气重故也，麻黄汤主之。（347）

直释

① 太阳病，脉浮紧，无汗，发热，身疼痛：明确提出太阳伤寒表实证的主脉和主证。

② 八九日不解，表证仍在：已经八九天，病情仍不见好转，表证依然存在。

③ 此当发其汗：这应当用发汗法治疗。

④ 服药已微除：服药后病情轻微缓解，略有减轻。

⑤ 其人发烦，目瞑：病人反而觉得心烦，眼睛视物昏花并有眩晕感，乃因外邪郁闭太甚，阳气被遏，又因服药后正气借药力祛邪外出，是正邪剧烈交争的现象。

⑥ 剧者必衄：病情严重者还会出现鼻腔不因外伤而出血，多为阳热伤于阳络，使血液不循常道而上出清窍所致。

⑦ 衄乃解：太阳病日久无汗，阳气怫郁过甚，服药后郁阳借药的辛

温发散之力，伤及鼻腔络脉，此时邪热多随鼻腔出血，而使病状缓解。

⑧ 所以然者，阳气重故也：所以会发生这种现象，是因为卫阳之气内郁太盛的缘故。衄后使服药出现的"发烦、目瞑"等反应得以解除，说明衄血并不是治疗失误引起的变证。

⑨ 麻黄汤主之：仍然应当用麻黄汤治疗。仲景示意不必见衄生疑，不必改投寒凉清热止血之品。最后仲景以"麻黄汤主之"结尾，既指明"服药已微除"，所服之药是麻黄汤，又示人对现证发烦、目瞑、鼻衄的处理仍可用麻黄汤。

讲析

此证所以八九日之久而表证仍在，既不热化转属，又不自解，其原因不外素体强壮，阳气充沛，或伤于寒邪，束闭较盛两个方面。由于肌表被寒所束，浮盛的卫阳不得外伸，随着病程的时间增加，阳气内郁越来越重，一遇辛温助阳之品，顿时阳热暴张，加之邪束日久，肌表一下难以尽开，暴张的阳气不得充分外泄，体内阳热骤增，因而发热；亢盛的阳热乘服药之力上浮，因而目瞑；严重者，血随亢阳上升之势而上壅，使上部血络胀裂，故损伤阳络引起衄血。这些情况看似异常，实际都是服药后阳气暴张所致的暂时现象。随着继续服药，郁阳得以充分泄越，异常反映现象则可逐渐缓解，乃至消失，使表证得愈。

原文

太阳病，脉浮紧，发热，身无汗，自衄者愈。（348）

直释

① 太阳病，脉浮紧，发热，身无汗：本条所述之证，系太阳病，具有脉浮紧、发热、身无汗之特征，据此无可置疑地确诊为太阳病伤寒表实证。

② 自衄者愈：表邪郁闭，不得汗解，热郁于营，邪郁化热，上冲鼻窍，热伤血络，鼻腔自动出血；因为衄血而郁阳得越，热随血泄，具有与发汗相同的效果，故太阳病的衄血，也称"红汗"，使之太阳伤寒表实证随着衄血而邪解热除，因此太阳病得愈。

衄血虽是太阳表实证自解的途径之一，但必须是衄后脉静身凉，诸证随之减轻乃至消除，才是正常现象；若衄血身热不退，脉更躁急，衄亦不止，或见斑疹、舌绛，则是热入营血之征，应以清营凉血为治。

原文

二阳并病，太阳初得病时，发其汗，汗先出不彻，因转属阳明，续自微汗出，不恶寒，若太阳病证不罢者，不可下，下之为逆，如此可小发其汗。设面色缘正赤者，阳气怫郁在表也，当解之、熏之；若发汗不彻，彻不足言，阳气怫郁不得越，当汗之，不汗则其人烦躁，不知痛处，乍在腹中，乍在四肢，按之不可得，更发汗则愈。若其人短气但坐者，以汗出不彻故也，何以知汗出不彻，以脉涩故知之也。（349）

直释

① 二阳并病：二阳，指太阳、阳明，并病，指一经证候未罢，而又出现另一经证候，两经证候同时相续并见，称为并病。二阳并病，指太阳病未罢，又相继出现阳明病的证候，称为二阳并病。

② 太阳初得病时：太阳初得病的时候。

③ 发其汗，汗先出不彻：用发汗的方法，必须汗之得法。当汗之不当，或病重药轻，或服药不如法，则汗虽然出了，但出得不透彻。

④ 因转属阳明：因，指"于是""就"，连词；转属，指六经病由一经病转变，而与另一经病变相关联，称为"转属"，又作"转系"。太阳之邪未得尽解，阳热之邪未能充分泄越，而邪气向里传至阳明。

⑤ 续自微汗出，不恶寒：因为汗出不彻，邪转阳明，阳明里热未至太盛，故接续少量汗出，太阳表证之"恶寒"消失而呈现阳明病之"不恶寒"。

⑥ 若太阳病证不罢者：假如太阳表证未尽解。

⑦ 不可下：不可攻下，仍应继续解表，因为表证的存在，正气仍有祛邪外达之势。

⑧ 下之为逆：太阳初得病时，发汗不透彻，邪气入里并于阳明，无

论腑证、经证，用攻下法都是错误的。若太阳表邪未尽解，部分邪气内传阳明之腑，阳明燥热已成，不可先用攻下，先攻下表邪内陷，易生变证。

⑨ 如此可小发其汗：应先解表，后攻里，因部分邪气已经入里，在表之邪已减，不可用大汗之法，大汗使津液越出，有助阳明燥热之弊，这种情况可以轻微地发汗进行治疗。

⑩ 设面色缘正赤者：若太阳表邪未尽解，部分邪气内传阳明之经，则满面通红，持续不衰，为二阳并病邪气怫郁在表的征象。

⑪ 阳气怫郁在表也：这是汗出不透彻，卫阳之气因肌表开泄不畅，而不得充分散越于肌表。

⑫ 当解之、熏之：二个"之"字，前一"之"字为代词兼介词，相当于"之以"，后一"之"字为语气词，无实意。治疗上宜解之以熏蒸法取汗，清解阳明经热，兼解太阳表邪，以达到疏解的目的。

⑬ 若发汗不彻：如果发汗不透彻，是因为外邪未完全转属阳明，又有外邪始终在表者。

⑭ 彻不足言：发汗时，汗出得少，表邪不得发散，使怫郁的阳气不得泄越，故病情减轻得微不足道。

⑮ 阳气怫郁不得越：阳气郁遏于阳明经表不得散越。

⑯ 当汗之：应当用发汗法治疗。

⑰ 不汗则其人烦躁：不出汗，或小汗，阳郁进而化热，则烦躁不安。

⑱ 不知痛处，乍在腹中，乍在四肢：不知疼痛在何处，好像疼痛在腹中，又好像疼痛在四肢。

⑲ 按之不可得：按之又找不到明确的疼痛部位。自觉有某种感觉，但自己触摸或医生检查却没有指征。

⑳ 更发汗则愈：再次发汗就会痊愈。

㉑ 若其人短气但坐者：汗出不彻，表邪无从外解，遏郁肌表，表气闭塞，肺气不利而阻遏上逆，则短气，但坐而不得平卧。

㉒ 以汗出不彻故也：这是因为汗出不透彻的缘故。

㉓ 何以知汗出不彻：凭什么知道汗出不透彻呢？

㉔ 以脉涩故知之也：因为脉象涩滞，才知道邪气凝滞不散，营卫郁遏不畅，是汗出不透彻的缘故。其治仍当发汗，使二阳经表未尽之邪，仍从肌表而解，其疾则愈。

太阳病汗出不彻的二阳并病与第 324 条桂枝麻黄各半汤证的鉴别

桂枝麻黄各半汤证"面色反有热色",甚至身必痒,伴有发热恶寒,热多寒少,其赤色较浅,是病在太阳,因为不得小汗所致。

汗出不彻证"面色缘缘正赤",不知痛处,乍在腹中,乍在四肢,按之不可得,短气,但坐,不得卧,面色呈深红色,是病在二阳经表。仲景未出汤方,但两者阳气怫郁的机转是一致的,示意当于同中辨异。至于面赤,还有阴盛格阳的面赤嫩红如妆、阳明里实潮热之面赤为深红色,亦当区别。

讲析

太阳初得病时,发汗不透彻,阳热郁遏,邪在二阳经表,与感邪之轻重,体质之强弱有关,临床必须以脉证变化为据,辨证施治。

原文

脉浮紧者,法当汗出而解,若身重心悸者,不可发汗,须自汗出乃愈,所以然者,尺中脉微,此里虚也,须里实,津液自和,便自汗出愈。(350)

直释

① 脉浮紧者:脉象浮紧的外感病,是太阳伤寒表实证无疑。

② 法当汗出而解:按照一般规律来讲,通过发汗,病证就会得愈。

③ 若身重心悸者:伤寒误治,里气亏虚,损伤正气,则身体沉重;心气不足,鼓动无力,则心慌心跳,悸动难以自持。

④ 不可发汗,须自汗出乃愈:不能用发汗的方法治疗,应当等待自行出汗,正气来复,津液自和,病证就可以解除。

⑤ 所以然者:"所"为助词,"以"是介词,与它们后面的成分组成"所"字结构,表示原因。"然",指如此、这样,代词,指代上文"若身重心悸者,不可发汗"句,"者",语气词,用在复合句前一分句之末,表示原因或解释、推论。"所以然者",即"身重心悸而不可发汗的原因是……"

⑥ 尺中脉微,此里虚也:里阳虚弱,鼓动血脉无力,则尺脉细软无力,似有似无,致数不明,而寸脉、关脉之浮象未变,此属伤寒表实夹阳

虚之证，这表明脏腑气血已经虚弱。

⑦ 须里实，津液自和，便自汗出愈：等待里气趋于恢复，津液自行调和，其病证自然汗出而疾愈。

表邪仍在，阳气祛邪外解之力尚存，正气仍有祛邪外解之势，理当发汗，但毕竟里气已虚，汗源不充，故不可发汗，此时误发虚人之汗，导致邪气不去，正气易伤，会使病情恶化，因此，可借助饮食调养，待正气恢复，阴阳调和，津液自复，汗源得继，则微微自汗出而愈，若不能自愈，仲景示意"须里实"之法，用扶中补虚，外调营卫之法治之，此为实人伤寒发其汗、虚人伤寒建其中的理论。

脉浮紧者，法当身疼痛，宜以汗解之，假令尺中迟者，不可发汗，所以然者，以荣气不足，血弱故也。（351）

① 脉浮紧者，法当身疼痛，宜以汗解之：脉浮紧，为太阳伤寒表实证的脉象，伤寒表实，寒邪凝滞，营卫不利，则身体疼痛，故适宜用发汗法治疗。

② 假令尺中迟者，不可发汗：假如脉不是寸、关、尺都呈紧之象，而是尺脉迟，尺以候里，脉迟为营血涩滞不足，故为里虚，此属虚人外感，虽有表邪，亦忌用汗法。

③ 所以然者：尺脉迟，不可发汗的原因是营血不足，汗源无继，故不可发汗。

④ 以荣气不足，血弱故也：血为汗源，营血不足，汗源无继的缘故。

第 350 条言伤寒夹素体阳虚之证，第 351 条言伤寒夹营血不足之证，两条合参，以示虚人伤寒证之全貌。第 350 条"脉浮紧者，法当汗出而解"，与第 351 条"脉浮紧者，法当身疼痛，宜以汗解之"，是同一机理，谈的都是伤寒表实，法当汗解，两条均以省文笔法，言其脉，以脉喻证以言发汗之"常"。第350条起用"若"字，第351条起用"假令"二字，都是假设之词，然发汗既需阳气鼓动，又需阴血作为汗源，第350条言"尺中脉微"第，351条言"尺中迟者"，提示一个里虚问题，反映不同体质的人，治法则不同。

讲析

合第350条与第351条观之，一言伤寒兼阳虚，一言伤寒兼血虚，辨阴阳于尺脉脉迟与尺脉微之别，宜扶正以祛邪，调补阴阳气血之不足，两条对照，则有加强辨证的意义。仲景示意虚人感冒，不可强发其汗，为创立滋阴解表、助阳解表、益气解表、养血解表之法，开辟了先河。

原文

脉浮者，病在表，可发汗，宜麻黄汤。(352)

直释

① 脉浮者：表病，无论病程久暂，只要脉浮而不兼无力之象，则属表实证。

② 病在表：病邪在体表，具有太阳伤寒证的特点。

③ 可发汗："可发汗"的言外之意，必有无汗之证，故当用发汗法，使肌表之邪从汗而解。

④ 宜麻黄汤：可用麻黄汤开腠发汗。

讲析

本条述证完备，提出脉浮的表证，病邪在体表可以发汗，适合用麻黄汤，四项内容的连贯性，不是必然构成的，因此需要逐一明确其具体所指，并加以补充。

原文

脉浮而紧者，可发汗，宜麻黄汤。(353)

①脉浮而紧者：寒邪束表，卫闭营郁，脉道收引，气血趋向于外，故脉轻取紧急有力。

②可发汗：可以用发汗的方法驱散表邪。

③宜麻黄汤：适合用麻黄汤治疗。

第352条之"脉浮者"，宏观笼统论述表证脉见浮象，以作原则性的指导；353条之"脉浮而紧者"，更具体地补述了表实证脉必见浮紧之象，以作必然性的应用，至于"病在表"一语的有无，其意均含在脉象之中。

仲景反复强调病在表之证可发汗，必须脉浮；进而言之，必须脉浮紧，除脉浮兼紧象之外，其余浮脉所兼之脉，均在禁汗之列，可见仲景示意规矩准绳，又灵活应变。

病人常自汗出者，此为荣气和，卫气不谐也，所以然者，荣行脉中，卫行脉外，卫气不共荣气谐和故也，复发其汗则愈，宜桂枝汤。（354）

①者：语气词，用在描写句或叙述句之后，表示提示与停顿，现代汉语无对应词，不必翻译。

②故也："故"，指所以，因此，连词；"也"，指如此，这样，代词。"故也"，即，所以这样。

病人常自汗出者：即"常自汗出的病人"，为定语后置句，古汉语中，有时为了突出和强调定语，或为了使文字流畅。常把定语移到中心词之后，这种现象叫作定语后置。通常在定语后置之后加"者"字，作为定语后置的标志。

①病人常自汗出者：冠首"病人"之语，知非太阳风寒而属杂病范畴，主证"常自汗出"，自汗之因，乃因卫气受风邪之扰，不能固护于外，使营阴失守外泄，营气虽未受邪，而卫气在外已失去固外开合之职，所以难与营气自和，因而腠理疏松常自汗出。

②此为荣气和，卫气不谐也：营气未受邪扰而无病，其外泄责之于卫气之不固，卫气失去卫外护营之职，卫气不能固密，营气不能内守，两者不能相互协调，故仲景指出："此为荣气和，卫气不谐也"。

③所以然者：卫阳单方面亢盛，而无病的营气相对不足，卫气不固而营失护卫，使营气外泄为汗，汗虽为阴液所化，却必得阳气的蒸腾才能外泄，卫阳加于营阴谓之汗，所以出现这种情况。

④荣行脉中，卫行脉外：营气行于脉中以卫气为守，卫气行于脉外为营气所使；营气滋润卫气而使卫气不亢，卫气护卫营气而使营气不泄，仲景称为"荣行脉中，卫行脉外"。

⑤卫气不共荣气谐和故也：在正常情况下，营卫之气皆来源于水谷，清者为营，浊者为卫，营卫之气，周流不息，相随而不相离，故曰"谐和"而无病。营卫之气相互依赖，相互制约，双方保持相对的动态平衡，使腠理固密，津不妄泄，虽有汗出，也是生理现象；如果任何一方的功能不足或亢盛，就会打破两者相互的动态平衡，从而出现病理状态。说明营气和卫气不调和的原因，是卫气不与营气调和的缘故。

⑥复发其汗则愈：病证"常自汗出"，论治"复发其汗"，证治看似矛盾，实际上义理极精，自汗与发汗不同，自汗乃营卫相离，伤正也；发汗使营卫相合，而祛邪也。汗出而宜发汗的治疗，当属营卫不调之自汗，用发汗之法以调和不和之汗出，重建营卫协调之生理功能，则卫气可以固密于外，营阴得以守持于内，所以复发汗，因自汗而发汗，使营卫和而自汗反止，则汗出自愈。

⑦宜桂枝汤：调和营卫以桂枝汤为代表方，而桂枝汤于发汗中寓敛汗之意，于和营中有调卫之功，故发汗是手段，敛汗是目的，此指桂枝汤治疗杂病之自汗而言；若太阳中风证而用桂枝汤，则以发汗为手段，调和营卫、扶正祛邪为目的。

　　本条泛泛言"病人常自汗出者"，而不言太阳病常自汗出，知非指太阳表证一端，而总括以经常自汗出为病证之主诉者，意在指出桂枝汤适用于治疗由营卫不调引起的多种病证，而不拘于太阳中风表虚之证。"常自汗出"可有多种病机，本条所指宜桂枝汤治疗者，系因卫气不能外固，而营阴不得内守所致的营卫不和者。病理的主导方面是卫气不和，故有"复发其汗"的治法。从"常自汗出"而用"复发其汗"的治法，提示病理性自汗与发汗治法不同；自汗的轻重反映了营卫不和的变化程度；而使用药物正确发汗，是矫正扶正的手段，这说明桂枝汤既能治杂病的常自汗出，又能治太阳中风表虚者。桂枝汤用于有汗能止汗，用于无汗能发汗，其理在调和营卫之中，这为扩大桂枝汤的临床应用范围开阔了思路。

原文

病人脏无他病，时发热，自汗出，而不愈者，此卫气不和也，先其时发汗则愈，宜桂枝汤。（355）

直释

　　① 病人脏无他病：内在脏腑没有病的人，即饮食、二便、睡眠皆正常，无里证可述，说明里气和，而文中未提及太阳病脉浮、恶风寒等表证，故知非太阳中风证。

　　② 时发热自汗出而不愈者：营与卫，乃阴与阳之属。阴不制阳，则卫阳亢盛而发热；阳不护阴，则营阴外越而汗出。故常常伴见断断续续，时作时止的发热、自汗出，并且经久不愈。

　　③ 此卫气不和也：营卫不调，病位在外而里和，但以发热自汗出均呈"时"发，则有别于太阳中风证，这是卫气发生病理变化，而不与无病的营气和谐之故。

　　④ 先其时发汗则愈：可在再次发热、自汗出发作之前，用发汗的方法治疗，病证就会治愈。

　　⑤ 宜桂枝汤：其治宜桂枝汤，不可与中风表虚证混同，本证用发汗的治法治疗自汗出，但有"时发热"的特点，故在证情发作之前服药，提

示依证服用桂枝汤的新方法。

鉴别

第 354 条与第 355 条都是内伤因素致成的自汗出，都是营卫不调，只不过表现形式不同，证情轻重有别而已。

第 354 条突出"常自汗出"，即经常汗出，无有间断，说明营卫不和是持续存在的。正因为常处于出汗状态，亢盛之卫阳不断得以泄越营阴，故不伴发热。

第 355 条特点"时发热自汗出"，即发热汗出持续不愈，但呈阵发性，说明营卫不和并不经常存在，而是断续发生。因为发热自汗出不是内脏的其他病变引起，所以说"脏无他病"。

第 354 条言"卫气不共荣气谐和故也"，第 355 条言"此卫气不和也"，措辞不同，实质是相同的，都在于说明营卫不和的关键在于卫气。身心过于劳顿之人，发热自汗出呈阵发性发作，是因为当卫阳浮盛到一定程度时，会引起腠理疏松而汗出，汗出则盛阳得以泄越，营卫又暂时恢复相对平衡，发热自汗出亦暂时停止。由于其阳气浮盛是间断发生，逐渐达到高潮，所以便可乘汗出后阳气未盛，发热未作的间歇期服桂枝汤发汗，以培养营阴之气，使营卫重归于平和，便可制止发热自汗出的再次发生。否则若正当阳盛发热汗出之时服药，则营气未及时得充，反使卫阳之气愈旺，汗出更多，营阴更伤，必然事与愿违。这就是要求"先其时发汗"的道理。

讲析

第 354 条与第 355 条相比较，同为营卫不和，同用桂枝汤治疗，但第 355 条提示"时发热自汗出"，与第 303 条太阳中风"发热汗出"不同；第 354 条的"复发其汗"与第 355 条的"先其时发汗"不同，第 355 条提出"先其时"，进一步补充了桂枝汤的用法。同为桂枝汤，证情不同，则用不同的服药方法，对提高桂枝汤的疗效十分有益。

原文

伤寒，脉浮紧，不发汗，因致衄者，麻黄汤主之。（356）

① 伤寒，脉浮紧：提示证属表实证，仲景用省文法，略而不述病人症状。

② 不发汗：伤寒表实证当用汗法解表而失于汗解，致邪郁未除，为"因致衄者"埋下了伏笔。

③ 因致衄者：邪盛于表，阳邪被郁不解，内逼营分，损伤血络而致衄。

④ 麻黄汤主之："致衄"后，本应衄以代汗，而邪随衄解，但虽衄，邪未得解，说明衄之不足无以泄尽邪热，故仍可用麻黄汤以汗法解表，使邪从汗出，其衄自解。

需要阐明的是，第348条"太阳病，脉浮紧，发热，身无汗，自衄者愈"，与第356条"伤寒，脉浮紧，不发汗，因致衄者，麻黄汤主之"两条相比，疑似矛盾，实则是辩证的统一，是一个问题的两个方面。第348条"自衄者愈"，说明其衄出于自动，必然，诸证随衄而解，衄亦随之而渐止；第356条"不发汗，因致衄者"，其衄出于逼迫，虽衄而诸证不减，衄亦无自止之力，必须开腠发汗，使郁阳由肌表而散，衄血才能制止。故第348条之愈与不愈，则看表证是否解除；第356条之愈与不愈，则视其衄能否自止。第348条"自衄者愈"，是衄血适宜，其衄血足以泄邪外出，故能愈；第356条之衄，必定衄而不畅，邪重衄轻，不足以泄邪外出，故证不解，仍须用麻黄汤汗之。第391条又有"衄家不可发汗"之训，与第356条"不发汗，因致衄者"不同，第391条从内因立论，素衄之人，患太阳病，因汗血同源，发汗则亡血，故不可发汗；第356条患太阳病，表邪不解，病邪所逼而衄，是因邪而致，故第356条不在禁汗之列。第391条之衄是正虚，第356条之衄是邪实，仲景分列此三条，提示对衄血之证，应分析病因，辨证施治，既不能等待其愈，亦不能见衄止衄。

伤寒，不大便六七日，头痛，有热者，与承气汤，其小便清者，知不在

里，仍在表也，当须发汗，宜桂枝汤。（357）

直释

① 伤寒：表邪郁闭太阳，病邪仍在表者的伤寒证。

② 不大便六七日，头痛：六七天不大便，伴有头痛。

③ 有热者，与承气汤：阳明里热上熏，可用承气汤治疗。

④ 其小便清者，知不在里，仍在表也：如果小便清澈，腹内无所苦，可知热未入里，病邪仍然在表。

⑤ 当须发汗，宜桂枝汤：应当用发汗法治疗，故用桂枝汤发汗解表，调和营卫，营阴得充，卫阳不再外越，则病得解。

讲析

本条示意：伤寒，不大便，头痛，里有热，承气汤下之；伤寒，小便清，邪仍在表，桂枝汤汗之。使用下法、汗法，要全面分析，否则表邪下之，则易引邪入里。

原文

伤寒发汗已解，半日许复烦，脉浮紧者，可更发汗，宜桂枝汤。（358）

直释

① 伤寒发汗已解：太阳伤寒表实证服用麻黄汤发汗，汗后脉静身凉，说明表证已经解除。

② 半日许复烦：烦，即"热甚"之意。仅仅半天多时间，又出现病有反复发热之象。

③ 脉浮紧者：说明表邪仍在。

④ 可更发汗：汗后大邪已去，余邪未尽而复聚为患，或新瘥，腠理空虚，调养失时，重感外邪，无论何种原因，表证再现，则仍当再发汗解表。

⑤ 宜桂枝汤：因已经发过汗，宜缓不宜峻，所以选用桂枝汤调和营卫，解肌发汗，祛邪而正不伤。

本条先以"伤寒，发汗已解"为前提，续论一证"复烦"，时间只隔半日左右，再叙一脉，脉呈浮紧之象，后以"可更发汗"作结。从"已解""复烦""可更"三词，佐证仲景论治之果断。

原文

凡病，若发汗，若吐，若下，若亡血、亡津液，阴阳自和者，必自愈。（359）

词法

若：本条四个"若"字，前三个"若"指"或者"，选择连词；后一个"若"指"如果、假使"，假设连词。

直释

① 凡病：泛指一切病证，病邪祛后，总有一段恢复过程，这个恢复过程是依靠人体自身调节阴阳平衡来实现的。

② 若发汗，若吐，若下：无论什么病证，或者用过汗法，或者用过吐法，或者用过下法，汗、吐、下三法均为祛邪的治疗大法，用之过当，或不当用而用，营血津液被耗损，导致阴阳失去相对平衡而有所偏盛偏衰。

③ 若亡血、亡津液：如果使损伤的营血津液通过自身调节得到恢复，体内阴阳之气能够渐趋平和。

④ 阴阳自和者：指病人的自我抗病能力和自身的调节机制，在一定条件下，通过适当的调养或治疗，促使趋于恢复正常的功能，谓之"阴阳自和"。

⑤ 必自愈：其病证必然会自行痊愈。

鉴别

根据所施治之法，以及疾病种类、病程阶段的不同，则引起的变化和转归也不同。

以阳气损伤为主者，大都会引起变证，若不经救治，一般不会自行恢复。

以阴液损伤为主者，阳气相对未损，一般不会发生变证，即使引起某些证候变化，也往往能自行恢复，多不需特殊治疗，也就是说，如果机体尚有调节能力，使阴阳复归于平衡，其病自可痊愈。

汗吐下之法用之得当，是治病祛邪之法，可以调和阴阳，使阴阳调和，达到治愈疾病的目的；若使用不当，又可损伤正气，伤阴阳，耗营血津液；若邪祛正衰，则不一定再用药物治疗，可以通过饮食调解、休息疗养，等待人体阴阳能以自我调节达到新的平衡，即可自愈。这就说明，求阴阳自和，非单纯汗吐下之法所能胜任，补益营血、滋养津液，亦是求阴阳自和之法。

大汗之后，复下之，小便不利者，亡津液故也，勿治之，久久小便必自利。（360）

①大汗之后，复下之：用峻汗法后，又用攻下法。

②小便不利者：大汗复下后，显然使津液损伤，膀胱为水府，津液藏焉，津液损伤，府已告匮，无津液下渗膀胱，故小便不利。

③亡津液故也：病证没有因发汗而得愈，又用攻下法使体内的津液更加不足，津液损伤的小便不利，与水蓄膀胱气化不行的小便不利，恰恰相反，此时不可误用渗利之品更亡津液。

④勿治之：这种情况当以饮食调养为主，等待体内津液慢慢恢复，则小便必然通利，小便通利，反映了阴阳已经自和，故曰"勿治之"。

⑤久久小便必自利：临床时不要见小便不利之证而利尿，属亡津液的尿源不足之证，若用渗利之品，则津液更伤，而小便更为不利。此时通过饮食调养，滋其源而开其流，俾津液回生，化源充足，待阴阳调和之时，则小便必能自利，其病必能不治自愈。

鉴别

第 359 条与第 360 条互参，都是重视自身调解的例证。第 360 条小便不利是汗、下致津液耗伤过多而无小便可排，非其他排尿障碍所致，待病人体内津液恢复，必然会小便自利，若此时用利尿药治之，势必导致津液更伤，不但不能利其小便，反而会加重小便不利。故仲景以"勿治之"告诫，立待其"自利"一法，是卓有见识之处。病之于人，有不治自愈者，有不治难愈者，乃是实践经验之总结，不可不晓。

讲析

再有一点需要言明的，"勿治之"要活看，笔者认为可视津液伤损程度而运用不同的方法。

津伤过多，口干咽燥，体内津液一时难以恢复，可用养阴滋液之品，以帮助机体津液尽快恢复。

津伤不甚，可采用"少少与饮之，令胃气和则愈"的方法。

小便暂时量少而又无所苦，待体内津液来复，阴阳自和则愈。运用这些方法要有利于调动机体自身恢复功能，而不能有损于这种功能，也就是说，既要辨小便不利之证，又要明利小便之法，勿犯"利小便"之禁，如此才属善治。

原文

大下之后，复发汗，其人必振寒，脉微细，所以然者，内外俱虚故也。（361）

直释

①大下之后，复发汗：峻下后复发其汗。

②其人必振寒：病人内外阳气俱虚，不能温煦御寒，必然寒战，身体恶寒与振振抖动俱甚；而"振栗"重在抖动，恶寒不甚突出。由于阳虚使肌表失于温煦，故振寒。

③脉微细：阳气衰微，鼓动无力，则脉微；阴血不足，脉道不充，则脉细。脉呈微细之象，指脉来如丝之应指，按之欲绝，似有似无，为阴

阳俱虚所致。

④ 所以然者：所以会这样。

⑤ 内外俱虚故也：是表里阳气皆虚的缘故。

鉴别

第 361 条是下、汗之后阴阳俱虚，然从振寒，脉微细的脉证表现来看，显然偏于阳虚的一面，第 360 条同样是汗、下之后，但只损伤津液，阳气未伤，尚可化津，有津复自愈之机，故曰"勿治之"。第 361 条以阳伤为主，阴亦受损，则无"不药而愈"的可能，故仲景未言"勿治之"之语。

两条相比，第 360 条虽经汗后复下，是邪去津液损伤暂未恢复，小便不利，待其津液恢复可愈；第 361 条则属变证，下之过而虚里，汗之不当而虚表，必急救其表里，使阳回阴复，治之当急扶其阳，兼益其阴。

讲析

识证贵在既知其然，又知其所以然，知其然者是下后复汗，振寒，脉微细；知其所以然者是内外俱虚故也。第 360 条言汗后复下而伤阴，第 361 条言下后复汗而伤阳，前后呼应，可见伤阴伤阳在辨证中的重要性。汗、下或下、汗失序，是致虚之因，第 361 条先下后汗治法除极少数属于表里同病，里证已急，表证尚轻的病例外，其他病证都是不适用的，即使用之对证，攻下后里实虽去，恐正气亦难免不伤，继而发汗以治其表，必然导致阳气更伤。如果属于治法用之不对证，更是有害无益。

原文

下之后，复发汗，昼日烦躁不得眠，夜而安静，不呕、不渴，无表证，脉沉而微，身无大热者，干姜附子汤主之。（362）

直释

① 下之后，复发汗：攻下以后，又用发汗法，致阳气大虚，阳虚则阴盛，阴盛迫阳则烦躁。

② 昼日烦躁不得眠：白天自然界阳气旺盛，已虚之阳得天阳相助，

与阴邪相争，故白天烦躁不能闭目静息。

③ 夜而安静：夜间阴气盛，已衰之阳得不到天阳相助，因而无力与阴邪相争，反而表现为安静无扰，故夜间反而安静入眠。

④ 不呕、不渴，无表证：烦躁多属阳热之证，太阳病中有不汗出而烦躁，或服桂枝汤后反烦不解；阳明病有大烦渴不解；少阳病有心烦喜呕。本证虽见"昼日烦躁不得眠"，但"不呕"，则知非少阳病；"不渴"，则知非阳明病；"无表证"，则知非太阳病。三阳无邪可言，故不呕吐，不口渴，又没有表证。

⑤ 脉沉而微：下后又汗，重伤阳气，阳衰阴盛，故脉沉而微，脉沉为阴盛之兆，脉微为阳衰之征，此乃少阴阳衰阴盛之候。

⑥ 身无大热者：以手触摸病人身体，虽有热而不甚，此并非三阳证之发热，乃是虚阳外越之假热。

⑦ 干姜附子汤主之：白天烦躁不能闭目静息，夜晚反而安静入睡，属于阴邪内盛，阳气大虚之重证，病情发展迅速，若不急回其阳，则有阳亡之险，取干姜附子汤辛热纯剂，急煮顿服而力挽残阳之失。

方释

（84 方）干姜附子汤方

方中干姜辛热，以温中阳；附子大热，以扶肾阳，生用力猛，回阳更速；不用甘草，免之恋缓，且一次顿服，旨在功专而效捷。

讲析

本条烦躁是主证，而以"昼日烦躁不得眠，夜而安静"为特点，昼日阳旺，虚阳得天阳相助，能与邪抗争，故"昼日烦躁不得眠"；入夜阴盛，虚阳无力与邪抗争，故"夜而安静"。更以脉沉而微作为辨证依据，揭示昼日烦躁是少阴为病。本当见形寒肢冷，今反"身无大热"，即身热不重，一则说明此与三阳病身热较重不同，二则说明此虽属虚阳外浮，但尚未亡阳尽脱，故宜用干姜附子汤以急救回阳为治。

原文

发汗后，身疼痛，脉沉迟者，桂枝去芍药加人参生姜汤主之。（363）

① 发汗后，身疼痛：表证发汗以后，身体疼痛自应解除，但脉呈沉迟之象，非表证之脉，说明此身体疼痛非为表证，乃发汗太过，损伤营血，营血虚而不能营养四肢百骸所致。

② 脉沉迟者：发汗太过，气血亏耗，脉道不充，鼓动乏力，故脉象轻取不应，重按始得，一息不足四至。

③ 桂枝去芍药加人参生姜汤主之："发汗后，身疼痛，脉沉迟者"，既非风寒外束未解，亦非汗后复感于邪。仲景用桂枝去芍药加人参生姜汤治疗，反映本证汗后气血不足，营血耗伤，故用本汤方以益气养血，和营通脉。

方释

（85方）桂枝去芍药加人参生姜汤方

方中桂枝温阳散寒，以和营通络；增生姜之量，取其行痹之力，使药效达表而宣阳，通血脉以行营分之滞；去芍药以免敛姜、桂之辛，使其更好地走肤表、行经脉而定痛；加人参扶里，既补汗后之虚，又益气生津养营；甘草、大枣甘温，益气补虚。诸药配伍，其成益气养阴，补血和营，通脉止痛之方。

讲析

由于汗后营血受损，气血运行涩滞，脉道不充，鼓动无力。从脉理上讲，同为沉迟脉，出现在不同的病证中，所反映的病机也不同。说明脉象是反映人体寒热虚实的主要指征，同一病证在不同的病理机制下，可以出现不同的脉象；而不同的病证，在某阶段的病理机制下，也可以出现相同的脉象，虽然临床表现不同，但其证的病机则一，只是程度不尽相同而已，这都须认真体察，脉证合参。

原文

发汗若下后，不可更行桂枝汤，汗出而喘，无大热者，可与麻黄杏仁甘草石膏汤。（364）

①发汗若下后：太阳病，汗不如法，或者误用下法，致邪热不解，内迫于肺，不恶风寒，表明表无寒邪。

②不可更行桂枝汤：因汗、下后，热邪壅肺，与风寒无涉，故"不可更行桂枝汤"。

③汗出而喘：肺外合于皮毛，肺热蒸腾，逼迫津液外走毛窍，故汗出；肺主气司呼吸，邪热壅肺，气逆不得宣降而作喘，汗出与喘并见，则成为肺热壅盛之明证。

④无大热者：指外热不甚，而邪热壅盛于里之意。

⑤可与麻黄杏仁甘草石膏汤：因热邪壅肺，治疗的重点在于清宣肺热，而不在于发汗解表，因而用麻黄杏仁甘草石膏汤（麻杏甘石汤）治之。

麻黄汤证　桂枝加厚朴杏子汤证　麻黄杏仁甘草石膏汤（麻杏甘石汤）证

第336条之麻黄汤证、第344条之桂枝加厚朴杏子汤证、第364条之麻杏甘石汤证，三者皆可见喘，但机理不同。

麻黄汤证之"喘"是外感风寒，卫阳被遏，营阴郁滞，肺气失宣使然。

桂枝加厚朴杏子汤证之"喘"，是素有喘疾，外感风寒，营卫失调，肺气上逆，引动宿疾，或者太阳中风误下，部分表邪内陷入肺，引起肺气上逆。

麻杏甘石汤证之"喘"，是邪热壅肺，肺失肃降，肺气上逆所致。

由于三者"喘"之机理不同，伴随症状亦不相同，故不难鉴别。

（86方）麻黄杏仁甘草石膏汤方

方中麻黄辛甘温，宣肺解表而平喘；石膏辛甘大寒，清泄肺胃之热以生津，两药相辅相成，既能宣肺，又能泄热，即石膏倍用于麻黄，借石膏大寒之性，以监制麻黄辛温发散之力，麻黄得石膏，则宣肺平喘而不助热，石膏得麻黄，清解肺热而不凉遏，又是相制为用；杏仁味苦，降利肺气而平咳喘，与麻黄相配则宣降相因，合石膏相伍则清肃协同；炙甘草既能益气和中，又与石膏相合而生津止渴，更能调和于寒温宣降之间。综观全方，药仅四味，配伍严谨，清、宣、降三法俱备，共奏宣肺清热、降逆平喘之效。

异同

一般来说，表证汗出忌用麻黄，里无热邪不用石膏。但邪热壅肺的汗出，是肺热蒸迫津液外越，而方中的麻黄不在于发汗而在于平喘，至于其发散之性，可助石膏清肃肺热而透泄于外，麻黄配石膏令肺热得清，汗出得止，故麻杏甘石汤证中的"汗出"不忌麻黄。"无大热"并不是里热不甚，而是邪热壅滞不易外透，貌似"无大热"，里热却极盛，所以本证"无大热"要用石膏清里热。

讲析

本证"汗出而喘"，但不恶风寒，表明与风寒无涉，是因发汗或攻下后，热邪壅肺所致，所以不能再用桂枝汤治疗。"汗出而喘"有异于"无汗而可喘"，故不是麻黄汤证；又不同于"汗出而渴"，且无阳明内热之征，则不可视为白虎汤证。本证既不是太阳表证之喘，又不是阳明内热之汗出，实为肺热壅盛之"汗出而喘"。

原文

发汗过多，其人叉手自冒心，心下悸欲得按者，桂枝甘草汤主之。（365）

直释

①发汗过多：汗为心之液，由阳气蒸化津液而成，发汗过多，损伤心阳，则心下悸动不安，不能自主。

②其人叉手自冒心：发汗过多，损伤心阳，心胸失去阳气的卫护，则其人两手交叉覆盖、按压于心胸悸动部位。

③心下悸欲得按者：两手重叠覆盖于自己的心胸，胸为阳位，心居其中，心气耗伤，胸阳亦虚，心失所护，空虚无主，则心下悸动不宁而喜欢按压。

④桂枝甘草汤主之：心阳不足是本证的主要病机，故仲景制桂枝甘草汤温补心阳为宜。

桂枝甘草汤证与茯苓桂枝甘草大枣汤证

第 365 条之桂枝甘草汤证与第 366 之茯苓桂枝甘草大枣汤证均是汗后伤及心阳，但桂枝甘草汤证仅为心阳受损，心失去阳气庇护而空虚无主，心下悸动不宁，喜揉按，以温补心阳为重；而茯苓桂枝甘草大枣汤证心阳虚又兼下焦水邪上逆，故脐下悸而欲作奔豚，治以温补心阳，温化肾气，培土制水，平冲降逆为主。

方释

（87 方）桂枝甘草汤方

方中桂枝辛甘以补心阳；甘草甘温以滋心液。两药相合，桂枝轻扬走表，佐以甘草留恋中宫，载还阳气，外止汗而内除烦，仍寓一表一里之义，即辛甘合化为阳，阳生阴化以奉于心，心阳得复则悸动自安。方后注"顿服"，桂枝药量倍于炙甘草，可见其药少、量轻、力专、收效颇佳。

异同

从书中简捷小方去考察，比较第 330 条之甘草干姜汤、第 330 条之芍药甘草汤、第 365 条之桂枝甘草汤，则颇有趣意。甘草干姜汤取炙甘草四两、炮干姜二两组成；芍药甘草汤取白芍、炙甘草各四两组成；桂枝甘草汤取桂枝四两、炙甘草二两组成。三方皆以炙甘草配方，共同点为取其建中之效，故重用；所异者，配干姜温脾阳，配白芍养脾阴，配桂枝温心阳。其配伍调剂于辛甘温之间，减一味则功效大别，增一味则面目皆非。

讲析

汗为心之液，由阳气蒸化津液而成，过汗则耗损心阳，心阳被耗，心失阳气之庇护，则空虚无主，所以其人两手交叉重叠覆按心胸而喜欢按压，借以安定心下悸动之苦，此乃外有所护则内有所恃之故。

原文

发汗后，其人脐下悸者，欲作奔豚也，茯苓桂枝甘草大枣汤主之。（366）

① 发汗后，其人脐下悸者：素体水饮内停，发汗以后，则过汗损伤心阳，不能制水于下，肾水筑筑欲动而未至上冲，故其人脐下悸。

② 欲作奔豚也：正常情况下，心阳镇摄肾水而不致冲逆作滥，若发汗损伤心阳，则可导致下焦脐下水气筑筑欲动，是其征兆，此时有演变为奔豚证的趋势，故称欲作奔豚。欲作奔豚，可视为奔豚证的待发之候，并非已发为奔豚。若发汗后心阳虚损，肾水上犯，气从少腹上冲心胸，乃至咽喉，则为已发奔豚。奔豚证为病人自觉有气由下向上冲逆，气之所过处出现不同症状，气下则诸证消失，时发时止，阵发性发作，间歇期多无所苦。

③ 茯苓桂枝甘草大枣汤主之：心阳虚，肾水乘凌的欲作奔豚证，应当用茯苓桂枝甘草大枣汤治疗，以温阳伐水降冲，而防患于未然。其煮法有两项要求：第一，煮用甘澜水。甘澜水指水在用勺扬过后，其表面形成的水珠部分。即取水二斗，置大盆内，以勺扬之，待水面有五六千颗水珠此起彼伏地相追逐时，即可取作煮药用水。甘澜水也称劳水，其水善下行而不滞，有利水平冲的作用。第二，茯苓先煮，有更好的渗湿利水作用。因下焦素有停饮，重用茯苓以利之，先煮，则利水之力更专，令饮速去而奔豚自止。

第 365 条与第 366 条都是汗后，第 365 条是"发汗过多"，第 366 条是"发汗后"，可见病因有所差异。第 365 条言"心下悸，欲得按""桂枝甘草汤主之"，第 366 条言"脐下悸，欲作奔豚""茯苓桂枝甘草大枣汤主之"。两者相比较，第 366 条之汤方是在第 365 条之汤方药味药量相同的基础上加入茯苓、大枣，说明两者主治心阳虚的基础是一致的，但病变范围的大小兼夹有别。第 365 条的"心下悸"是不会出现"脐下悸"的，因为"脐下悸"的出现与素体心阳虚，汗后动水，水气上逆有关，当用茯苓桂枝甘草大枣汤治疗，以温阳伐水平冲。

（88 方）茯苓桂枝甘草大枣汤方

方中茯苓甘平，补土利水，水饮一去，则无冲逆之邪，以止逆气；桂枝温阳制水，又为降逆平冲之佳品，茯苓、桂枝合用能交济心肾，以治动悸；甘草、大枣培土御水，缓解挛急。全方通阳降逆，化气行水。

讲析

脐下悸是水与气相搏于脐下，欲上冲而又未上冲之际，是奔豚病发作的前驱症状，故叫"欲作奔豚"。在生理情况下，心为阳中之阳，坐镇于上，普照于下，使下焦水气安伏不动；脾为中土而居中，运化水湿，保护心阳不被下焦水寒之气所犯。若汗后心阳受伤，更兼素体脾阳不足，则心阳不能坐镇于上，脾土不能守护于中，下焦水寒之气不受其制，欲机上涉而为脐下动悸。欲作奔豚是补述脐下悸之状，又寓有脐下悸比心下悸较重之意。欲作奔豚是尚未作奔豚，这是水和气相搏结于脐下，欲上冲而未上冲之证。

原文

奔豚病，从少腹上冲咽喉，发作欲死，复还止者，皆从惊恐得之。（367）

直释

① 奔豚病：因心阳损伤，下焦寒气上逆所致的病证，称为奔豚病。
② 从少腹上冲咽喉：自觉有气从少腹部，向上冲到咽喉。
③ 发作欲死：发作时极为痛苦，难以忍受，令人有濒死的感觉。
④ 复还止者：发作过后，冲气渐渐平息，疼痛渐减，又恢复到常态。
⑤ 皆从惊恐得之：这些症状都是大惊卒恐得的。

鉴别

奔豚病的发生

阳气偏虚之人，大惊卒恐可以伤及心肾，心肾受伤，阳气更虚，阳虚阴乘，下焦阴寒则随冲气上逆；阴液偏虚之人，遇有忧思恼怒，肝气不舒，郁结化火，肝经气火随冲气上逆，两者都可引起奔豚病。

也有因误汗复感寒邪，伤及心阳，上焦阳虚，则下焦阴寒无制，再感寒邪，使心阳更伤而阴寒转甚，阴寒随冲气上逆，引起奔豚病。

也有因平素体内有水饮，过汗伤阳而发阳虚饮停，发汗过多，必伤心阳，使阳虚益甚，因而水饮内动，导致奔豚病的发生。

讲析

奔豚病，有因惊恐所致者，有因误汗感寒得之者，有因阳虚饮停引发者，所以不可言奔豚病皆从惊恐得之，仲景所说"皆从惊恐得之"者，是言其大略。总之，奔豚病与情志有关，少数其他因素也可导致本病。

原文

奔豚，气上冲胸，腹痛，往来寒热，奔豚汤主之。（368）

直释

① 奔豚，气上冲胸：奔豚病发作时，气从少腹上冲胸咽。

② 腹痛：情志刺激，肝失条达，气机郁结，肝木乘脾土，则腹部疼痛。

③ 往来寒热：肝气久郁累及少阳，少阳之气怫郁，则往来寒热，随攻冲的缓急而乍轻乍重，乍冷乍热。

④ 奔豚汤主之：往来寒热为奔豚的兼证，说明邪已累及少阳，为奔豚病发于肝的指征，故治宜奔豚汤以疏肝泄热，降逆平冲。

鉴别

奔豚之往来寒热与少阳之往来寒热不同

奔豚为内伤病，其寒热随奔豚病发而作止。

少阳为外感病，其寒热为少阳病主证，发则不能即止。然往来寒热为奔豚之兼证，又为少阳病必备证。

方释

（89方）奔豚汤方

方中肝为藏血之脏，气郁则血郁，故用当归、川芎、芍药养血柔肝，行血止痛。归、芍配川芎，补中寓有行散，使血气运行而无滞；肝郁者宜散，故用半夏、生姜以散气降逆；肝郁化热，故用黄芩清热降火，芩、姜、夏同用寓有泻心汤之意，可调寒热，散痞结，降冲逆；肝气上冲急迫，用甘草缓急止痛，与芍药同用，其力更专；奔豚气多由下焦而来，毕竟要借阳明经而上冲，故重用清热生津、专走阳明经的葛根，佐以桂枝，中道截击，以消减上奔的气势，并借芩、夏、草清少阳以退往来寒热。诸药合用，疏肝清热，降逆平冲。

异同

茯苓桂枝甘草大枣汤　奔豚汤　桂枝加桂汤

第 366 条之茯苓桂枝甘草大枣汤，第 368 条之奔豚汤，第 423 条之桂枝加桂汤，同治奔豚病，所异之处如下：

茯苓桂枝甘草大枣汤治阳气不足、水饮内动的奔豚病。

奔豚汤治肝气郁结、化热上冲的奔豚病。

桂枝加桂汤治阳气不足、阴寒上冲的奔豚病。

讲析

奔豚汤证系肝气郁结、化热上冲证，除有奔豚病的主证，尚有胸胁胀痛、急躁易怒，其发生以肝郁气滞为主因，以情志因素为诱因，病情的轻重与情志因素密切相关。

原文

发汗后，腹胀满者，厚朴生姜半夏甘草人参汤主之。（369）

直释

① 发汗后，腹胀满者：本条腹胀满的产生，因发汗太过，损伤脾阳，或因素体脾虚，一经发汗，则脾阳更虚，脾司运化，主大腹，脾虚运化失职，湿浊壅滞气机，故腹部胀满。

② 厚朴生姜半夏甘草人参汤主之：本证的特点为虚实夹杂，实际是虚少实多，治疗本证若单用补益剂，有助满生湿之弊，若单用行气散结法，又恐更伤脾气，不利于脾气转输，当遵健脾利气、温运宽中之法为宜，故用厚朴生姜半夏甘草人参汤消补兼施以治之。

（90方）厚朴生姜半夏甘草人参汤方

方中厚朴燥湿下气，消胀除满；生姜辛散通阳，健脾散饮；半夏和胃降逆，开结涤痰，三药用量较大，重在行气消胀；甘草、人参补益脾胃，资助运化，但用量较小，故补脾之力为次。本证若单用消痰利气之药，恐使脾气愈虚，故必配甘补，但若多配甘补又恐发生中满益甚之变，故参草不宜过量，消补兼施，脾虚气滞者宜之。诸药配伍，补而不滞，消而不伤，消补并行而不悖，方中行气燥湿之品多而量重，补中健脾之品少而量轻，行气消满之力大于健脾补虚之功，乃属消多补少之剂，堪称虚实夹杂证治疗的典范。

讲析

腹胀满之因

实热证：腑气不畅，大便燥结，腹满疼痛拒按，为阳明胃家实证。

虚寒证：便溏下利，腹胀满喜按，为太阴脾家虚证。

虚实夹杂证：上两证均非本条所议。本条所主议，素体脾气不足，发汗以后，更耗脾气，阳气外泄，脾阳受损，运化水湿的功能低下，转输无力，湿浊滞留生痰，痰湿中阻，气机被遏，壅而为满，致成腹胀满。以虚辨，有脾气不足、转输无力的一面；以实辨，又有痰湿凝结、气机壅滞的一面。故非虚非实，而属虚实夹杂之证。

原文

伤寒，若吐、若下后，心下逆满，气上冲胸，起则头眩，脉沉紧，发汗则动经，身为振振摇者，茯苓桂枝白术甘草汤主之。（370）

直释

①伤寒，若吐、若下后：太阳伤寒，本应汗解，如果用涌吐或攻下以后，使上焦或中焦阳气耗损，转输失职，水饮停蓄，则诸证丛生。

②心下逆满：脾虚失运，饮停胃脘，水气上逆，则心下逆满。

③气上冲胸：水气从下向上而侵犯阳气，冲撞于胸部，即气上冲胸。

④ 起则头眩：水气上冲，阴来搏阳，清阳被寒水之气所侵，则站立时头目眩晕。

⑤ 脉沉紧：脉沉紧是阳虚停饮的佐证，因脉沉主水，脉紧主寒，故脉沉紧乃水气为患之象。

⑥ 发汗则动经：从以上脉证可知，伤寒经涌吐或攻下后，邪已离表，当然也不能再用发汗法解表。若不通阳利水，而再行解表发汗，则可能动伤经脉之气，故"发汗则动经"。

⑦ 身为振振摇者：发汗扰动经脉之气，使阳气愈伤，不能营养经脉，则经脉失养而动惕，身体将会出现颤颤巍巍地摇摆不定而不能自持的证候。

⑧ 茯苓桂枝白术甘草汤主之：治宜温阳健脾、平冲利水之法，轻者用苓桂术甘汤，重者用真武汤。本证与真武汤证皆为阳虚水停所致，本证为脾阳虚，水停心下，主证心下逆满，气上冲胸，起则头眩，脉沉紧；真武汤证为肾阳虚，水邪泛滥，主证心下悸，头眩，身𬌗动，振振欲擗地，脉沉紧或沉弦。故治法虽皆以温阳行水为基础，但据不同情况，本证重在温脾阳为主，真武汤证则以温肾阳为先。

方释

（91 方）茯苓桂枝白术甘草汤方

方中茯苓甘淡平，健脾利湿以化饮；饮属阴邪，非温不化，故以桂枝温阳以化饮，苓、桂相伍，一利一温，颇具温化渗利之效；湿源于脾，脾阳不足，则湿聚为饮，故以白术健脾燥湿，俾脾气健运，则湿邪去而不复聚；甘草调药和中。药仅四味，配伍精当，温而不燥，利而不峻，治水气上冲之良剂。

异同

苓桂术甘汤、苓桂枣甘汤

苓桂术甘汤是苓桂剂群的代表方剂，专用于痰饮水气之病，第370条之苓桂术甘汤温阳化饮，健脾利湿，用于中阳不振、饮停心下之证；第387条之真武汤温肾利水，用于肾阳虚水气凌心之证。第370条之苓桂术甘汤与第366条之苓桂枣甘汤相比较，虽仅差一味药物，但证各有所异：

苓桂术甘汤属脾阳虚弱，水停中焦。证见心下逆满，气上冲胸，起则头眩，脉沉紧。治宜温阳健脾，化饮利湿。

苓桂枣甘汤之心阳虚弱，水停下焦。证见脐下悸，欲作奔豚。治宜温通心阳，行水平冲。

水饮既是一种病理产物，又是一种致病因素，由于脾阳不振、水饮停蓄是本证的关键，故应当用苓桂术甘汤治疗，以温阳健脾，化饮利水。同时注意本证不能再发汗，再发汗而阳气更伤，经脉失于温煦，出现肢体震颤动摇，不能自主之象。

发汗病不解，反恶寒者，虚故也，芍药甘草附子汤主之。（371）

① 发汗病不解：本条冠首虽未言明起于何病，但治用发汗后，原来的症状没有解除，则知必有表证存在。有表证却发汗不解，反而感到恶寒，说明其时之表证必属表虚，是由于虚的缘故。

② 反恶寒者：反增恶寒，说明病不解并非表不解，而是病情起了变化，阳虚不能温煦肌表，故恶寒反剧。

③ 虚故也："虚故也"，又承"反"字而来，"虚"在何处，发汗后，当然会汗出，汗出则营虚，恶寒则卫虚，今不言汗出，只言恶寒，显然卫虚在前，发汗而营虚在后，营卫即阴阳，所以说是阴阳两虚之证。

④ 芍药甘草附子汤主之："虚故也"，是仲景自注句，含将表证排除在外之意，突出说明本证是阴阳两虚而成，故治以芍药甘草附子汤，扶阳益阴，阴阳并解，而以解阳为先。

（92方）芍药甘草附子汤方

方中芍药酸苦以滋阴益营；甘草甘温以和中缓急；附子辛热，以扶阳实卫。附子配甘草辛甘化阳，芍药伍甘草酸甘化阴，配伍精当，共奏扶阳益阴之功。本方药少力专，丝丝入扣，使阴阳和谐而病愈，可谓组方遣药之规范。

同为汗后致虚，由于病人禀赋不同，感邪轻重不同，汗后见证不同，故治法各异：

汗后阴虚者，治以芍药甘草汤。

汗后阳虚者，治以桂枝甘草汤。

汗后阴阳两虚者，治以芍药甘草附子汤。

发汗，若下之，病仍不解，烦躁者，茯苓四逆汤主之。（372）

① 发汗，若下之：发汗太过则伤阳，攻下不当则伤阴。若先发汗，再攻下，则阴阳两伤。

② 病仍不解："病仍不解"，非指太阳表证不解，乃是指治不得法，使病情有所变化而未能痊愈。

③ 烦躁者：太阳与少阴相表里，误治太阳，极易虚及少阴。少阴为水火之脏、阴阳之根，少阴内虚，往往是阴阳俱虚，水火失济，故烦躁不宁。

④ 茯苓四逆汤主之：因为以少阴阳虚为主，治当回阳益阴，故宜茯苓四逆汤扶阳兼以救阴。

干姜附子汤证　茯苓四逆汤证　通脉四逆汤证

第362条之干姜附子汤证、第372条之茯苓四逆汤证、第656之通脉四逆汤证均属阳气大衰，阴寒内盛，虚阳外越，均有烦躁症状。

干姜附子汤证以昼日烦躁不得眠、夜而安静为主证。

茯苓四逆汤以阳虚为主，阴亦不足，兼有水停，以四肢厥逆、烦躁、脉微欲绝为主证，兼有心悸、小便不利。

通脉四逆汤证，以四肢厥逆、下利清谷、脉微欲绝为主证，兼见面赤、烦躁，当须分辨。

方释

（93方）茯苓四逆汤方

方中干姜、附子回阳以救逆；人参益气生津，姜、附与人参配伍，回阳之中有益阴之效，益阴之中有助阳之功；茯苓健脾，宁心安神；炙甘草益气和中，且能调和诸药，故诸药合用，共奏回阳益阴之效，适用于阴阳两虚之重证。

讲析

茯苓四逆汤可治阴阳两虚证，但以少阴阳虚为主，所以除见烦躁一证外，尚见恶寒、厥逆、下利、脉微细等阳虚证。

原文

发汗后，恶寒者，虚故也；不恶寒，但热者，实也。当和胃气，与调胃承气汤。（373）

直释

① 发汗后：如果素体虚弱，发汗以后，汗出太多，汗后虽然表证已解，但阳气外泄，腠理不固，所以仍感恶寒。

② 恶寒者：恶寒之因，不外表证与阳虚。不发汗而恶寒，必有表证的存在；发汗后而恶寒，必是阳虚无疑。

③ 虚故也：发汗以后而恶寒，是正气虚衰的缘故。

④ 不恶寒：由于素体阳盛，发汗以后，汗出太多，胃中津液受损，阳明邪热燥结，所以不恶寒但发热。

⑤ 但热者：发热之因，不外阳气浮盛与邪热炽盛。未经发汗之发热，尚有可能是表证阳气浮盛，发汗后不恶寒但发热，一定是邪热炽盛之征兆。

⑥ 实也：这是胃家化燥成实的表现。

⑦ 当和胃气：胃气，指胃肠的生理功能，应当泄热、润燥以调和胃

肠功能。

⑧与调胃承气汤：不恶寒但发热，有在气、在脏之别，白虎、承气之分。由于汗后气分热盛之白虎汤证有大渴、脉洪大之见证，今不恶寒，只发热、烦渴，则知不是气分之热，而是腑气燥热，故可予调胃承气汤和其胃气。

鉴别

本条之实质，发汗后恶寒者属虚，不恶寒但发热者属实，这是外感热病中虚实的规律。

若汗后伤阳则虚，虚则少阴，汗后伤阴易亏汗源，汗源虚则燥热存，所以易转属阳明实证。再者，太阳为表，阳明为里，但太阳的底面又为少阴，正旺邪盛，传里化燥，邪传阳明。阳明之特征为不恶寒但发热，正气衰微，邪内陷少阴。少阴之特征为不发热但恶寒，此皆出现于发汗或吐、下后，而虚实寒热截然不同。寒热并见者，为太阳；不恶寒但发热者，为阳明；不发热但恶寒者，为少阴。

讲析

本条乃言汗后两种不同转归：既用发汗之法，可知其原来必有表邪，但若汗不得法，而致表邪不解，则可因病人素体阴阳盛衰的不同而从化也各异。

若汗出后证见恶寒者，多为素体阳虚，发汗后阳气更伤，温煦失职，证已转虚，似属芍药甘草附子汤证。

若发汗后"不恶寒，但热者"，反映邪气已离开太阳之表，但又未入三阴之里，多为素体胃阴不足，汗后胃津更伤，邪从燥化，已转属阳明，阳明之热从里向外发越，应见犹如炊笼，热气外腾的"蒸蒸发热"。谵语，但因燥热初结阳明，位于胃而未达于肠，故不见痞满硬痛诸证，治宜调胃承气汤泄热，以和胃气。

原文

太阳病，发汗后，大汗出，胃中干，烦躁不得眠，欲得饮水，少少与之，令胃气和则愈，若脉浮，小便不利，微热消渴者，五苓散主之。（374）

① 太阳病，发汗后：太阳病发汗以后，应当汗出津津遍及全身，达到祛邪的目的。

② 大汗出：素体阳虚，卫表不固，汗不得法，药力大过，使阴津外泄，汗出过多，遍身如水淋漓，称为大汗出。

③ 胃中干：太阳病，发汗太过，损伤津液，使胃中津液不足，失于濡润，称胃中干燥。

④ 烦躁不得眠：大汗出，损伤津液，使胃中津液亏乏，胃中干燥，胃络通心，胃中无津液以濡润，心神被扰，则烦躁不得眠。

⑤ 欲得饮水：津液亏乏于内，必求助于水，引水自救，则口渴想饮水。

⑥ 少少与之：此时表证已解，不可多饮水，以免胃不能受纳，反致其气不和，可嘱病人少少地饮以汤水，少量频饮，使津液渐复，胃气自能调和。

⑦ 令胃气和则愈：胃气平和，无寒无热，不燥不湿，功能正常，使体液得到补充与恢复，不必用药治疗，就可自愈。

⑧ 若脉浮：汗不如法，表证未解，故脉仍呈浮象。

⑨ 小便不利：表邪未解，邪气入里，内入于腑，影响膀胱气化。膀胱气化不利，水道失调，津液不行，邪与水结而蓄于下焦，则小便不利。

⑩ 微热消渴者：表邪尚未尽解，则轻微发热；津液不能气化上承，因气化不利，津液不行，饮亦不能解渴，称消渴。这种消渴的特点是口渴饮多而尿反少，与饮多溲多的消渴病自是有别。

⑪ 五苓散主之：应当用五苓散治疗，因为五苓散具有一利水、一转输、一通气的特点，由于本证不见肺失宣降之证候，故不必从水之上源治疗，只要利下窍，上源自洁，肺气自降。本方制成散剂，取其迅速发挥药效。以米汤调散服用，即服桂枝汤后啜粥之意，再加多饮暖水，以助药力，适当发汗而散邪。故方后注曰："多饮暖水，汗出愈，如法将息。"

鉴别

五苓散证　白虎汤证

第 374 条五苓散证与第 483 条白虎汤证均见"烦渴"，但病机不同：

五苓散为表邪循经入腑，膀胱气化失职，水蓄下焦，津不上承，故"烦"为上焦虚烦，"渴"为津不上承，究其病机水蓄于下，故其渴与小便不利并见。

白虎汤证为阳明里热，热为阳邪，消灼津液，故"烦"为热扰心神，"渴"为胃津不足，因其病机胃热炽盛，故其口渴喜冷多饮，小便自利。

方释

（94方）五苓散方

方中一利水，是泽泻、茯苓、猪苓淡渗利水；一转输，是白术助脾气转输，使水精得以四布；一通气，用桂枝宣通阳气，俟气化则小便利，又解表邪，桂枝用量最轻，其理由于此。全方五药合用，共奏利水渗湿温阳化气之功，使水行气化，表邪得解，脾气健运，则蓄水留饮诸证自除。

讲析

本条胃中津伤口渴与下焦蓄水消渴具有本质区别。

津伤口渴：汗后表邪已解，热盛伤津而口渴，胃中津乏，无津上承，伤之不甚，饮水后能纳、能化，只要少少与饮之，不但口渴能缓解，而且胃气随之调和而愈。

蓄水消渴：表邪未解，气不化津，膀胱气化不行，津不上承，则消渴，津不下输，则小便不利。外有太阳表邪，内有膀胱蓄水，故用五苓散化气行水，辅以解表，属外疏内利，表里同治之法。

原文

太阳病，发汗已，脉浮弦，烦渴者，五苓散主之。（375）

直释

①太阳病，发汗已：太阳病，发汗以后，说明原有表邪，发汗为正治之法。

②脉浮弦：发汗以后脉见浮弦，脉浮主表，脉弦主寒、主痛，故太阳病伤寒证未尽解，表证未罢。

③ 烦渴者：表邪随经入里，膀胱气化失司，下焦蓄水，津液不能蒸腾于上，所以口渴至甚。

④ 五苓散主之：水气停蓄，气化不利，津不得上承所致的烦渴，其性质属实而非属热，宜五苓散表里同治之。本证虽渴，但舌不红，苔不燥。

讲析

第375条承第374条，补述第374条之脉证。第374条脉浮而有微热，第375条脉浮而无微热，第374条言消渴，第375条言烦渴，若不两条互补，易误认为阳明热盛，互补之后，则证治具备。第374条"消渴"言其渴欲饮水，但饮水多而渴不解，有愈饮愈渴，愈渴愈饮之象；第375条言"烦渴"，是言口渴至甚，消渴、烦渴，都是对口渴严重程度的形容，此与内科杂证的消渴病，名同而实异，不可混为一谈。第375条脉证既以五苓散治之，则必有小便不利的症状，因第375条是承接第374条而言，已见于第374条的某些症状则省略了，明此则不会仅凭脉浮弦与烦渴，便妄投五苓散。

原文

伤寒汗出而渴，小便不利者，五苓散主之；不渴者，茯苓甘草汤主之。（376）

直释

① 伤寒汗出而渴：太阳病发汗后，太阳之邪入腑，膀胱气化失职，水蓄膀胱，水津不能输布上承于口，则口渴。

② 小便不利者：水蓄下焦，则小便不利。

③ 五苓散主之：应当用五苓散治疗，以通阳利水。

④ 不渴者：若太阳病发汗后，胃中阳气损伤，胃失受纳腐熟之权，尚未影响阳气转化津液，水津尚能敷布上承于口，故口不渴；水停中焦而无关下焦气化，则小便自利。

⑤ 茯苓甘草汤主之：应当用茯苓甘草汤治疗（即苓桂姜甘汤），以温胃散水。

五苓散证、茯苓甘草汤证

本条五苓散证与茯苓甘草汤证，同为水停为患，皆治蓄水证，但在病机方面有水蓄下焦膀胱和水停中焦胃脘的不同，在症状方面有口渴与不渴、小便不利与小便自利的区别。两者都以温阳化水为法，不过前者用五苓散，重在通阳利水；后者用茯苓甘草汤，重在温胃散水，两者证治不可混淆。

唯本条茯苓甘草汤难以辨认，与第694条"伤寒，厥而心下悸者，宜先治水，当服茯苓甘草汤"遥相合参，可知此证当有"心下悸"，所以须参考其他原文，才能做出全面鉴别。

方释

（95方）茯苓甘草汤方

方中茯苓配桂枝温阳利水，桂枝兼能达表解肌；生姜配桂枝温胃通阳，以散水气；甘草益气和中，伍桂枝以辛甘化阳，四药相配，共成温胃化饮，通阳利水之剂。

异同

苓桂枣甘汤　苓桂术甘汤　苓桂姜甘汤

第366条之苓桂枣甘汤、第370条之苓桂术甘汤，第376条之苓桂姜甘汤（即茯苓甘草汤），三方中苓、桂、甘是共有的，三方均有化气行水的作用，用于水饮内停之证。

苓桂枣甘汤选用大枣，意在缓其冲逆，治疗心阳不足。水停下焦，复有上逆之势，证见脐下悸动，如奔豚之将作。

苓桂术甘汤选用白术，重在健脾，治疗脾失健运，水气内停，以心下逆满、气上冲胸、起则头眩、脉沉紧为主证。

苓桂姜甘汤选用生姜，长于温胃散水，治疗胃阳不足，水停中焦，以心下悸、肢厥、不烦不渴为主。三方的药物组成仅一味之差，而病机、主治各有不同，临床当细心审辨。

讲析

本条以对比的方法，论述膀胱蓄水与胃虚水停两证的辨别要点在于口渴与不渴、小便不利与小便自利。五苓散与茯苓甘草汤同治水饮内停，但五苓散以二苓、泽泻为主，以治下焦蓄水；茯苓甘草汤以茯苓、生姜为主，以治中焦停水，可见它们针对的病证不同，用药亦各有侧重。

原文

中风，发热，六七日不解而烦，有表里证，渴欲饮水，水入则吐者，名曰水逆，五苓散主之。（377）

直释

① 中风：太阳病中风证。

② 发热，六七日不解而烦：发热已经六七天表证尚未解除，而又增加烦躁。

③ 有表里证：外有表证，里有蓄水的统称，既有表证，又有里证，故称表里证，本条表证指太阳中风证，里证指太阳蓄水证，两者同时存在属表里同病。

④ 渴欲饮水：膀胱气化不利，水停不化，津不上承，则口渴想喝水。

⑤ 水入则吐者：水气犯胃，胃失和降，饮入之水，必拒而不纳，故随饮随吐，吐后仍然渴饮，此为蓄水重证的表现。

⑥ 名曰水逆：水邪内蓄，水不化津，渴欲饮水自救，但饮入之水与停蓄之水格拒而上逆，称为水逆。

⑦ 五苓散主之：本证治疗与一般蓄水证无异，况且桂枝有降逆止冲之功效，因此以五苓散主之是无可置疑的。

讲析

第374条、第375条、第376条、第377条四条合参，一方面太阳病表证未尽解，另一方面有烦渴、小便不利等里证存在，同时又补述了"渴欲饮水，水入则吐"，这是因为水蓄下焦停水较甚的缘故。

原文

未持脉时，病人叉手自冒心，师因试教令咳，而不咳者，此必两耳聋无所

闻也。所以然者，以重发汗，虚故也。（378）

直释

① 未持脉时：医生没有切脉的时候。

② 病人叉手自冒心：望见病人双手交叉按覆心胸，是形容病人以双手交叉护持着心胸部位的表现。

③ 师因试教令咳：证情属虚属实，尚须做进一步判断，医生因而试令病人咳嗽。

④ 而不咳者：而病人并未咳嗽，说明病人两耳聋没有听见。

⑤ 此必两耳聋无所闻也：因为汗为心液，汗出太多，易伤心阳，则心悸而"叉手自冒心"；又因肾开窍于耳，过汗固然也伤肾阳，肾气虚，则两耳听不见声音。

⑥ 所以然者：这是一种生动的写照，形象地描述心悸、耳聋的程度。

⑦ 以重发汗，虚故也：说明心悸、耳聋是由于一再发汗伤及心肾之阳所引起，故云这是心肾阳气虚极的缘故。

讲析

凡有所冒，必有所苦，据望诊心悸一证当有虚实之分，属实者，心胸必自护而拒按；属虚者，心胸则喜按而悸动减缓。耳聋一证也有虚实之别，虚证汗后伤及肾之阳气，或老年人、久病之人精气虚衰，均可见之；实证耳聋多为少阳经脉受邪，经气不利所致，其特点常暴聋，且有堵塞闭胀之感，与虚性耳聋无堵胀感者自不相同。

原文

发汗后，饮水多，必喘。以水灌之，亦喘。（379）

直释

① 发汗后，饮水多，必喘：发汗以后，饮水过多，阳微不能化气行水，则水饮难消，停蓄不化，致成水饮停聚为患，肺脉起于中焦，下络大肠，还循胃口，上属于肺，水饮之邪循经上迫于肺，使肺气不降，则必然诱发气喘。

② 以水灌之，亦喘：灌，以水沐浴之意。发汗以后，用水沐浴身体，

水寒之气侵袭皮毛，肺合皮毛，皮毛阻塞，导致肺气不利，也出现气喘。

讲析

仲景论汗之不当，可以伤肺。因至虚之处，便是留邪之所，"饮水多"，或"以水灌之"而喘，皆伤肺；汗后，渴不应多饮，身不应沐浴，否则易咳，可见病后调摄的重要性。不当汗而汗，或发汗太过，津液外泄，耗伤人体的阴气和阳气，胃中津液受损，必求救于水，感到口渴，当少少与饮之，令胃气和则愈。若饮水过多，或以水沐浴，两者途径不同，但其为水寒之气所侵袭则一，说明汗后调摄是不容忽视的。

原文

发汗后，水药不得入口为逆。若更发汗，必吐下不止。（380）

直释

① 发汗后，水药不得入口为逆：发汗以后，汗出太过，损伤胃阳之气，胃阳大虚，腐熟失职，水与药因呕恶而不能入口下咽，属于误治。

② 若更发汗，必吐下不止：一汗再汗，一误再误，损伤脾胃之阳，胃阳虚，浊阴干于上，则吐逆益甚；脾阳虚，浊阴干于下，则水谷不别而下利不止。故假如再发汗，中土衰败，必然引起吐泻并作。

讲析

第378条言汗后损伤心阳，则叉手自冒心，损伤肾阳，则两耳聋无所闻；第379条言汗后饮水多或以水灌之，则伤肺必喘；第380条言汗后损伤脾胃之阳，则吐泻并作而不止。可见治若不当，不仅不能愈病，反而使病情加重，临床不可不慎。

原文

发汗后及吐下后，虚烦不得眠，若剧者，必反复颠倒，心中懊恼，栀子干姜汤主之，若少气者，栀子甘草豉汤主之；若呕者，栀子生姜豉汤主之。（381）

① 发汗后及吐下后："发汗后及吐下后"，是指分别施用某一种治法，非既汗复吐又下之谓，虚烦乃相对实烦而言。表闭阳郁之烦，发汗可除；里热结实之烦，攻下可解；痰食壅滞之烦，涌吐可消。既非阳郁、里热、痰食，又无亡阳见证，则其烦必然是有形之邪虽去，而余热未尽之邪郁于胸膈所致。

② 虚烦不得眠："虚"与有形之实邪相对而言；"烦"为热的互词，寓有热邪之意，"烦"字上冠以"虚"字，说明未与有形之邪相结。因于误治正气亏虚，无形之邪热乘虚内陷，留扰胸膈郁而不伸，未尽之余热蕴郁上焦，故称"虚烦"，并补述其证轻则"不得眠"，即病人坐立不安，辗转反侧，不得安静入睡。系因邪热乘虚客于胸中，郁热上扰心神所致。

③ 若剧者，必反复颠倒，心中懊憹：重则热郁甚而不得伸展尽泄，故反复颠倒；心中烦乱殊甚，有无可奈何、难以表述之状，称为心中懊憹。

④ 栀子干姜汤主之：故用栀子干姜汤清热除烦，温中化饮，则虚烦不眠，反复颠倒，心中懊憹诸证得愈。

⑤ 若少气者：本证常有兼证出现，若兼少气者，为余热损伤中气所致。

⑥ 栀子甘草豉汤主之：可用栀子甘草豉汤治疗，即栀子豉汤加甘草以益气和中。

⑦ 若呕者：若兼呕吐者，为余热内扰，胃气上逆所致，可用栀子生姜豉汤治疗，即栀子豉汤加生姜以降逆止呕。

从本条栀子干姜汤、栀子甘草豉汤、栀子生姜豉汤的三方配伍选药看出，仲景开火郁，不用黄连而用栀子；治少气，不用参芪而用甘草；止呕吐，不用半夏而用生姜，足见仲景制方用药之严谨，这是值得学习借鉴的。

（96方）栀子干姜汤方

方中栀子苦寒，清上焦之邪热，而心烦可除；干姜辛热，温散中焦之虚寒，则中阳得复。药性虽异，但栀子之寒不碍干姜之温中，干姜之热亦不妨栀子之清热，寒热同化，一寒一热，并行不悖，分建其功，上热得清，中寒得温，组方甚妙。

（97方）栀子甘草豉汤方

方中栀子苦寒，清热除烦，导热下行；甘草调中益气；香豉轻清宣泄，透达表热。三药相伍，清热透表，调补中气。

（98方）栀子生姜豉汤方

方中栀子苦寒，清热除烦，导热下行；生姜和胃降逆止呕；香豉轻清宣泄，透达表热。三药配伍，清热透表和胃止呕。

讲析

邪在表宜汗，邪在胸当吐，邪在腹应下，故汗、吐、下为邪实者设。今汗、吐、下后，有形之邪已去，但余热之邪未尽而内蕴，留扰胸膈，致今虚烦不宁，非为有形实邪所致，故称"虚烦"，其轻者"不得眠"，重者"反复颠倒，心中懊憹"。

原文

发汗，若下之，而烦热，胸中窒者，栀子豉汤主之。（382）

直释

① 发汗，若下之，而烦热：发汗或者攻下后，余热之邪未尽而内陷入里，无形邪热留扰胸膈，气机阻滞，则胸膈烦扰而热闷。

② 胸中窒者：汗、下后，表邪化热入里，无形邪热，郁结胸膈，壅滞气机，升降不利，则胸中有闭塞不舒感。

③ 栀子豉汤主之：用栀子豉汤清胸中之热，宣上焦之郁，使窒塞得通而愈。

鉴别

栀子豉汤证是无形邪热留扰胸膈，以虚烦不得眠，心中懊憹，甚则烦热胸中窒，心中结痛为主证，以栀子豉汤清宣郁热为治。因素体不同，误治损伤及邪气作用有别，故常有许多兼证，举例如下：

若素体中气不足，或误治损伤中气者，可兼见"少气"，治宜第381条之栀子甘草豉汤，以清宣郁热益气和中。

若胃气因热扰而上逆，证见呕吐者，治宜第381条之栀子生姜豉汤，以清宣郁热，降逆止呕。

若误治邪陷，气滞于腹，兼见腹满者，治宜第384条之栀子厚朴枳实汤，厚朴、枳实代替栀子豉汤中的香豉，意在清热除烦，宽中除满。

若误治损伤脾胃或素体脾胃虚寒，兼见腹满、腹痛、食少便溏，此为热扰胸膈兼中寒证，治宜第385条之栀子干姜汤，以清上温中。

倘若热病新瘥，体质虚弱，气血未复，劳作过早，引起热扰胸膈，兼心下痞塞或胸脘胀满，治宜第779条之枳实栀子豉汤，以行气清痞，清热除烦。

方释

（99方）栀子豉汤方

方中栀子苦寒，既可清透郁热，解郁除烦，又能导热下行；香豉气味轻薄，既能解表宣热，又降胃气于中。两药相伍，清中有宣，宣中有降，是清宣胸膈郁热，解郁除烦之良方，使用本方须先煮栀子取其味，后纳香豉取其气，才能发挥栀、豉一清一宣的治疗作用。

异同

因为香豉气味轻薄，多煮则反而失却其轻浮宣散的作用，故第381条之栀子甘草豉汤、栀子生姜豉汤，第382条之栀子豉汤，第779条之枳实栀子豉汤，四方煮法皆是香豉后下。

另外，笔者认为，将栀子豉汤看作涌吐剂是不够准确的。临床应用本方时很少有服药后呕吐者，故认为栀子豉汤为解郁除烦之剂，并无催吐作用。况且栀子生姜豉汤还兼治呕，岂有服栀子豉汤反吐之理。在第381条之栀子干姜汤、栀子甘草豉汤、栀子生姜豉汤，及第382条之栀子豉汤，第384条之栀子厚朴枳实汤，此五方的方后注皆有"得吐者，止后服"之语，仲景原意为提示医者，若是热郁于里拒药而吐者就停服，未有把栀子豉汤示为涌吐剂。

讲析

第 381 条所述是热扰胸膈的初起阶段，热郁于胸，但尚未结集；第382 条则是第 381 条的进一步发展，由虚烦发展到烦热，由心中懊恼发展为胸中窒，并烦热与胸中窒同见，余热留扰胸膈较第 381 条更进一层，证情虽殊，病机则同。烦热乃因汗、下后，邪热内陷，无形邪热郁于胸膈而成。胸为清旷之域，盖心主血而肺主气，两脏同居于胸，热扰于胸，气机郁滞，欲结未结，故胸中有窒塞憋闷感，而无疼痛之苦。说明火郁所及仅在气分，尚未波及血分，所以治宜栀子豉汤清宣郁热，待郁热得以宣泄，气机自然通畅，诸证随之得解。

原文

伤寒五六日，大下之后，身热不去，心中结痛者，未欲解也，栀子豉汤主之。（383）

直释

① 伤寒五六日，大下之后：太阳伤寒表实证，五六天未愈，服用大量的攻下药。

② 身热不去：不是风寒表邪不解，而是无形邪热内扰心胸，外达肌表，留恋肌腠，故身体发热未退。

③ 心中结痛者：大下后，邪不随下解而结于胸中，由于郁热阻络较重，故心中结痛。

④ 未欲解也：心中结痛，虽已接近结胸证，但还未到心下硬满、痛不可按的结胸证的程度，故称此心中结痛仍未有解除。

⑤ 栀子豉汤主之：结胸为"水结"，心中结痛为"热结"，治宜"水郁折之""火郁发之"，此可谓证治分明。故心中结痛应当仍用栀子豉汤治疗，以清宣郁热，其效内清外达，解表里之热邪，疗效甚佳。

鉴别

第 381 条、第 382 条、第 383 条三条同为栀子豉汤证，由于热结的轻重不同，故见证有异，但病机则一。第 381 条病证较轻，虚烦不得眠；第

382 条病证介于第 381 条和第 383 条之间，胸中窒；第 383 条病证较重，心中结痛。

由于第 383 条之心中结痛，易与痞证、结胸证混淆，应注意鉴别。心中结痛，甚于胸中窒，轻于结胸，宜栀子豉汤治之；痞证为邪陷气结，痞硬，但不痛，宜泻心汤治之；结胸为热与水互结于胸膈、心下乃至少腹，硬满疼痛，宜陷胸汤治之。

心中结痛与结胸有相似之处：① 心中结痛证：误下之后，余热留扰于胸膈，为无形之结，按之濡软，纵然按之痛，也很轻微，所以用栀子豉汤宣郁除烦。② 结胸证：误下之后，热与水结于胸膈，为有形之结，按之心下石硬，痛不可近，所以用大陷胸逐水荡实。可见两者有热、寒之异，无形、有形之别。

讲析

本条"伤寒五六日，大下之后，身热不去"叙述伤寒的三个前提条件：

第一，"伤寒五六日"，说明表邪已化热，与伤寒表证初起不同，当是表邪化热入里之时。

第二，"大下之后"，五六天未愈，又不具备可下之证而下之，则邪热入里，似与结胸证的成因相同。

第三，"身热不去"，是表邪化热入里，余热扰于胸膈，不仅影响气分不和，而且影响血分，由欲结而至已结，由胸中窒发展为心中结痛，结痛部位由胸中缩小到心中，病情进一步加重。

可见"心中结痛"系热结血分，心主血脉的功能失调，因属火郁，故治宜栀子豉汤以宣发之，不必用活血之品。总之，栀子豉汤证有虚烦不得眠，心中懊侬，有烦热、胸中窒，有身热不去，心中结痛，反映病情发展过程的不同阶段，都属无形邪热留扰胸膈，故其治汤方相同。

原文

伤寒下后，心烦腹满，卧起不安者，栀子厚朴枳实汤主之。（384）

直释

① 伤寒下后：太阳伤寒攻下后，表未解。

110

② 心烦：表邪化热入里，无形邪热内扰，火郁胸膈，则心烦。

③ 腹满：热及脘腹，无实邪壅阻，气机郁滞，则腹满，但脘腹只是胀满而不硬痛。

④ 卧起不安者：邪热仍然壅滞胸腹，则卧起不安，卧起不安是心烦达到反复颠倒的程度。

⑤ 栀子厚朴枳实汤主之：邪热壅滞，腑气不利，病已波及脘腹，治宜栀子厚朴枳实汤清热宣郁，利气消满，则热得清而烦自除，气得消而满自解。

方释

（100方）栀子厚朴枳实汤方

方中栀子清上焦郁结；厚朴、枳实行气宽中，除痞泻满。三药相伍，即小承气汤去大黄加栀子组方，因其腹满仅是气滞而无腑实，故不用大黄泻下，然邪热毕竟入里及腹，故不用香豉之宣透，所以本方对"伤寒下后，心烦腹满，卧起不安者"有良效。

讲析

本条以"心烦腹满"为主证，既烦且满，烦甚则不能卧，满甚则不能坐，所以坐卧都感到不舒适，深悟仲景之意，是邪热郁于胸腹之间而成此证。

原文

伤寒，医以丸药大下之，身热不去，微烦者，栀子干姜汤主之。（385）

直释

① 伤寒：本为太阳伤寒表实，其病在表，治宜汗法。

② 医以丸药大下之：医生不用表散药，反用丸剂泻药大下。

③ 身热不去：结果徒伤中气，表邪内陷、余热未尽，以致身热不退。

④ 微烦者：伤寒误用丸药攻下，损伤脾胃，则中焦虚寒，表邪未解，乘虚内陷，留扰胸膈，邪热内扰上焦，则胸中微微烦闷。

⑤ 栀子干姜汤主之：言微烦，与心烦不得眠、心中懊恼、反复颠倒

相比，略轻而已；"医以丸药大下之"，攻伐太过，势必损伤脾胃之阳，因而导致中焦虚寒之象，以方测证，方中用干姜温中散寒，可知本证经大下，中阳已虚，虚寒见证陷伏其中，或已显露，治疗须照顾中焦虚寒。故以栀子干姜汤清胸中之热，温中焦之寒，寒热并用，药性相反，功奏奇效。

鉴别

第385条"伤寒，医以丸药大下之，身热不去，微烦者"，与第383条"伤寒五六日，大下之后，身热不去，心中结痛者"，两条条文似乎相同，但第385条未言病期，只言微烦，说明下之较早，热化程度尚轻，故下后虽身热不去，只觉轻度烦闷；第383条是得病五六天之后大下，热化程度已深，故下后不但身热不去，而且心中结痛，说明误治病情变化，与病程长短有关，故临床辨证不可不察。

讲析

第385条栀子干姜汤证与第482条黄连汤证同属上热下寒证，对比之下，栀子干姜汤证以身热不去、微烦为主，而黄连汤证却以腹中痛、欲呕吐为主。此外，也有不因误下，因脾胃素虚，感受外邪，寒居于中，热扰于上，亦可用栀子干姜汤治疗。

原文

凡用栀子汤，若病人大便旧微溏者，不可与之。（386）

直释

①凡用栀子汤："凡用"二字概括第381～386条的栀子诸汤证；栀子汤为栀子诸汤的统称，为热邪留扰胸膈而设。

②若病人大便旧微溏者：平素脾胃虚寒的病人，大便稍显溏薄。

③不可与之：虽有火郁胸膈之证，不得从热论治，应慎用栀子诸汤，因栀子苦寒，走而不守，服后脾胃更伤，必便溏更甚，用栀子诸汤时当守此诫，故曰"不可与之"。若确属上焦郁热而非用栀子汤不可者，应当减少用量，或酌加温补中阳之品。

栀子豉汤证，亦称虚烦证，因无形邪热乘宗气之虚扰于胸中，影响心中而致烦，是与有形实热之烦相对而言"虚"，不是真虚，其特点是心下按之不硬不痛。虚烦多因汗、吐、下后，邪热内陷，余热未尽，内扰胸膈，外连肌表，表里俱热所致。热扰胸膈，影响心神，则虚烦不得眠，甚则反复颠倒，心中懊恼；若邪扰胸膈，气机郁滞，则胸中窒，按之不硬不痛；若气滞较重，则心中结痛，类似结胸；但结胸是邪热入里，热与痰、水相结，心下石硬，痛不可按。无论虚烦，胸中窒，还是心中结痛，都治以栀子豉汤清宣火热之邪，解郁除烦。

若兼少气者，加炙甘草以补虚。

若兼胃气不和而呕者，加生姜以止呕。

若胸中火郁而影响于胃，致气机不利而心烦腹满、卧起不安者，宜栀子厚朴枳实汤，以清热消满。

若误用丸药攻下，身热不去，微烦者，宜栀子干姜汤，以清上焦之热，温中焦之寒，清上温中，寒热兼顾。

若脾胃阳虚而大便仍旧微溏者，则禁用栀子汤，以防损伤阳气。

可见仲景十分重视病人的体质，这正是仲景独具匠心之处。

第381—386条，栀子诸汤证除具有"虚烦"主证外，其兼证有少气、呕吐、胸中窒、心中结痛、心烦腹痛、卧起不安、身热不去微烦、大便旧微溏，诸证虽异，但病位都不离心胸脘腹。正因于此，在方证归类方面，有的注家注重外有"身热不去"一证，强调胸与体表邻近的密切关系，将栀子诸汤证作为表邪内陷、热郁胸膈的太阳变证，划分在太阳病篇；有的注家注重"腹满"一证，认为热已入胃而未成燥结，仅次于小承气汤证，主张划分在阳明病篇。

太阳病，发汗，汗出不解，其人仍发热，心下悸，头眩，身瞤动，振振欲擗地者，真武汤主之。（387）

① 太阳病，发汗，汗出不解：太阳病，用发汗法治疗，虽汗出而病却不解，说明用发汗剂或汗出不当，都可导致汗多亡阳之变。此非表邪不解，而是误汗阳虚。表邪虽解，病未向愈，变生阳虚水泛之候。

② 其人仍发热：并非表邪之热，此乃少阴阳虚，虚阳外露，病人仍然发热，说明已经发生本质的变化。

③ 心下悸：肾主水，肾阳虚衰，不能制水，水气泛溢，上凌于心，则心悸动。

④ 头眩：水气泛溢，上犯清阳，则头晕目眩。

⑤ 身瞤动：阳气虚弱，筋肉失养，则身体筋肉跳动。

⑥ 振振欲擗地者：筋肉反受水湿浸渍，故身体颤抖，站立不稳，有欲仆倒于地的趋势。

⑦ 真武汤主之：本证属阳虚水泛，宜用真武汤温阳化水，则诸证自愈。

鉴别

第387条真武汤证的"身瞤动，振振欲擗地"与第370条苓桂术甘汤证的"发汗则动经，身为振振摇"病机相同，但有轻重之分。"身瞤动，振振欲擗地"，是"发汗则动经，身为振振摇"的进一步发展，病情更为严重。

苓桂术甘汤证与真武汤证皆属阳虚水犯，但轻重悬殊。苓桂术甘汤证为脾阳虚而证轻，只见水气上冲之状，故适宜培土利水；真武汤证为肾阳虚而证重，见心下悸、头眩、振振欲擗地之候，故重在温阳利水。

第374条五苓散证与第387条真武汤证均为动水证。五苓散证为太阳水腑气化失常而水液停蓄；真武汤证为少阴水脏阳衰，司水无权而水邪泛滥，一在太阳水腑，一在少阴水脏，一腑一脏，病位不同，证有轻重之殊，论治自别。

讲析

小青龙汤　苓桂术甘汤　真武汤

第341条小青龙汤、第370条苓桂术甘汤、第387条真武汤同为治水剂，但小青龙汤证为表寒里饮，重点在肺；苓桂术甘汤证为水停于中，重点在脾；真武汤证为阳虚水泛，重点在肾，故治法有温肺化饮、健脾行水和温肾制水之别。再者，五苓散证列于栀子豉汤证前，真武汤证又列于栀子豉汤证后，反映仲景论水证、火证、水证，以资对比，加深辨证意义，可见仲景设例辨证之精。

原文

咽喉干燥者，不可发汗。（388）

直释

①咽喉干燥者：咽喉者，诸阴之所聚，有赖阴津的滋润，若阴津不足，不能上承以滋润，则咽喉干燥不适。

②不可发汗：汗为津液所化，汗血同源，汗出过多，则津伤血少，阴津亏耗，发汗无源，故不可以发汗。

讲析

咽喉干燥多为阴液不足，虽有风寒外束，也不可用辛温之品发汗。阴虚无汗而强之，必致阴虚更甚，内热炽盛，多生变证。故阴虚外感慎用汗法，可用滋阴发汗法，使解表与养阴兼顾。

原文

淋家，不可发汗，发汗必便血。（389）

直释

①淋家：淋证多因湿热为患，初病在腑，湿热蕴结膀胱，多实；肾与膀胱互为表里，久病由腑及脏，肾阴不足，故成为久患淋病的人。

②不可发汗：肾阴不足，膀胱有热，津液耗损，不得使用助热耗阴之品发汗。

③发汗必便血：阴液伤而热炽盛，热伤阴络，迫血妄行，则尿血。

所谓"发汗必便血",并非发汗则小便必然下血,只不过示意慎汗而已。因为小便下血,即有外邪,必无不治之理,当用滋阴解表之药以治之。

原文

疮家,虽身疼痛,不可发汗,汗出则痉。(390)

直释

①疮家:久病疮疡,气血已伤,称为久病疮疡的人。

②虽身疼痛,不可发汗:外邪束表,虽然身体疼痛,也不可妄用汗法。

③汗出则痉:误用汗法则阴血更伤,筋脉失其濡养,血虚生风,必致筋脉强直,肢体拘挛,所以汗出过多会引起痉挛抽搐。

讲析

疮家并非绝对禁用汗法,若疮疡初起,偶感风寒或风热表证,宜用辛温解表或辛凉解表,使邪从汗解;若疮疡溃破日久不愈,气血耗损,正气大衰,虽有表证,亦不可发汗太过,否则汗出过多,正气更虚,可致痉厥、亡阳之变。可于解表中加补气养血之品,以养血解表而治之。

原文

衄家,不可发汗,汗出必额上陷脉急紧,直视不能眴,不得眠。(391)

直释

①衄家:平素阴血亏虚而鼻腔经常出血的人,称为衄家。

②不可发汗:阴血亏损,鼻腔出血,虽有表邪外束,也不可辛温表散发汗,因为汗血同源,发汗每致阴血更伤,故当列为禁汗之例。

③汗出必额上陷脉急紧:脉为血腑,衄家误汗,每致阴血进一步耗

损，其经脉失于阴血的濡养，血虚则筋急而脉管挛缩，故额部隐陷之经脉拘急紧张。

④ 直视不能眴，不得眠：心主血而藏神，目得血而能视，心血不能上注于目，则目呆直而不精灵；阴血亏损，心失所养，则心神失于守舍而不得安睡。

讲析

仲景云服麻黄汤后"衄乃解"，又云"自衄者愈"。伤寒初起，有衄而点滴而出者，非为衄家，衄后脉静身凉，方为佳兆，至于本条"衄家，不可发汗"，只不过示意此时宜慎汗，非谓绝对不用汗法。

原文

亡血家，不可发汗，发汗则寒栗而振。（392）

直释

① 亡血家：平素血虚气衰而经常易于出血的人，称为亡血家。

② 不可发汗：血虚气衰，易于出血，虽有表邪外束，也不可发汗解表，因为汗血同源，阴血已亏，再发其汗，更耗阴血，势必增其虚而难祛其邪，故其禁之。

③ 发汗则寒栗而振：亡血家不但阴血不足，阳气亦不充沛，再予发汗不仅伤阴，又能伤阳，不但血虚，气亦无依，阴血与阳气俱耗，气血虚微，阳气损则肌肤失于温煦，阴血伤则筋脉失于濡养，所以寒气内动，身冷恶寒而振颤抖动，不能自持。

讲析

夺血则无汗，夺汗则无血，亡血发汗则阴阳俱虚，故身冷而抖动振颤。

原文

汗家重发汗，必恍惚心乱，小便已阴痛，与禹余粮丸。（393）

① 汗家：平素阳虚，不因劳作或天暑衣厚易于出汗的人，称为汗家。

② 重发汗：平素易出汗，多因阳气虚弱，卫外不固，易受外邪，妄施汗法，阴液外泄，乃致阴阳俱伤。

③ 必恍惚心乱：心气虚于上，心神浮越，不能任物，必然会出现神志模糊，神虚意乱。

④ 小便已阴痛：阴液竭于下，阴津不足，溺窍涩失润，则排尿后阴茎中疼痛。

⑤ 与禹余粮丸：小溲后尿道疼痛，可服禹余粮丸，以收涩小便，镇心安神。

方释

（101方）禹余粮丸方

方中禹余粮甘寒性敛，清浮热以镇纳虚阳，敛脾阴而变通心肾；附子、干姜温脾固肾；人参、五味子敛气生津；茯苓利水，导心气下行，俾肾阳温则心气自降。诸药配伍，有敛阴止汗、重镇固涩之功，汗止则阴复，重镇则神安，阴复津回，则阴痛得愈。

讲析

表阳素亏，平日汗多，再发其汗，则阳从外亡，神魂无主，故神志恍惚而意乱；阳气大虚，溲后则气愈泄而化源伤，宗筋失养，故小便已阴茎疼痛，引申言之，便前疼为实，便后疼为虚，治宜以涩固脱，大补阳气。

原文

病人有寒，复发汗，胃中冷，必吐逆。（394）

直释

① 病人有寒：平素阳虚有寒的病人。

② 复发汗：若风寒之邪束表，再次发汗，使胃寒更甚。

③ 胃中冷：因为胃中虚寒，发汗更伤阳气，寒自内生，导致中焦阳

虚、脾胃虚寒之变。

④ 必吐逆：脾胃阳虚，导致胃气上逆而呕吐。

<u>讲析</u>

从仲景论禁汗的七条条文（即第388—394条）看，集中突出人的体质问题。为了便于记忆，可简称为"禁汗七证"，即"咽、淋、疮、衄、血、汗、寒"。其共性都是正虚，即伤寒夹虚证。仲景提示医者，不可发虚人之汗，切记保胃气、存津液的宗旨，做到防患于未然。然而虚人外感不可发汗，应以何法治之？有先扶其阳者，有先养其阴者，有先建其中者，总以扶正为要，做到正邪兼顾。所以后世医家根据病人的不同体质，对外感病提出滋阴解表、助阳解表、益气解表、养血解表等，大大丰富了治疗手段，体现了扶正与祛邪的辩证统一，也可以说是对仲景汗法的继承和发扬。

<u>原文</u>

伤寒，未发汗，而复下之，此为逆也；若先发汗，治不为逆。本先下之，而反汗之，为逆，若先下之，治不为逆。（395）

<u>直释</u>

① 伤寒，未发汗，而复下之，此为逆也：风寒束表，未经发汗，而复用攻下，这是逆治。

② 若先发汗，治不为逆：风寒束表，先发汗而不用攻下，这是正治。

③ 本先下之，而反汗之，为逆：燥热内结，未经攻下，而反而发汗，这是逆治。

④ 若先下之，治不为逆：燥热内结，先攻下而不用发汗，这是正治。

<u>鉴别</u>

治疗一切外感疾病的原则，皆先表后里。此外，尚有表里兼治之法，但在特殊情况下，也有先里后表之法，此属里证急者，当先救其急为治。仲景在此反复示意，一定要掌握汗、下先后的顺序，否则将变证丛生。

凡病有表证，当用汗法，使邪从汗解；表里同病，表证急者，先治其表，使邪从表解，里证急者，先治其里，使邪从下解，即表急救表，里急救里，反映了急则治标的原则。

原文

伤寒，医下之，续得下利清谷不止，身疼痛者，急当救里；后身疼痛，清便自调者，急当救表。救里宜四逆汤，救表宜桂枝汤。（396）

直释

①伤寒，医下之："伤寒"为本条所属之"证"，本当发汗解表而医生误用苦寒攻下。

②续得下利清谷不止：伤寒下后，邪气变热，乘虚入里，则为协热下利；其邪未入里，而脏虚生寒，则为下利清谷，各因其人邪气之寒热与脏气之阴阳而为病。素体脾胃虚弱，误下重伤其阳，脾胃阳虚，阴寒内盛，不能腐熟水谷，而致下利清谷不止。

③身疼痛者，急当救里：表证身疼痛未解，而里证又急，此时虽有身疼痛的表证存在，也不能治表，因为脾阳已衰，无力鼓邪外出，应以温阳救里为先，故"急当救里"。

④后身疼痛：待中阳恢复，里气已固，再治表证以救其身疼痛之表。

⑤清便自调者：表里同病而里证属虚属寒，轻则表里同治，重则先治里而后治表，这又是治表必以里气充实为基础，待其大便恢复正常，则知中阳已恢复到常态。

⑥急当救表：里气已充，此时若表证续在，身疼痛未止，则再议救表。

⑦救里宜四逆汤：故必先以四逆汤回阳救逆，温在里之虚寒，则下利可止，故治里证适合用四逆汤。

⑧救表宜桂枝汤：利止之后，大便已恢复正常，是阳回利止，仍有身疼痛，是里和而表未解，再以桂枝汤解表，则身疼痛自愈，故治表证适用桂枝汤。

第 395 条以"法"论先后，第 396 条以"证"定缓急，论述角度不同，但精神是一致的。第 396 条在文法上具有特点，"下利清谷不止"一证，寓少阴阳衰之证于其内，举"身疼痛"一证，概括表证于其中。这种省文法，文字精练，内涵明确。仲景示意，对少阴阳虚初复之后的太阳表证，不可等闲视之，若不及时解表祛邪，则表邪很有可能传经入里，故在里虚初复之后，又强调"急当救表"，以绝表邪传里之途径。但考虑到里阳初复，虽见身疼痛、恶寒无汗之表实证，亦不可与麻黄汤峻汗，只宜桂枝汤调和营卫，以图缓汗而解除表邪。这里的"急救"一词，实有告诫之意，本证表里同病是感邪轻重与体质强弱两方面的因素所决定。在治疗上，里证属虚寒，且又急重者，需以回阳救逆为当务之急，待里阳恢复后，再解表祛邪。

原文

太阳病，先下之而不愈，因复发汗，以此表里俱虚，其人因致冒，冒家汗自出愈，所以然者，表和故也，里未和，然后复下之。（397）

直释

① 太阳病，先下之而不愈：太阳病本应发汗，医生先误施攻下法虚其里，因而表病不愈。

② 因复发汗：因见病不愈，误用发汗法，又虚其表。

③ 以此表里俱虚："表"，指体表；"里"，指脾胃。先误下，则损伤脾胃，后误汗，则疏松肌肤，即先下后汗，先下已虚其里，里虚之后又发汗，复虚其表，因此致成表里俱虚。

④ 其人因致冒：病人汗、下失序，损伤正气，正虚邪恋，上虚邪恋，上蒙清阳，使病人呈现头目昏眩、如物所蒙蔽之态。

⑤ 冒家汗自出愈：这种经常自觉昏蒙的人，自行汗出以后，可以不治自愈。

⑥ 所以然者，表和故也：所以这样，是因为自行汗出后，表气已经调和，表病已罢的缘故。

⑦ 里未和，然后复下之：表气调和，里气仍未调和，然后施用攻下法治疗。

讲析

本条提出并回答以下问题：① 表病误下复汗为什么表里俱虚？② 表里俱虚致冒后，为什么汗自出而愈？③ 如何判断表和及里和？若里未和，何以要复下之？

条文从下、汗二字落笔，反复辨表和、里和的问题。太阳病如果表证未解，即使已有里证，也应循先表后里之法，本当发汗，却"先下之而不愈"，说明攻下前表证未解，攻下后表证仍在，故"复发汗"，先攻下虚其里，复发汗虚其表，汗、下失序，以致表里俱虚。表里俱虚，皆因汗、下不得法，正气受挫，但邪气并未解除，反而怫郁于表里之间，邪气郁滞，清阳不升，则头目眩晕昏蒙，仲景云"其人因致冒"，其证正虚邪微，故不能再发汗，待其正气自行恢复，阴阳调和，自汗出而愈。汗出阳气已复，已能蒸化津液出于表，怫郁之势亦随其势而自解，故云"表和故也"。判断表和与里和的依据在于阳气复还于表，汗出津津，邪祛正复，则为表和；二便自调，神静，则为里和，辨别表和与里和，也就是阴阳调和之义。然表和，冒解，不等于里和，由于汗、下先后失序，表里俱虚，续而又郁冒自汗而愈。胃不和，使胃中津液耗损，势必导致胃燥成实，而见心烦、便秘，即"里未和，然后复下之"，只宜少与调胃承气汤，微和胃气，而不宜峻下之法。

原文

太阳病未解，脉阴阳俱微者，必先振栗汗出而解，但阳脉微者，先汗出而解；若阴脉实者，下之而解。若欲下之，宜调胃承气汤。（398）

直释

① 太阳病未解：太阳病，邪气没有解除。

② 脉阴阳俱微者：脉阴阳俱微，为脉象沉取，浮取俱呈虚象，是积蓄力量准备作汗，为脉象有欲进先退之意，是战汗前的短暂反应。

③ 必先振栗汗出而解：人体虚弱之阳，郁极求伸，与邪气相争，未

能鼓邪外出之前，鼓起余勇，正欲胜而邪将祛，是战汗将作的征兆，所以先振栗，然后汗出而邪解。

④但阳脉微者：脉象浮取微微搏动，为虚邪在表，正气抗邪向外，里气安和而阳不复盛。

⑤先汗出而解：病邪在表，正气抗邪向外，因之先发汗使之汗出，病证就可以解除。

⑥若阴脉实者：脉象沉取沉伏不起，病邪在里。

⑦下之而解：用攻下法治疗，病证就可以解除。

⑧若欲下之，宜调胃承气汤：因正邪俱虚，虽有里证而不宜大下，故宜调胃承气汤以和胃气，使里实得泄，病证得解。

讲析

本条仲景用省文法举脉以括证，全条用三个"而解"点出三个问题：①战汗的概念及机理；②但阳脉微与汗出而解的关系；③若阴脉实与下之而解的关系。若与第397条"冒家汗自出愈"相对照，第397条为"未战汗"和"欲战汗"，第398条为"已战汗"，可见仲景论"证"之精深。

原文

太阳病，发热汗出者，此为荣弱卫强，故使汗出，欲救邪风者，宜桂枝汤。（399）

直释

①太阳病：本条的太阳中风证主证为发热汗出，病机为营弱卫强，病因为邪风者，施治宜调和营卫为其大法。

②发热汗出者：由于体表受到风邪的侵袭，卫阳必然浮盛于外，因此产生发热现象，这是卫强的缘故；由于腠理疏松而不致密，营阴失去外卫而不能内守，因而汗出，汗是营气所化，汗出之后，当然感到营阴的相对不足，这是营弱的原因。

③此为荣弱卫强：关于太阳病中风证的病理，仲景概括为"荣弱卫强"，所谓"荣弱"，是营阴未直接受邪，因卫气不固，使营阴不能安居于内，外渗肌肤而为汗，汗出有损于阴分，故曰"荣弱"，并非营阴虚弱；

所谓"卫强"，是卫阳与风邪抗争于表的亢奋现象，是卫阳在遭受外邪侵袭后，所激发的抗邪能力，并非是卫气强盛。营弱卫强，违其和谐之职，亦称为营卫不和。

④故使出汗：卫气强盛，是指风邪并于卫阳，卫分之邪强，卫受邪不与营和，卫阳浮盛而不固，汗孔开孔，营阴不能内守而外泄，所以使其出汗。

⑤欲救邪风者：卫强是风邪袭于卫表，卫越强则营卫越不协调，其卫外功能越减弱，卫强的外在表现是发热，此乃邪气胜于正气，并与正气相争于外的反映。出汗是卫外不固的结果，导致营卫不和谐的原因是受风寒邪气侵袭。要想驱散风寒之邪，虽然已有汗出，但仍要适度发汗以祛风寒之邪，损其"卫强"，救治邪风之所伤。邪风祛则卫气和，出汗止则营阴复，营卫调和，其病自愈。

⑥宜桂枝汤：欲驱散风邪，适合用桂枝汤，桂枝汤中桂、芍并用，姜、枣同佐，既能发汗以解外邪，又可益阴而和营卫，服药后使病人遍身漐漐微似有汗，营卫得以调和，所以桂枝汤是治疗营弱卫强的首选汤方。

鉴别

本条为桂枝汤的补充说明，借发热汗出论述中风证的病机是营弱卫强。营行脉中，属阴而主内守；卫行脉外，属阳而主卫外。若没有营阴之内守，卫阳就不能卫护于外，"卫"无所依而散越；若没有卫阳之外固，营阴就不能安居于内，"营"无所靠而渗泄。营与卫之间相互依存，必须卫固于外，营守于内，营卫协调，腠理致密，才不至于发生营阴失去卫阳的固护而不能自守于内、卫阳不能固密于外且又被风邪侵袭的变局。

讲析

第397条之冒家自汗，第398条之热病战汗，第399条之发热汗出，都是不借药力而自发的不同汗证。仲景将此三条并列于太阳病汗法之后，其目的是使人了解汗出表解有各种不同情况，借以提高辨证能力。本条论述太阳病篇至此，已论述桂枝汤、麻黄汤、小青龙汤、大青龙汤、葛根汤五个治疗太阳病的发汗之法，并已将这些汗法的各种禁例，与表、里、缓、急等治则全盘托出，而论述完毕。此时仲景笔锋一转，进而论述太阳表邪向少阳半表半里的传变，由此引出少阳病的主证与主方小柴胡汤，这种写法的安排，实有总结太阳表证与指导邪传少阳的临床意义。

原文

伤寒五六日，中风，往来寒热，胸胁苦满，嘿嘿不欲食饮，心烦喜呕，或胸中烦而不呕，或渴，或腹中痛，或胁下痞硬，或心下悸，小便小利，或不渴，身有微热而咳者，小柴胡汤主之。（400）

直释

①伤寒五六日，中风：本条条首"伤寒五六日，中风"七字，仲景示意无论伤于寒邪，还是伤于风邪，已经五六天不愈。

②往来寒热：继而出现往来寒热，反映出太阳证罢，邪已传入少阳而成少阳病症状，少阳病的发热既不同于太阳病的翕翕发热，也有别于阳明病的蒸蒸而热，而是恶寒与发热交替发作，一会儿恶寒，一会儿发热，恶寒时不觉发热，发热时不觉恶寒。这一寒时不热、热时不寒特征，是由少阳经所在部位及其生理机制所决定。

③胸胁苦满：少阳经脉下胸循胁，邪气侵袭其经，经气不利，则胸胁部满闷不舒。

④嘿嘿不欲饮食：嘿嘿，"嘿"同"默"，表情沉默，不欲语言。少阳属胆，胆气犯及脾胃，气机不畅，升降失常，脾不升清，运化无权，则表情抑郁，沉默寡言而不欲进饮食。

⑤心烦喜呕：胆火上炎，扰于心神，则心烦；胆热犯胃，胃失和降，则时时呕恶。

⑥或胸中烦而不呕：或，即"或然证"，即不是使用小柴胡汤的必备症状；邪郁胸膈，未犯胃腑，伴见胸中烦闷，但未见呕吐。

⑦或渴：邪热入胃伤津，欲饮水自救，则伴见口渴。

⑧或腹中痛：肝胆气郁，通降不利，横逆犯脾，则伴见腹中疼痛。

⑨或胁下痞硬：邪犯肝胆，疏泄不利，则伴见胁下痞塞硬满。

⑩或心下悸，小便不利：胆与三焦以经脉相连，邪入少阳，三焦亦可阻滞，故令水道不利，水饮内停，饮邪凌于上，则伴见心下悸动；饮邪蓄于下，膀胱气化失职，则伴见小便不利。

⑪ 或不渴，身有微热，或咳者：水饮停于中焦，水液尚能化气上承，则伴见不口渴；里和而表未解，表邪犯肺，肺气不利，则伴见身体轻度发热、咳嗽。

⑫ 小柴胡汤主之：病在少阳，既非发汗之所宜，又非须用吐、下之法，当疏通调和而祛病邪，故治宜和解表里的小柴胡汤，以和解少阳。病虽涉及肝胆、脾胃、心包，但都是由少阳之邪引起，治以和解为法，使枢机运转，病邪外透，则诸证得愈。这是因为少阳为人身之枢机，主表里开合与升降出入，邪犯少阳，则枢机失调，胃气失和，升降失司，三焦津液输布发生障碍。而小柴胡汤能疏解透达，和解枢机，宣通气机，协调升降出入。上焦之气得通，胃气调和，水谷之精微能布散而周行全身，使之身和汗出病解。可见服小柴胡汤不是由于其发汗，而是在于气机调畅，津液得布，从而使邪气随汗出而解，因此不能将小柴胡汤视为发汗之方。所以说，小柴胡汤为解肌清热、和胃止呕、透达内外、疏利三焦、扶正祛邪之剂。

方释

（102方）小柴胡汤方

方中柴胡疏肝，使半表之邪得从外宣，以解外热，黄芩清火，使半里之邪从内而清，以除内热，柴胡配黄芩，为方中主药，柴胡疏解少阳经中邪热，黄芩清泄少阳胆腑邪热，柴、芩合用，经腑皆治；半夏、生姜，因能调和脾胃，降逆止呕，散饮祛痰，故为止呕圣药；人参、甘草、大枣相配，扶中益气，皆佐使之品。因此，参、草、枣三药实脾，可以杜绝少阳之邪内传之路。

再从药物性味分析：柴、芩味苦；姜、夏味辛；参、草、枣味甘，合成辛开、苦降、甘调之法。可见小柴胡汤配伍的三组药物，寒热并用，升降协调，相辅相成，有和解少阳、疏利三焦、调达气机、宣通内外、运转枢机之效，构成一个有机联系的治疗整体。

加减

若胸中烦而不呕者，去半夏、人参，加瓜蒌实一枚：邪热聚集胸膈，则胸中烦；尚未损伤胃气，胃气不上逆，则不呕，故不用半夏降逆止呕，热聚不宜甘温，故不用人参甘温补虚；加瓜蒌实开结，清热除烦，以荡涤胸中郁热。

若渴，去半夏，加人参、瓜蒌根：邪热伤津，则口渴，胃津已伤，半夏辛燥，非渴所宜，故去之；加人参、瓜蒌根，甘润生津，益气养胃以止渴。

若腹中痛者，去黄芩，加芍药：肝气横逆，脾胃受伤，则腹中疼痛，故去黄芩苦寒，加芍药，以调和肝脾，缓急止痛。

若胁下痞硬，去大枣，加牡蛎：邪郁少阳之经，结于胁下，故去大枣之甘腻壅滞，加牡蛎以软坚消痞。

若心下悸，小便不利者，去黄芩，加茯苓：三焦决渎失职，水饮内停，心阳被损，则心下悸动，水液转输不利，则小便不利，故去苦寒的黄芩，以免水得寒气，愈结愈重，加茯苓淡渗利水，上救心悸，下利小便。

若不渴，外有微热者，去人参，加桂枝，温覆微汗愈：是太阳表证未罢，又无里热津伤之象，故去人参之壅补，以免留邪，而加桂枝之辛温，以解在外之表邪，"温覆微汗愈"，旨令不要忘记，加桂枝与柴胡相配，是为解肌发汗以治表邪，一定遵照服桂枝汤之法，否则与意有违。

若咳者，去人参、大枣、生姜，加五味子、干姜：病邪在肺，肺气上逆则咳，故去人参、大枣甘腻之壅补，去生姜辛温之宣散；加五味子之敛肺降逆，加干姜以温肺散寒。这样随证加减，既有法可循，又能灵活地应变于临床。

讲析

仲景把少阳病证治放在太阳病篇叙述，是仲景精心熟虑的安排。仲景为突出地显示少阳病证治，故在论述太阳病证治、治禁，以及表里缓急的治法后，将笔锋一转，进而论述太阳表邪向少阳传变，发展成少阳病的证治。邪犯少阳，经气不舒，邪正交争于半表半里之时，进退于表里之间，若邪胜于正，由外向里、由阳入阴之时，则恶寒；若正胜于邪，抗邪外出，邪气由阴出阳之时，则发热。由于正邪相争各有进退，从而导致呈阵发性交替发作的往来寒热，这是少阳病一个特别重要的指征。往来寒热有三证：①表证的往来寒热，用小柴胡汤；②里证的往来寒热，用大柴胡汤；③已发表或已下的往来寒热，用柴胡桂枝干姜汤。

"往来寒热，胸胁苦满，嘿嘿不欲饮食，心烦喜呕"这18个字，每一证都有特定的含意。"往来""苦满""嘿嘿""心烦""喜呕"，都是从病人情志立论，虽然是自觉症状，但反映出枢机不利的抑郁之象，与第592条之"口苦，咽干，目眩"之少阳病主证合参，可见仲景行文，其精炼处确实是辞约而旨丰，含蕴无穷。条文中七个"或然证"，为非使用小柴胡汤的必备症状，虽非主证，但也是邪入少阳客观存在的病变反映，且在某些情况下，"或然证"亦可成为主证，因此对"或然证"也不能轻视。

小柴胡汤既有祛邪清热之药，又有扶正补虚之品，集寒热补泻于一方，本方所见症状，既有表证，又有里证，而不是仅见少阳胆经的见证。从条文的"或然证"及方后注的加减看，除柴胡、甘草两药外，均作加减，可见小柴胡汤是一个加减灵活、应用颇广的汤方。少阳证用小柴胡汤，而小柴胡汤证不等于是少阳证，因为小柴胡汤不仅能治少阳证，还能治太阳、阳明很多病证。既治太阳病中风表不解而又见里证，又治阳明病的潮热身黄；既治热入血室，又治伤寒瘥后劳复发热。由于小柴胡汤聚辛开、苦降、甘调诸法于一方，故临床应用甚广，只要辨证得当，皆有卓效。

血弱气虚，腠理开，邪气因入，与正气相搏，结于胁下。正邪纷争，往来寒热，休作有时，嘿嘿不欲饮食。脏腑相连，其痛必下，邪高痛下，故使呕也，小柴胡汤主之。服柴胡汤已，渴者属阳明也，以法治之。（401）

笔者认为，本条原文句读有两处需要改正：① "邪气因入，与正气相搏，结于胁下"，应读为："邪气因入，与正气相搏结于胁下"；② "服柴胡汤已，渴者属阳明也"，应读为 "服柴胡汤已渴者，属阳明也"，这样使句式的含义更加准确。

① 血弱气虚，腠理开：气血虚弱，营卫调和失常，腠理不密，则肌表疏松。

② 邪气因入：邪气乘虚因而直接侵入。

③ 与正气相搏，结于胁下：少阳之脉循于两胁，胁下为少阳所属，邪气与正气相搏，结聚于胁下。

④ 正邪纷争：正气与邪气不断相互抗争。

⑤ 往来寒热：邪正交争于半表半里之间，各有胜负进退，正衰时邪气独居则寒，正胜时有力抗邪则热。

⑥ 休作有时：寒热不同时出现，而是寒休热作，热休寒作，并非寒热定时而作，而是寒热交替出现，称为休作有时。

⑦ 嘿嘿不欲饮食：邪犯少阳必然殃及其他脏腑，肝胆属木，脾胃属土，各以其表里关系相互络属，木克土，少阳之邪侵犯脾胃，则沉默懒言，不想进食。

⑧ 脏腑相连：因为人体脏腑相互连属，邪郁肝胆必然要影响到其所克制的脾胃。

⑨ 其痛必下：肝胆相连，脾胃相通，无病则相依为用，有病则相互受邪，肝木克脾土，必然引起腹痛。

⑩ 邪高痛下，故使呕也："高"，指"上"之意。肝胆居上，脾胃居下，肝胆郁滞，波及脾胃，使脾胃功能失调，则腹痛而呕恶。

⑪ 小柴胡汤主之：以上见证种种，皆邪入少阳所致，法宜和解，应以小柴胡汤治之。

⑫ 服柴胡汤已，渴者属阳明也：服柴胡汤已渴，是少阳之邪转属阳明，而不是少阳病的"或然证"之"或渴"。因少阳病已罢，邪传阳明，这种"已渴"若投小柴胡汤，其邪仍继续深入，是阳明里热灼伤津液的病理反映，无论是阳明热证还是阳明实证，"已渴"为必见证。少阳病主证并无口渴，仅为"咽干"。

⑬ 以法治之：服柴胡汤不属误治，虽然不属误治，但病已转属阳明，观其脉证，应按照治疗阳明病的治法治疗。

<u>鉴别</u>

第400条为外感风寒之邪，太阳证罢，邪传少阳，而成少阳病；第401条为气血虚弱之体，易受邪袭，邪气乘虚直接侵入少阳，邪气与正气相搏，结聚于胁下，则成少阳病。第401条的症状并不是第400条症状的再次复述，仲景用词是有分寸的。第400条之言"往来寒热"，第401条则言"正邪纷争，往来寒热，休作有时"；第400条之言"胸胁苦满"，第401条则言"血弱气尽，腠理开，邪气因入，与正气相搏结于胁下"；第400条之言"嘿嘿不欲饮食"，第401条则言"嘿嘿不欲饮食"；第400条

之言"心烦喜呕",第401条则言"脏腑相连,其痛必下,邪高痛下,故使呕也"。两条之病机是有区别的:第400条言外感风寒,邪传少阳,少阳病续发于太阳病证;第401条则言虚弱之体,邪袭少阳,病邪直接侵犯少阳,从而补述少阳发病的又一病因。

讲析

第400条与第401条密切相关,相互补充。第400条言少阳病可以由他病转化而成;第401条言少阳病由于体质虚弱,邪气乘虚直接侵入而成。同时述及少阳病与阳明病的关系:① 少阳病病位在肝胆,肝胆疏泄正常,是保证脾胃完成水谷之受纳、腐熟和转输的前提条件;② 肝胆疏泄失常,必然横逆克脾犯胃,肝郁克脾则腹痛,胆逆犯胃则呕恶,这就是"脏腑相连,其痛必下,邪高痛下,故使呕也"的实质。第400条的少阳病主证并无"口渴",仅有咽干,其"或然证"之"或渴"系胆火上炎伤津,但热势不甚,伤津较轻,即使口渴,也是微渴,饮量不大,并伴有其他的少阳病症状;第401条之"已渴",纯属阳明里实热证,其原来的少阳病证已罢,系胆热转传于胃腑,化燥灼津,其热势较重,伤津较甚,且为大渴,烦渴,饮量也大,并伴有其他的阳明病症状。

原文

太阳病六七日,脉迟浮弱,恶风寒,手足温,医二三下之,不能食,胁下满痛,面目及身黄,颈项强,小便难者,与柴胡汤,后必下重。本渴而饮水呕者,柴胡不中与也,食谷者哕。(402)

句法

笔者认为,原文"与柴胡汤,后必下重",应句读为"与柴胡汤后,必下重"。

直释

① 太阳病六七日:太阳病已经六七天,多为病变转变之时。
② 脉迟浮弱:脾阳素虚,鼓动乏力,则脉迟;脾阳不足,感受风寒,邪犯太阴,表受风寒,则脉浮弱。此为脾阳虚弱,感受风寒,邪入里而表

未解之征。

③恶风寒，手足温：恶风寒为表邪仍在，身不热而手足温，是邪入太阴，病人气血素虚，风寒束表，邪入里而表未解之征。

④医二三下之：医见邪入，竟屡用攻下，诛伐太过，正气越伤，脾胃愈虚，则变证由生。

⑤不能食：误下必伤脾胃，脾胃阳虚，使脾不健运，胃失和降，故不能进食。

⑥胁下满痛：脾虚运化失常，寒湿阻滞，肝木横逆，气机不利，土壅木郁，则胁下胀满疼痛。

⑦面目及身黄：寒湿郁阻，肝胆疏泄失调，胆汁外溢，则面目及周身皆黄。

⑧颈项强：颈部为少阳经脉循行之处，项部为太阳经脉循行之处，颈项强急，俯仰转侧不利，乃因太阳与少阳经脉之气不舒所致。

⑨小便难者：脾虚转输失职，中虚水湿内停，水不下行，则小便量少而不畅。

⑩与柴胡汤，后必下重：误下脾虚不可服柴胡汤，服后必致脾虚气陷，虚寒更甚，大便时有肛门重坠感。

⑪本渴而饮水呕者：水停心下，胃虚饮聚，气不化津，津不上承，则口渴；因口渴而饮水，水停更多，水邪上逆，则呕水。

⑫柴胡不中与也：切不可服用小柴胡汤。

⑬食谷者哕：误服小柴胡汤，因其苦寒而伤败胃气，进食时随胃气上逆而出现呃逆现象，故称"食谷者哕"。

本条是小柴胡汤的禁忌证，仲景在条文最后又说渴而饮水呕，食谷作哕，说明误服小柴胡汤，不但水饮病饮水作呕，而且脾胃败伤，进食时亦作哕。所以，告诫医家不可以小柴胡汤为和解剂而随意给病人服用。

伤寒四五日，身热恶风，颈项强，胁下满，手足温而渴者，小柴胡汤主之。（403）

直释

① 伤寒：本条以"伤寒"冠首，实属三阳合病。

② 四五日：太阳伤寒，已经四五天，是病邪向里传变之时。

③ 身热恶风：乃风寒表邪未尽，属太阳表证。

④ 颈项强：颈项强者，三阳兼有之证。足阳明胃经、手阳明大肠经、手太阳小肠经、足少阳胆经、手少阳三焦经分布于颈部；足太阳膀胱经分布于项，故颈项拘急不舒属三阳经。

⑤ 胁下满：胁为少阳经脉所循，少阳受邪，经气不利，则胁下胀满。

⑥ 手足温而渴者：四肢禀气于脾胃，阳明之热达于四末，则自感手足热；"渴"，为邪气内传阳明，化热化燥，热盛伤津，是阳明主证之一，故"手足温而渴者"属阳明里证。

⑦ 小柴胡汤主之：三阳之证见，从原则而论，法宜和解，因少阳禁汗、下故也。若用发表治太阳，汗为津液所化，津液外泄，化燥化热，会使阳明病情趋向加重；若用攻里治阳明，易使太阳表邪向内陷于里，何况少阳病有禁汗、禁下之明训，因此三阳证兼见，不治太阳与阳明。三阳病中少阳外临太阳，内近阳明，居于表里之间而为枢，故兼治三阳证。治宜少阳，应当用小柴胡汤治疗，使少阳病邪得以和解。少阳气机通畅，枢机运转，则上下宣通，内表透达。外解肌表之邪，使太阳之邪从外而解；内清入里之热，使阳明之热从内而清。

鉴别

第 403 条承第 402 条，再辨小柴胡汤证。

第 402 条有恶风寒，手足温，胁下满痛，颈项强。

第 403 条恶风，颈项强，胁下满，手足温。

两条证候极为相似，第 402 条已经论及因误下，寒湿内蕴，同时伴见面目及身黄，小便难；第 403 条论及既未经发汗，又未经吐、下，正气未伤，同时伴见伤寒四五日，身热，口渴。

若不认真鉴别，很难掌握小柴胡汤的临床运用。

讲析

第 402 条的症状与第 403 条的症状相似，而病机不同，第 402 条因误下里虚，故柴胡不中与也；第403条未经汗、吐、下，里不虚，故小柴胡汤主之，分别虚实，以示慎重之意。

伤寒，阳脉涩，阴脉弦，法当腹中急痛，先与小建中汤；不差者，与小柴胡汤。（404）

直释

①伤寒，阳脉涩，阴脉弦：伤寒，阳脉涩，指脉浮取涩滞，乃脾气虚寒，气血不足之征；阴脉弦，指脉沉取而弦，乃肝胆气旺，木郁乘土之兆。

②法当腹中急痛："法当"乃推理之词，根据脉理分析，脾虚肝侮，气机涩滞，应当有腹中拘急挛痛，这是少阳病兼夹里虚的表现。

③先与小建中汤：论其治法，气血不足，不可不补；邪入少阳，不可不和，故其治疗须分步进行，可采取先补后和之法，先与小建中汤补虚缓急，使脾气得健，中土敦实，则肝乘之象或可自除。

④不差者，与小柴胡汤：假如服小建中汤后腹痛未愈，再服小柴胡汤疏肝解郁，肝脾两调，则可收功。从"先与"二字已揭示后一步的治法，说明先与建中，后与柴胡，是根据病情制订的治疗步骤，并非以药试病。仲景治腹痛有先后之序，虽然两方同为腹痛而设，但其用意有别。一为温中补虚，和中缓急，意在培中；一为疏肝解郁，行气止痛，意在抑木。

方释

（103方）小建中汤方

方中重用甘温的胶饴，益脾气而养脾阴，温补中焦；桂枝温阳气；芍药益阴血；炙甘草甘温益气，既助胶饴、桂枝益气温中，又助芍药甘酸化阴，以滋养肝脾；生姜温胃；大枣补脾，姜、枣合用，升腾中焦生发之气，以行津液，和营卫。六药配合，于辛甘化阳之中，又具酸甘化阴之用，共奏温中补益，和里缓急之效。

小建中汤是在桂枝汤的基础上，倍用芍药，重加胶饴而成，两方组成仅一味药之差，其理法迥然不同：

桂枝汤以桂枝、芍药等量相伍，以桂枝为首，解肌发表，调和营卫，以治太阳表虚证。

小建中汤以胶饴为主，倍用芍药，与胶饴相伍，温中补虚，缓急止痛，以治虚劳里急诸证。

由此可见，因药量改变，主药更易，从而立法，作用各殊一途，变解肌发表、调和营卫之方为温中补虚、和里缓急之剂。

讲析

"不差者"，是指少阳柴胡证未罢而言。因为本条为柴胡证兼小建中汤证而设，少阳脉但弦，今"阳脉涩，阴脉弦"，说明少阳既有本经自身之虚，又有本经传来之邪。以脉涩、腹中急痛代表建中证，建中证之脉证为本条所独具；以脉弦代表柴胡证，对柴胡证之"证"从略，因为小柴胡汤证叙述已详。

仲景叙述是极有规律的，先与建中汤，脉涩已解，腹中急痛已和，而其所"不瘥者"，乃是少阳自身之虚得以建中而复，但脉弦未去，本经传来之邪还往来于表里之间，因为少阳脉弦仍在，故与小柴胡汤和解之，以解后顾之忧。

原文

伤寒与中风，有柴胡证，但见一证便是，不必悉具。（405）

直释

① 伤寒与中风：不论伤于寒邪还是中于风邪，当邪传入少阳之时，应以少阳主证为凭，而不拘泥于风寒之邪所凑也。

② 有柴胡证："有柴胡证"者，指"往来寒热，胸胁苦满，嘿嘿不欲饮食，心烦喜呕"，及"口苦，咽干，目眩"是也。

③ 但见一证便是：少阳病、小柴胡汤证的症状很多，有若干主证，

和若干"或然证"，不要等待诸多症状全部具备，只要抓住其中主要症状就可以。

④ 不必悉具：临床见到部分主证，就可以使用小柴胡汤；"或然证"则指必须要在部分主证已见的基础上，是否见之均可，方可使用小柴胡汤。若一见"或然证"，未见主证，便用小柴胡汤，是不正确的。

讲析

不论伤于寒邪，还是中于风邪，只要见到一个柴胡汤主证，便是病邪已传入少阳的征兆，不必所有的症状全部具备。

原文

凡柴胡汤病证而误下之，若柴胡证不罢者，复与柴胡汤，必蒸蒸而振，却复发热汗出而解。(406)

直释

① 凡柴胡汤病证而误下：凡适用小柴胡汤治疗的病证，皆宜和解，不可攻下。若误用攻下，若正气不支，则下后变证丛生。

② 若柴胡证不罢者：如果误治后小柴胡汤所治的症状仍然存在。

③ 复与柴胡汤：虽然正气有所损伤，但可再用小柴胡汤和解。

④ 必蒸蒸而振：由于误下后，证虽未变，但正气毕竟受挫，值此之时，正气得药力相助而奋起抗邪，邪正剧烈交争，出现身体振颤抖动的现象，这是正胜邪祛乃至汗出病情外解之佳兆，后人称为战汗。

⑤ 却复发热汗出而解：就会出现抖动寒冷，蒸蒸发热，继而汗出，脉静身凉，邪从汗除，诸证渐退而病解。

讲析

上述病情在临床并不一定都能发生战汗，也有未经误下，仅因病程稍长，药后却出现战汗作解的，说明小柴胡汤既可扶正，又可祛邪。若病人服药蒸蒸而振，这是药效助正祛邪的表现，待战汗后，病情可愈。

伤寒二三日，心中悸而烦者，小建中汤主之。（407）

①伤寒二三日：太阳伤寒证，才两三天时间，病程虽短，又未经误治。

②心中悸而烦者：通常情况下，气虚易心悸，血虚易心烦，中气不足，气血亏虚，里虚复被邪扰，心失所养则悸动，神志不安则发烦。

③小建中汤主之：本条仲景以扶正祛邪为治疗大法，以标本缓急为治疗原则，在正气虚而有表邪的情况下，如果单纯治表，非但无功，反而有害。此时当先扶正，正气复，表不解者再予解表。仲景对悸而烦俱在而有表邪的复杂证候，投以小建中汤以建补中气，中气得建则营养之源有继，气血自生则悸而烦可止，营卫调和则表证有自解之望。总之，既有表证复兼里虚，无论表解与否，先救里为急，中气建则营卫和，正气复则自能祛邪，故不解表而表自解。

小建中汤由桂枝汤倍用芍药加饴糖组成，既能治第407条之"心中悸而烦"，又能治第404条之脾虚"腹中急痛"，为异病同治之方。方中饴糖甘温补中，倍用芍药有酸甘化阴，养营益血，缓急止痛之功，更有桂枝相配，可通心脾之阳，使心虚得养，脾虚得健。见证虽然相异，然则病机一致，皆属中阳不足，气血亏虚，导致上则心失所养而出现心悸发烦，下则引起土虚木乘而见腹痛。治疗应须抓住根本，速建中气。而小建中汤是温中健脾，补虚缓急，平补阴阳，调和气血之方，具有建立中气之效。用之既能温养中气而双补心脾，以治心中悸而烦，又能建中补虚而两调肝脾，以治腹痛。故一方可治二证，使心中悸而烦得愈，脾虚腹中急痛得除。

太阳病，过经十余日，反二三下之，后四五日，柴胡证仍在者，先与小柴

胡汤；呕不止，心下急，郁郁微烦者，为未解也，与大柴胡汤下之则愈。（408）

直释

① 太阳病，过经十余日：过经，指病程传过一经，而又入另一经的病理变化，说明病程已超过本经日期。本条抓住证候发展的变化时间，动态地观察存在的证候，"太阳病，过经十余日"，说明本证初起邪在太阳之表，随着时间的推移和治疗之误，而致邪气离开太阳传入少阳。

② 反二三下之：少阳病治当和解，但医生误从阳明论治反而三番两次地误用攻下之法。

③ 后四五日：所幸病人体质尚好，误治四五天之后，证候未因误治而发生变化。

④ 柴胡证仍在者；先与小柴胡汤：柴胡汤证仍然存在，仍应当用小柴胡汤和解，服汤后可能药尽其效，正胜邪祛，病证向愈，出现如第406条之所言"必蒸蒸而振，却复发热汗出而解"。

⑤ 呕不止：邪热壅于胃，以致胃气频频上逆，则可能病重药轻，服药后病证未减反而呕吐不止。

⑥ 心下急：胃脘部拘急疼痛，按有硬感，拒按。

⑦ 郁郁微烦者：郁闷不舒，伴有轻微心烦，是内热郁蒸所致。

⑧ 为未解也：邪气郁滞于里，欲出未出，欲结未结，故病证尚没有解除。

⑨ 与大柴胡汤下之则愈：少阳未解，故不可下，然兼阳明里实，又不得不下。胃肠无燥结成实，非承气峻下之所宜，必以轻缓之品以攻下，大柴胡汤和解通下并用，为下之缓剂，既能和解少阳，又能兼下阳明里实，故病证得愈。

方释

（104方）大柴胡汤方

方中柴胡升清阳而散外邪，大黄降浊阴而泄里实，一升一降，则少阳之邪得解，阳明之实得除；折热之剂必以苦，故用黄芩和解少阳邪热，柴胡疏肝解郁，芍药敛阴和营，一散一敛，疏肝和血，缓急止痛；枳实行气，伴以升清的柴胡，升清降浊，和肝脾而调气机；行气消痞的枳实伍以攻泄里实的大黄，则荡涤阳明热结；半夏和胃降逆，并重用生姜止呕和胃，以治呕逆不止；大枣与生姜相配，能和营卫而行津液，并调和诸药。本证邪热未全入里，故不用芒硝之峻下，而取大黄之量只及承气之半，意在轻下。总之，本方既不悖于少阳禁下的原则，又可和解少阳，内泄热结，使少阳与阳明并病得以双解。

讲析

综上所述，病已属少阳兼阳明里实，少阳证不解则不可下，而阳明里实，又不得不下，故用小柴胡汤已无能为力，因其只能和解少阳而不能攻下阳明，唯独用大柴胡汤和解与通下并行，以两解少阳阳明两病之邪。然少阳病本属半表半里证，有汗、吐、下三禁，而本条又何谓可下？因禁下是针对单纯的少阳而言，叫作常法；可下是阳明少阳并病，叫作变法，即和解少阳枢机兼下阳明里实之法。

原文

伤寒，十三日不解，胸胁满而呕，日晡所发潮热，已而微利。此本柴胡证，下之以不得利，今反利者，知医以丸药下之，非其治也。潮热者实也，宜先服小柴胡汤以解外，后以柴胡加芒硝汤主之。（409）

词法

①所：特殊指示代词"所"，用在动词"发"的前面，指代这个动词表示的动作，为所涉及的对象。"所"和这个动词"发"一起构成名词性词组，其语法作用跟名词大体相同，表示"所发潮热"的症状。

②已：陈述语气词，帮助说明因果关系，意在增强肯定语气，无对应词，可以不译。

③而：并列关系的连词，译作"而且""又"。

④以：介词，介绍动作行为的凭借，译作"依据""根据""按照"。

句法

作者认为，原书"伤寒十三日，不解"，应读为"伤寒，十三日不解"；"日晡所发潮热，已而微利"，应读为"日晡所发潮热已，而微利"。

"非其治也"为主谓倒装句，即"其治非也"，可译"这种治法不对"。

① 伤寒，十三日不解：伤寒病证，已经十三天病邪犹未解除，此并不意味太阳表邪未有解除，而是病邪有向里传变的倾向。

② 胸胁满而呕：胸胁胀满而呕吐，是病邪传里，邪传少阳之象。

③ 日晡所发潮热已：日晡，古代记时法，指午后"申"时，即下午3～5时，为阳明经气旺盛之时；潮热，形容发热有似潮水之汛，定时而至。此为午后3～5时定时发热，为阳明腑实之征，属少阳兼阳明里实证，治之以和解通下，可望诸证得愈。

④ 而微利：若治后病未解而续见轻微下利，乃治不得法，是与病情的发展趋势不符，须探究其原委。

⑤ 此本柴胡证：这本来是大柴胡汤适应证，用大柴胡汤下之，则将病解而不致下利。

⑥ 今反利者：现在反而出现这种轻微下利的反常现象。

⑦ 知医以丸药下之：可知医生误用丸药攻下。

⑧ 非其治也：所谓丸药是汉代民间盛行温下的方法，多系巴豆制剂，其性辛热燥烈，以丸药攻下虽泻下力强，肠道虽通，却不能泄热，燥热不去，少阳证亦不能解除，所以说，这种治法不对。

⑨ 潮热者，实也：尽管误治引起"微利"，却潮热如故，这种定时发热是里实证。

⑩ 宜先服小柴胡汤以解外：既经误下，则正气必伤，虽兼有阳明燥热内结，也不能再用大柴胡汤攻下，以免重伤其正气，故适合于先服小柴胡汤和解外邪，兼扶正气，使里气充实，冀其上焦得通，津液得下，胃气因和，身濈然汗出而解。

⑪ 后以柴胡加芒硝汤主之：若因燥热较甚，服小柴胡汤不愈者，再服柴胡加芒硝汤，即与减量的小柴胡汤加芒硝，以和解少阳，泄热润燥，兼治阳明，所以不复用大柴胡汤者，因为"医以丸药下之"，不欲重伤其津液的缘故。这些辛热药物攻下虽然迅速，但对于热邪是不相适宜的，用不得法，易造成变端。

第 408 条"先与小柴胡汤"与第 409 条"宜先服小柴胡汤以解外"是一个机理。两条不同之处在于：第 408 条是和解枢机之不转，用大柴胡汤；第 409 条是和解枢机之后，用柴胡加芒硝汤，同治少阳兼阳明里实。但大柴胡汤以阳明里实为急且正气未虚；柴胡加芒硝汤则阳明里证为缓，正气已虚。轻重缓急，治各有别，可见仲景设法御方，处处顾护正气。

另外，少阳兼阳明里实证有三种情况：

病情偏重少阳，阳明里实轻浅者，治宜第 406 条之小柴胡汤。

少阳与阳明并病，里实较重者，治宜第 408 条之大柴胡汤。

少阳与阳明并病，阳明燥结不甚而正气已伤，或经攻下燥结不甚者，治宜第 409 条之柴胡加芒硝汤。此一证三治，足见仲景辨证论治的精确。

方释

（105 方）柴胡加芒硝汤方

方中用小柴胡汤原方剂量的三分之一量，以和解少阳，再加少量的芒硝，以软坚通便。因正气较虚，里实不甚，故不取大柴胡汤的大黄、枳实之荡涤破结，而用人参、甘草、大枣护正达邪。且误下"微利"之后，正气已伤而阳明燥热未减，故加入芒硝以咸寒润下，清阳明无形之热，故柴胡加芒硝汤为和解兼通下之轻剂。

讲析

少阳兼阳明主要的两种证型：一种是少阳兼里实的大柴胡汤证，一种是少阳兼里实而误用热性丸药攻下后的柴胡加芒硝汤证。两方均为治疗少阳兼阳明里实的常用方，但由于体质不同，腑实程度有别，所以仲景立此两方以适应不同的病情。

大柴胡汤为小柴胡汤与小承气汤合方加减组成。用小柴胡汤和解少阳，但因里气不虚，腑实已成，故于小柴胡汤中去人参、甘草，以免缓中留邪；因实邪壅滞，心下急痛，故用大黄、枳实，攻泄热结；用芍药敛阴和营，缓腹中急痛。合而用之为外解少阳、内泄热结之剂，适用于少阳病病邪不解，邪热内传阳明，腑气壅实，证见往来寒热，胸胁苦满，口苦咽干，目眩腹满痛，郁郁微烦，心下急，大便不通。

柴胡加芒硝汤，即小柴胡汤加芒硝组成，用小柴胡汤和解少阳，用芒硝泄热去实，软坚润燥。因正气较虚，里实未甚，故不用大黄、枳实之荡涤实热，而留人参、甘草、大枣以扶正。汤方的药量较小，是和解兼泻里之轻剂，适用于少阳病兼燥热内结，误用热性丸药攻下，正气受损，而少阳未解，阳明燥实未去之证，表现为胸胁满而呕，日晡所发潮热。概而言之，少阳兼阳明里实证，若正不虚，里实较甚者，治宜大柴胡汤；若正已虚，里实较轻者，治宜柴胡加芒硝汤。

原文

伤寒，十三日，过经谵语者，以有热也，当以汤下之。若小便利者，大便当硬，而反下利，知医以丸药下之，非其治也。若自下利者，脉当微厥，今反和者，此为内实也，调胃承气汤主之。（410）

句法

脉当微厥："厥"字，相当于"其""他们""这""那"，代词。"脉当微厥"，主谓倒装句，即"脉当微厥"，译为"其脉象应当微弱"。

直释

① 伤寒，十三日：伤寒，病情未解，病邪已经不在太阳经。

② 过经谵语者："过经"点明邪气已经传经，续述"谵语"一证，则知邪气已经离开太阳经，传入阳明经。

③ 以有热也：这是热邪传里之征。

④ 当以汤下之：里有实热，应当用承气汤类药物攻下。

⑤ 若小便利者：如果病人小便通利量多，是阳明燥热逼迫津液偏渗膀胱。

⑥ 大便当硬：津液不能还入肠中，大便应当干硬。

⑦ 而反下利：阳明里实，肠道燥结，本当大便干硬，现在反而下利，说明这是一种异常现象。

⑧ 知医以丸药下之：产生这种异常现象的原因是医生误用丸药攻下的缘故。

⑨ 非其治也：因为汉时使用丸药，多为备急一类的辛温燥热之品，

攻下以后，肠道尚通，但燥热反甚，是治疗上的错误，所以这种治法不对。

⑩ 若自下利者：如果是误服剧烈丸药攻下，而发生下利。

⑪ 脉当微厥：病人脉象应当微弱。

⑫ 今反和者：现在脉象反而调和，符合阳明里热结实之证的脉象。

⑬ 此为内实也：这是里实的依据。

⑭ 调胃承气汤主之：凭脉审证，因医治误用热性丸药攻下，胃气必有所伤，峻下之品，似不相宜，当用谓胃承气汤缓下最为得当。

讲析

第 409 条与第 410 条同属误用丸药攻下的变证，但第 409 条为少阳阳明并病误下，以少阳为主，微兼阳明，误治后下利，少阳之邪仍未解，故先用小柴胡汤和解少阳，然后再以柴胡加芒硝汤兼治里实；第 410 条为阳明病误下下利，燥热不除，故用谓胃承气汤缓下，以去未尽之邪热。两条互参，加强误下的辨证论治。

原文

太阳病不解，热结膀胱，其人如狂，血自下，下者愈，其外不解者，尚未可攻，当先解外，外解已，但少腹急结者，乃可攻之，宜桃核承气汤。（411）

直释

① 太阳病不解：太阳病没有解除，可知表邪仍在。

② 热结膀胱：随着病情的发展，在表之邪化热入里，邪热深入下焦与体内瘀血互相搏结于下焦膀胱部位。

③ 其人如狂：邪热扰于心神，则神志失常，状如发狂，但较发狂为轻。

④ 血自下：邪热与瘀血相结较浅，尚未瘀结，由于热迫血络，迫血妄行，常常发生血液自行便下。

⑤ 下者愈：便血是病情向愈的表现，邪热随下血而外泄，其病多因下血而缓解，其病不药而愈。

⑥ 其外不解者，尚未可攻：病人表证没有解除，当先解其表，尚不能攻里，以免招致外邪内陷。

⑦ 当先解外：应当先解除表邪。

⑧ 外解已：待表邪解除后。

⑨ 但少腹急结者：如果少腹急迫不舒，或胀或痛、或满或硬的拘急结滞感仍在。

⑩ 乃可攻之，宜桃核承气汤：才可以攻逐，因为病人血能自下，说明血热瘀结不甚，又有解表治疗之后，病人的正气得到药力的扶助，故只需桃核承气汤轻剂攻逐即可。

鉴别

蓄血证与蓄水证

蓄血证与蓄水证两者虽同为病在下焦，但病机、症状、治疗均不同：

① 病机：蓄血证为太阳表邪化热入里，与瘀血相结于下焦；蓄水证为外邪循经入里与水邪相结于膀胱，膀胱气化失职，水气不化，水蓄下焦。

② 症状：蓄血证表现为神志异常，其人如狂，少腹急结或硬满，小便自利；蓄水证表现为烦渴，小便不利，少腹满，无神志异常症状。

③ 治疗：蓄血证应攻逐瘀血，若证轻者，宜用桃核承气汤，若证重者，宜用抵当汤或丸；蓄水证则应通阳化气利水，宜用五苓散。两证均为下焦病变，其鉴别点在于小便利与不利，神志正常与否。

方释

（106方）桃核承气汤方

方中桃仁与大黄并用，桃仁活血逐瘀，大黄破瘀泄热，两者配伍，瘀热并治；桂枝通行血脉，助桃仁以散瘀，配于寒凉破滞"方"中，亦可防止寒凉凝血之弊；芒硝泄热软坚，助大黄下瘀泄热；炙甘草调中和药，缓诸药峻烈之性。诸药相伍，共奏活血化瘀、通下瘀热之功，适用于血热壅瘀，结而不甚者。服后"当微利"，使蓄血去，瘀热清，诸证自平。

讲析

血、热互结于下焦，则少腹急结。血、热虽结于少腹，尚未影响到膀胱的气化，则小便自利，其证随着人体正气的强弱、病邪之盛衰而反映出不同的情况。

若邪热与瘀血相结较浅，尚未瘀结而"血自下"。

虽然"血自下"是病情欲解的表现，若邪热与瘀血相结较深，血不能自下，则蓄血自成，此时非活血攻瘀不可，使蓄血尽快排除，但攻逐之前若有表邪，应先表后里，否则会引邪深入，加重病情。

原文

伤寒八九日，下之，胸满烦惊，小便不利，谵语，一身尽重，不可转侧，柴胡加龙骨牡蛎汤主之。（412）

直释

① 伤寒八九日：伤寒已经八九天，是病邪入里转化之期。

② 下之：此时误下，必是热象明显，有可"下之"的疑似证出现。

③ 胸满烦惊：感邪时间已长，正值化热入里之期，误用攻下虚其正气，使病邪内陷，弥漫全身，表里受邪，虚实互见，正气受挫，邪陷少阳，相火上炎，胃热蒸上，邪扰神明，神无所归，虑无所定，心神浮越，则胸部满闷，心烦惊惕。

④ 小便不利，谵语：太阳膀胱腑气不利，则小便不利；阳明胃燥，少阳相火妄动，扰乱神明，则言语错乱。

⑤ 一身尽重，不可转侧：三阳经气皆为之不利，加之下后伤脾，使水湿失运，邪不得外解，病邪弥漫，枢机不利，则全身重滞，不能转侧。

⑥ 柴胡加龙骨牡蛎汤主之：此证虽见三阳证候，病位但以少阳病证为突出，太阳阳明证则是少阳枢机不利所成，所以治疗以柴胡剂和解少阳为主，并酌加他药以治兼证。

鉴别

第412条续第411条蓄血证后，有相互对比以加强辨证的用意。第411条属热与血结，病在血分；第412条属少阳枢机不利，病在气分。第411条证属太阳见少腹急结，第412条证属少阳见胸满，病位有上下之异；第411条证见小便自利，第412条证见小便不利。两条都有神志病证，

411 条言狂，412 条言惊。

方释

（107 方）柴胡加龙骨牡蛎汤方

方中小柴胡汤用以和解少阳，祛除半表半里之邪；其方去炙甘草者，以其热邪弥漫全身，而不欲其缓故也；小便不利，故加桂枝、茯苓以助太阳气化而行津液；谵语，加大黄泻阳明之热，以和胃气；龙骨、牡蛎、铅丹重镇收敛，安浮越之心神以止烦惊。三阳之气畅达，内外气机俱无阻滞，故一身尽重与不可转侧的症状随之而解。方中铅丹能镇惊安神，然而本品有毒，用时必须谨慎，若小量而暂时用之尚可；若需久服或大量者，则以生铁落、磁石代之，较为稳妥，且疗效仍佳。

讲析

第 412 条之"伤寒八九日，下之"，揭示病因，突出少阳误下致病的机转。其中"胸满烦惊""谵语"与第 411 条"其人如狂"的机转不同，第 411 条病变多在血分，412 条病变则在气分。由于伤寒误下，兼致正虚，使病邪内陷，弥漫三焦，形成表里俱病，虚实互见的变证。

原文

伤寒，腹满，谵语，寸口脉浮而紧，关上脉弦者，此肝乘脾也，名曰纵，刺期门。（413）

直释

① 伤寒：感受邪气之意。

② 腹满：肝热犯脾，中焦壅滞，脾不转输，则引起腹满。

③ 谵语：肝盛化火上扰心神，则谵语。

④ 寸口脉浮而紧，关上脉弦者：仲景曰"脉浮而紧者，名曰弦也"，今寸脉浮紧，实寓有弦脉之意；关脉弦以佐之为据，弦为肝脉，证属肝经热盛。

⑤ 此肝乘脾也：脾胃之证而见肝胆之脉，乃因肝木气旺而乘克脾土。

⑥ 名曰纵：纵，指五行顺次相克，即五脏乘侮关系的相乘，名曰

"纵"。肝木克脾土，现在肝经热盛，其气愈旺，使纵行无忌，木乘脾土，所以把这种情况称为"纵"。

⑦ 刺期门：既是肝邪旺盛，则应以泻肝法治之，故用刺期门法。所谓"期门"，是肝经之募穴，刺之能疏泄肝胆，泄热除实，理气活血。所以刺期门之法可以疏肝邪，肝邪泄，则诸证可除。

讲析

本条伤寒，寸口脉浮而紧，颇似太阳表实，但不见头项强痛、无汗，又非太阳表实；腹满、谵语类似阳明腑实，但不见潮热、腹痛、脉沉，又非阳明腑实证。人体的正常功能活动，是赖各脏腑间在生理上的相互协调来实现的，在病理状态下必然相互影响。本证既非太阳，又异阳明，然为何病人腹满谵语？寸、关脉俱弦，脉证乃肝木气旺而克犯脾土，若平素肝气旺盛又感受邪气呈病理状态时，则脾土最易受其影响，而见到脾胃病的症状。

原文

伤寒，发热，啬啬恶寒，大渴欲饮水，其腹必满，自汗出，小便不利，寸口脉浮而涩，关上弦急者，此肝乘肺也，名曰横，刺期门。（414）

直释

① 伤寒，发热，啬啬恶寒：肺主皮毛而司治节，感受外邪，肝实乘肺之虚，郁而化热，逆乘于肺，使肺之合肌腠疏松，先发热继而就有畏缩怕冷之感。

② 大渴欲饮水：肝气实而肺脾两虚，水之上源被劫，肝旺脾必虚，气不布津，津不上承，则口大渴，想喝水。

③ 其腹必满：饮入之水，因其失布于上而停贮中焦不化，以致气机不畅，脾不转输，故因多饮而腹中必然胀满。

④ 自汗出：肺合皮毛，肝旺肺虚而肝郁化热，肌表失固而疏松，故自动汗出。

⑤ 小便不利：水之上源肺受制约而失其肃降，治节失司，因而失其通调水道之功，致使水液下输膀胱受限，则小便不利。

⑥寸口脉浮而涩，关上弦急者：寸脉浮乃肺之常脉，气机不畅，脉气往来艰涩，故脉兼涩象；关脉弦急，乃为关脉弦而紧缩。

⑦此肝乘肺也：脉浮涩属肺，脉弦急属肝。肺乏水而燥乃由肝乘之故，故肝乘肺，乃逆乘反克所致。

⑧名曰横：横，指五行逆乘反克，即五脏乘侮关系的相侮，名曰"横"；肝木盛极，不受肺金所克，逆向反克肺金，所谓"木刑金"之征。肝木气旺，逆克肺金，在五行学说中，把"木刑金"这种反常逆乘相克的病理现象，称为"横"。

⑨刺期门：在治疗上，用刺期门之法，以疏泄肝经之邪。肝气得疏，肝邪得泄，肺不受克，肺、肝、脾之气在新的基础上达到新的平衡，肺脾功能重新恢复，毛窍通畅治节有制，水道通调，诸证得解，其病自愈。

鉴别

第413条与第414条是仲景举例示范，运用五行学说来说明五脏相关的道理，肝乘脾，脾失转输，其治泻肝刺期门；肝乘肺，肺失肃降，其治亦泻肝刺期门，余脏亦可准此。上述两条与第213条"见肝之病，知肝传脾，当先实脾……肝虚则用此法，实则不可用之"的理论相得益彰。第413条、第414条则恰恰是补述肝实之治。肝实之证，不论是乘脾虚，还是乘肺虚，皆先治肝实之原发，亦是治病求本之意。"纵""横"之义，顺次相克，肝实克脾虚，木顺次克土，脾胃受病，谓之纵；逆次相克，肝实克肺金，木逆反侮金，肺金受病，谓之横。仲景从"纵""横"立论，提示要知病之所来和病之所去，既要动态观察疾病的发展传变趋势，又要全面分析，反复辨证。刺期门要活看，非谓仅用针刺期门之法，而是寓意从肝实证论治，以治原发，既可用针刺，亦可用药治。

讲析

本条伤寒，发热，啬啬恶寒，自汗出，颇似太阳表虚，但不见头项强痛，又非太阳表证；大渴欲饮水，其腹必满，颇似阳明里证，但不见潮热、便秘、脉洪大，又非阳明里证。人体的正常功能活动，有赖于各脏腑间的相互协调来实现，在病理状态下又相互影响。本证并非二阳合病，依寸脉浮涩，关脉弦急立论，实属肝实逆克肺金，乘肺金之虚，所呈现的肝肺病证的症状。

太阳病二日，烦躁，反熨其背而大汗出，火热入胃，胃中水竭，躁烦，必发谵语。十余日振栗自下利者，此为欲解也。若其汗从腰以下不得汗，欲小便不得，反呕，欲失溲，足下恶风，大便硬，小便当数而反不数，又不多，大便已，头卓然而痛，其人足心必热，谷气下流故也。（415）

直释

① 太阳病二日：太阳病才两天，邪尚在表。

② 烦躁：即使邪已初传阳明，本不应见烦躁，今反见烦躁，为表邪不解，内有郁热，应以解表清里法治之为宜。

③ 反熨其背而大汗出：熨，指用布包炒热的药物，或用温度较高的物体，外熨体表某一局部以祛寒。此处出现烦躁，误用火熨的方法，熨病人的背部以发汗，逼迫大汗出，耗损津液，则津伤胃燥。

④ 火热入胃：误以火热之熨法取汗，必致汗出津伤，里热炽盛，火热内入胃中。

⑤ 胃中水竭：汗出津伤于外，积热炽盛于内，胃中津液耗伤，称为胃中水竭。

⑥ 躁烦：胃燥里热愈炽，热炽烦躁更甚，则手足躁动不安，心中烦乱不安而以躁动为主者。

⑦ 必发谵语：阳热内盛，火热上扰神明，则谵语。

⑧ 十余日振栗自下利者，此为欲解也：经过十多天，出现寒战并伴见自行下利，这是病情欲解的征象。因为振栗是已虚之正气奋起抗邪达表之兆，待微微汗出时，则部分邪热将随微汗而解；邪正分争，可迫使部分邪热内迫大肠而下利，则部分邪热将随下利而解。总之“振栗，自下利者”，是阴复阳和的表现，津液自回，忽得振栗，则表邪传表；自下利，则里邪传里，而营卫得通，里燥得下，故称之为“此为欲解也”，说明邪气可以通过不同渠道而解的机理。

⑨ 若其汗从腰以下不得汗：误用火熨法治表邪，以热治热，除躁烦谵语以外，变证多端，用“熨其背”发汗，必耗伤津液，因邪陷阳明，从燥化热，出现阳盛于上而虚于下的阻隔，热盛水亏，故病人汗出时从腰以下不得汗。

⑩ 欲小便不得：阳气不能下达，阳虚于下而气化无权，膀胱失约，则想小便而解不出。

⑪ 反呕，欲失溲：火热之邪主升而炎上，"反熨其背"，热邪郁结于上，阳气不能下达而固摄无权，致成上盛下虚，阳热之气上逆则"反呕"，阳气不能下达则呕时想要遗尿。

⑫ 足下恶风：太阳病误以火劫，阳气奔迫于上，下虚无以温煦，故两足底部怕风。

⑬ 大便硬：阳热亢盛于上，津液不能下达，则大便硬结。大便硬时，标志着津液不能逐入胃中，反受燥热所迫而偏渗膀胱，故"小便当数"而且量多。

⑭ 小便当数而反不数，又不多：小便应当频数量多，如今反而小便不频数，量也不多，说明津液尚能还入胃中，以调节胃肠之燥，大便自下，津液与阳气并行不悖，标志着津液已复之象。

⑮ 大便已，头卓然而痛：卓然，指高远之貌，引申为"突然觉得"之意。大便解出后，头部突然感到疼痛，并非误治而成，是在阴液已复、阳气调和、邪气几乎完全被正气所取代的基础上，在大便通畅而解大便之时，因上聚的阳气骤然下达，机体的自身调节功能尚未全复，机体与其不相适应而突然出现的一个暂时性的自觉症状。即原因并不是在邪气作用下发生的病理反应，而是阳气从上而下，骤然得降，头中阳虚，而发生的短暂的不适应现象。待机体自身调节功能渐至恢复正常时，头痛的自觉症状自然随之消失。

⑯ 其人足心必热：阳气下达，肢足得温，则两足底部得其下达阳气的温煦，由恶风寒渐转为足心有热感。

⑰ 谷气下流故也：上下阻隔之势得以缓解，上聚之阳气随之下达，水谷精微物质之气又恢复了循行经络之路，敷布周身，发挥濡养全身的生理作用，称为谷气下流。

讲析

本条论述误用火法熨背汗出而致变证的两种类型。

变证一，津伤胃热，躁烦，谵语，为大汗出，火热入胃，胃中水竭的征象。十余日振栗，自下利，为阴复阳和，病将向愈的转归。

变证二，上盛下虚。

症状：上盛故上部有汗，气逆而呕；下虚则腰以下不得汗，足下恶风；既欲小便不得，又欲失溲；大便硬，小便不数、不多。

转归：大便得通，头卓然而痛，为阳气得降，头中阳虚；足心必热，为阳气下达，谷气下流。以上诸证仲景交错论述，后世部分注家持怀疑态度，疑非仲景原文，未免武断。其实本条是论述误用火法致津伤胃热与上盛下虚的变证，内容比较复杂。仲景反复辨析，明确指出阴阳之气得以调达之机，是病情向愈的佳兆。

原文

太阳病中风，以火劫发汗，邪风被火热，血气流溢，失其常度。两阳相熏灼，其身发黄，阳盛则欲衄，阴虚小便难，阴阳俱虚竭，身体则枯燥，但头汗出，剂颈而还，腹满微喘，口干咽烂，或不大便，久则谵语，甚者至哕，手足躁扰，捻衣摸床，小便利者，其人可治，宜人参地黄龙骨牡蛎茯苓汤主之。（416）

直释

① 太阳病中风，以火劫发汗：火劫，指太阳中风误用烧针、熏、熨、灸诸火法迫劫发汗。太阳中风证本当调和营卫、解肌祛风为治；若误用火劫法强行发汗，则为治疗之逆，必然变证蜂起。

② 邪风被火热：风为阳邪，火为热邪，风邪被火热所劫，邪风得火劫相助，风火相煽，其热炽盛。

③ 血气流溢：气血运行失常，溢出脉外。

④ 失其常度：使血气流行散漫，失去正常的规律。

⑤ 两阳相熏灼，其身发黄：两阳，指风邪和火邪；熏灼，指风火相煽，阳热燔灼；风火两邪相交燔灼，热灼肝胆，胆汁不循常道，外溢肌表，则通身黄染。

⑥ 阳盛则欲衄：阳盛，指阳热之邪炽盛。邪热亢盛，迫血于上，损伤阳络，则鼻衄血。

⑦ 阴虚小便难：阴虚，指阴血不足，津液亏损。津血为热灼，阴液衰耗，则小便难。

⑧ 阴阳俱虚竭：误用火劫逼汗，风火相煽，不仅伤阴血而且耗阳气，

故阴阳气血俱虚衰。

⑨ 身体则枯燥：无血以濡润，无气以温煦，肌肤失养，不能充肤泽毛，故周身体表的肌肤都枯燥。

⑩ 但头汗出，剂颈而还："剂"通"齐"。邪热盛，阴液虚，阳热蒸迫津液外泄不能敷布全身，热邪不得从汗解而外越，故不能周身作汗，只见头部出汗，到颈部即止。

⑪ 腹满微喘：邪热不得外越，便入内攻伐，聚于中焦，脾胃气机滞塞，则腹部胀满；影响肺气不利，则轻微气喘。

⑫ 口干咽烂：阳热上灼，则口舌干燥，咽部红肿糜烂。

⑬ 或不大便：有的因津亏气虚血少，肠道失润，传导失司，则导致大便燥结干硬，排便困难。

⑭ 久则谵语：阳热炽盛，迁延日久，扰及神明，则言语错乱。

⑮ 甚者至哕：病情发展，严重者甚至出现呃逆，这是胃气即将溃败之兆。

⑯ 手足躁扰：阳热炽盛，热极津枯，心神无主，则手足躁动不安。

⑰ 捻衣摸床：病人神志昏蒙时出现的非意识动作，两手不自觉地反复捻弄衣被，乱摸床铺。

⑱ 小便利者：此时小便尚能通利，标志着阴液尚未尽亡，化源尚未尽竭。

⑲ 其人可治：病人仍有治疗的余地，即有一分津液，便有一分生机。

⑳ 宜人参地黄龙骨牡蛎茯苓汤主之：适合用人参地黄龙骨牡蛎茯苓汤治疗。

方释

（108 方）人参地黄龙骨牡蛎茯苓汤方

方中人参、地黄滋津液之枯竭；龙骨、牡蛎敛神气之虚浮；茯苓导心气下行而利水。虽曰"可治"，言亦未能十全也。

讲析

太阳病中风，以火劫发汗，伤津液，误治迁延变生诸证，愈变愈剧，至此已成半死半生之候，若小便利者，膀胱尚能化气，知肾水之未枯，虽危，犹有生机，故曰"其人可治"。

伤寒脉浮，医以火迫劫之，亡阳，必惊狂，卧起不安者，桂枝去芍药加牡蛎龙骨救逆汤主之。（417）

直释

①伤寒，脉浮：伤寒，脉浮，表示正气抗邪于外，是表证存在的表现，本当用药物解表发汗，以助正气抗邪于外的自然趋势，则会汗出表解而愈。

②医以火迫劫之：火，指用火法烧针、熏、熨、灸诸方法强迫取汗。医生曾误用火疗一类方法强迫取汗，造成大汗淋漓。汗为心之液，大量出汗，心阳随之外泄而虚。

③亡阳，必惊狂：导致心阳衰竭，惊惕狂躁。

④卧起不安者：心阳受损，心神不得潜敛而浮越于外。又因心胸阳气不足，水饮痰邪乘虚扰心而出现卧起不安的症状。

⑤桂枝去芍药加牡蛎龙骨救逆汤主之：应当用桂枝去芍药加牡蛎龙骨救逆汤治疗，以温通心阳，重镇安神。

鉴别

亡阳的概念有多义性。

①亡卫阳：亡卫阳为卫阳虚衰而见汗出恶寒，脚挛急，当固表护阳，宜第321条之桂枝加附子汤。

②亡肾阳：肾阳欲亡而见厥逆下利，筋惕肉瞤，脉微细，当温肾回阳，宜第330条之四逆汤、第655条之真武汤。

③亡心阳

发汗轻证：发汗过多，心阳不足，空虚无主，可见心动悸欲得按，叉手自冒心，当温通心阳，宜第365条之桂枝甘草汤。

火劫重证：误火过汗，心阳大虚，心神浮越，可见惊狂躁扰，卧起不安，当重镇安神，宜第417条之桂枝去芍药加牡蛎龙骨救逆汤。

方释

（109方）桂枝去芍药加牡蛎龙骨救逆汤方

方中桂枝、甘草辛甘相合，阳气乃生，以温通之药而急复心阳；"去芍药"之意，在去其酸甘阴柔，非亡阳之所宜，故去之；生姜、大枣补益中焦而调和营卫，又能助桂枝、甘草以宣通阳气；由于病情危急，心阳大有外亡之势，故加牡蛎、龙骨之重剂，潜镇心神以止惊狂，诸药共奏温通心阳、重镇安神之功。

讲析

本条系伤寒误亡心阳而致惊狂、卧起不安之心阳虚重证，方用桂枝去芍药加牡蛎龙骨救逆汤。所谓救逆，为病险势急，有急救抢险之意义，本证因火劫之逆为病，故本方简称为"救逆汤"。

原文

形似伤寒，其脉不弦紧而弱，弱者必渴，被火必谵语，弱而发热脉浮者，解之，当汗出愈。（418）

直释

① 形似伤寒：病的症状类似伤寒，当有发热恶寒、头痛身疼的表证症状，因脉弱口渴，说明并非伤寒。

② 其脉不弦紧而弱：病人的脉搏不弦紧而呈弱象。

③ 弱者必渴：脉象弱者口必渴。

④ 被火必谵语：被火，指温针、熏、熨、灸诸火法治疗。用火法劫汗，则津液更伤，里热更炽，必然发生谵语。

⑤ 弱而发热：此脉弱是与伤寒脉紧相对而言，从本条"弱者必渴"，"弱而发热，脉浮者"两句证候互参，指出同时见有发热、口渴的症状，根据第307条"太阳病，发热而渴，不恶寒者，为温病"，可知本条所述病证实属温病。

⑥ 脉浮者：因为温病初起，邪在卫分，故发热口渴而脉兼浮而无力之象。

⑦ 解之，当汗出愈：当用发汗法，汗出表解，而自愈；忌用辛热药物及火攻之法，宜辛凉解表。因为脉弱兼有浮象，是邪气有外出之机，故用辛凉解表之剂以发其汗，使之汗出而愈。

病邪初犯在表，不可用火法，仍当发汗解表，根据病人具体情况，给予辛凉解表之剂。但是这种汗法，不是麻黄、桂枝辛温发汗之所宜，可以从温病发汗方中选择恰当的方药以辛凉解肌。

原文

太阳病，以火熏之，不得汗，其人必躁，到经不解，必清血，名为火邪。（419）

直释

① 太阳病：太阳病为邪在于表，当以汗解，解之以麻、桂之剂为宜。

② 以火熏之：熏，指利用药物燃烧的烟，或药物煮沸的蒸气熏蒸人体，以达到治疗的目的。医生误用火熏法取汗，治疗不得法，想得汗而不得汗，表邪不得外解，火热之邪内陷，致成变证。

③ 不得汗，其人必躁：没有出汗，入里之邪热更炽，上扰心神，病人必然烦躁。

④ 到经不解：到，指到达；经，时间单位，六日为一经。到经不解，指病证到本经的自然病程应当结束的时候仍然不能解除。

⑤ 必清血："清"同"圊"，厕所也。清血，即便血的意思。火热之邪不从汗解，入里化热而耗血动血，下伤阴络，迫血妄行，必然引起大便下血。

⑥ 名为火邪：因火熏为邪，故称火邪。

讲析

关于"到经"二字，仲景认为，外感病的自然发展规律，一般是以六日为一病程阶段，称作"经"，六日为"到经"，七日为"经尽"，经尽不解，则进入下一个病程阶段，称作"过经"，过经意味着第二个病程阶段开始，故又称"再经"。太阳病的病程一般是第一"经"在太阳，此阶段具有太阳病的特异证候——头项强痛。第二"经"多因胃气强，津液偏渗，胃中干燥而影响阳明，出现小便数、大便硬、不更衣诸症状。若第二

"经"完结后病仍不解，则在第十三日左右逐渐影响少阳，形成既有阳明胃燥，又有少阳枢机不利的大柴胡汤证。

原文

脉浮热甚，反以火灸之，此为实。实以虚治，因火而动，必咽燥唾血。（420）

词法

因："因"字有用作介词和用作连词两种用法。

用作介词，指动作发生的依据，意思是"凭着"。如本条"因火而动"，即凭着火而动血；有时指动作发生的条件，意思是"趁着"，如"邪气因入"，即趁着"血弱气尽，腠理开"而入。

用作连词，如，"阳脉实，因发其汗……亡津液，大便因硬也"，此处之"因"，可译作"于是""因而"。

直释

① 脉浮热甚："脉浮"为邪袭卫表，"热甚"为正盛邪实，邪正斗争剧烈，反映表邪闭郁的表实证。

② 反以火灸之：火灸，指用陈艾叶捣搓成细绒后，做成艾炷或艾条，在选定穴位的皮肤表面上熏灼，借艾火的热力透入肌肤，以起到温经散寒、调和气血、补助阳气的作用，用于里、虚、寒诸阴证。既属表实证，治当汗解之。不是虚寒证反而用火灸法治疗，属误治，故曰"反"。

③ 此为实：这本来是实证。

④ 实以虚治：把实证当作虚证治疗，误用灸法，不但表邪不解，必致火热内迫。

⑤ 因火而动：邪热凭借灸火的威力而妄动。

⑥ 必咽燥唾血：热势亢盛，火性炎上，灼伤津液则咽燥；伤及络脉，则唾血。

讲析

第419条和第420条一用火熏，一用火灸，同属表证，皆为被火之误，虽病证不尽相同，但使邪热内炽，伤津动血则一。汗不得出，热不得泄，以致发生劫阴夺血的变证。至于伤下便血，伤上唾血，这与火熏、火灸没有关系，因为熏与灸同属火法，所产生的病变主要依人的体质而异。

阴虚体质，阴虚于下，阳郁之邪乘虚下迫，易伤阴络之血，下行而便血。

阳盛体质，表邪发热偏重，火热炎灼，易伤阳络之血，上溢而唾血。

原文

微数之脉，慎不可灸，因火为邪，则为烦逆，追虚逐实，血散脉中，火气虽微，内攻有力，焦骨伤筋，血难复也。（421）

直释

① 微数之脉：脉呈微数之象，脉微主虚，脉数主热，脉微数并见，说明素体阴虚内热，治宜滋阴清热，热退阴复，其病可愈。

② 慎不可灸：若误用灸法，以火治热，则火邪内陷，必重伤其阴，故千万不可使用灸法。

③ 因火为邪：艾灸之法为虚寒而设，平素阴虚之体，阳气每多偏亢，虽然艾火的力量微弱，但火力进入人体后，内攻力量却很强。由于阴液不足，阳气偏胜，因而更易内热炽盛，消灼血液，阴伤热炽，故称火灸可成为致病的邪气而伤人。

④ 则为烦逆：若误用火灸，不但不能疗疾，反而伤阴助热，火邪内迫，与虚热相搏，其热更甚，火热之气上逆扰心，则心神烦乱不宁，故称"烦逆"。

⑤ 追虚逐实：阴虚有热，复用火灸，阴本虚，又因火邪伤阴而更虚，使正虚者更虚，谓之追虚；热本实，又因火邪助热而愈实，使邪实者更实，谓之逐实。

⑥ 血散脉中：火邪内攻，熏灼营血，致火邪流散于血脉之中，火邪内炽，血液沸腾，甚至血液流溢，失其常度，可发生血液妄行之变，此即"血散脉中"。

⑦ 火气虽微，内攻有力：火灸误治的火气轻微，内攻却强而有力。

⑧ 焦骨伤筋：火邪内攻，灼伤阴血，筋骨失去濡养而受损，致成"焦

骨伤筋"的严重后果。"焦骨伤筋"，虽有夸张，但火逆之害，确非同小可，不可不慎。

⑨血难复也：至此严重地步，血液损伤，阴血更为不足，又不能骤生，就是用滋阴养血之法以补救，也很难使被灼伤的阴血得以恢复，称"血难复也"。

讲析

平素阴虚之体，禁用灸法。若误用灸法，灸火即可成为致病的邪气而伤人，内扰神明而烦乱不宁，劫其已虚之阴，助其已盛之邪，血气散乱于脉中而失去常度。误灸的火气轻微，内攻却强而有力，不但能灼伤筋骨，而且耗伤的阴血很难恢复。

原文

脉浮，宜以汗解，用火灸之，邪无从出，因火而盛，病从腰以下必重而痹，名火逆也。欲自解者，必当先烦，烦乃有汗而解，何以知之，脉浮故也。（422）

直释

①脉浮：脉象浮是气血趋外抗邪的表现，病邪在表。

②宜以汗解：治宜因势利导，法当发汗解表，表邪可随汗出而解。

③用火灸之：如果误用火灸法治疗。

④邪无从出：不但阻遏正气外达宣泄之力，而且使邪气没有外出的途径。

⑤因火而盛：因误用火灸，而助邪热愈加炽盛。

⑥病从腰以下必重而痹：气血乘火势上沸，壅遏于上，被灼热之气血下行受阻，导致上盛下虚，使腰以下失去气血的温煦濡养，则腰部以下必感到沉重而且麻痹。

⑦名火逆也：凡误用火法治疗所发生的变证，称为火逆证。

⑧欲自解者：正气旺盛，精气内充，病邪仍有外解之势，其病有自行缓解之机。

⑨必当先烦：正邪交争，必然先出现烦热。

⑩ 烦乃有汗而解：烦热后汗出，从而使邪气得到解除。

⑪ 何以知之：凭什么知道烦热后汗出而使邪气得到解除呢？

⑫ 脉浮故也：因为脉浮为正气祛邪向外的缘故。

讲析

其脉浮，是邪气退出于表的依据。邪既在表，自应汗出而解，唯其自解之前，必先有烦热之感，这是阳气积蓄力量，奋力蒸腾作汗的反映。得汗出，则烦随汗解，其病可愈，但必有欲解的一定条件和反映：① 其条件是正气得复，邪气渐退而还于表；② 其反映则是先发生烦热，然后汗出而解，此时其脉必浮，是正气祛邪外趋于表的重要标志，也是病若自解的确凿依据。

原文

烧针令其汗，针处被寒，核起而赤者，必发奔豚，气从少腹上冲心者，灸其核上各一壮，与桂枝加桂汤。（423）

直释

① 烧针令其汗：烧针，是古代常用针刺取汗工具，又称火针、燔针、淬针，针刺时以灯火烧红针的尖端，迅速刺入穴位，旋即抽出，以手按压针孔；令，指责令，有强迫之意。误用烧针法责令强迫病人发汗。

② 针处被寒：汗出腠理开，针孔处被寒邪所袭，其邪留而不去。

③ 核起而赤者：由于被烧针烧灼，寒邪阻闭不得疏散，针处气滞血瘀而发生红肿硬块。

④ 必发奔豚：必然发生奔豚证。

⑤ 气从少腹上冲心者：责令取汗，内伤心阳，阳虚阴乘，下焦水寒之气乘心阳之虚上冲，自觉有气从少腹上冲于心胸。

⑥ 灸其核上各一壮：壮，量词，艾柱的计量单位；一壮，即燃尽一个由艾绒做成的圆柱状物体。治疗时应在每个红肿硬块上各灸一壮，以温散针处寒凝之邪，使之红肿硬块消散。

⑦ 与桂枝加桂汤：继服桂枝加桂汤以温通心阳，平冲降逆，则奔豚自止。

第 423 条之"必发奔豚",与第 366 条之"欲作奔豚",从原文分析,是以"有""无"冲气来划分,其上冲者为本方证(奔豚),不上冲者属类证(苓桂甘枣汤证)。

桂枝加桂汤证与苓桂甘枣汤证,均属心阳虚证,区别在于:

桂枝加桂汤证为心阳不足,下焦水寒之气沿冲脉上冲,奔豚已作,以气从少腹上冲胸咽为主证,治当温通心阳,平冲降逆,因表证未发,故加桂以散寒。

苓桂甘枣汤证为心阳虚,下焦寒水悸动,奔豚将发而未发,以脐下悸,小便不利为主证,治宜温通心阳,化气行水,因无表证,故重用茯苓以制水。

第 423 条桂枝加桂汤证与第 368 条奔豚汤证,均以气从少腹上冲咽喉为主证,皆名为奔豚,但两者病因不同,治法有异:"必发奔豚"为外感而来,心阳虚损,下焦寒气乘虚上冲,治以桂枝加桂汤,温通心阳,平冲降逆;第 368 条为七情所伤,肝气郁滞,化热上冲,治以奔豚汤养血平肝,和胃降逆。

(110 方)桂枝加桂汤方

方中桂枝,甘草辛甘化阳,温通心阳而降冲逆;芍药,甘草酸甘化阴,以和卫阳;生姜、大枣佐桂枝、甘草以化生营卫之气。诸药共奏解肌通阳,降逆平冲之效,因本证心阳不足,下焦阴寒之气乘机上犯,故增重桂枝的用量,温通心阳,并可促使阴寒之气下降。

诱发奔豚原因有二:

仲景曰:"从惊发得之",即发奔豚与精神因素有关,人一旦受惊,惊则气乱,心气散乱,君火不旺,失去镇摄与主宰之权,则下焦阴寒之气得以上犯。

仲景又云:"针处被寒",寒邪从针孔而入,感寒入里,劫汗伤阳,阳虚阴乘,外寒引动人体内在阴寒之气,乘虚上冲。

本条奔豚发生的途径有二：

由于烧针强发其汗，汗多损伤心阳，使心阳虚不能下降于肾，肾阳失温。

寒邪从针孔侵入内部，直伤肾阳，使肾阳愈虚，肾水失温，导致肾中寒水之气上冲于心，发作奔豚。奔豚的典型症状是病人自觉有气从少腹如豚之奔突上冲心胸，发作欲死，难以忍受；病理机制主要是心阳虚导致肾阳虚，肾中寒水之气上冲心，发作奔豚。

原文

火逆下之，因烧针烦躁者，桂枝甘草龙骨牡蛎汤主之。（424）

直释

①火逆下之：太阳病只能使用汗法，若使用火法，火邪内迫，津液受伤，出现类似阳明里热的症状，因医治辨证不明而又妄投下法。

②因烧针烦躁者：火法治逆，又行下法，一逆再逆，烧针劫汗，迫使汗液外泄，心阳随之耗损，心神不能潜敛于心，以致心神浮越于外，神不守舍则烦躁。

③桂枝甘草龙骨牡蛎汤主之：应当用桂枝甘草龙骨牡蛎汤治疗，以温阳安神。

鉴别

烦躁一证，非本条所独见，外感风寒，郁热于经的大青龙汤证，也可见到烦躁，但烦躁因外寒郁遏较重，当于无汗脉浮诸表实证相伴；阳明病之烦，乃因胃热熏蒸，上扰神明而发，必与大便秘结等燥实证伴见；唯本条误治之烦躁，因误治火、下两法，损伤心阳，心阳虚失于养神所致，故治以温通心阳，镇静安神之法，治宜桂枝甘草龙骨牡蛎汤。

方释

（111方）桂枝甘草龙骨牡蛎汤方

方中桂枝温通心阳；甘草补养心气；龙骨牡蛎潜镇安神。龙骨、牡蛎、甘草都倍于桂枝用量，意在潜镇心阳，使阴阳协调而烦躁自除，气虚严重者，加人参，以考虑因复下，中气受伤的缘故。

桂枝甘草汤　桂枝去芍药加牡蛎龙骨救逆汤　桂枝甘草龙骨牡蛎汤

第 365 条之桂枝甘草汤，第 417 条之桂枝去芍药加牡蛎龙骨救逆汤，与第 424 条之桂枝甘草龙骨牡蛎汤，三汤方均治心阳虚，但病情有轻重之分：

桂枝甘草汤治发汗过多，损伤心阳，以"心下悸，欲得按"为主证，治心阳损伤较轻者，故以温通心阳为治。

桂枝去芍药加牡蛎龙骨救逆汤治火迫劫汗，亡失心阳，出现心神浮越，以"惊狂，卧起不安"为主证，其心阳虚损最重，达到心阳欲亡的程度，故治以补益心阳，镇惊安神为法。

桂枝甘草龙骨牡蛎汤治"火逆下之"一误再误，使心阳受损，心神浮动，以"烦躁"为主证，心阳虚损程度较重，故治以温通心阳，潜镇安神。

讲析

用烧针取汗，不像药物发汗那样出于自然，不但容易导致心阳受伤，还会使病邪因火而盛，加之烧针使病人惊慌恐惧，引起心神浮散而烦躁，医生不察，以为烦躁是因为里热，故复用攻下，下后烦躁仍存，说明烦躁非由里热壅盛，而是由于烧针损伤心阳，使心神浮散所致，故治用桂枝甘草龙骨牡蛎汤温阳安神。

原文

太阳伤寒者，加温针必惊也。（425）

直释

① 太阳伤寒者：太阳伤寒表实证，当用麻黄汤发汗祛邪。

② 加温针必惊也：温针，又称"温针灸""针柄灸"留针时在针柄上捻裹艾绒，点燃加温之法，具有温经通脉、行气活血的作用，适用于寒湿凝滞，气血痹阻的里寒证。今加用温针取汗，不但表邪不解，反逼在表之邪内陷化热，进而灼伤营血，热扰神明，必发惊恐不安之状。

第425条应与第417条之"伤寒，脉浮，医以火迫劫之，亡阳，必惊狂，卧起不安者，桂枝去芍药加牡蛎龙骨救逆汤主之"互看，两条的意思基本相同，第425条是加温针致惊，第417条是火迫劫汗亡其心阳，导致惊狂。惊和狂只是轻重程度的不同而已，都是误用火法，致心阳损伤，神气浮越的表现。

太阳伤寒，加温针必惊的原因，关键在于一个"加"字，这个"加"字具有重要意义：

太阳伤寒，不加温针，只用汗法，必不惊惕；若既用汗法，又加温针，则必然惊惕，"必"字是承"加"字而来。

"加"字之外，当另有治法，两种治法同时使用，谓之"加"。

"加"字还含有用之太过，或突然加用之意。由"太阳伤寒者"之冠首，可以看出，此处之"伤寒"，是狭义伤寒；而以"伤寒"二字冠首，其前不冠"三阴三阳"之名者，皆指广义伤寒。

第425条"加温针必惊也"，列于诸条火逆证之后，即列于：第415条"反熨其背"；第416条"以火劫发汗"；第417条"以火迫劫之"；第418条"被火必谵语"；第419条"以火重之"；第420条"反以火灸之"；第421条"慎不可灸"；第422条"用火灸之"，第423条"烧针令其汗"；第424条"因烧针烦躁者"之后，以作为误用火疗法的尾声。

我国汉时颇为流行的火疗，是古代一种物理疗法，包括火熨、熏蒸、烧针、温针、灸法，具有发汗、散寒、通阳、开痹作用，它有着严格的适应证和禁忌证，若用之得当，确有较好的疗效；若用之不当，即火逆证，必然导致各种变证。仲景列举多种火逆证，着重指出误火之弊，示意从中吸取教训。随着科学的发展，近代很少见到误火的变证，但温病中感受温邪发病，由卫气营血传变的过程，也常与误火变证相近似，因此这些误火条文，对后世温病学的发展，实际上提供了理论依据。仲景的救逆汤、桂枝加桂汤、桂甘龙牡汤三方，一直被后世医家广为习用，并在运用中有所发挥，使古方获得新的生命力，这就是今天仍要很好学习"火逆"诸条的目的，并以此作为借鉴，将有助于提高辨证论治之思路。

原文

太阳病，当恶寒发热，今自汗出，反不恶寒发热，关上脉细数者，以医吐之过也。一二日吐之者，腹中饥，口不能食；三四日吐之者，不喜糜粥，欲食冷食，朝食暮吐，此为小逆，若不恶寒，又不欲近衣者，此为内烦，皆医吐之所致也。（426）

直释

① 太阳病，当恶寒发热：太阳病，本应当恶寒发热，有汗宜用桂枝汤，无汗宜用麻黄汤，故恶寒发热是太阳病必见之证。

② 今自汗出，反不恶寒发热：如今自汗出，反而不恶寒且发热。

③ 关上脉细数者：关脉应指如线，一息脉来五至以上，此为太阳病误用吐法，邪气内陷，损伤脾胃，故关脉呈细数之象。

④ 以医吐之过也：今不用汗法而反用吐法，虽吐法寓有发散之意，表邪亦可随吐与自汗出而有外解之机，但吐法有损伤脾胃的弊端，故曰：这是医治误用吐法造成的过失。

⑤ 一二日吐之者，腹中饥，口不能食：患病一两天时误用吐法，吐后胃阳虚轻浅者，病在胃而不在脾，故腹中有饥饿感，不想吃食物。

⑥ 三四日吐之者，不喜糜粥，欲食冷食：患病三四天时误用吐法，吐后胃阳虚较重者，脾胃俱病，故不喜欢吃糜烂的稀粥，而想吃较凉的食物。

⑦ 朝食暮吐：早晨吃的食物，晚间又吐出来，即吃的食物，隔一段时间又吐出，并不拘泥于时间的朝暮。

⑧ 此为小逆：这是误治引起的病情较轻微的变化。

⑨ 若不恶寒，又不欲近衣者：吐后恶寒消失，烦热不欲近衣，似乎是热化入里之证，但无口渴，脉洪，壮热诸实热表现，再结合曾经误吐，故知仍是虚热。

⑩ 此为内烦：这是内热引起的胸中烦闷。

⑪ 皆医吐之所致也：因吐则伤津，津伤则阴虚，阴虚则内热，所以说，这是医治误用吐法造成的过失。

讲析

仲景云："一二日"或"三四日"，仅是约略之词，不要过于拘泥具体日数，当理解为病程有长短之别，病情有轻重之异，因而误吐后的变证也有轻重的不同，即，有胃气伤害轻浅和胃气伤害稍重之分，故本条称之"此为小逆"的两种情况，同属误吐之变，因病人的体质不同，脏器的盛衰，其病机转化不同，故临床症状各异，吐后胃阳虚轻浅者，以"腹中饥，口不能食"为主证；吐后胃阳虚稍重者，以"不喜糜粥，欲食冷食，朝食暮吐"为主证，仲景以此对比，说明误治之证，因人而异，应据证而辨。

原文

病人脉数，数为热，当消谷，今引食而反吐者，此以发汗，令阳气微，膈气虚，脉乃数也。数为客热，故不能消谷，以胃中虚冷，故吐也。（427）

直释

①病人脉数，数为热，当消谷：病人脉来急促，一息四五至以上，称为数脉，脉数为热，理当消化旺盛，食欲亢进，故易饥多食。

②今引食而反吐者：引食，指食欲亢进。现在吃食物，却反而吐出。

③此以发汗，令阳气微，膈气虚，脉乃数也：致成伤阳的原因，不外发汗、攻下，若为攻下所伤，除呕吐外，还应下利；今脉数而反吐，却不下利，则知此为发汗所致，所以说，这是因为发汗，导致阳气衰微，膈气虚弱，脉仍然出现数象。

④数为客热：虚寒见数脉，是宗气虚衰的缘故，宗气积于胸中，出于喉咙，贯心脉以行呼吸，主管心脉的调节控制，宗气虚则脉行失控，搏动加速，所以脉呈数象，这种脉数是一种虚性亢奋，不是真热，而是假热。

⑤故不能消谷：所以这种假热不能消谷化食。

⑥以胃中虚冷：脾胃阳气不足，寒邪内居，故胃中虚冷。

⑦故吐也：所以吃进食物却要吐出。

数脉主热，有虚实之分，有力为实，无力为虚，故有"愈热愈数"与"愈虚愈数"的不同，脉数代表正反两种含义：① 消谷善饥，为热，为实；② 引食反吐，为冷，为虚。

本条病人脉数，必数而无力，是因为发汗太过，损伤阳气，阳气虚微，宗气不足所致的假热，客于胸中，故不能引食消谷；过汗损伤胸膈阳气，胃中虚冷，故不能纳谷而吐；从脉"数为热"与"数为客热"，以明消谷与不消谷，论述数脉的"实"与"虚"，以辨实热与虚寒，从脉数为热，引申出客热与胃中虚冷，提示脉证合参，相对照的辨证方法。

讲析

本条围绕脉数与反吐这种脉证不符的现象，进行分析，最后以"胃中虚冷"作结，泾渭分明，这种数而无力的脉象，反映病的本质是"胃中虚冷"；"数为客热"，是言"热"为假象，胃气虚寒而生的"客热"，不能消谷，寒气上逆，故吐。

原文

太阳病，过经十余日，心中温温欲吐，胸中痛，大便反溏，腹微满，郁郁微烦，先其时自极吐下者，与调胃承气汤。若不尔者，不可与之。若但欲呕，胸中痛，微溏者，此非柴胡证，所以然者，以呕，故知极吐下也。（428）

直释

① 太阳病，过经十余日：所谓"过经"，系病邪已离开太阳，由表传里之意；"十余日"，是患病时间的约略之词。说明太阳病，病邪离开太阳本经时日已久。

② 心中温温欲吐，胸中痛：太阳病时日已久，有化热入里之势，复因吐下之伤，邪热乘虚陷于胃肠，邪热结于胃肠，蕴郁而不得泄越，邪热犯胃，则心中烦闷恶心而干呕，胸中疼痛，这是误吐伤及中上焦引起的症状。

③ 大便反溏：热邪郁聚于腹中，脾虚不运，则大便反而溏薄，是误下伤及下焦引起的症状。

④ 腹微满：湿热郁积于里，腑气壅滞，则腹中有轻微的胀满感觉。

⑤ 郁郁微烦：邪热结于肠胃之间，欲泄越而不得泄越，故心情抑郁烦闷不舒。

⑥ 先其时自极吐下者：这些症状出现之前，用过剧烈的吐下药。

⑦ 与调胃承气汤：下后大便溏泄，大部分结聚已去，而余热未清，故用调胃承气汤泄热和胃，以和胃气，荡里热，除胃肠残存之结聚，使腹满除，郁烦解，则病自愈。

⑧ 若不尔者：如果这些症状出现之前，未用过剧烈的吐下药。

⑨ 不可与之：这类症状未经吐下，则非邪热郁结胃肠，需另行辨证，调胃承气汤不宜使用。

⑩ 若但欲呕，胸中痛，微溏者：如果误用吐下，邪热内陷，伤及中阳，而寒饮上逆，自觉有呕恶之感，欲呕吐而吐不出，欲罢而不能止，胸部疼痛，大便轻微溏薄。

⑪ 此非柴胡证："但欲呕，胸中痛，微溏者"三证类似柴胡证，"但欲呕，胸中痛"与大柴胡汤证"呕不止，心下急"有别，与小柴胡汤"胸胁苦满，心烦喜呕"有异，况且又有"微溏"一证，均说明不是柴胡汤证。

⑫ 所以然者：所以这样。

⑬ 以呕："以呕"是胃气受伤的症状，故知剧烈吐下所伤，与少阳证无关。

⑭ 故知极吐下也：此三证类似少阳柴胡汤证，剧烈吐下，损伤脾胃，终非柴胡证，故不可投服柴胡汤，仲景恐人误认，故特别指出：此非柴胡证，所以然者，以呕，故知极吐下也。即，以呕吐一证判断，知道这是用过剧烈吐下药的缘故。

鉴别

十余日后，证见"心中温温欲吐，胸中痛，大便反溏，腹微满，郁郁微烦"者，究属何证，根据传经的规律，或传少阳或传阳明，或传少阳阳明，或传三阴。今不见三阴证，故病未入阴可知；若邪传少阳，当见往来寒热，胸胁苦满，心烦喜呕；若邪传阳明，当见恶热口渴，腹满便秘；若属少阳阳明合病，当见呕不止，心下急，郁郁微烦。而本条传经后的叙证，与少阳、阳明、少阳阳明合病均有某些类似之处，如此复杂的病情，应当通过问诊进一步查找原因。

"先其时自极吐下者"，是假设之词，意思是说出现上述症状之前，曾用过大吐大下之剂。① 吐之后伤及胸阳，导致"心中温温欲吐，胸中痛"；② 下之后只能通便而不能清热，所以"大便反溏"而仍然"腹微满，郁郁微烦"。

讲析

"太阳病，过经十余日"后，其邪究竟传于何处？

因病变复杂，诊断难以定论，通过问诊获得资料，以查找确立诊断的客观依据，从而提示问诊在辨证论治中的重要意义，仲景论述此条的实质是示意在临床时，应运用六经辨证原则，从相似证候中找出不同之点，在不同证候中找出相似之处，探明病属某经某脏，才能明确诊断施以正确治疗，从而更加突出四诊合参及辨证施治的重要性。

原文

太阳病六七日，表证仍在，脉微而沉，反不结胸，其人发狂者，以热在下焦，少腹当硬满，小便自利者，下血乃愈，所以然者，以太阳随经，瘀热在里故也，抵当汤主之。（429）

直释

① 太阳病六七日，表证仍在：太阳病，已经六七天，表证依然存在，说明表邪尚未全离太阳之表。

② 脉微而沉：然而表证脉浮，今"脉微而沉"，指脉搏似有似无，轻取不应，按之不起，此乃血、热瘀结，蓄积下焦，气血阻滞，脉道不利，故脉微而沉，说明太阳病未解，而部分表邪内陷入里所致。

③ 反不结胸：但未见胸胁或心下硬满疼痛之结胸症状，可知邪热与瘀血相搏，并非邪热与痰水互结，故云"反不结胸"。

④ 其人发狂者：瘀热上扰心神，则病人狂躁不安，登高而歌，弃衣而走，语言善恶不避亲疏，行为狂妄，殴人毁物，多因神志失常，故语言与行为异于常人。

⑤ 以热在下焦，少腹当硬满：邪热蓄于下焦，邪热与瘀血相结，故称热在下焦，少腹应当坚硬胀满。

⑥ 小便自利者：病在血分，膀胱气化功能未受影响，水道通调，故小便畅利。

⑦ 下血乃愈：表邪化热，传入下焦灼伤阴络，则血自肛门而出，故自行下血就会痊愈。

⑧ 所以然者：所以这样。

⑨ 以太阳随经：太阳之邪循太阳经脉由表入里，邪热与瘀血结于下焦。

⑩ 瘀热在里故也：是太阳表邪侵入下焦，郁而化热与瘀血搏结于里的缘故。

⑪ 抵当汤主之：应当用抵当汤治疗。

鉴别

蓄血证与蓄水证

蓄血证与蓄水证，均以小便利与不利作为辨证依据：蓄水证是太阳之邪随经入腑，影响膀胱气化，水道失调，水蓄于下，故小便不利；蓄血证是太阳病不解，表邪化热，随经深入下焦，与血相结于少腹，血热虽结于少腹，然未影响膀胱气化，故小便通利。

但蓄血证又有轻重之别，若热与血初结，而热重于瘀者，证见其人如狂，少腹急结，病势较为轻浅，尚有血自下，下者愈的机转；若血不自下者，利用桃核承气汤活血通下；若兼有表证，当先解其外，然后再下之。至于本证热与血久结而瘀比热重，证见其人发狂，少腹硬满，乃瘀血已成，非下不可，当用抵当汤破血峻下。此虽有表证存在，因其病热深重，若不急于攻逐瘀血，恐令表邪完全内陷而加重病情，或发生他变，故暂不治其表，而应直攻其里。

方释

（112方）抵当汤方

方中水蛭、虻虫直入血络，破血逐瘀；桃仁活血化瘀；大黄泄热导瘀，全方共奏破血逐瘀之功。

第 429 条之抵当汤与第 411 条之桃核承气汤同属治疗蓄血证之方，其立法及应用范围基本一致，由于蓄血证有偏热偏瘀，邪结有浅有深，病势有缓有急之别，两方立法虽同，而用药则异。桃核承气汤是为邪结较浅，病势较轻的蓄血证而设，其方由调胃承气汤加桃仁组成；抵当汤是为邪结较深，病势且急的蓄血重证而设，其方由力量峻猛之水蛭、虻虫破血逐瘀，合大黄、桃仁增其泄热化瘀之力，共同组成泄热逐瘀之峻剂。

讲析

第 429 条言"下血乃愈"，包含对预后的推断及治法的提示，若血热互结轻浅而体质壮实者，可有自行下血而病自愈之机；若血热互结深重而无下血自愈之机者，必施以泄热逐瘀之法，血热下而病自愈。

本证为太阳表邪循经入里，与瘀血相搏于下焦，属蓄血重证，虽表里同病，因里证为急，必先治其里，应急投抵当汤以破血逐瘀。

原文

太阳病，身黄，脉沉结，少腹硬，小便不利者，为无血也；小便自利，其人如狂者，血证谛也，抵当汤主之。（430）

直释

① 太阳病，身黄：本条言"身黄"由"太阳病"转归而来，"身黄"一证，说明蓄血深重，补述第 429 条蓄血重证尚可见到"身黄"，但并非蓄血之主证，此属瘀血发黄。瘀血发黄应有别于湿热发黄，瘀血发黄为下焦蓄血，瘀热熏蒸，肝胆疏泄失常；湿热发黄为湿无出路，湿热内蕴，肝胆疏泄失常。

② 脉沉结：脉来轻取不应，重按应指缓慢，时一止复来，止无定数。

③ 少腹硬：邪热与瘀血结于下焦，故少腹胀满不适，按之坚硬。

④ 小便不利者：太阳之邪随经入腑，影响膀胱气化，水道失调，水蓄于下，则小便不利。

⑤ 为无血也：因湿热发黄，与瘀血无关，故曰："为无血也"。

⑥ 小便自利：太阳病不解，表邪化热，随经深入下焦与血相结于少腹，然而未影响膀胱气化，则小便通利。

⑦ 其人如狂者：蓄血证是瘀热在血分，常伴见神志症状，故病人好像发狂。

⑧ 血证谛也：谛是确实的意思，血证谛也，指蓄血证的证据确凿无疑。

⑨ 抵当汤主之：即是蓄血明证，应当用抵当汤治疗。

鉴别

第429条已经谈及"小便自利者，下血乃愈"；第430条则言"小便不利者，为无血也，小便自利，其人如狂者，血证谛也"，以明辨小便利与不利，是辨蓄血证与蓄水证的关键。

蓄血证是瘀热在血分，常伴见神志症状，膀胱气化未受影响，故小便通利；蓄水证是湿热未及于血分，无神志症状，因脾运受困，膀胱气化不利，则小便不利。

蓄血发黄与湿热发黄的主要区别在于：

蓄血发黄 ① 小便：小便自利，尿色不变；② 神志：其人如狂或发狂；③ 肌肤：身黄，其黄如烟熏；④ 脉象：脉微而沉或沉结；⑤ 治疗：宜通下瘀血，方用桃核承气汤，或抵当汤（丸）。

湿热发黄 ① 小便：小便不利，尿色深黄；② 神志：无如狂或发狂；③ 肌肤：身目俱黄，黄如橘子色；④ 脉象：脉濡滑，或濡数；⑤ 治疗：宜清热利湿退黄，方用茵陈五苓散之类。

异同

第430条对蓄血重证的脉象做了补充，第429条曾经论述蓄血重证可见脉微而沉，是言其常脉；第430条进一步提出的脉沉结，是言其变脉，其证由于瘀热熏蒸，上扰心神程度较轻，仅见其人如狂而已，少腹硬乃为邪热与瘀血结于下焦所致。

第411条之桃核承气汤，与第429条之抵当汤，均为太阳之邪热循经入腑，与血相结的下焦蓄血证，但桃核承气汤证为蓄血轻证，证见其人如狂，少腹急结，小便自利，治宜活血化瘀，通下瘀热，方用桃核承气汤；抵当汤证为蓄血重证，证见其人发狂，少腹硬满，发黄，小便自利，脉微而沉，或脉沉结，治宜破血逐瘀，方用抵当汤。

第 430 条续第 429 条，仍为论述蓄血而设，身黄，小腹硬，脉沉结，水病、血病皆有之，但审其小便不利，知水与热蓄，为无血而有水，为茵陈五苓散证；若小便自利，其人如狂，乃热与血结，为无水而有血，为抵当汤证。

原文

伤寒有热，小腹满，应小便不利，今反利者，为有血也，当下之，不可余药，宜抵当丸。（431）

直释

①伤寒有热：第431条之"伤寒有热"，与第429条之"太阳病六七日，表证仍在"的意义基本相同，即太阳病发热仍在。

②小腹满，应小便不利，今反利者，为有血也：小腹胀满，本应小便不利，现在反而小便通畅，是邪热与瘀血结于下焦的蓄血证。

③当下之：应当用攻下法。

④不可余药：本条采取水煮丸药之法，服时要连汤带渣一并服下，不可剩余药渣，故云："不可余药"。

⑤宜抵当丸：适合用抵当丸。

鉴别

"小腹满"一证，有蓄水与蓄血之分，若为蓄水证，膀胱气化失职，应小便不利；今小便反利，说明非蓄水证，而是病在血分、与膀胱气化无关的蓄血证。小便利与不利为两者的鉴别要点。但蓄血证病情有轻重，邪结有浅深，病势有缓急，所以治疗因人而异：

邪结轻浅、病势不急者，治宜活血化瘀的桃核承气汤。

邪结深重、病势且急者，治宜峻下瘀血的抵当汤。

邪结虽深重，而病势较缓者，治宜缓攻瘀血的抵当丸。本条叙证之小腹满，重于桃核承气汤证的少腹急结，而轻于抵当汤证的少腹硬满，故其治不用桃核承气汤和抵当汤，而用缓攻瘀血的抵当丸。

（113 方）抵当丸方

抵当汤与抵当丸，虽然药物组成相同，但其药量、剂型、服法有别，丸药中之水蛭、虻虫的量，仅为汤剂的三分之二，又分为四丸分服，故破瘀之力不及抵当汤峻猛，从而变峻攻之剂为缓攻之方，适用于邪结深重，病势缓和的下焦蓄血证。服药时采取以水煮丸，连汤带渣同服的方法，其作用缓慢而持久，并非服后短时间内即可攻下，故曰"晬时，当下血"，若待一昼夜仍不下血，亦可再服。

讲析

第 411 条、第 429 条、第 430 条、第 431 条，都说明邪热与瘀血搏结的蓄血证，证有轻重之分，治有缓急之别：

其热重于瘀者，为桃核承气汤证。

瘀重于热者，为抵当汤证。

热、瘀介于两者之间，为抵当丸证。

原文

太阳病，小便利者，以饮水多，必心下悸；小便少者，必苦里急也。（432）

直释

① 太阳病，小便利者：太阳受邪，下焦膀胱气化功能尚好，未出现明显障碍，故小便畅利。

② 以饮水多：由于饮水太多，一时难以分消，就有导致水饮内停的可能。

③ 必心下悸：若脾胃转输功能失司，饮水多易水停中焦，导致心下悸动不安。

④ 小便少者：膀胱气化功能低下，气化失职，饮水多，水停下焦，则小便量少。

⑤ 必苦里急也：小便少，复被水伤，水蓄膀胱，故小腹胀满难耐，而有拘急不舒的感觉。

本条以"小便利"与"小便少"致成"必心下悸"与"必苦里急"，来判断水停的部位，水停中焦宜温散，可用茯苓甘草汤；水停下焦宜渗利，当用五苓散。第431条辨小便利与小便不利，以明蓄血与蓄水；第432条辨小便利与小便少，以明水停中焦或下焦，对比分析后可知，水蓄部位不同，也有小便利者，不可一见小便利即为蓄血，应辨其证候，并追察其病因。

辨太阳病脉证并治下
第 433－484 条

原文

问曰：病有脏结，有结胸，其状何如？师曰：寸脉浮，关脉小细沉紧者，名曰脏结也。按之痛，寸脉浮，关脉沉，名曰结胸也。（433）

直释

　　①病有脏结，有结胸，其状何如：疾病有脏结证，有结胸证，它们的症状怎样？

　　②寸脉浮：脏虚寒凝，气血瘀滞，故寸脉浮而无力。

　　③关脉小细沉紧者：脏虚阳衰而寒邪凝结之象，故关脉小细沉紧。

　　④名曰脏结也：病名称为脏结，所谓脏结，多发于阴而误下之，脏虚阳衰，复被阴寒凝结，阴寒之乘虚内陷，邪气深结于脏。

　　⑤按之痛：按之痛突出了结胸证的证候特点，由无形热邪与有形痰水相结，从而阻塞气机所致。

　　⑥寸脉浮：邪热内陷，与痰水结于胸膈，故寸脉浮而有力。

　　⑦关脉沉：水热入里阻滞中焦的缘故，故关脉沉。

　　⑧名曰结胸也：病名称为结胸，所谓结胸，多发于阳而误下之，邪热与痰水互结于胸中所致。

讲析

　　本条仲景以设师生问答的形式，辨别脏结与结胸的脉证。

　　两者虽都有相类似的心下硬满疼痛的症状，但病机有阴阳、虚实、寒热之别，脉象也有异同之处。仅病机而言，脏结与结胸有一阴一阳、一虚一实、一寒一热之异，脏结病位在脏，病性属阴、属虚、属寒，为虚寒证；结胸病位在胸，病性属阳、属实、属热，为实热证。再从脉象看，脏结与结胸两者均见寸脉浮，但脏结为脏虚寒凝，气血瘀滞，故寸脉浮而无力，结胸为邪热内陷，与痰水结于胸膈，故寸脉浮而有力。两证脉象所异者，脏结"关脉小细沉紧"，说明脏虚阳衰而寒邪凝结之象；结胸"关脉沉"，说明水热入里阻滞中焦之故。

何谓脏结？师曰：脏结者，五脏各具，寒热攸分，宜求血分，虽有气结，皆血为之。假令肝脏结，则两胁痛而呕，脉沉弦而结者，宜吴茱萸汤。若发热不呕者，此为实，脉当沉弦而急，桂枝当归牡丹桃核枳实汤主之。（434）

①脏结者，五脏各具，寒热攸分，宜求血分：脏结证，五脏都有，寒热有别，宜求血分。

②虽有气结，皆血为之：虽然有气结，皆由于阴血。

③假令肝脏结：假如邪结在肝脏。

④则两胁痛而呕：肝为藏血之脏，逢寒则结，血结则气阻，气阻则不通，正邪分争，相搏为痛，此痛则由内生，故两胁疼痛；肝胆脏腑相连，升降相因，肝气温升，则胆汁下注，以助脾纳精之功，络塞寒凝，则胆气上逆，肝气郁结，胃浊不降则呕，故胁痛则呕作，痛缓则呕止。

⑤脉沉弦而结者：脉象沉弦则病位于肝，按之兼结塞者，则知气为血阻。

⑥宜吴茱萸汤：适合用吴茱萸汤治疗。

⑦若发热不呕者：若发热不呕者，此为肝气实，故胁下痛处发热也，胃虚则逆，胃实则降，故不呕。

⑧此为实：这是肝气实的缘故。

⑨脉当沉弦而急：证实则脉象实，故脉象沉弦而急者，为血阻而气欲强通之象。

⑩桂枝当归牡丹桃核枳实汤主之：应当用桂枝当归牡丹桃核枳实汤治疗。

第433条、第434条皆为问答式，是仲景文章格式的一种体例，其他如条文式、四言式，均为仲景所习用，汉时文章亦以这三种体例为常见，文以载道，可见仲景文学功底甚深，医文并茂。

方释

（114方）桂枝当归牡丹桃核枳实汤方

方中桂枝、当归和营通脉；牡丹皮清血痹以除化热之邪；桃仁通血分有形之结；枳实以开结降气，直达下焦之为使，故胁痛部位发热诸证皆愈。

讲析

所谓脏结，为邪结于脏，皆下后邪气乘虚入里，与阴相结，为脏结，以阴受之，则入五脏也。

肝脏结

从虚之变者，主两胁痛而呕，脉沉弦而结。

从实之变者，主发热不呕，脉沉弦而急。

原文

心脏结，则心中痛，或在心下，郁郁不乐，脉大而涩，连翘阿胶半夏赤小豆汤主之；若心中热痛而烦，脉大而弦急者，此为实也，黄连阿胶半夏桃核茯苓汤主之。（435）

直释

①心脏结：邪结在心脏。

②则心中痛，或在心下：心为藏神之主，心气和畅，则喜乐由生，心气郁结，则意境萧索，血涩而气行中阻，则心中疼痛，或胃脘疼痛。

③郁郁不乐：心气郁塞不畅，则郁郁不乐。

④脉大而涩：心脉洪大而长，为平；但脉大不洪，为血弱；脉举大按之涩者，则为血痹。

⑤ 连翘阿胶半夏赤小豆汤主之：应当用连翘阿胶半夏赤小豆汤治疗。

⑥ 若心中热痛而烦：如果血郁化热，心阳亢盛，则心中热痛而心烦。

⑦ 脉大而弦急者：脉大为气充其血，脉弦为血凝其气，脉象既大按之又弦急，则为气盛血实，有持实击强之兆。

⑧ 此为实也：这是心气实的缘故。

⑨ 黄连阿胶半夏桃核茯苓汤主之：应当用黄连阿胶半夏桃核茯苓汤治疗。

方释

（115方）连翘阿胶半夏赤小豆汤方

方中连翘清心气之浮热；阿胶滋营阴之枯燥；半夏通液以降气；赤小豆利湿而行血，四药合之，血濡气畅，经隧无阻，心气四布，脏结愈矣。

（116方）黄连阿胶半夏桃核茯苓汤方

方中黄连、阿胶泻心火以育营阴；半夏、桃仁降逆气而通血结；茯苓利水而导心气下行，诸品合用，脏结可愈。

讲析

心脏结

从虚之变者，主心中痛，郁郁不乐，脉大而涩。

从实之变者，主心中热痛而烦，脉大而弦急。

原文

肺脏结，胸中闭塞，喘咳善悲，脉短而涩，百合贝母茯苓桔梗汤主之；若咳而唾血，胸中痛，此为实，葶苈瓜蒌桔梗牡丹汤主之。（436）

直释

① 肺脏结：邪结在肺脏。

② 胸中闭塞：肺为气府，肺伤则气虚，故胸中闭塞。

③ 喘咳善悲：因胸中闭塞，则上焦不通，使肺气不能外敷布于胸，呼吸促，则为喘；气上逆，则为咳，悲者，肺之志，气结则志惵，神伤则气消，故善悲。

④脉短而涩：脉短为气结，脉涩为血滞，故脉呈短涩之象，为肺气结塞之兆。

⑤百合贝母茯苓桔梗汤主之：应当用百合贝母茯苓桔梗汤治疗。

⑥若咳而唾血：如果肺气郁结，气血两郁，气劫则肺伤，不但迫血上行，而且络伤，故咳嗽，甚则唾血。

⑦胸中痛：胸中闭塞，肺气郁结，则胸中疼痛。

⑧此为实：这是肺气实的缘故。

⑨葶苈瓜蒌桔梗牡丹汤主之：应当用葶苈瓜蒌桔梗牡丹汤治疗。

方释

（117方）百合贝母茯苓桔梗汤方

方中百合解肺中浊气及热毒；贝母利肺中郁结及痰涎；茯苓利水除痰；桔梗排浊而通窍，诸药相伍，除肺中蓄积之腐秽，脏气清而诸证愈矣。

（118方）葶苈瓜蒌桔梗牡丹汤方

方中葶苈破肺中之腐胀；瓜蒌实能开肺中之痰结；桔梗通气而排瘀浊；牡丹皮行血而清营热，四药组合，则邪除而正安。

讲析

本条独述证而不言脉者，以肺为气府，气结而肺伤，其变不论或虚或实，皆为脉象短而按之涩也。

肺脏结

从虚之变者，主胸中闭塞，喘咳善悲，脉短而涩。

从实之变者，主咳而唾血，胸中痛。

原文

脾脏结，腹中满痛，按之如覆杯，甚则腹大而坚，脉沉而紧，白术枳实桃核干姜汤主之；若腹中胀痛不可按，大便初溏后硬，转失气者，此为实，大黄厚朴枳实半夏甘草汤主之。（437）

直释

①脾脏结：邪结在脾脏。

178

②腹中满痛，按之如覆杯，甚则腹大而坚：脾土主中而司运化，外合于大腹，水谷精微结于脾络，津液凝结，气阻不通，正邪相搏，则腹中满疼痛，按之似有覆杯状物，甚则腹部胀大而坚硬。

③脉沉而紧：中气郁结，升降失常，气血凝滞，故脉呈沉紧之象。

④白术枳实桃核干姜汤主之：应当用白术枳实桃核干姜汤治疗。

⑤若腹中胀痛不可按：如果腹中胀满疼痛不能触按，此为谷气内实。

⑥大便初溏后硬，转失气者：凡大便起初溏泻而后硬结，并伴随矢气，腐秽先行而燥化后盛也，故大便前后矢气极臭，腹中胀痛随着矢气排出而减轻。

⑦此为实：这是胃家实的缘故。

⑧大黄厚朴枳实半夏甘草汤主之：应当用大黄厚朴枳实半夏甘草汤治疗。

方释

（119方）白术枳实桃核干姜汤方

方中白术、干姜温运脾阳；枳实、桃仁通利气血，以脏结必达血分，故佐桃仁使之直达病所。

（120方）大黄厚朴枳实半夏甘草汤方

方中大黄用以攻坚；厚朴、枳实同解气血之结；半夏降湿浊之阻；甘草以缓下，诸药相伍，则邪退正复而疾愈矣。

讲析

脾脏结
从实之变轻者，主腹中满痛，甚则腹大而坚，脉沉而紧。
从实之变重者，主腹中胀痛不可按，大便初溏后硬，转矢气。

原文

肾脏结，少腹硬，隐隐痛，按之如有核，小便乍清乍浊，脉沉细而结，宜茯苓桂枝甘草大枣汤；若小腹急痛，小便赤数者，此为实，宜桂枝茯苓枳实芍药甘草汤。（438）

① 肾脏结：邪结在肾脏。

② 少腹硬，隐隐痛，按之如有核：下焦虚寒难以温煦分肉，则少腹按之硬结；血涩气微，抗拒不甚，则隐隐作痛；脾络之津液凝涩，则按之似有核状物。

③ 小便乍清乍浊：相火不能循经上肝，有时不泄于膀胱，则小便时清；有时泄于膀胱，则小便时浊。

④ 脉沉细而结：脉沉细者，属肾；脉按之结者，血凝而气滞也。

⑤ 宜茯苓桂枝甘草大枣汤：适合用茯苓桂枝甘草大枣汤治疗，宜温肾气以利州都。

⑥ 若小腹急痛：如果气强与血郁相搏，则小腹拘急而疼痛。

⑦ 小便赤数者：相火下行，则小便色红而尿频。

⑧ 此为实：这是肾气实的缘故。

⑨ 宜桂枝茯苓枳实芍药甘草汤：适合用桂枝茯苓枳实芍药甘草汤治疗，以助下焦之气化，通瘀结，则急痛止矣。

方释

（121方）桂枝茯苓枳实芍药甘草汤方

方中桂枝、甘草和营通脉；枳实、芍药并解气血之结；茯苓利水，以使水气下行，诸药配伍，瘀解痛止矣。

讲析

肾脏结

从虚之变者，主少腹硬，隐隐痛，按之如有核，小便乍清乍浊，脉沉细而结。

从实之变者，主小腹急痛，小便赤数。

原文

脏结，无阳证，不往来寒热，其人反静，舌上苔滑者，不可攻也；饮食如故，时时下利，舌上白苔滑者，为难治。（439）

直释

① 脏结，无阳证：其含义有三，其一、脏结证为阳气衰，阴寒之邪凝结而成，脏气虚，邪气实，系阴寒内结的虚实错杂证；其二、阳气已衰，无力与邪气相争，故无口渴、身热、苔黄等阳热之象；其三、脏结之时，无表邪相因。即，脏结无阳证，脏、阴也，阳、三阳也，无太阳之表证，无少阳之半表半里证，无阳明之里热证，然三阳热证皆无，阴寒之邪深结于脏而病在里，标志脏结证为独阴无阳的特征，故脏结系属阴证，为脏虚阳衰，阴寒凝结之证。

② 不往来寒热：无少阳证半表半里的阳热症状。

③ 其人反静：邪气入里，若正与邪相争，应见烦躁不安，现"其人反静"而不烦，说明阳气衰微，里阳不振，无力与邪相争，故曰"其人反静"，同时又寓意无结胸、无少阳、无阳明烦躁之证，既然三阳病证候俱无，就排除了病在六腑而发于阳的问题。

④ 舌上苔滑者：阳虚津液不化，呈"舌上胎滑"之象。

⑤ 不可攻也：内则阴寒殊甚，外则无阳热征兆，表里皆寒，脏气虚衰，阴寒凝结，自无攻下之理，攻之则犯虚虚之戒，误攻则虚其虚，速其危，故曰"不可攻也"。

⑥ 饮食如故，时时下利："饮食如故，时时下利"，是脏结证的独有症状，因寒结在脏，胃腑无实邪阻滞，尚能受纳，故饮食如故；然而脏为寒结，中焦虚寒，阳气衰微，脾阳不运，水谷不别，所以还有时时下利之证候。

⑦ 舌上白苔滑者：脏虚寒凝，里阳已衰，入结之邪更为深重，故呈"舌上白胎滑"之象。

⑧ 不可攻也：病情危重，不堪攻伐，攻邪则碍正，补正则助邪，因而攻补两难，故称之为"难治"。

讲析

本条前半部分"脏结无阳证，不往来寒热，其人反静，舌上胎滑者，不可攻也"，仅用23字，运用否定之否定的笔法。首用"无"字定弦，次以"不"字排它，再用"反"字定音，最后又以"不"字突出否定作结，语言跌宕殊甚，精练至致，无与伦比。

本条后半部分"饮食如故，时时下利，舌上白胎滑者，为难治"，仅17字，补述脏结的证治，首言症状，续言舌苔，终言预后，语言平叙，内涵犹深。

再者，本条既言"不可攻也"，又言"为难治"，意味着脏结证并非不治之证，仅为难治之证而已。难治不等于不治，此条仲景虽未出汤方施治，但从临床需要，则当积极救治，可试投大剂复阳抑阴之品，温脏散寒，攻补兼施，以冀阳回阴消，尚可转危为安。

原文

何谓结胸？师曰：病发于阳，而反下之，热入于里，因作结胸。病发于阴，而早下之，因作痞。所以成结胸者，误下故也。（440）

直释

① 何谓结胸：什么叫作结胸证？

② 病发于阳：病发于表，若胃气素盛，内有痰水实邪。

③ 而反下之：而反用下法治疗。

④ 热入于里：邪热内陷入里。

⑤ 因作结胸：邪热与痰水相结，形成结胸。

⑥ 病发于阴：病发于里，里证有可下与不可下之分，如阳明燥热里实证则可下；若是胃气素虚，内无痰水实邪之结聚，始终无攻下之理。

⑦ 而早下之：而过早用下法治疗，必伤脾胃之气。

⑧ 因作痞：使之气机升降失调而滞塞，因而形成痞证。

⑨ 所以成结胸者，误下故也：所以形成结胸，是误下的缘故。

讲析

本条仲景指出结胸与痞证的成因，因误下所致，所以导致不同的证情，与素体的差异有关，本条的阴阳是指病邪在表在里之义，与体内有无痰水内停相关。结胸与痞证两者皆属误下之变，但因体质的差异和宿疾的有无，其结果截然不同。本条固然论及结胸与痞证的形成为误下所致，但也可由邪热自然内传形成，临床当以脉证为凭，不可被误下与否所拘泥。

结胸病，头项强，如柔痓状者，下之则和，宜大陷胸丸。（441）

①结胸病：心下硬满疼痛。

②头项强：尚有头项部不柔和，俯仰顾盼不能自如之症状，为热与水结，邪结高位所致。

③如柔痓状者：头项部经脉受阻，津液不布，经脉失其濡养，则"如柔痓状"。

④下之则和，宜大陷胸丸：治宜大陷胸丸攻下水热之结，水热去，心下硬满疼痛等症状，自可消除，津液通达，水精四布，则头项强而转柔和。

（122方）大陷胸丸方

方中大陷胸丸证为邪踞高位，肺气不能宣达，故用杏仁以开降胸中的气结；更加葶苈以清泄肺中的热结，使气降而水与热俱降，其上结之势，乃可下趋；更用甘遂直逐其痰水；大黄、芒硝直泻其热结，并小制其剂而为丸，合白蜜甘缓，是峻下行之以缓，以攻为和的方剂。本方顿服，使药力集中，力专势猛，攻邪者去之速且彻底，扶正易于恢复，即将所煮得的药液一次饮尽，而不分成数份隔时服药。

结胸的头项强，与表证邪涉经输引起的项强不同，又与柔痓有别。"如柔痓状"是说在症状上有相似于柔痓之处。

汗出一证结胸、表证两者皆有之。结胸之汗出，乃由于在里之水热蒸腾所致，且阳气内陷而不得外密，故见汗出。表证的项强汗出是营卫失调，营阴外泄所致。

结胸证，其脉浮大者，不可下，下之则死。（442）

① 结胸证：结胸之脉应见：第 433 条"寸脉浮，关脉沉"、第 445 条"脉沉紧而实"，为邪气与痰水结于胸膈胃脘所致，方得论下。

② 其脉浮大者：寸关尺三部俱见浮大之脉，为脉证不符。

③ 不可下：脉象浮大有力，说明表邪未解，误下伤其里气，反引邪气入里，正气已衰，邪气复结，攻补在两难，预后不佳，故不可下。

④ 下之则死：脉象浮大无力，说明正气大衰，不顾正虚而妄下，犯虚虚之戒，可使正气亡脱，故曰"下之则死"。

讲析

结胸证，其脉浮大无论有力与无力，均不应使用下法治疗，下之则表邪内陷，或者正气更衰，使病情加重，甚至危笃，此时的治法可先表后里，或者扶正佐以攻下。

原文

结胸证悉具，烦躁者亦死。（443）

直释

① 结胸证悉具：结胸证的症状均已具备，即，第 441 条"头项强，如柔痉状"；第 445 条"脉沉紧而实，心下痛，按之石硬"；第 447 条"舌上燥而渴，日晡所小有潮热，从心下至少腹硬满而痛不可近"等症状的出现。

② 烦躁者亦死：又出现烦躁不安的症状，是邪结危重，正不胜邪，正气散乱，下之则正虚欲脱，不下之则邪实不去，诊为极危之候，故有"亦死"之言。

讲析

伤寒邪欲入而烦躁者，正气与邪气争也；结胸邪既结而烦躁者，正气不能胜而将欲散乱也。

原文

太阳病，脉浮而动数，浮则为风，数则为热，动则为痛，头痛发热，微盗汗出，而反恶寒者，表未解也。医反下之，动数变迟，膈内拒痛，胃中空虚，客气动膈，短气躁烦，心中懊憹，阳气内陷，心下因硬，则为结胸，大陷胸汤主之。若不结胸，但头汗出，余处无汗，剂颈而还，小便不利，身必发黄，五苓散主之。（444）

直释

① 太阳病，脉浮而动数：太阳病脉浮兼呈动数之象，指脉来躁动急速，一息六至，轻取即得，此由风邪袭表，郁而化热，将欲传里所致。

② 浮则为风，数则为热，动则为痛：脉浮为表邪未解，脉数为阳热亢盛，脉动乃为阴阳相搏而主疼痛，故动数脉见浮脉之中，肌表必有风热之邪，身体必然疼痛。

③ 头痛发热：病邪在表，属表证。

④ 微盗汗出：此时若表邪已尽则恶寒必罢，阳热之邪较盛，且有入里趋势，似有里热外蒸而汗出之机，故有汗自出的症状，称为"微盗汗出"。

⑤ 而反恶寒者，表未解也：反而恶风寒，这是表证尚未解除，虽然脉兼动数之象，主病主热，似兼里证，然而头痛发热，汗出恶寒的表证全存也。

⑥ 医反下之：表未解，虽有里实之热，亦不可下，故下之曰"反"。医生审证不清，把发热、微盗汗出认为是阳明里证，误用下法攻里。

⑦ 动数变迟：表证误下，损伤正气，邪气乘虚内陷，结于胸膈，脉动数变为迟缓，故脉迟是邪气凝结的体现。

⑧ 膈内拒痛："膈内"，即胸腹腔交界处；膈内拒痛，为胸膈部疼痛拒按，是水热互结于胸膈。

⑨ 胃中空虚：误用攻下，徒伤脾胃，损伤中阳，使胃中阳气不足，而致胃中空虚。

⑩ 客气动膈：太阳表邪或阳明无形之热邪，乘误下之虚而内陷，扰动胸膈，称为客气动膈。

⑪ 短气躁烦：胸为气海，邪结于胸，气机阻滞，则呼吸短促，躁扰不安。

⑫ 心中懊憹：胸为阳位，心居于中，热扰胸膈，心神不安，病人自觉心中烦闷郁热，坐卧不安，无可奈何之状，称为心中懊憹。

⑬ 阳气内陷：阳气在这里不是指正气，而是指表邪，邪气乘虚内陷，与痰水相结，可致成结胸。

⑭ 心下因硬：内陷之邪热与胸膈胃脘间素有的痰水互结，则心下硬满疼痛。

⑮ 则为结胸：形成结胸证。

⑯ 大陷胸汤主之：治宜大陷胸汤以清热逐水破结。

⑰ 若不结胸：表证误下的另一转归是不形成结胸证，即素蕴湿热之体，误下表邪内陷，与湿互结，则不形成结胸证。

⑱ 但头汗出，余处无汗，剂颈而还：热为阳邪，阳郁于里，熏蒸于上，只是头部汗出，汗出到颈部而止；湿性黏腻纠缠而不得宣越，颈项以下的身体无汗。

⑲ 小便不利：湿为阴邪，欲从小便而下泄，但热蕴湿中而不得下行，湿热阻滞，则小便不利。

⑳ 身必发黄：湿热不得泄越，蕴蒸于肌表，影响胆汁运行，使其不循常道外溢于肌肤而发黄。

㉑ 五苓散主之：治宜五苓散加茵陈蒿以清热利湿退黄。

方释

（123方）大陷胸汤方

方中甘遂、大黄同为苦寒峻下之品，甘遂尤善泻水逐饮，泄热散结，大黄长于荡涤邪热，两者共泻水热互结之邪，为主药；芒硝泄热软坚，助甘遂、大黄以破除积结，推陈致新，为辅佐药。药虽三味，力专效宏，为泄热逐水散结之峻剂。本方先煮大黄去滓后，纳芒硝，煮两沸，最后纳甘遂末，连末服下。本方乃泄热逐水破结之峻剂，可使大量水液从大便泻下，但因甘遂有毒，泻下峻猛，故应中病即止，不可过服。方后注云"得快利，止后服"，以免过剂损伤正气。由于甘遂的泻下有效成分难溶于水，故作汤剂水煮服效力较差，本方虽用汤剂，但甘遂用末冲服，这一特定要求，发挥甘遂的药效，应予注意。甘遂的用量，今可酌用1g左右为宜。

大陷胸汤证、大承气汤证

大陷胸汤证与大承气汤证皆属热实证，两方皆用大黄、芒硝两药，但大陷胸汤证为水热互结于胸膈胃脘间的证候，以胸膈胃脘疼痛为主证，疼痛拒按，按之板硬，故用大黄、芒硝泄热开结，特用甘遂以泻下逐水；大承气汤证为燥热结滞于阳明胃肠之候，有日晡潮热，谵语，烦躁，多汗或手足多汗等毒热内盛的证候和腹满痛，绕脐痛，大便燥结等腑气不畅的证候特征，故除用大黄、芒硝泄热通便外，特用枳实、厚朴行气消满以畅腑气。即，陷胸者，主水热互结，病在胸膈；承气者，主燥粪结聚，病在胃肠。

讲析

大陷胸丸和大陷胸汤证皆为水热互结的大结胸证，但大陷胸丸证邪部位较高，致使胸中气机受阻，并导致项部经脉之气不利，除胸痛、短气外，项部经脉拘紧不柔和，如柔痉状，水热蒸腾；又当有汗出见证；大陷胸汤证则为邪结在中或邪结偏下，气血壅遏而见心下痛，按之石硬，脉沉紧，或见从心下至少腹硬满而痛不可近等。

原文

伤寒，六七日，结胸热实，脉沉紧而实，心下痛，按之石硬者，大陷胸汤主之。（445）

直释

①伤寒，六七日：伤寒，时过六七日，虽未经误下，但治不及时，表邪内传，邪热入里与水邪互结，同样可以成为结胸证。

②结胸热实：结胸证的性质属热属实。

③脉沉紧而实：脉象沉紧而实，说明邪结在里，即邪实病甚的脉象，可见脉沉为结胸的主脉。

④心下痛，按之石硬者：胸脘疼痛，按压疼痛部位坚硬。结胸证有三个主要症状，即本条的"脉沉紧而实，心下痛，按之石硬者"，概称之

为"结胸三证"，是临床辨识大结胸证的主要依据，此条证候虽然不是太阳病误下而成，但传经之邪入里，邪热与痰水相结的机转却是一致的。

⑤ 大陷胸汤主之：治宜大陷胸汤以泄热逐水、破结，说明结胸证的形成不一定要误下才能形成，也有未经误下而致成的，由于病人平素内有水饮，表邪未解内传入胸膈，表热之邪内传与水饮互结，也可致成结胸证。

讲析

第433条曰"寸脉浮，关脉沉"，第444条曰"脉浮而动数……医反下之，动数变迟"，第445条曰"脉沉紧而实"，可见脉沉为结胸的主脉，但第433条、第444条两条的脉均兼有浮象。

本条（第445条）只言脉沉紧，并不兼浮，这是因为其机转不同的缘故。本条是未经误下，由于邪盛而内传于里，表邪已不存在，所以脉不见浮而只见沉。

以证候言之，第433条泛泛论及结胸，笼统称"按之痛"，而未具体指出病位在上还是在中，本条则确切指出病位在心下，"心下痛，按之石硬"，说明水热互结已深重，气机严重阻滞不通。

以病因言之，第433条概言结胸，自然就包括表证误下形成结胸且表邪不解的情况；本条未言误下，病人邪热入里自成结胸，故无表证罢与不罢之说。因此，第433条以寸浮关沉代表结胸的脉象，本条以脉沉紧而实，说明邪结在里，即邪实病甚的脉象，可见同为结胸，其脉证并非完全一致，这说明疾病是以复杂形式存在的。

原文

伤寒十余日，热结在里，复往来寒热者，与大柴胡汤。但结胸，无大热者，此为水结在胸胁也，但头微汗出者，大陷胸汤主之。（446）

直释

① 伤寒十余日：伤寒十余日不愈，为表邪化热入里之时。
② 热结在里：若热结在里，必见大便不通，此为阳明胃家实的见证。
③ 复往来寒热者：又见往来寒热，伴见呕逆，心下痞满而痛，或胸

胁满闷，反映少阳之邪犹存。

④ 与大柴胡汤：此属阳明少阳并病之证，故治宜大柴胡汤以两解阳明少阳之邪。

⑤ 但结胸：但结胸是指热结在里形成的心下硬痛的结胸症状。

⑥ 无大热者：谓热与水相结，虽有发热现象，但既不同于少阳证的往来寒热，也不同于阳明证的蒸蒸发热，结胸虽亦有热，但不如燥热之邪为甚。

⑦ 此为水结在胸胁也：本证水热互结，以水为主，故称"此为水结在胸胁也"。

⑧ 但头微汗出者：又因水热互结于里，不能向外透达而上蒸，故周身无汗而"但头微汗出者"，是水热结胸的特征之一。

⑨ 大陷胸汤主之：治宜大陷胸汤以清热逐水破结。

讲析

本条水热互结在胸胁，当有胸胁心下疼痛，按之石硬的特点，自不同于大柴胡汤证；大柴胡汤证是热与气结于胃肠，虽可有心下痞满而痛，但按之不硬；而结胸证则是热与水结于胸胁，故既有心下疼痛，又见按之石硬。大陷胸汤证形成的机理，热入是结胸之因，水结是结胸之本，说明结胸必具内有水而外有热两个条件，若仅有热而无水，则为栀子豉汤证；若仅有水而无热，则为十枣汤证。可见随证论治含有发病学的精蕴。

原文

太阳病，重发汗而复下之，不大便五六日，舌上燥而渴，日晡所小有潮热，从心下至少腹硬满而痛，不可近者，大陷胸汤主之。（447）

直释

① 太阳病，重发汗而复下之：太阳病，重复汗、下之法而伤津液。

② 不大便五六日：邪热内结，大肠传导失职而大便数日不行。

③ 舌上燥而渴：邪热与水饮互结于胸中，津液不能上布，则舌上干燥，口中作渴。

④ 日晡所小有潮热：实邪结聚在里，使胃肠之热无法宣泄，熏蒸于肌肤，傍晚之时则轻微发热。

⑤ 从心下至少腹硬满而痛不可近者：邪热内陷，与胸中水饮搏结，气机阻塞不通，则从胃脘至少腹部位硬满疼痛，而不能近前触摸。

鉴别

结胸水热阻结与阳明燥屎阻结

结胸水热阻结与阳明燥屎阻结的症状颇为相似，不大便，舌燥口渴，潮热为两者所共有，若认真分析，又有所不同：

① 病机：重发汗而复下之，邪热内陷，津伤化燥，燥热与肠中糟粕相结，致燥屎内阻，腑气不通，则成阳明腑实；重发汗而复下之，邪热入里与水饮相结于胸膈心下，则成结胸。

② 病位：阳明实热在肠胃，结胸实热在胸膈。

③ 症状：本条"日晡所小有潮热"，则不似阳明病潮热之甚；本条虽"不大便"但无谵语，与阳明病不大便谵语又有不同；本条"从心下至少腹硬满而痛不可近"，则又比阳明病腹满痛总以绕脐痛范围为大。

鉴于两证病机有所不同，证候同中有异，故本证当泄热逐水破结，方以大陷胸汤；阳明病则以大承气汤泻下热结。两证皆用大黄、芒硝，但结胸证伍以甘遂峻逐水饮，破其结滞；阳明病则伍以枳实，厚朴攻积导滞，消除痞满。总之本条旨意在说明大结胸重证的证治，并示意注意与肠道燥屎阻结的阳明病相鉴别。

讲析

第 440～447 条，共 8 条，都是论述大结胸证的证治，所谓大结胸证，是与下文的小结胸证相对而言，临床辨大结胸证，当抓住以下几个特征，一是其脉沉紧有力；二是其病证硬满疼痛、按之石硬；三是病变范围可由胸至腹，程度严重，兼有便硬。

由于病位的不同，大结胸证又有偏于上、中、下的区别：

第 441 条大陷胸丸证，"结胸病，头项强"，是邪结在上之高位。

第 445 条结胸三证，"脉沉紧而实，心下痛，按之石硬者"，是邪结在心中。

本条（第447条）结胸重证，"从心下至少腹硬满而痛不可近"，病变之广，已下及少腹。

可见结胸虽以心下为主，却有涉上如柔痉状，连下从心下至少腹硬满而痛，及偏左偏右水结在胸胁的不同，故结胸有类似柔痉、阳明及少阳之证者，临床应注意分辨。

本条所论述的内容具有较强的辨证意义，若与大陷胸丸同看，则结胸有类似太阳项亦强之证；若与水结胸胁同看，则结胸有类似少阳之证；若从本条的不大便五六日，舌上燥而渴同看，则结胸有类似阳明内结燥实之证。仲景把结胸病变从上到下，旁及左右，层层剖析，指出其中的异同之处，真可谓辨证之精深。

小结胸病，正在心下，按之则痛，脉浮滑者，小陷胸汤主之。（448）

直释

① 小结胸病：小结胸病，多由表邪入里，或者表证误下，邪热内陷，与心下痰邪相结而成。

② 正在心下：病位局限"正在心下"，较大结胸证的病位"从心下至少腹"为小，一般不向上下延展。

③ 按之则痛：证见"按之则痛"，较大结胸证"硬满而痛不可近者"为轻，言外之意如果不按则不痛，然而临床上也有不按亦痛的情况。

④ 脉浮滑者：脉呈浮滑之象，脉浮主阳热之邪，其结为浅，脉滑主痰热之邪，聚而未深，属痰热互结而病势较浅之象，这和大结胸证因水热相结部位深广而出现的脉沉紧自不相同。

⑤ 小陷胸汤主之：治宜小陷胸汤以清热化痰开结。

鉴别

大结胸是从心下至少腹石硬而痛不可近，小结胸是正在心下，未及腹胁，按之痛未至石硬；大结胸是水结在胸腹，故其脉沉紧，小结胸是痰结于心下，故其脉浮滑。水结宜下，故用甘遂、芒硝、大黄；痰结宜消，故用瓜蒌、半夏、黄连。

方释

（124方）小陷胸汤方

方中以瓜蒌实为主，但药力比大陷胸汤为小、为缓；用瓜蒌实甘寒滑润，清热涤痰，开结润便，则逊于芒硝之咸寒软坚，泻实破结；用黄连清泄心下之热结，则轻于大黄之泄热破结；用半夏化痰去饮，则缓于甘遂之涤痰逐水。此三药性缓而剂轻，使痰热各自分消，结滞得以开散，远不如大陷胸汤之峻，故称为小陷胸汤。

异同

小陷胸汤与大陷胸汤

小陷胸汤与大陷胸汤均由三味药组成，唯药物不同，其功效亦异，但皆不离清热涤痰散结之意；小陷胸汤用黄连，大陷胸汤用大黄，泄热之力则有轻重之分；小陷胸汤用半夏，大陷胸汤用甘遂，涤痰之效则有大小之别；小陷胸汤用瓜蒌，大陷胸汤用芒硝，下结之力则有缓急之殊。

讲析

关于大小陷胸汤，虽"陷胸"二字相同，但药物组成悬殊，一则治水，一则治痰，但两者均能清泻邪热。大陷胸汤治热与水结于胸膈，故用甘遂峻攻水饮，兼以硝黄泄热破结；小陷胸汤则用黄连清热，半夏、瓜蒌实祛痰开结。两者作用各异，应悟其底蕴，可见证有轻重缓急之异，药有和缓峻烈之别，故病分大小结胸，方则有大小陷胸。

原文

太阳病，二三日，不能卧，但欲起，心下必结，脉微弱者，此本有寒分也。反下之，若利止，必作结胸；未止者，此作协热利也。（449）

直释

①太阳病，二三日：太阳病，已经两三天，乃是太阳传阳明少阳之时。

②不能卧，但欲起：表邪传里，心下邪气结滞，卧则气滞加重，起则气机稍畅。

③ 心下必结：素有痰饮内停，外邪引动伏饮，致成结滞不舒，则胸脘间必然痞结。

④ 脉微弱者：脉搏微弱，乃是痰饮结于心下，气机不畅所致。

⑤ 此本有寒分也：本条"寒分"作"寒邪"解，亦可作"痰水"解，水饮属性为寒，故曰"此本有寒分也"。

⑥ 反下之：妄用泻下法，势必损伤中阳而下利。

⑦ 若利止，必作结胸：正气尚盛，邪结于上，下利可以自止，但太阳邪热因误下而内陷，内陷之邪与痰水互结，则为结胸。

⑧ 未止者，此作协热利也：正气不足，邪热下注，仍见下利不止，这种表邪并伴有下利，此为太阳病误下，表证未解，邪热内陷，下迫肠道，传导太过，则形成协热利。

讲析

表证兼水停心下，其人既外有表邪欲化热，又内有水饮之邪，治宜小青龙汤以解表化饮，医者不察，误将"心下必结"妄用下法治疗，泻下后下利自动停止，则形成结胸证；泻下后下利未能停止，则形成协热下利。但仲景示意，已见"心下必结"之证，只要表邪存在，不可过早使用下法，早下可使邪热内陷形成诸多变证。

原文

太阳病，下之后，其脉促，不结胸者，此为欲解也；脉浮者，必结胸；脉紧者，必咽痛；脉弦者，必两胁拘急；脉细数者，头痛未止；脉沉紧者，必欲呕；脉沉滑者，协热利；脉浮滑者，必下血。（450）

直释

① 太阳病，下之后：太阳表证，误用下法以后。

② 其脉促，不结胸者，此为欲解也：太阳病误下，其脉促，是指正气抗邪有力，邪气不得内陷，因而未能形成结胸症状，这是病邪将要解除的缘故。

③ 脉浮者，必结胸：脉浮除作为太阳病的主脉外，还可见于其他经之病，因浮脉所见之病证不同，而需要有不同的病机。本条言"脉浮者，

必结胸"，既然点明"必结胸"，肯定太阳病误下后，邪热内陷与水饮相结而成，说明太阳病误下后浮脉之所以仍然存在，有形成结胸的可能，亦说明脉浮不可一概作表邪未解去论治。

④脉紧者，必咽痛：紧脉主痛，邪结咽部，故咽部疼痛。

⑤脉弦者，必两胁拘急：脉弦为少阳主脉，少阳经气不和，故两胁拘急。

⑥脉细数者，头痛未止：脉细主虚，脉数为热，虚热上攻，故头痛未止。

⑦脉沉紧者，必欲呕：太阳病误下后，寒邪入里，胃阳被挫，格拒不纳，故"必欲呕"。

⑧脉沉滑者，协热利：脉沉候里，脉滑主湿热，说明表邪内陷而化热，热陷大肠，故作协热利。

⑨脉浮滑者，必下血：脉浮主表未解，脉滑候里热，太阳病误下邪陷，随经郁热伤及血分，故下血。

鉴别

仲景言脉促者有三条：

第322条太阳病误下而见"脉促胸满者"，说明阳气抗邪，正邪抗邪较剧，所以脉促与胸满同见。

第335条太阳病桂枝汤证误下，利遂不止，"脉促者"为表未解，显系阳气盛有抗邪外达之势。

本条（第450条）"其脉促，不结胸者，此为欲解也"，言太阳病误下后"其脉促"，是指正气抗邪有力，邪气不得内陷，因而未能致成结胸证，故曰"此为欲解也"。

上述三条所言之脉促，皆见于太阳病误下后属正气抗邪的一种表现，因随人体质的不同而有不同的转归：一是脉促胸满；二是下利不止；三是本条所言正胜邪却，邪不内传，"此为欲解也"，可见其立论是确切的。

讲析

脉者裹血气而使之周流全身，不同脉象反映不同的病变，每一种病变都反映于各自的脉象，并都有一定的发病机制。太阳表证误下，势必产生不应有的变证，这决定于感邪的轻重，素体的差异，误下的程度等条件，但总的机转不外是邪热因误下而内陷，在上则为头痛、咽痛；在中则为结胸、两胁拘急或欲呕；在下则为协热利、下血；若邪气内陷之时，体内正气旺盛，亦能祛邪外出而欲解。

本条有论无方，笔者对本条增补的治方如下：

脉浮结胸，可用桂枝去芍药汤；

脉紧咽痛，可用桔梗汤；

脉弦两胁拘急，可用小柴胡加桂枝汤；

脉细数头痛未止，可用当归四逆汤；

脉沉紧欲呕，可用甘草干姜汤；

脉沉滑协热利，可用白头翁汤；

脉浮滑下血，可用芍药甘草汤加秦皮。

但这仅是个人见解，临床运用自须参酌旁证，灵活变通。

原文

病在阳，应以汗解之，反以冷水潠之，若灌之，其热被劫不得去，弥更益烦，肉上粟起，意欲饮水反不渴者，服文蛤散；若不差者，与五苓散。寒实结胸，无热证者，与三物小陷胸汤，白散亦可服。（451）

直释

①病在阳，应以汗解之：病在太阳之表，知此病为太阳伤寒，应以发汗解表治疗。

②反以冷水潠之，若灌之：口含冷水喷淋在病人身上，或者用冷水浇洒在病人身上，都为古代物理降温法之一。

③其热被劫不得去：今不发其汗，反而用冷水喷淋或者用冷水浇洒来退热，不但不能发汗解表，反而使腠理更加郁闭，以致使热不得外散而闭郁于内，所以使邪热被水寒郁遏而不得除去。

④弥更益烦：弥更，更加之意。表阳被遏，热郁于内，病人更加烦热不安。

⑤肉上粟起：寒水潠灌，热被冷激，皮肤在冷水刺激下，水寒之气客于皮肤，出现毛孔竖起的现象，状如粟粒，仲景称为"肉上粟起"。

⑥ 意欲饮水：表邪寒郁，邪热内结，津液上承不足，故致有想要喝水的欲望。

⑦ 反不渴者：由于热结较轻，津伤不重，所以反而口不渴。

⑧ 服文蛤散：此时治疗应当以解其表寒而泄其郁热为主，应服用文蛤散。

⑨ 若不差者，与五苓散：服文蛤散后不见效者，说明病人素体湿盛，被郁之表邪与水湿互结于里，已影响膀胱气化不行，水气内停，用五苓散化气行水兼解表邪，健脾化湿，通阳达表，其证自解。

⑩ 寒实结胸：寒邪与冷饮结聚于胸胁、心下所致的一种结胸证，称为寒实结胸，所以称结胸，是病人具有结胸的症状，冠以"寒实"二字，点出病机与热实结胸相异。

⑪ 无热证者：指无日晡潮热、心烦、口渴、口舌干燥等热象；因寒饮阻于胸中，而致肺气不利，可有咳喘、气逆、短气等症状。

⑫ 与三物小陷胸汤：笔者认为，仲景"与三物小陷胸汤"一语后，应当是问号，是对小陷胸汤治疗寒实结胸的指疑，用来强调三物小陷胸汤证与寒实结胸证的鉴别，况且小陷胸汤为治痰热互结而设，与本证不符，示意本证不能服用三物小陷胸汤。

⑬ 白散亦可服：此种寒实凝聚之证，非药不足以驱其寒饮，非峻药不足以破其结滞，亦只能服用白散治疗，以温下寒实，涤痰破结。

鉴别

白散方证与大陷胸汤证

白散方证与大陷胸汤证皆为邪气结滞的结胸证，皆有胸胁心下硬满疼痛拒按的实证表现，但大陷胸汤证为热邪与水饮互结的实证，可伴见舌上燥而渴、日晡所小有潮热、心烦、心中懊侬、但头汗出等热象，故用大陷胸汤泄热，逐水破结；而白散方证则为寒邪与痰饮相结的寒实证，可伴见畏寒喜暖、舌淡、苔白厚腻、脉沉迟等寒象，故用白散治疗。

方释

（125方）文蛤散方

文蛤散即大青龙汤去桂枝加文蛤，文蛤咸平无毒，生津止渴利水；麻杏甘石宣肺泄热解表；姜枣扶助正气，合奏解表利水清热之功。

（126方）白散方

白散由桔梗、巴豆、贝母三药组成，因三药皆是白色，故谓之白散。

方中巴豆大辛大热，为泻下冷积，散寒逐水破结之主药；贝母消痰散结；桔梗开提肺气，载药升浮至胸。三药配伍，虽量小而力宏，有温下寒实，祛痰破结之功。

需要说明的是巴豆如不去油，其泻下破结之力更猛。巴豆不仅有强烈的泻下作用，而且有一定的催吐作用，因此病邪在膈上者，服药后寒实邪气可因其高而吐之；病邪在膈下者，服药后寒实邪气可因其势而泻之，因药性猛烈，故用白饮（米汤）送服，以缓巴豆对胃肠道黏膜的刺激。对体弱者，剂量酌减；为了加强或抑制泻下作用，仲景云："不利进热粥一杯，利不止进冷粥一杯"，意在助巴豆以达到泻下的作用，或者意在解巴豆之热毒而止泻，这是因为巴豆之效得热则行，遇冷则止之故，服白散方的用量为"强人半钱匕，羸者减之"，用汉代五铢钱匕量取药未满半边的为半钱匕，约今秤（十六两为一斤）二分八厘，含巴豆四厘，所以本方较和缓。然巴豆大热有毒，用时要严格炮制，掌握用量，以免出现意外。

原文

太阳与少阳并病，头项强痛，或眩冒，时如结胸，心下痞硬者，当刺大椎第一间、肺俞、肝俞，慎不可发汗，发汗则谵语，脉弦大，五日谵语不止，当刺期门。（452）

直释

① 太阳与少阳并病：太阳病证候未罢，又复见少阳病的证候。

② 头项强痛：属太阳表证证候。

③ 或眩冒：头目眩冒则为少阳病证候。

④ 时如结胸：有时类似结胸证。

⑤ 心下痞硬者：胃脘痞塞硬满，乃是邪气内结，经气不舒之故。

⑥ 当刺大椎第一间、肺俞、肝俞：此时治疗既不宜发汗，也不宜和解，虽太少并病，有汗、和两法兼用者，如柴胡桂枝汤，但本证邪气壅实较甚，故只宜针刺。当刺大椎、肺俞以解太阳之邪，刺肝俞以解少阳之邪。

⑦ 慎不可发汗：切勿以头项强痛而用发汗之法，又因少阳有禁汗之治，故太少并病，千万不可发汗。

⑧ 发汗则谵语，脉弦大：若误汗，既伤胃中津液，又使少阳之邪热乘于胃、胃燥不和，故发汗后则谵语，脉弦大。

⑨ 五日谵语不止：病程已经五天谵语不停止，是属阳明证候，但脉仍呈弦大之象，反映少阳之邪仍未解，所以有阳明里证，不可下，但少阳亦有禁下之治，故治宜针刺之法。

⑩ 当刺期门：治之当刺期门之法，以泻肝胆之热，俾少阳热除，则胃热多能透达，而谵语自止，此亦为治病求本之法。

太阳与少阳并病，又称太少并病，治宜针刺法，不可发汗。

妇人中风，发热恶风，经水适来，得之七八日，热除而脉迟身凉，胸胁下满如结胸状，谵语者，此为热入血室也，当刺期门，随其实而泻之。（453）

① 妇人中风，发热恶风：妇人感受风邪而发热恶风。

② 经水适来：时值正逢经期，月经来潮，示意表邪有乘虚内陷于血室的机会。

③ 得之七八日，热除而脉迟身凉：历时七八天后，热退、脉迟、身凉爽如常。此乃表热内陷血室，热与血结之候，表热已罢，故热退而身凉爽如常；瘀热阻滞，脉行不利，则脉迟。

④ 胸胁下满如结胸状：但见胸胁胀满，有如结胸状，血室属肝所主，肝之经脉上络胸胁，下通胞室，瘀热上干，经脉不利，故胸胁胀满，状如结胸，实非血结于胸。

⑤ 谵语者：热扰血分，神明不安，则神志不清，语言失常。

⑥ 此为热入血室也：血室，狭义的是指子宫，广义的则包括肝、冲任二脉、子宫。此为表邪乘经行之虚，而袭入血室，热与血相搏，经血郁结不行之故，即谓之热入血室。

⑦ 当刺期门：肝藏血而主疏泄，热郁血分；经输不利，期门为肝经募穴，故刺期门。

⑧ 随其实而泻之：泻肝经之邪热而血室之郁热可清，血结可散，其病则愈。

讲析

热入血室之候，病变涉及子宫，及冲任二脉、肝脏、肝经，说明热入血室非仅属某一实质器官的病变，乃是以子宫为主，包括冲任二脉、肝经、肝脏功能失调的综合病变。

原文

妇人中风，七八日，续得寒热，发作有时，经水适断者，此为热入血室，其血必结，故使如疟状，小柴胡汤主之。（454）

直释

① 妇人中风：妇人感受风邪，本有发热恶寒证候。

② 七八日，续得寒热，发作有时：但历时七八日，上述症状已经消退后，又出现寒热，时作时止。

③ 经水适断者：其发病之初，月经来潮，经行突然中断，则是不当停而停。

④ 此为热入血室：此为表邪乘经行之虚，而袭入血室，热与血相搏，经血瘀结不行之故，即谓之热入血室。

⑤ 其血必结：邪热经血必然结滞。

⑥ 故使如疟状：因为血室隶属于肝，肝与胆相表里，胆受肝邪，邪正分争，故见往来寒热，发作有时如疟之少阳证。

⑦ 小柴胡汤主之：尚属热邪初结血室，正气有祛邪外出之势，故治以小柴胡汤和利枢机，使邪从少阳转枢外出。

讲析

本条（第454条）是第453条热入血室证治的补充，两条同是妇人中风而热入血室，但不同的是：

第453条经水适来，热入血室表现为"如结胸状"，刺期门以泻其实。

本条经水适断，热入血室表现为"如疟状"，服小柴胡汤仍在和利枢机，使邪外出。

原文

妇人伤寒，发热，经水适来，昼日明了，暮则谵语，如见鬼状者，此为热入血室，无犯胃气及上二焦，必自愈。（455）

直释

①妇人伤寒，发热：妇人感受寒邪而发热。

②经水适来：时值正逢经期，月经来潮，示意表邪有乘虚内陷于血室的机会。

③昼日明了，暮则谵语，如见鬼状者：表邪乘机内陷与血搏结，血分属阴，白昼阳气外达，血分之热可稍减，故神志清醒；暮则阳气潜藏，阴分之阳热转盛，故黄昏后便神昏谵语，如有所见，似见鬼状。

④此为热入血室：此为表邪乘经行之虚，而袭入血室，热与血相搏，经血瘀结不行之故，即谓之热入血室。

⑤无犯胃气及上下焦：病在血分而不在气分，如阳明腑实证之谵语则不分昼夜，此谵语非阳明腑实所致，故不可下；邪不在表，故不能汗；邪不在胸膈胃脘，故不能吐，热入下焦血室，月经未停，邪陷较浅，可不药自愈，此即"无犯胃气及上下焦"之意。

⑥必自愈：邪热虽入血室，但经水并未断止，邪热可随经血外泄，故不需治疗即可自愈。

讲析

以上三条（第453条、第454条、第455条）论述热入血室证，皆属妇人之病，但各具特点：

第453条是血舍空，而热乃入者，空则热不得聚而游其部，故胸胁满，刺期门以除邪。

第454条是热邪与血俱结于血室者，血结亦能作寒热，柴胡亦以去血结。

第 455 条是热邪入而经尚行者，经行则热亦行而不得留，必自愈。

热入血室的治法，无论刺期门，小柴胡汤或经行自愈，都表明祛邪活血是本证的治疗大法。热入血室，为月经期（经水适来或经水适断）感受外邪所致。其证治：

经水适来：热除而脉迟身凉，如结胸状，谵语为热结深，偏于里，治宜期门，随其实而泻之。

经水适断：寒热如疟，发作有时，为热结浅，偏于表，治宜小柴胡。

经水适来：昼日明了，暮则谵语，为阴病而阳不病，治宜无犯胃气及上下焦，只须经行，热随血去而自愈。

在结胸证和太少并病之后，论述热入血室证，这是因为结胸是言水结，少阳是言气郁，热入血室是言血病。仲景把水、气、血三种有类似证候的病证，巧妙地联贯论述，并在辨证论治中相互对比，示意扩大辨证之视野和提高辨证之能力。

伤寒六七日，发热，微恶寒，肢节烦疼，微呕，心下支结，外证未去者，柴胡桂枝汤主之。（456）

① 伤寒六七日：感受风寒之邪，已经六七天未解，则有内传之势。

② 发热，微恶寒：仍然发热，轻微恶寒，是太阳表证虽轻而犹未除。

③ 肢节烦疼：四肢关节疼痛难忍，系由太阳表证未尽解，并入少阳，经气不利所致。

④ 微呕：轻微的呕吐，系由少阳胆热犯胃所致。此处"微呕"即少阳主证"喜呕"之轻者。

⑤ 心下支结：自觉胃脘有物支撑结聚，为邪犯少阳，枢机不利所致。此处"心下支结"即少阳主证"胸胁苦满"之轻者。比较之下，本条的少阳证病势较为轻浅。

⑥ 外证未去者：表证尚未解除，即，先病太阳，其邪未解，又病少阳，太阳少阳先后发病，故属太少并病的范围。

⑦ 柴胡桂枝汤主之：本条太少并病虽然两经证情轻浅，但对比之下，

以太阳证为重，少阳证为轻，故取小柴胡汤与桂枝汤原方各半量合剂，组成柴胡桂枝汤合同，达到双解两经之邪的目的。

（127方）柴胡桂枝汤方

柴胡桂枝汤系小柴胡汤与桂枝汤剂量各半的合方，桂枝汤益营和卫，兼散表邪，外解太阳之邪，以治"发热，微恶寒"；小柴胡汤疏解少阳，兼扶正气，内和少阳枢机，以治"肢节烦疼，微呕，心下支结"。此乃发表与和里兼用之法。

方中桂枝，芍药调和营卫；配柴胡共解表邪；人参、大枣以扶正气，兼养胃津；半夏、生姜和胃降逆止呕；黄芩清在里之热；甘草和解诸药。

讲析

伤寒证，已经六七天表证尚未解除，这说明原本是一个不典型的太阳病，现证为"发热，微恶寒"，说明证属表虚。单纯表虚不应见"肢节烦疼，微呕，心下支结"之证，今见之，则知其邪已连及少阳，处于向少阳证发展的过渡阶段，既然六七日表证犹存，而少阳证又极轻微，说明表虽虚而不甚，邪已入却不深，太阳少阳先后发病，乃为太少并病。

原文

伤寒五六日，已发汗而复下之，胸胁满微结，小便不利，渴而不呕，但头汗出，往来寒热，心烦者，此为未解也，柴胡桂枝干姜汤主之。（457）

直释

①伤寒五六日：感受风寒之邪，已经五六天，虽然经过发汗，但病仍未解。

②已发汗而复下之：汗不得法，又用下法误治。

③胸胁满微结：太阳之邪传入少阳，邪热趁机内陷少阳，少阳气机有所郁结，故自觉胸胁胀满，稍有硬结不适之感。

④小便不利：误下后，挫伤气机，气化不利，三焦决渎失职，水道不畅，津液不布，水饮停蓄不行，则小便不利。

⑤ 渴而不呕：气不化津，津不上承，则口渴；在三焦之邪气尚未及胃，胃气通降如常，所以不呕。

⑥ 但头汗出：三焦气机不利，阳气郁而不得宣发，郁热上蒸，只是头部汗出。

⑦ 往来寒热：恶寒发热交替发作。

⑧ 心烦者：郁热内扰，则心烦。

⑨ 此为未解也：病邪尚未解除。此属少阳兼水饮内停之证，与少阳本证有一定差异。

⑩ 柴胡桂枝干姜汤主之：此为邪陷少阳，水饮未化之患，用柴胡桂枝干姜汤治疗，以透达郁阳，宣化停饮。

方释

（128 方）柴胡桂枝干姜汤方

方中柴胡、桂枝和解表邪；黄芩清肺热；瓜蒌根生津止渴；配牡蛎化痰饮以开结；加干姜伍桂枝以通阳化饮；甘草调节诸药之性。本方寒热并用，表里同治，以和解少阳，温化水饮。"初服微烦"是痰饮未化，姜、桂反助其热，故令"复服"，痰化饮消后，气机畅通，阳气外达，"汗出便愈"。此处之"微烦"，姜、桂助热是一个方面，另一方面是阳气外达，将欲作汗的佳兆，即初服正邪相争则微烦，复服正胜邪祛则汗出而解。

异同

第 457 条柴胡桂枝干姜汤证，与第 400 条小柴胡汤证、第 408 条大柴胡汤证、第 456 条柴胡桂枝汤证，皆为柴胡类证，其病机皆有少阳枢机不利的共同性，其症状有往来寒热、胸胁胀满、脉弦等相似之处。

柴胡桂枝干姜汤证与小柴胡汤证相比较

柴胡桂枝干姜汤证为少阳受邪兼水饮内结，其往来寒热、胸胁满、心烦与小柴胡汤证相同，但小便不利、渴而不呕、头汗出为其三焦不利，水饮内结的特征表现。

小柴胡汤证属单纯的少阳病，病在少阳一经，其症状以往来寒热、胸胁苦满、默默不欲食、心烦、喜呕、口苦、咽干、目眩为特征。

柴胡桂枝干姜汤证与大柴胡汤证、柴胡桂枝汤证相比较

其往来寒热、胸胁满相似。大柴胡汤证属少阳气机不利，兼里热壅

实，以心下急、呕不止、大便不下或下利臭秽黄赤、舌苔黄腻、脉弦而实为特征；柴胡桂枝汤证属少阳枢机不利兼太阳表邪，以肢节烦痛、发热微恶寒、舌苔薄白、脉浮弦为特点；这两汤证与柴胡桂枝干姜汤证兼见小便不利，渴而不呕，但头汗出是不同的。

讲析

伤寒五六日，虽然已经发汗而又误下之，出现下列之变，胸胁满微结，往来寒热，似是小柴胡汤证；小便不利，渴而不呕，但头汗出，心烦，则非柴胡汤证之所有。以上诸证，皆是邪陷少阳，水饮未化为患，用柴胡桂枝干姜汤，以宣化停饮，透达郁阳。此证的胸胁满微结是属水饮不化，和水热相结的结胸证不同；小便不利而渴，虽和五苓散证相似，实际亦不相同，五苓散为膀胱气化不行，而此为三焦决渎不利，所以其治不用大陷胸汤荡涤逐水，也不用五苓散化气利水，而用柴胡桂枝干姜汤以宣化和解。

原文

伤寒五六日，头汗出，微恶寒，手足冷，心下满，口不欲食，大便硬，脉细者，此为阳微结，必有表，复有里也。脉沉者，亦在里也。汗出为阳微，假令纯阴结，不得复有外证，悉入在里，此为半在里半在外也。脉虽沉细，不得为少阴病，所以然者，阴不得有汗，今头汗出，故知非少阴也。可与小柴胡汤，设不了了者，得屎而解。（458）

直释

①伤寒五六日：感受风寒之邪，已经五六日。

②头汗出：阳郁于里，郁热上蒸，则头部汗出。

③微恶寒：为表证尚在，外邪束表，则轻微恶寒。

④手足冷：阳气内郁，不能布达四末，表里之气不相顺接，则手足逆冷不温。

⑤心下满：阳热郁结在胃脘，故胃脘胀满。

⑥口不欲食：胃气不降，则口无食欲。

⑦大便硬：热结在里，则大便硬。

⑧脉细者：阳气内结，气血运行不畅，则脉细如线，按之应指明显。

⑨ 此为阳微结：此时外证未解，热结轻浅而大便硬，故称阳微结。

⑩ 必有表，复有里也：必然有表证，又兼有里证，故仲景指出"必有表，复有里也"的明训。

⑪ 脉沉者，亦在里也：脉沉，为病在里的脉象。

⑫ 汗出为阳微：头汗出，为阳微结所致。

⑬ 假令纯阴结：假如，阳气亏虚，寒邪内结，传导失常所致的便秘，仲景称之纯阴结。

⑭ 不得复有外证，悉入在里：纯阴结属里寒证，其证为阴，自然无表证的存在，只能见到一派少阴阳虚里寒证，所以仲景指出"不得复有外证，悉入在里"。

⑮ 此为半在里半在外也：此为，即阳微结之意。阳微结内有阳明里证，外有太阳表证，故仲景称之"此为半在里半在外也"。

⑯ 脉虽沉细，不得为少阴病：脉虽然呈沉细之象，也不能称为少阴病。

⑰ 所以然者：所以会这样。

⑱ 阴不得有汗：因为阴证不得有汗，少阴若见汗出，多为亡阳之象。

⑲ 今头汗出：头为诸阳之会，只有阳经上行于头，阴经不能上行头部，今头汗出，是阳热内郁而不得外泄，上蒸于头所致。

⑳ 故知非少阴也：可知其证并非少阴病，实为阳微结的见证。

㉑ 可与小柴胡汤：阳微结既有表证，又有里证，但病的关键在于少阳之气的郁结，所以用小柴胡汤和解少阳，疏达枢机，宣通内外，则诸证得愈。

㉒ 设不了了者，得屎而解：不了了，为身体不舒爽之意。服小柴胡汤后，病尚未尽愈，身体尚感不爽，此为肠胃尚有热结，可微通腑气，使郁热下行，大便得下则愈，故云"得屎而解"。

讲析

阳微结既有表证又有里证，因邪热上蒸而有头汗出，脉虽沉细，也不能认为是少阴病；少阴病纯阴结，不当有表证存在，因阴寒内盛，故无汗。本条主要论述阳证似阴的辨疑，对提高后世医家的辨证能力，颇有指导作用。

所谓阳微结，包括邪气与阳气两方面的郁结，也包括表证与里证两种证情，外有太阳，里有阳明，两证均较轻浅时使用小柴胡汤治疗，通过疏理气机，达到外散内疏的目的，正是仲景的高明处，从而也说明小柴胡汤广泛应用的原因所在，在治疗上服汤后身体尚有不爽者，加芒硝或服大柴胡汤以微通腑气，有一定道理，可供参考。

原文

伤寒五六日，呕而发热者，柴胡汤证具，而以他药下之，柴胡证仍在者，复与柴胡汤。此虽已下之，不为逆，必蒸蒸而振，却发热汗出而解。若心下满而硬痛者，此为结胸也，大陷胸汤主之；但满而不痛者，此为痞，柴胡不中与之，宜半夏泻心汤。（459）

直释

① 伤寒五六日：感受风寒之邪，已经五六日，邪气有内传之机。

② 呕而发热者：呕逆而且发热，说明邪气已经传至少阳。因为热入阳明则不呕，阳明中寒虽可呕，却是食则呕，不食则不呕；邪传三阴则不发热；病在表虽可呕，但多在病初，且每与恶寒，身痛，鼻鸣，脉浮等表证并见；今"呕而发热"，而无表证表脉，故在六经病中，邪入少阳无疑。

③ 柴胡汤证具：柴胡汤证，又作柴胡证，指小柴胡汤所主治的病证，即小柴胡汤证的主要症状已经具备。

④ 而以他药下之：却反而用其他方药泻下。

⑤ 柴胡证仍在者：柴胡汤证依然存在，未因误下而改变柴胡证的病理变化。

⑥ 复与柴胡汤：虽经误下，病情尚未改变，可继续用小柴胡治疗。

⑦ 此虽已下之，不为逆：此证虽然已经误下，病情未变，少阳证仍在，没有形成异常变化，故称之"不为逆"。

⑧ 必蒸蒸而振：不过误下后，正气毕竟受到损伤，因此在服小柴胡汤后，出现"蒸蒸而振"，"蒸蒸而振"的临床表现为：始则寒战，甚则四肢欠温，脉沉伏，继而发热，甚至高热，然后得畅汗而病解。

⑨ 却发热汗出而解：然后出现"发热汗出而解"的现象，这是治达病所，鼓舞正气祛邪外出，是邪正剧烈交争的反映，这种现象多出现于正气不足，但还能祛邪外出的情况下，是正气借助药力动员机体一切力量与

邪气激烈交争，从而祛邪外出。

⑩ 若心下满而硬痛者：误下后，病人心下胀满硬痛。

⑪ 此为结胸也：这是素有水饮之人，误下后，少阳邪热内陷，邪热与水饮结聚于胸膈，形成大结胸证。

⑫ 大陷胸汤主之：应当用大陷胸汤治疗。

⑬ 但满而不痛者：误下后，心下胀满而不疼痛，是因为脾胃之气受伤，脾主升，胃主降，脾胃受伤则升降失常，气机受阻不利，故发生心下痞塞不通之感。

⑭ 此为痞：这就是痞证，痞之表现，既非胸闷，也非腹胀，而是自觉仅在心下有痞满堵塞之感，但按之濡软，因其并无有形之邪滞结，只不过气机痞塞之故。

⑮ 柴胡不中与之：气机痞塞于中，胃气不降而上逆，则呕吐，噫气，恶心；脾气不升而下陷，则腹泻肠鸣，大便干湿不调。心下痞满，是由于邪热内陷，浊气壅于胃，升降失司所致，属上下的枢机不利，与少阳病半表半里枢机不利的胸胁苦满不同，已不是柴胡汤的适应证，这时柴胡汤已不适用，所以不能再用小柴胡汤治疗。

⑯ 宜半夏泻心汤：痞证，虽心下痞满，但按之不硬不痛，这又区别于结胸证的心下痛，按之石硬，故不可与陷胸汤。施治之法，只宜选用半夏泻心汤和中降逆，消除痞满。

鉴别

痞之病位，为何恰在心下？

先从体表部位看，胸为阳，腹为阴，心下位于胸腹之交界，亦为阴阳部位上下相交之处，第458条言少阳胁下为半表半里，是从纵向看，第459条言心下半上半下，是从横向分，总之两者皆为阴阳枢纽之地。

再从内在脏腑看，脾胃皆居心下，脾脏属阴，胃腑属阳，脾胃升降失常，气机痞塞，阴阳不和，寒热错杂，故其病变亦多在心下部位。

方释

（129方）半夏泻心汤方

半夏泻心汤系小柴胡汤，以黄连易柴胡，以干姜易生姜而成。半夏为主药降逆止呕；黄芩黄连之苦寒降泄除其热；半夏干姜之辛温开结散其寒；参、草、大枣之甘温益气补其虚。七药配伍，辛开苦降甘调，以寒温并用，苦辛相投，补泻兼施，具有和阴阳、顺升降、调虚实之功，使寒去热清，升降相得，利止呕平，痞满自除，足见本汤方重在调和胃肠，专为呕利痞满之证而设。

半夏泻心汤主治心下痞满之证，却又配伍甘温壅滞的参、草、枣，这是因为此心下痞满，乃因柴胡证误下，损伤中阳，致脾胃升降失职，气机不通，加之外邪乘虚内陷，遂与寒热错杂之邪结于心下而成，此虚实夹杂之证，若单纯攻邪，必致正气更伤，邪却难除。故本汤方在辛开苦降，寒热并投之时，又取参、草、枣益气健脾，既能复脾胃升清降浊，又可扶正以祛其邪，此即塞因塞用之法，使邪去正复，升降有节，则痞满诸证悉平。方后注云："去滓，再煎"，其目的在于使药性和合，不偏不烈，利于和解。这种特殊的煎药方法，只出现在柴胡剂与半夏、生姜、甘草三泻心汤和剂之中。

异同

半夏泻心汤证　生姜泻心汤证　甘草泻心汤证

第459条半夏泻心汤证、第467条生姜泻心汤证、第468条甘草泻心汤证均属脾胃不和，寒热互结，气机痞塞之证，都有心下痞、呕吐、肠鸣、下利的共同症状。

半夏泻心汤证为寒热阻结于中焦，脾胃升降失职，胃中痰气上逆，证见心下痞满，呕逆下利，以呕吐为主要症状，吐出物多无食臭，泄泻多为溏泻。

生姜泻心汤证不仅寒热痞结于中焦，并有胃虚食滞，水饮不化，证见心下痞硬，干噫食臭，胁下有水气，肠鸣泄泻，嗳气酸腐食臭味，泄泻清稀如水样是其特征。

甘草泻心汤证为脾胃虚甚，客气上逆而成，证见心下痞硬而满，下利日数十行，清稀甚如水样，并带有未消化完全的食物，呕而无物，心烦不安为其特点。

讲析

本条具有辨柴胡证、大结胸证、痞证的特点，三证并论，对比说明，意义深长。三者的区别如下：

柴胡证因邪犯少阳，枢机不利，病位主要在胸胁，亦可涉及心下，以胸胁苦满为主证。

结胸证乃因热与水结而成，病位主要在心下，亦可涉及胸胁，以心下硬满疼痛为特征。

痞证则因寒热阻结于中焦，心下痞满而不痛为特点。故三证虽皆由少阳证误下，其转归不同，治法亦相应变通，分别应用小柴胡汤，大陷胸汤，半夏泻心汤治疗。

原文

太阳少阳并病，而反下之，成结胸，心下必硬，若下利不止，水浆不下，其人必烦。（460）

直释

①太阳少阳并病：太阳病应以汗散，少阳病当以和解，今太阳病又见少阳病，为太阳少阳并病。

②而反下之：宜汗法与和法并施，若用下法则属误治，故称"而反下之"。

③成结胸：胸脘间素有水饮内停，则邪热与水饮搏结，形成结胸证。

④心下必硬：胃脘必然硬痛。

⑤若下利不止，水浆不下：如果腹泻无度，饮食全废，连水浆也喝不下，实为脾胃阳衰，胃气败绝之兆。

⑥其人必烦：病人必然烦躁不安，乃由阴津下竭所致。

讲析

本证乃属上实下虚、上热下寒、正虚邪实之证，攻之不能，补之不可，病情危重，为太少并病误下致成结胸证之危候。仲景再次谆谆告诫误下之变，示意伤寒下不厌迟，表证未罢，未可妄用下法。

原文

脉浮而紧，而复下之，紧反入里，则作痞，按之自濡，但气痞耳，小青龙汤主之。（461）

① 脉浮而紧：为伤寒表实证之脉，在此代表伤寒表实证。

② 而复下之：复，反也，为与"紧反入里"之"反"字避免重复而用之，为古汉语之借代修辞法。本来已用汗法，表邪未解，而误认里实，故"而复下之"。

③ 紧反入里：紧，指寒邪而言。紧脉主寒邪，故以"紧"字代"寒"，是以"脉"代替邪气，为古汉语之借代修辞法。误以下法治疗，寒邪入里。

④ 则成痞：误下里虚，脾胃气伤，无形之邪内陷，聚于心下，使中焦升降功能失调，气机痞塞。故作心下痞。

⑤ 按之自濡：所谓"濡"者，软而兼湿之谓也，按压局部柔软不痛。

⑥ 但气痞耳：无形之邪气结聚心下，而不得宣通，滞阻气机，称之气痞。

⑦ 小青龙汤主之：应当用小青龙汤治疗。

讲析

本条之意甚有巧思，以脉而定病位病性，以误下而定病因病机，以腹诊来定病证，其中"紧反入里"动态地刻画病情的变法，可见仲景之文简而法捷。

原文

太阳中风，下利呕逆，表解者，乃可攻之。若其人漐漐汗出，发作有时，头痛，心下痞满，引胁下痛，干呕短气，汗出不恶寒者，此表解里未和也，十枣汤主之。（462）

直释

① 太阳中风：本条冠首"太阳中风"四字，说明外有"发热，汗出，恶风，脉缓"之表邪。

② 下利呕逆："下利呕逆"是在太阳中风的病程中，引动体内之饮邪所致，饮邪虽居胁下，却是表里内外，三焦上下无所不及，故水饮停聚体内，气机阻滞，升降失常，水饮注于下则下利，水饮逆于上则呕逆。

③表解者，乃可攻之：水饮深居于胸腹之间，两胁之下，非一般渗利药所能取效，非一般温中药所能治疗，故当用逐水之剂，应注意在表邪尽解后方可议攻，否则恐攻邪伤正，招致表邪内陷，所以须待表邪已解，才可用攻下法。

④若其人漐漐汗出，发作有时：漐漐汗出，形容汗出量少，但觉身体潮湿，微汗连绵不断；发作有时，即汗出为发作性。水饮之邪停于里，正邪相争，互有进退，阳气不宣，卫不外固，故有此证。

⑤头痛：饮邪上逆，蒙蔽清阳，上攻清窍，则头疼痛。

⑥心下痞满，引胁下痛：有形之饮邪停聚于胸胁胃脘间，影响气机不利，使局部气血壅滞，筋脉不和，所以胃脘痞闷胀满，牵引胁下疼痛。

⑦干呕短气：饮溢于胃，胃失和降，则干呕；水饮迫肺，肺气不利，则短气。

⑧汗出不恶寒者：表邪已解，仅体内有水饮，故汗出不恶风寒。

⑨此表解里未和也：这是表邪已经解除，而里有水饮为患尚未有解除。

⑩十枣汤主之：应当用十枣汤攻逐水饮，然而十枣汤功效峻猛，使用时应慎重，必须在没有表邪，仅有里饮的条件下，方可使用十枣汤。

鉴别

本证由水饮停聚胸胁间所致，宜与胁肋及其邻近部位的病变鉴别。

大结胸证水热互结，则心下及胁肋间疼痛，此与十枣汤证相似，然心下坚硬如石，或从心下至少腹硬满疼痛，此又为大结胸证的特异性见证，也是此两证相区别的关键之处。

小结胸证痰热互结心下。按之则痛，其痛不牵引胁肋，与本证饮邪牵动胁下疼痛有别：小结胸病变部位相对靠下，不影响肺气，故无短气，与本证水饮迫肺则短气不同。

泻心汤证心下满而不痛，而本条则有心下痞硬满，引胁下痛，此两证亦不难鉴别。

方释

（130方）十枣汤方

十枣汤为峻下逐水之剂，芫花、甘遂、大戟皆是苦寒泻水有毒之药，方中芫花偏除上焦之水；甘遂偏逐中焦之水；大戟偏驱下焦之水。三药合用可谓三焦泻下逐水药之大成，其性峻烈迅猛，可直达胁下，使水饮之邪溃泄而下。然而本方却不以芫花等三药为名，反名之曰十枣汤，仲景示意：祛邪忽忘扶正，保胃气，存津液，犹当牢记，切不可等闲视之。

因胁下之水非攻不可，故必用逐水峻药；而正气之伤也不可不顾，故扶正之品也在所必用，方能达到祛邪不伤正，扶正不留邪的目的。既能扶正，何不用参、芪之辈？因虑其甘温补气，而碍于攻下；甘草性味虽然甘平，但又与此三味逐水药相反，不可为伍；最为相宜者，莫过于大枣，大枣既可补养脾胃，益气生津，又能缓和药性，以制诸药之毒。原方大枣用十枚，要求选用肥大者，若是瘦小者，倍量亦可，煮成浓汤，再纳三药之末 1～2g，清晨空腹服下。

因药末对口腔黏膜有较强的刺激作用，使人难以耐受，故切勿将其直接投入口中。今有人将药末装入空心胶囊中而用枣汤送服，此法亦可行。若服后泻下量少，病则不除，可酌情加量再服。得腹泻畅快后，再以糜粥自养，调理善后而安。

本方药力峻猛，使用时宜慎之又慎，方后注云："强人服一钱匕。羸人服半钱匕"，是指用药的份量要因人而异，应严格掌握，对于邪实正虚者，尤当慎用，对怀孕者，则应绝对禁忌。方后注又云："若下少病不除者，明日更服，加半钱匕"，是指用药时，要从病慎重出发，并考虑病人的体质差异，对药物承受量的不同，宜从少量 1～2g 开始，逐渐加大剂量，于每日清晨空腹服下，或连续服用，或隔 1～2 日至数日再服，亦可与补益剂交替服用，服药后，得畅快腹泻，需"糜粥自养"，调理善后，以巩固疗效。

讲析

本条叙述外有风邪、内有水饮停聚胸胁之证。

因饮邪结聚于胸胁，阻碍气机，升降失常，上逆则为干呕，下迫则为腹泻，治宜先表后里，故曰"表解者，乃可攻之"。

表解后，所见饮邪之证，"其人漐漐汗出，发作有时"，是饮停于里，正邪相争，互有进退，阳气不宣，卫外不固所致。至于悬饮的特征，为"心下痞硬满，引胁下痛"，与结胸的"从心下至少腹硬满而痛不可近者"

不同。至于头痛、干呕短气，乃为水饮攻窜，上下充斥，内外泛滥所致。但必须"汗出不恶寒者"，为表证已罢，乃可用十枣汤攻之。

原文

太阳病，医发汗，遂发热恶寒，因复下之，心下痞。表里俱虚，阴阳气并竭，无阳则阴独，复加烧针，因胸烦。面色青黄，肤𥄂者，难治；今色微黄，手足温者，易愈。（463）

直释

①太阳病，医发汗：太阳病应以汗解，但应汗之得法，才能取得预期疗效；若发汗太过而至大汗淋漓，或发汗不及而使余邪恋表，都不能驱除表邪。

②遂发热恶寒：若汗之不得法，发热恶寒之表证仍然存在。

③因复下之：发汗后病不解，仍当汗解，医者不察，见病不解，误认为里证，施用攻下之法。

④心下痞：误用下法，表邪乘虚内陷，无形邪热壅滞凝聚于心下，则胃脘痞塞不舒，按之柔软不痛。

⑤表里俱虚：误汗伤其表，误下损其里，因汗、下两误，使表里皆虚。

⑥阴阳气并竭：误汗伤表则卫外之真阳已亡，误下伤里则留守之真阴亦竭，故曰"阴阳气并竭"。

⑦无阳则阴独：汗、下后，表邪内陷，寒热悉除，表证已罢，只存胃脘痞塞之里证，表为阳，里为阴，故曰"无阳则阴独"。

⑧复加烧针，因胸烦：本条"心下痞"是因误下损伤脾胃，邪热乘虚内陷而成，当选用半夏泻心汤以和胃消痞，健脾益气。但医生不明病机之所在，却用烧针法进行治疗，实属大谬。烧针乃为治疗寒痹之用，若用烧针治痞以劫汗，则反而变成致病因素火邪，火气通于心，心居胸中为阳位，火热内攻，胸中心神被扰，则心胸烦闷。

⑨面色青黄：气色是脏腑气血荣枯状况的反映，青为肝之色，黄为脾之色，若其人面色青黄，是肝气乘脾，木来克土之征，土虚木乘，肝脾之色泛于面，则面色青黄。

⑩肤瞤者：肤之外者为皮，由肺所主，肤之内者为肉，由脾所主，肌肤不自主地跳动，为脾肺之气两虚，皮肉之气不充而不能濡养温煦肌肤所致。

⑪难治：脏气大伤，预后不良，故云"难治"。

⑫今色微黄：面色微黄，为脾土之本色，标志着胃气尚存。

⑬手足温者：脾胃主四肢，手足温暖不凉，说明脾胃阳气尚能达于四末，胃气犹存，故手足温。

⑭易愈：化源未绝，尚有抗邪之力，故云"易愈"。

讲析

对"心下痞"之证，还应注意面色的变化及手足温凉情况，借以了解胃气的强弱和阳气的盛衰，以做出准确的预后判断。

原文

心下痞，按之濡，其脉关上浮大者，大黄黄连黄芩泻心汤主之。（464）

直释

① 心下痞：胃脘处有堵塞胀满之感。

② 按之濡：按压局部柔软，不硬不痛，说明此证并无实邪结聚，只不过是气机不畅，堵塞于心下罢了。

③ 其脉关上浮大者：仲景言"脉关上"，即关脉，主中焦，以候脾胃。脉浮大，在此泛指阳脉，关部见阳热之脉，说明中焦有热，邪热结聚胃脘而堵塞不通，则成痞证。

④ 大黄黄连黄芩泻心汤主之：本证虽无实邪，但有热聚于心下，故治宜大黄黄连黄芩泻心汤以清热消痞。

鉴别

大黄黄连黄芩泻心汤证与大小陷胸汤证

大黄黄连黄芩泻心汤证与大小陷胸汤证均由太阳病误下而成，均见心下痞之证，但大小陷胸汤证为有形之"水""痰"与邪热相结于胸胁心下，以心下痞满而硬，按之疼痛，甚则从心下至少腹硬满而痛不可近为主证；大黄黄连黄芩泻心汤为无形邪热结聚于心下，中焦气机痞塞，并无有形之痰、水相结，其证以心下痞，按之柔软，无硬痛感为特征。

（131方）大黄黄连黄芩泻心汤方

大黄黄连黄芩泻心汤之药皆为苦寒之品：大黄苦寒，泄热和胃开结；黄连苦寒，清心胃之火；黄芩苦寒，清热泻火。三药相得，既泄热又开结，则心下无形痞满自消。应注意本方煮服法较为特殊，是用麻沸汤，即沸水浸泡药片刻，绞汁分服。此方不煮而用沸水渍，目的是取其气味轻扬，专入气分，以泄无形邪热，而避其泻下里实之力。

本条言简意赅，所谓"言简"，只是两证一脉，所谓"意赅"，这两证一脉却反映出热痞的辨证论治规律，仲景仅用24字便把热痞证的病因、病机、病性、主证、脉象、汤方概括无遗。

病因：有表证误下邪热内陷而成者，亦有不经误下病情自然发展所致者。

病机：无形邪热凝聚于胃脘，脾胃升降功能失常，浊气壅滞，则为热痞。

病性：表证误下，邪热内陷结聚心下所致。

主证：胃脘胀满不舒，按之柔软，多数无明显疼痛。

脉象：关上脉主中焦，其关脉浮大，是因邪热壅盛于中焦所致。

汤方：当宜大黄黄连黄芩泻心汤清热消痞以为治。

本条"心下痞，按之濡"之热痞证，既不同于水热互结的结胸证，也不用于阳明燥热腑气不畅的腑实证，又不同于"心下痞满，引胁下痛"的悬饮证，因其痞满仅限于心下，亦与虚证全腹皆满有别。

心下痞而复恶寒者，附子泻心汤主之。（465）

① 心下痞：本条冠首"心下痞"，指第464条的热痞而言，即胃脘处

有堵塞胀满之感。

② 而复恶寒者：本为热痞证，复见恶寒，此恶寒，并非表邪未解，而是阳虚体表失于温煦所致，其特点为热痞与表阳虚并见。

③ 附子泻心汤主之：本条为热痞兼表阳不足，故治则当以泻心下之热，又兼顾表阳之虚，取寒热并用，邪正兼治之法，施以附子泻心汤。若单以扶阳，则其痞更甚；若单以泻痞，则阳气更衰，皆留弊端，故不可取。

方释

（132方）附子泻心汤方

附子泻心汤由大黄黄连黄芩泻心汤加附子组成，本方的煮法与众方有别：专煮附子，以扶阳固表；只渍三黄，取其气薄，以清热清痞。一温阳，一清热，然温阳为主，清热为次，寒热并用，使阴阳调和，则诸证自愈。可谓寒热异其气，生熟异其性，药虽同行而功效各奏，四药配伍，清热消痞，扶阳固表，乃收攻补兼施之功。

异同

附子泻心汤证与大黄黄连黄芩泻心汤证

第465条附子泻心汤证与第464条大黄黄连黄芩泻心汤证同属于无形邪热壅滞心下之热痞证，附子泻心汤证不仅为无形邪热壅滞心下，而且兼有表阳虚，以心下痞满，按之柔软，同时又见恶寒汗出为特征；大黄黄连黄芩泻心汤证为单纯邪热痞塞于心下，亦有兼表邪不解者，以心下痞满，按之柔软，无疼痛感为主证，若兼表不解者，还可见发热恶寒，身疼痛，无汗，脉浮等表证，当先解表，后攻痞。

有无恶寒汗出，是否与发热身痛并见，是两者的主要区别之点。

讲析

本条当此热痞兼卫阳已虚之际，纯温阳则不利于痞，纯消痞则有碍于阳，不得已而用温阳与清热并行的附子泻心汤，冀求两解。

本条症状的特点为寒热错杂，所以在治疗上也寒热并用。如果单用苦寒来治痞，就必须使阳气更伤而加重恶寒，如果单用辛温来治疗恶寒，就必然使痞满之势更甚，所以必须双方兼顾，以苦寒辛温同时并投，使苦寒之药，发挥清热理痞的功效，辛温扶阳之药，发挥温经护阳的作用。

原文

本以下之，故心下痞，与泻心汤痞不解，其人渴而口燥烦，小便不利者，五苓散主之。（466）

直释

①本以下之，故心下痞：本来由误下而成的胃脘痞满之痞证，即水阻气滞，痞塞于中，气机不利，故作心下痞，其痞因水而作，称之水痞。

②与泻心汤痞不解：用泻心汤本为正治法，其病当解，但服泻心汤痞证不解，则知此痞证既非热痞，亦非寒热错杂之痞，而是因水而作的水痞，所以治此痞用泻心汤而痞不解。

③其人渴而口燥：水饮内停，气不化津，津液不能上承所致。

④烦：津液不能输布，渴甚则心烦。

⑤小便不利者：水蓄于下，气化失职，则小便不利。

⑥五苓散主之：应当用第374条化气行水的五苓散治疗，通阳化气，渗湿利水，使小便通，气化行，水饮去，则痞自解。

鉴别

热痞与水痞

第464条热痞与第466条水痞，心下痞塞虽然相同，但病因及证治各异。

1. 热痞

病因：火热邪气留扰中焦所致。

主证：多有心烦乃至吐衄之证。

施治：用大黄黄连黄芩泻心汤泄热消痞。

2. 水痞

病因：水邪内蓄，阻遏气机所致。

主证：有口烦渴，小便不利之证。

施治：用五苓散助气化，行津液，以利小便，从而扩大了五苓散的治疗范围，对痞证的辨证施治也增添了新的内容。

异同

半夏泻心汤与五苓散

第 459 条半夏泻心汤与第 466 条五苓散同治心下痞，所异者：

半夏泻心汤证心下痞是主证，由于脾胃不和，寒热之邪混杂于中，致脾胃升降功能失常，气机阻塞，故心下痞满、呕吐、肠鸣、下利并见，治当辛开苦降，寒温并用，和胃消痞，以半夏泻心汤为主方。

五苓散证心下痞不是主证，而是兼证，由于膀胱气化失职，水饮内停，以致气不化津，津不上承，因而小便不利，少腹里急，心烦，口燥欲饮水；水行下焦，波及中焦，致脾胃气机不利，痞塞心下，则称心下痞。此痞因水饮内停所致，故称为水痞证，化气行水，则痞自除，以五苓散为主方。

讲析

本条有两点启示：

第一，痞证虽然为误下邪陷所致，但是由于人体素质不同，导致痞证的病因也不尽相同：热痞用大黄黄连黄芩泻心汤；热痞兼表阳虚用附子泻心汤；呕利痞用半夏泻心汤；水饮食滞痞用生姜泻心汤；胃虚痞利俱甚用甘草泻心汤；而本条水痞则非五泻心汤所能治，非五苓散则不能除矣，不要见痞证只想到五个泻心汤，要观其脉证，随证治之。

第二，五苓散的功效健脾利水，温阳化气，不但可治水停下焦，也能治水停中焦；不但可治水逆证，也可治水痞证。不可一见五苓散就只想到利水，更不能只注重膀胱蓄水，人体水液代谢是靠肺脾肾三脏来调节，在病理情况下，也要从此三脏着手治疗，特别是中焦脾的转输起着重要作用，五苓散主要是健脾化气以行水，这就是提示异病同治，一方多用的问题，五苓散当然也不能例外。再引申叙之：痞者，气也，气之为病，故云痞尔，若痞不解，气即是水也，气不化则水停，水停则不能四布，上则燥渴而心烦，下则小便不利。从本条可以悟出气、水相互关联的生理联系，和病理转化的内在机制，进而联系到临床，理气与行水可相得益彰。

原文

伤寒汗出，解之后，胃中不和，心下痞硬，干噫食臭，胁下有水气，腹中雷鸣下利者，生姜泻心汤主之。（467）

直释

① 伤寒，汗出：伤寒发汗本属正治法。

② 解之后，胃中不和，心下痞硬：汗不得法，表证虽可解除，部分邪气内陷，脾胃之气受损，里气不和，升降失常，气机痞塞，则胃失和降，受纳腐熟水谷的功能失常，胃脘痞塞不舒，按之坚硬，但不疼痛。

③ 干噫食臭：胃主受纳腐熟，脾主消化运输，脾胃气伤，不能腐熟运化水谷，饮食不消则作腐，胃气不降则上逆，故嗳气中带有食物的馊腐气味。

④ 胁下有水气：脾虚气滞，运化失司，水蓄不行，则胁下有水气。

⑤ 腹中雷鸣：脾胃运化腐熟功能失常，则生水湿痰浊，水走肠间，肠鸣音亢进，故腹中辘辘作响。

⑥ 下利者：水气下趋则腹泻。

⑦ 生姜泻心汤主之：本证的"心下痞硬"为脾胃不和，兼夹水饮，故称"水气痞"，治当用生姜泻心汤辛开苦降，和胃消痞，宣散水气。

方释

（133方）生姜泻心汤方

生姜泻心汤为半夏泻心汤减少干姜剂量加入生姜组成，仍属辛开苦降甘调之法。生姜气薄，功专宣散，走而不守，重用之，开胃气，辟秽浊，散水气。干姜气厚，功兼收敛，守而不走，生姜与干姜相配，散中有守，守中有走，既能宣散水饮，又能温补中州，功专宣散水饮，和胃消痞为长。半夏与生姜相伍，增强和胃降逆化饮之功。姜、夏辛温与芩、连苦寒为伍，辛开苦降，平调寒热，以调理脾胃，而复升降之机。更佐以参、草、枣补益脾胃，扶正祛邪。诸药相合，斡旋上下，清阳得升，浊阴得降，则痞硬自消，气逆下利并止，诸证皆愈。

第 467 条生姜泻心汤与第 459 条半夏泻心汤同属辛开苦降甘调之法。两方之异在于君药，一以生姜为君，治痞而夹水气；一以半夏为君，治痞而夹痰气。

原文

伤寒中风，医反下之，其人下利，日数十行，谷不化，腹中雷鸣，心下痞硬而满，干呕，心烦不得安。医见心下痞，谓病不尽，复下之，其痞益甚，此非结胸，但以胃中虚，客气上逆，故使硬也，甘草泻心汤主之。（468）

直释

①伤寒中风，医反下之：无论伤于寒邪，还是伤于风邪，只要有表证存在，唯汗法解表为正治，医者若使用下法则为误治。

②其人下利，日数十行，谷不化，腹中雷鸣：误下，重伤胃气，清浊之升降功能失调，邪气内陷，在下则浊气下注，里虚胃弱，使病人腹泻一天竟达数十次，便下不消化的食物，腹中辘辘鸣响。

③心下痞硬而满，干呕：在中则邪气壅滞，自觉胃脘痞硬胀满，而且干呕。

④心烦不得安：在上则邪气扰心，胃络通心，所以心情烦躁不得安宁。

⑤医见心下痞，谓病不尽：医者见有胃脘痞硬胀满的症状，认为实邪尚未除尽。

⑥复下之，其痞益甚：再投以泻下剂，使脾胃之气更伤，斡旋升降之力更弱，寒热之邪互阻中焦，致脾胃升降功能失常，气机痞塞，则胃脘痞满不仅未除而增剧，故谓"其痞益甚"。

⑦此非结胸，但以胃中虚，客气上逆，故使硬也：是对痞利俱甚的自注句，说明"心下痞"虽重，非属实热内结所致，而是因为胃气虚弱，气逆不降，邪气内陷，升降失常，气机壅滞，所以使心下痞硬。

⑧甘草泻心汤主之：应当用甘草泻心汤治疗。

半夏、生姜、甘草三个泻心汤，证情相似，主治略同，当于同中求异：

病因病机：三个汤证均具有脾胃虚弱，寒热之邪错杂于中焦，而致脾胃升降功能失常，气机痞塞的共同病因病机。但半夏泻心汤证的病理改变侧重于浊气上逆，胃气不降；生姜泻心汤证的病理改变偏重水饮食滞停积不化；甘草泻心汤证因多次误下的病理改变以脾胃虚甚为重点。

临床特征：三个汤方证均有心下痞，呕吐，肠鸣，下利的共同证候，但半夏泻心汤证以心下痞满，呕吐频作为特征；生姜泻心汤证以心下痞硬、干噫食臭的特征；甘草泻心汤证以心下痞硬满，下利日数十次，谷不化，干呕心烦为特征。

治法方药：三个汤证均体现辛开苦降，寒热并用，阴阳互调，攻补兼施的治法，皆具有和中消痞之功效，三方的药物组成均有干姜、半夏、黄芩、黄连、人参、炙甘草、大枣七味药（即半夏泻心汤），半夏为君者，名半夏泻心汤，侧重于降逆止呕，主治脾胃不和、寒热错杂之呕利痞；若减少干姜的剂量，另加重生姜的量以为君，名生姜泻心汤，偏重于宣散水气，主治脾胃虚弱，寒热错杂之水饮食滞痞；重用炙甘草为君者，名甘草泻心汤，偏重于补中，主治脾胃更虚，寒热错杂之痞利俱重的痞证。

（134方）甘草泻心汤方

甘草泻心汤为半夏泻心汤加重炙甘草剂量组成。甘草甘平之品，独入脾胃，为中宫之补药，能健脾胃，加重剂量以益中州之大虚；佐人参、大枣则补中益气之力更宏；半夏降逆和胃，消痞止呕；芩连苦寒清热，解热除烦；干姜温中散寒。本方药味与半夏泻心汤相同，故亦属辛开苦降甘调之法，诸药相辅相成，寒热并用，使脾胃之气得复，升降调和，阴阳通达，其痞自愈。

本证因脾胃虚弱，由胃及脾。升降混乱，寒热错杂，故将散结消痞之法，寓于和胃补虚之中，以甘草泻心汤养胃和中，消痞止呕。全方药味与半夏泻心汤相同，为辛开苦降甘调之法。只是本方重用甘草以补胃益气，使脾胃之气得复，而升降功能自调，痞证可除，下利可止，既然"胃中虚"则生寒，"客气上逆"则生热，寒热错杂之证仍存，是以辛开苦降之品佐之。

原文

伤寒服汤药下之，利不止，心下痞硬。服泻心汤不已，复以他药下之，利益甚。医以理中与之，利仍不止；理中者，理中焦，此利在下焦故也，赤石脂禹余粮汤主之；复不止者，当利其小便。（469）

直释

① 伤寒服汤药下之：感受风寒之邪，误服攻下之药。

② 利不止，心下痞硬：由于下之过早，损伤脾胃，升降无权，邪热内陷，气机痞塞，故腹泻不止，胃脘痞硬胀满。

③ 服泻心汤不已：此时治疗之法，本当选用泻心汤之类汤方，以调和脾胃，复其升降，使清者得升，浊者得降，病方告愈；若服泻心汤类汤方后病不尽除，非药不对证，是病重药轻，药力不及之故。

④ 复以他药下之：医者不查而疑为药不对证，误认为胃脘痞硬是胃肠有积滞而复下之，致里虚更甚。

⑤ 利益甚：邪气内陷，腹泻更加严重。

⑥ 医以理中与之：医者以为是中焦虚寒腹泻，误投理中汤温中健脾。

⑦ 利仍不止：服药后腹泻仍然不止，反而有使病情加重之势。

⑧ 理中者，理中焦：仲景自注句，所谓理中，就是调理中焦，药不对证，故腹泻未止。

⑨ 此利在下焦故也：屡经误下，元气受伤，脾肾阳衰，固摄无权，则腹泻滑脱不禁，故此腹泻的根源在于下焦。

⑩ 赤石脂禹余粮汤主之：治当收涩固脱，填补下元，以止腹泻，故非赤石脂禹余粮汤不能收功也。

⑪ 复不止者：若服赤石脂禹余粮汤腹泻仍然不止。

⑫ 当利其小便：因为下焦有湿，清浊不分，就应当采用利小便法治疗，以分清浊，则腹泻可愈。

（135方）赤石脂禹余粮汤方

该方由赤石脂，禹余粮两味药物组成：赤石脂甘涩而温，涩肠止血，固脱止泻；禹余粮甘涩而平，止血止泻，补脾益胃而厚大肠。两药同为固脱止泻之品，皆入胃与大肠两经，相互配伍，其效益彰。其方具有收涩固脱之功效，善治久泻久利，滑脱不禁之证，此仍急则治其标，待利止后又当温脾补肾，以固下元。

讲析

本条是辨证立法、因证施方的典范，若误下邪陷，脾胃气虚，寒热错杂，痞塞于中，而胃脘痞硬、腹泻不止者，当和胃消痞，宜泻心汤类；病重药轻，服泻心汤后病不尽除，又误下伤阳，理中汤用之不效，首先要考虑下焦，赤石脂禹余粮汤应效而不效，中下焦都不效，当考虑湿邪为患，用利小便以实大便之法，以分利清浊，宜五苓散其利可止。可见仲景辨证立法灵活性之强，绝无拘执一方，以御无穷变化之理。诸治利之法，皆具有审证求因，指导辨证论治的重要意义。

原文

伤寒吐下后，发汗，虚烦，脉甚微，八九日心下痞硬，胁下痛，气上冲咽喉，眩冒，经脉动惕者，久而成痿。（470）

直释

①伤寒吐下后，发汗，虚烦：伤寒，指表证，表证宜用汗法，今反误用吐下于前，复用汗法于后，吐则虚上焦胸阳，下则损脾胃之气，汗则伤卫阳阴津，致虚邪内扰则虚烦不安。

②脉甚微：表证误用吐下后，又复发汗，阴阳俱伤，表里大虚，脉道不充，推动无力，故脉微弱甚重。

③八九日心下痞硬，胁下痛，气上冲咽喉，眩冒：到第八九天的时候，又出现胃脘痞硬胀满，胁肋疼痛，自觉有气上冲，致咽喉部哽塞不适，眼花眩晕，视物昏蒙，这些症状是因阳虚而浊阴上逆所致。

④ 经脉动惕者：由于吐下，复又发汗，使表里阴阳俱伤，津液气血均损，阳气不能温煦经脉，阴津不能滋养经脉，所以全身筋肉跳动。

⑤ 久而成痿：因为阳气虚不能温煦，阴血虚无以滋养，时间一久，正气虚久而不复，必致筋脉痿弱而两足痿软不能行走。日久失治，则可形成痿证。

讲析

本条（第470条）与第370条"伤寒，若吐若下后，心下逆满，气上冲胸，起则头眩，脉沉紧，发汗则动经，身为振振摇者，茯苓桂枝白术甘草汤主之"比较：① 可以看出苓桂术甘汤证是以阳虚水停为主，故脉沉紧；本条则以阴阳气血俱虚为重，故脉甚微。② 本条"心下痞硬"纯属虚候，第370条"心下逆满"则兼夹饮邪。③ 本条"眩晕"为经常；第370条"头眩"只见于起时。④ 本条"经脉动惕"为阴阳俱虚，久必成痿；第370条"身为振振摇"为发汗动经，阳虚则身摇，必不成痿。

原文

伤寒发汗，若吐，若下，解后，心下痞硬，噫气不除者，旋覆代赭汤主之。（471）

直释

① 伤寒发汗，若吐，若下：感受风寒之邪为病在表，汗不得法，经过发汗不解，或者用吐法，或者用下法，皆属治法不当。

② 解后：表证虽然解除，但已邪传入里。

③ 心下痞硬：脾胃气伤，邪气内结，阻于胃脘，则胃脘痞硬胀满。

④ 噫气不除者：噫气，又称嗳气，即胃中之气上逆而自口中冲出，伴有声响。嗳之频作，连绵不断。

⑤ 旋覆代赭汤主之：胃气不和，伴有肝气不舒，痞硬与噫气并存，即土虚木乘之意，宜用旋覆代赭汤调和脾胃，镇肝降逆，方可取效。

方释

（136方）旋覆代赭汤方

旋覆代赭汤，即生姜泻心汤减干姜、黄芩、黄连。加旋覆花、代赭石组成，因内无热邪，故不同黄芩、黄连，阳虚不甚，故不用干姜。

方中旋覆花味咸性微温，能升能降，功专消痰下气，软坚散结。代赭石平肝镇逆，与旋覆花协同，镇肝和胃，降逆化浊，为治气逆之主药。生姜、半夏辛温，走而不守，和胃化浊以消心下痞硬；人参、甘草、大枣补脾益胃以扶正治虚。诸药相伍，平肝逆，和脾胃，消浊气，使清气得升，浊气得降，中焦运转，诸证悉除。在本方，代赭石的剂量宜小不宜大，以免其质重直走下焦，影响疗效。仲景对代赭石的用量如此之小，有其特殊意义，代赭石其性重坠，直走下焦，若用量过大，必伤其已伤的中气，噫气非但不除，反会加重，此即仲景之义。

讲析

第471条旋覆代赭汤与第133条生姜泻心汤同治心下痞硬，但旋覆代赭汤主治的心下痞硬，必与噫气不除并见，系脾胃虚弱，运化失常，湿浊内生，气机痞塞，胃中虚气上逆所致，还可见到恶心、呕逆、痰多、舌苔白腻等湿浊内阻的证候，故治以镇肝和胃，降逆化浊之法。生姜泻心汤主治的心下痞硬，必与干噫食臭并见，乃脾胃虚弱，寒热之邪混杂于中，水饮食滞不化，脾胃功能失常，气机痞塞所致，还可见到肠鸣、下利、舌苔黄白相兼等寒热错杂征象，故治以和胃降逆，宣散水气之法。

原文

太阳病，外证未除而数下之，遂协热而利，利下不止，心下痞硬，表里不解者，桂枝人参汤主之。（472）

直释

① 太阳病，外证未除：太阳病，表证还未解除。

② 而数下之：而医者又频频用攻下之剂。

③ 遂协热而利：表未解又复误下，伤及脾阳，表邪随之内陷，致成里寒协表热而下利，称协热而利。

④ 利下不止，心下痞硬：脾阳伤，运化失职，升降失常，清阳不升，则利下不止；浊阴不降，则心下痞塞硬满。

⑤表里不解者：表证与里证并见。

⑥桂枝人参汤主之：应当用桂枝人参汤治疗。

鉴别

协热下利证有寒热之分

第335条为热性协热下利证：属表不解邪热内陷，表里俱热的协热下利，为表证误下，邪从热化，邪入阳明；其证为桂枝证兼利遂不止，喘而汗出，治以辛寒清热，宜葛根黄连黄芩甘草汤。

第472条为寒性协热下利证：系表不解而里气寒，表里俱寒的协热下利，为表证误下，邪从寒化，邪入太阴，其证为外证未除，利下不止，心下痞硬，治以辛温扶阳，宜桂枝人参汤。

方释

（137方）桂枝人参汤方

桂枝人参汤即理中汤加桂枝组成，方中人参补脾益气；干姜温中散寒；白术健脾燥湿；甘草和中。四药共奏温中散寒，补益脾胃，祛在里之虚寒，以收止利之功。又加入一味桂枝辛温通阳，发表解肌以祛表邪。两者相合，内外兼顾，为表里同治之剂。方后注曰"先煮四味"，即先煮理中汤，使其发挥温中散寒、补脾益气之效用；后入桂枝，气锐先行以解表邪，此乃遵循治里药当先煮，解表药应后下的原则。

讲析

第471条旋覆代赭汤证的病变重点在于胃，以心下痞硬，噫气不除为主证。本条（第472条）的病变重点在于脾，故以心下痞硬，下利不止为主证。一在胃，一在脾，病位不同，见证各异，无论胃气不和或脾气不和，都可形成心下痞证，因此调理脾胃，畅达升降之机，则是治心下痞之大法。

原文

伤寒，大下后，复发汗，心下痞，恶寒者，表未解也，不可攻痞，当先解表，后攻其痞。解表，宜桂枝汤；攻痞，宜大黄黄连黄芩泻心汤。（473）

226

① 伤寒，大下后，复发汗：伤寒本为表证，若先大下而后发汗，为治疗失误。

② 心下痞：胃气受损，邪热内陷，结于胃脘，气机阻塞，则胃脘痞满。

③ 恶寒者：恶寒发热仍在者，是表邪尚未尽解。

④ 表未解也：表证未解除，痞证兼表证，为表里同病。

⑤ 不可攻痞：表里同病，则不可先攻其痞证。

⑥ 当先解表，后攻其痞：应当先解表，表解后才可治痞。因为表邪未尽而妄用清下，外邪仍可乘机内陷，又有表邪郁遏之弊；若表邪尽陷，已成痞证，则不属此例。

⑦ 解表，宜桂枝汤：本证选方，以病情为据，因在大下，发汗之后，虽有表证，亦不可再用峻汗之剂，故仲景云："解表，宜桂枝汤"，以解散表邪。

⑧ 攻痞，宜大黄黄连黄芩泻心汤：又因表邪化热入里，痞塞心下，故"攻痞，宜大黄黄连黄芩泻心汤"，以清泄痞结。

本条（第473条）与第472条相比较，第472条桂枝人参汤证的表里不解，是脾气虚寒而兼表，用温中益气之药无碍于解表，反能助正祛邪，所以用表里两解之法是适宜的；第473条则是邪热内陷之痞而兼表未解，故表里同病，先微汗解表，然后攻痞，方为妥当。由此体会到表里同病，里虚者应先扶正，里实者应先解表，即虚人伤寒建其中，实人伤寒发其汗的治疗原则。

既然"大下"，说明当时热象较著，下后又"复发汗"，说明其热并未因下而尽解，证明当时之热并非里热，而是表热，表热用"大下"，实属误治，遂使邪热内陷而形成痞证。然而所用下剂之品，虽伤了津液，却未损及阳气，才使恶寒发热未解，表证依然存在。此时若按表虚治疗，用桂枝汤益营和卫，则表证或可得解。医者不察，反用表实汗剂，因营阴已虚，故虽汗而恶寒续在，表仍不解。表证不解，说明卫气尚能抗邪于外，故虽痞证已成，亦应遵先表后里的原则，先以桂枝汤解表，后以大黄黄连黄芩泻心汤攻痞。

伤寒发热，汗出不解，心下痞硬，呕吐而不利者，大柴胡汤主之。（474）

直释

① 伤寒：本为太阳病。

② 发热，汗出不解：太阳病未经汗吐下误治，出现汗出而热不退，是阳明邪热迫津外出所致。

③ 心下痞硬：不因吐下而心下痞硬者，膈气之上结也。

④ 呕吐而不利者：呕吐而且无腹泻，为胃家之内实也，膈实郁胃阳之上宣，便秘阻传导之下降，上下郁滞而胃气中结，当见心下急郁烦之象，此乃少阳胆，阳明胃两实之证。

⑤ 大柴胡汤主之：大柴胡汤证常见心下急，心下痞硬，说明病变部位较小柴胡汤更偏于里，其证以呕吐为主，表明病邪未尽入里，仍未离少阳，因此不用承气剂而仍用柴胡剂，投以大柴胡汤法，上疏膈气之郁，下通腑气之闭，清内解外，表里双解之治例。

讲析

大柴胡汤证与桂枝人参汤证

第474条大柴胡汤证与第472条桂枝人参汤证均有心下痞硬。

大柴胡汤证未经误下，发热而不恶寒，以呕吐为主证，病属少阳阳明郁热结滞，治以祛邪为主，和解与攻里并施。

桂枝人参汤证数经误下，以发热恶寒，下利为主证，病属太阳太阴同病，表里皆寒，治以扶正为主，解表与温里同用，两者比较，有前者属实属热，后者属虚属寒之别，必须加深认识，前后互参，以见辨证之全。

原文

病如桂枝证，头不痛，项不强，寸脉微浮，胸中痞硬，气上冲咽喉，不得

228

息者，此为胸有寒也，当吐之，宜瓜蒂散。（475）

直释

① 病如桂枝证：病状好像桂枝汤证，胸阳由于痰浊阻遏不能正常宣达，卫阳不能敷布于体表，则有发热恶风，自汗出等表证。

② 头不痛，项不强：桂枝汤证当有头项强痛，本证却言"头不痛，项不强"，说明不是桂枝汤证。

③ 寸脉微浮：寸脉稍显浮象，为痰邪阻滞胸中，正气欲抗邪外出所致。

④ 胸中痞硬：痰涎、宿食等实邪壅塞膈上，阻碍气机，则胸中痞闷硬满，自觉有物堵塞。

⑤ 气上冲咽喉：痰涎壅塞胸膈，涌迫逆上，则时时有逆气上冲咽喉。

⑥ 不得息者：呼吸运动受到障碍，肺气不利，气息出入困难，则不得息。

⑦ 此为胸有寒也：寒，非指寒邪，乃寒饮之代称，胸有寒，即胸膈有痰涎等实邪阻滞之谓。

⑧ 当吐之：有欲吐而不能吐之状，然而这正是正气祛邪外出所反映的应有症状。

⑨ 宜瓜蒂散：应当用涌吐法治疗，因势利导，适合用瓜蒂散，吐出胸中痰浊实邪，则胸阳得伸，其病自愈。

方释

（138方）瓜蒂散方

方中主药瓜蒂味极苦，有涌吐作用；辅以味酸的赤小豆，互相配伍，有酸苦涌泄之功，能加强涌吐作用；更配淡豆豉清轻宣泄，载药上行，以其煮汤合散，共成涌吐之峻剂。如果服后不吐，可稍增药量，直到出现畅快的呕吐后，就不要再用药了，失血、虚证之体，禁服瓜蒂散。

讲析

仲景论吐法，仅此一条。本条脉证、病机、治法、方剂俱备，实开吐法之先河。

病胁下素有痞，连在脐旁，痛引少腹入阴筋者，此名藏结，死。(476)

①病胁下素有痞：痞，指痞块，为有形之物；非气机痞塞之"痞"。病人胁下素有痞块，盖胁下为足厥阴肝经之所属，胁下痞，即肝脏结。

②连在脐旁：一直连到脐旁，脐旁大腹为足太阴脾经之所属，脐旁痞，即脾脏结。

③痛引少腹入阴筋者：疼痛牵及到少腹，使前阴部挛缩，下焦少腹乃肾之所居，少腹痞，即肾脏结。

④此名藏结：脏气虚衰，阴寒凝结在脏，气血郁滞，脉络闭阻，形成有形之物，称为脏结。

⑤死：阴寒凝滞三阴部，日久邪深，阴寒过甚，阳气将绝，故病势危笃。

此示脏结不治之证，病胁下素有痞，肝脏结也；连在脐旁，脾脏结也；痛引少腹入阴筋，肾脏结也。又，胁在上部，脐在中部，少腹在下部，三焦皆结则生气绝其化源，攻补无施，故死期将近。

伤寒，若吐若下后，七八日不解，热结在里，表里俱热，时时恶风，大渴，舌上干燥而烦，欲饮水数升者，白虎加人参汤主之。(477)

①伤寒，若吐若下后：伤寒，病在表，经过催吐，或者泻下治疗，称为伤寒误用吐、下法。

②七八日不解：疾病牵延至七八日仍然没有解除。

③热结在里：误吐使津液耗于上，误下使津液损于下，均致胃中津液匮乏，表邪得以乘机结聚于阳明，称为邪热结聚于里。

④ 表里俱热：表热是指肌肤大热，由于里热炽盛，熏蒸于外，与太阳表证之发热不同；阳明之热为里热，热由内向外而发，故里热蒸腾于肌肤，表里皆呈热象。

⑤ 时时恶风：因为热由里向外蒸腾，逼迫津液向外发泄，必见汗出，则气随津泄，气阴两伤，肌表不固，卫虚失护所致。与表证的恶风不同，表证恶风是经常的，本证恶风是出现于多汗之后，且因汗多、汗少，而时作时止，故曰"时时恶风"。

⑥ 大渴，舌上干燥而烦，欲饮水数升者：大渴不止，舌苔干燥，少津烦躁，而渴欲饮水数升，叙述渴的程度，饮水自救的病状和津液亏损之甚。不但有自觉的"大渴"症状，也有"舌上干燥"的他觉症状，又有"欲饮水数升"的自救症状，可见热盛津伤之甚。

⑦ 白虎加人参汤主之：此为热炽阳明，津气两伤之证，应当用白虎加人参汤治疗，方用白虎清热益气，保胃养阴，加人参以补气生津止渴，使邪热得清，气津得复，诸证自愈。

<u>讲析</u>

阳明病有经证、腑证、热证之分：葛根汤证乃是阳明经证，承气汤证则是阳明腑证，本条白虎加人参汤证，既非经证，也非腑证，而是邪热弥漫周身、充斥于表里内外的阳明热证。

<u>原文</u>

伤寒，无大热，口燥渴，心烦，背微恶寒者，白虎加人参汤主之。（478）

<u>直释</u>

① 伤寒，无大热：伤寒，肌表尚无明显热，指表无热，并非里无大热，这是因为热盛汗多，肌表之热反不太甚所致。

② 口燥渴：阳明热盛，阴津耗伤，则口干舌燥，大渴饮饮。

③ 心烦：热邪扰乱神明，则心烦。

④ 背微恶寒者：背为阳之府，是阳气会聚之处，阳明内热熏蒸于背，汗出肌疏，肌表失于温煦，则感觉背部轻微怕冷。

⑤ 白虎加人参汤主之：应当用白虎加人参汤清里热而救津液。

讲析

阳明热邪，有偏盛于表者，有偏盛于里者，亦有表里俱盛者。

偏盛于表：第 479 条表解后，邪热转盛，尚未入腑成实。

偏盛于里：第 478 条乃阳明热邪偏盛于里，里热较盛而体表之热较逊。

表里俱盛：第 477 条邪热弥漫周身，充斥于表里内外的阳明热证。

三者皆用白虎加人参汤清里热而救津液。即，白虎直走阳明，大清腑热，加人参，有意顾肌疏也。

原文

伤寒，脉浮，发热无汗，其表不解，当发汗，不可与白虎汤；渴欲饮，无表证者，白虎加人参汤主之。（479）

直释

① 伤寒：感受风寒之邪，证见脉浮，发热无汗，为伤寒麻黄汤证。

② 脉浮：脉呈浮象，为卫阳浮盛，正气祛邪外出的表现。

③ 发热无汗：寒邪束表，卫阳外浮与邪相争，则发热；邪气外束，皮表闭塞，则无汗。

④ 其表不解：病人表实证没有解除。

⑤ 当发汗：应当发汗解表。

⑥ 不可与白虎汤：白虎汤的用法，必须在表解后内热盛者，方可使用；表犹未解，便不可用白虎汤。因为表寒证用之，可冰伏表邪，郁遏阳气，无解表发汗之功，用之必遏正气祛邪外出，徒伤胃气，甚至引邪内陷，故表证未解，不能用白虎汤。若汗出表解后，仍然发热，是邪热内盛，汗出乃为热犹在，此时仍见脉浮，只能说明邪热尚未入腑成实而已，故当治以白虎汤清泄之。

⑦ 渴欲饮：口渴欲饮水，是邪热转盛，津液大伤所致。

⑧ 无表证者：表证已不复存在。

⑨ 白虎加人参汤主之：此时不仅要用白虎汤清其邪热，而且要加用人参养其津液，故应当用白虎加人参汤治疗。

学习本条悟出三点启示。

启示一：白虎汤证与白虎加人参汤证，都属于表解后邪热转盛，尚未入腑成实的病理变化，两者一未有津伤，一有津伤，白虎汤证不存在津伤，其里热的存在以发热、汗出、脉浮反映出来，因而其发热、汗出比白虎加人参汤证更明显，脉象多呈浮而有力或洪滑之象；白虎加人参汤证由于津液大伤，气随津泄，尽管里热炽盛，发热、汗出却相对不明显，所谓身无大热，其里热盛是从烦渴一证反映出来，脉多呈浮洪而芤之象，并兼有背微恶寒的症状。后世医家不加思索地把白虎汤证与白虎加人参汤证，总结为所谓的"大热、大渴、大汗、脉洪大"四大证，显然是不符合原文精神的。

启示二：白虎汤与白虎加人参汤只有在不存表证的情况下，见有里热盛或里热盛伤津，不管是伤寒、温病、杂病都可以使用；凡是表证存在，就不能用甘寒、苦寒之剂以冰伏其邪，治疗表证，不论是风寒、风热、风湿，务使邪有出路，即是说运用汗法祛邪外出，使邪有出路，才是正治。

启示三：本条的"伤寒、脉浮"是表脉，若脉浮数或浮而洪大，即是热邪内结。本条的"发热无汗"是表证若发热有汗，则为阳明热盛，即白虎汤证；在白虎汤证的基础上，增加"大渴，舌上干燥而烦，欲饮水数升者"，"口燥渴，心烦"，"渴欲饮"，是热盛津伤的白虎加人参汤证。这就不难看出，两方证鉴别的关键在于津伤液耗的程度，白虎汤虽亦可见津伤，但未到白虎加人参汤气阴两伤的程度，这是很明显的。

太阳少阳并病，心下硬，颈项强而眩者，当刺大椎、肺俞、肝俞，慎不可下也，下之则痉。（480）

① 太阳少阳并病：太阳病证候未罢，又出现少阳病证候，称为太阳少阳并病，简称太少并病。

②心下硬：太阳病邪不外解，部分表邪内犯少阳，胆气内郁，故胃脘硬满。

③颈项强而眩者：太阳经脉之邪未解，经气不利，则颈项强；少阳经气同时受邪，则头目眩晕。

④当刺大椎、肺俞、肝俞：因少阳禁汗，虽有太阳经邪未解，亦不可发汗以解太阳之邪，若误发其汗则伤津耗液，以致胃中干燥，邪转阳明而谵语；虽然有心下硬满与头目眩晕等少阳之邪气偏结于里的证候，亦不可用下法，因下法为用苦寒之品，有碍于太阳经邪的解除。病变重点在太少两经之邪，汗法与下法均不相宜，故治疗上只能选用针刺法，取大椎、肺俞以解太阳之邪，取肝俞以解少阳之邪，从而达到太少两经之邪自解的目的。

⑤慎不可下也：病不在里之阳明，切不可妄用攻下法。

⑥下之则痉：误下不但太少之邪乘虚入里，而且伤津耗液使筋脉失养而拘急，故曰"下之则痉"。

讲析

本条（第480条）与第452条"太阳与少阳并病，头项强痛，或眩冒，时如结胸，心下痞硬者，当刺大椎第一间、肺俞、肝俞，慎不可发汗，发汗则谵语。"前后呼应，相互补充，两条所列症状大致相同，所以都采用针刺法治疗，而且都是刺大椎、肺俞、肝俞三穴。所异者：第452条"慎不可发汗，发汗则谵语"，第480条"慎不可下也，下之则痉"，两条合参，解表必致津伤热炽而谵语，攻里必致液耗里虚而致痉，故太少并病，汗、下之法均非所宜。本证虽然是太阳之邪未罢，但毕竟邪已内传，所以禁用汗法，但邪虽内传，却未至阳明燥实的地步，所以又禁用下法，总的说来邪涉少阳，是从表入里的过渡阶段，所以既不可汗，又不可下，而选用刺法以泻太少两经之邪。同时还应考虑小柴胡汤可以清解在表之邪，疏泄在里之热，随证治之，意在开辟治疗此证之新径。

原文

太阳与少阳合病，自下利者，与黄芩汤；若呕者，黄芩加半夏生姜汤主之。（481）

① 太阳与少阳合病：合病为两经以上同时发病，而无先后次第之分。太阳在表之邪合于少阳而为病，称为太少合病。

② 自下利者：太阳在表之邪合于少阳，内迫于里，少阳相火内盛，下迫胃肠，邪热内迫阳明而下趋大肠，则自发下利。

③ 与黄芩汤：本条合病之治，若发汗以解表邪，则有伤津化燥之弊；若泻下以除里热，则又有导致表邪内陷而成结胸之虑。唯宜黄芩汤先清少阳邪热，则胃肠之热方能解除而下利可止。下利止则胃肠之气和，反过来又有利于少阳之气的疏泄，少阳枢机畅利，则太阳之邪也得以向外宣泄，里热清而在表之邪亦能自解。

④ 若呕者：在太少合病下利的情况下，少阳邪热逆于胃，胃气上逆并夹有痰饮作呕。

⑤ 黄芩加半夏生姜汤主之：应当用黄芩加半夏生姜汤治疗，即黄芩汤方中加半夏、生姜和胃降逆蠲饮止呕。

方释

（139 方）黄芩汤方

黄芩苦寒，清肝胆之热；芍药酸寒，养肝胆之阴。芩、芍相伍，抑制肝胆之气横逆，且可缓急止痛；酸苦相济，又可调中存阴以止利，是治热利之主药。佐以草、枣和中益气，调补正气。诸药合用，清热止利，乃为止利方剂之祖。

（140 方）黄芩加半夏生姜汤方

黄芩加半夏生姜汤，即黄芩汤加半夏、生姜组成，以和胃降逆止呕；本方亦可看作小柴胡汤减柴胡、人参，加芍药组成，因热已不在半表，而入于半里，故减柴胡而用黄芩；证非里虚，故不须人参之补。

讲析

仲景论合病下利者凡三条，证治皆殊，每每随证设方，应予分辨。

第 334 条太阳与阳明合病下利，病机在表，表热炽盛迫及于里，以表证为主，治从太阳，宜葛根汤解表。

第 563 条阳明与少阳合病下利，病机是阳明腑证重于少阳，内有宿食，热结旁流，以腑实为主，治从阳明，宜大承气汤攻逐实邪。

第481条太阳与少阳合病下利，病机在于邪热入里而不实，以少阳里热为主，治从少阳，宜黄芩汤清热、和解半表半里之邪。

三阳同有合病下利，但治疗各有侧重，其共性的规律是：为实证，务在祛邪，使邪有出路，而利自止。

原文

伤寒，胸中有热，胃中有邪气，腹中痛，欲呕者，黄连汤主之。（482）

直释

①伤寒：病人感受风寒之邪，由于体质素虚，里气不足，感邪后寒气直中于里。

②胸中有热，胃中有邪气：胃中包括胃肠。热邪偏于上，无形邪热侵扰胸膈；寒邪盛于上，无形寒邪侵扰胃肠，致脾升降功能失常。

③腹中痛：脾不得升，则中焦有寒邪凝滞，则腹部疼痛。

④欲呕者：胃不得降，则上焦有热邪干扰，则欲要呕吐。

⑤黄连汤主之：本证胸热腹寒，"腹中痛，欲呕"是其代表症状，然而小柴胡汤证亦可出现腹痛欲呕，多在伤寒四五日或者五六日之时，其热为寒热往来，伴有胸胁苦满相兼，今非其时又无其证，故知非柴胡证。腹痛与欲呕同见，亦是热在上而寒在下的标志，病邪在于胸腹，而未痞结于心下，所以在治疗上，应以清上温下和胃降逆为法，宜黄连汤为治，使胃和寒散热除而愈。

方释

（141方）黄连汤方

黄连汤为半夏泻心汤减黄芩加桂枝组成，方中黄连苦寒，以清在上之热；干姜辛热，以温在下之寒；桂枝辛温散寒，宣通上下的阳气；参、草、枣益气和中，以恢复中州升降之机；半夏降逆和胃以止呕吐。本方服法要求"日三服，夜三服"，少量频服，使药效持久，以交通阴阳，调和脾胃，俾胃气一和，则腹痛欲呕自除。

黄连汤与半夏泻心汤同为辛开苦降甘调之剂，两方不同之处，黄连汤有桂枝无黄芩，功偏于温通，多用治上热下寒，寒热格拒于上下，表里不和，而以腹痛为主的病证；半夏泻心汤有黄芩无桂枝，功偏于清热，多用治脾胃不和，寒热痞塞于中州，气机阻塞，而以心下痞为主的病证。

原文

伤寒，脉浮滑，此以里有热，表无寒也，白虎汤主之。（483）

直释

① 伤寒，脉浮滑：伤于风寒之邪，脉呈浮滑之象，此处的脉浮，虽然热盛于表，不能看作表证之脉浮，而是里热炽盛，热势有向外达之势所致表热之脉浮；脉滑主阳盛，为热炽于里，风寒之邪入里化热，邪热炽盛，充斥内外，气血充盛，外达于表的征兆；脉浮滑，表明其证属阳，反映了太阳之邪化热已转入阳明的脉象，示意表里俱热。

② 此以里有热，表无寒也：表里皆为阳热充斥，虽言脉浮，但表邪已解，故称内有热邪而外无寒邪。

③ 白虎汤主之：阳明里热蒸腾，热于内而见于外，充斥于表里内外，弥漫于周身，故应当用白虎汤治疗。

讲析

本条仲景在写法上详于脉而略于证，文中不言其证，乃省文之谈。《伤寒论》第181条曰："伤寒、脉浮滑，此表有热，里有寒，白虎汤主之。"即《伤寒论》第181条存疑待考之文谓"表有热，里有寒"句，此句注家有谓"寒"字作"邪"字解者，有谓"表热里寒"应改为"表寒里热"者；亦有谓"白虎"是"白通"之误用，皆属牵强之调，笔者认为，此条为第483条"伤寒，脉浮滑，此以里有热，表无寒也，白虎汤主之"之误也。白虎汤证以阳明气分热邪充斥表里内外为见证，此种病情未及时控制而发展下去，则热伤气而汗伤津，导致气阴两伤，必以白虎加人参汤救治，而本条所论乃气分热势正盛而正气尚未虚衰，故只宜白虎汤清气分之热则愈。

原文

伤寒，脉结促，心动悸者，炙甘草汤主之。（484）

直释

①伤寒，脉结促：感受风寒之邪的过程中，出现脉律不整而有歇止之类的结促脉象，尽管引起脉结促有瘀血、痰阻、水遏、气血虚衰诸因，但都属于重病之证。本条所言脉结促，属气血虚衰，运行无力，脉搏不续所致。因心主血脉，脉裹血液而周流，凡脉搏节律不齐，都与心主血脉的功能失调有关。

②心动悸者：心动悸，指心脏搏动剧烈，其动应衣，呈阵发性，不能自主。意在说明心脏受累，心脏之气血虚衰，心无所养，则有心慌慌然动悸不安之感。即心气足，则心用得复，脉气得通，心血足，则心体得养，脉体得续。

③炙甘草汤主之：应当用炙甘草汤治疗。

方释

（142方）炙甘草汤方

方中炙甘草通血脉，利气血；配以人参，大枣补中气，滋化源充血脉，以复脉之本；然脉无血则不通，故配伍生地、麦门冬、阿胶、麻仁润燥补血之品，以养心血，滋心阴，而充血脉；血为阴，不得阳则流而不畅，方中柔阴之品居多，故用生姜、桂枝、清酒辛通之品，宣阳化阴，以助脉中血流通畅。本方辛温助阳与甘寒养阴之品相配，阳生阴长，滋阴养血，通阳复脉，使阴阳调和，气血充足，其脉得复，则心悸自安。

讲析

本条一脉一证，语意寓深，若治疗不当，则变化多端，太阳与少阴互为表里，经脉相连，脏腑相通，"心主"素虚，复感风寒而受其所累，太

238

阳之邪不解，正气一虚，病邪传入少阴，遂成本证。本证列于太阳病篇之末，有较深刻的理论意义，示意伤寒由表及里的病变过程，特别是以少阴虚衰，气血不足的病证结尾，突出反映太阳与少阴的表里关系，及病理变化的联系，这一安排不仅体现了仲景的辩证思想，而且也从一个侧面揭示了仲景辨证论治由阳入阴的理论体系，确实值得推敲，发人深思。

辨阳明病脉证并治

第 485—591 条

原文

问曰：病有太阳阳明，有正阳阳明，有少阳阳明，何谓也？答曰：太阳阳明者，脾约是也；正阳阳明者，胃家实是也；少阳阳明者，发汗、利小便已，胃中燥烦实，大便难是也。（485）

直释

①病有太阳阳明，有正阳阳明，有少阳阳明：有，虚指代词，示为定语后置结构。此处太阳阳明病，正阳阳明病，少阳阳明病。

②何谓也：何，什么，什么情况，代词；谓，说、告诉，动词。各自的病因是什么呢？

③太阳阳明者：指阳明病由太阳表证未解转属而来，太阳主表，表病误治、失治，病邪入里，胃热肠燥所致。

④脾约是也：胃肠燥热，津液损耗较甚，燥热约束脾脏的转输功能，不能为胃行其津液，故称为脾约证。即脾为后天之本，其所化生的津液，不仅营养周身，而且滋养胃肠本身，胃肠津液充足，其本身得润，则大便不干；若津液不能滋养胃肠本身，胃肠必然干燥，则大便秘结不下。

⑤正阳阳明者：指阳明本身病变所形成的胃家实证。

⑥胃家实是也：胃家，包括胃、大肠、小肠，实，指邪气实，邪热涉及胃肠，化燥化热成实。外邪直犯阳明，与胃肠燥热相合，及宿垢积滞相得，阻滞肠道，腑气不通而成胃家实。胃家实是指肠实胃满，胃肠失去虚实交替的生理功能，故其程度不同于一般的大便难，亦不同于脾约证的大便干，而是肠胃中有燥屎凝结成实的一种病变。

⑦少阳阳明者：少阳病误治耗伤津液而致胃肠干燥形成的阳明病。

240

⑧ 发汗，利小便已：少阳转属阳明，少阳主相火，若发汗，开发肌腠，鼓邪外出，若利小便，渗利水湿，疏利水道，皆属误治。

⑨ 胃中燥烦实：邪入胃肠，胃肠燥热亢盛，化燥壅盛，故称胃肠化燥成实引起的心烦。

⑩ 大便难是也：发、利二法误治，既亡津液于表，复夺津液于前，耗伤胃肠津液火热化燥，归并阳明，是以传化之腑受燥热搏击，导致胃肠不得滋润而干燥，腑气壅实而不通，故大便秘结，排便困难。

鉴别

阳明病腑证，由于病因的不同和病人体质的不同，所反映的症状也不同：

太阳阳明：津液素来不足之人，若一有阳热之邪入里，易引起大便不通的脾约证，此种便秘，邪热较为轻浅，以津伤液亏为主，虽不更衣十余日，亦无所苦。

正阳阳明：若素来阳盛，且有宿食停滞，得外感病后就容易邪传入腑，化燥成实致成腹满痛，拒按，大便闭及其他热实见证。

少阳阳明：少阳阳明是由少阳而来，对少阳病的治疗，应该和解为宜，若误用发汗、利小便之法，会损耗津液而邪热更炽，以致肠中亏乏津液的濡润，故大便秘结，排便困难。

讲析

本条论阳明腑证的三种类型：① 热轻津伤较重的脾约证；② 燥热津伤都重的胃家实；③ 津液耗损的大便难。根据证情轻重之异，脾约证轻于大便难，大便难轻于胃家实。

应当明确地说，"太阳阳明""正阳阳明""少阳阳明"，在辨证没有什么重要意义，更不能认为凡是由太阳病转来的阳明病就一定是脾约证，少阳病转来的阳明病就一定是大便难，事实上，任何原因引起的阳明病，都可出现脾约、胃家实、大便难的情况。

原文

阳明之为病，胃家实是也。（486）

① 阳明之为病："阳明之为病"，指阳明有病，阳明主土，为水谷之海，万物所归，无所复传之地，阳明胃肠为传导之腑，胃与大肠的更虚更实以维持生理活动，病邪侵入阳明，多从燥化，必然影响胃肠的生理功能而出现病理改变。若阳明化燥，燥热炽盛，充斥全身或阳明化燥，则宿垢积滞尽归中土，留而不传，均系邪气实。

② 胃家实是也：本条的胃，泛指胃肠，说明阳明病的病位在胃肠，本来饮食物的代谢在胃肠间更虚更实交替，饮食入胃，则胃实而肠虚，食物下移于肠，则肠实而胃虚。饮食物经过由上而下的不断地消磨变化，最后所剩糟粕通过大便排出体外，胃肠的这种功能，使饮食物在肠胃中始终处于运动变化的状态，故不能堆积留滞；一旦堆积留滞，就要阻塞，腑气不通，以致大便不下，这是形成胃家实的病理变化：若热邪积滞而实者，为白虎汤证，若宿垢积滞而实者，为承气汤证。

鉴别

阳明主燥，邪入阳明，多从燥化，燥化则燥热炽盛，津液耗损，为病不越两途：

燥热炽盛，充斥全身内外，证见大热、大渴、大汗、脉洪大，是胃肠虽无宿垢阻滞，然邪气方张，其邪气循经，内外皆热，称为阳明经证。

燥热之邪与胃气宿滞相搏，结为燥屎，致肠道不通，证见腹满硬痛，不大便，甚或谵语，潮热，称为阳明腑实证。

讲析

阳明燥热之邪充斥，以及肠道燥结不通，皆为邪气实，故阳明病以"胃家实"为病机，阳明病有经腑证之分，经证与腑证的区别，就在于燥热之邪是否与肠中糟粕相搏结，但不管是无形邪热充斥于经，还是有形之邪热结肠道，其证候皆属里、属热、属实，故本条以"胃家实"揭示阳明病的特征。然人的体质有强弱，脏腑功能有太过、不及，感受病邪有燥、热，亦有寒、湿，故寒湿为病，亦有胃中虚冷和阳明中寒之别，不可因阳明病胃家实而否定寒湿之邪，也不能以胃中虚冷，而疑燥热实证不是阳明病之特征：阳明实证有二义：① 热邪积滞而实者，属经证，白虎汤证；

② 食物积滞而实者，属腑证，承气汤证，此为阳明胃家实之大宗。

原文

问曰：何缘得阳明病？答曰：太阳病，若发汗，若下，若利小便，此亡津液，胃中干燥，因转属阳明。不更衣，内实，大便难者，此名阳明也。（487）

直释

①何缘得阳明病：何，什么，疑问代词，作前置宾语；缘，由于，因为，介词，表示原因；何缘，指因为什么？此为：因为什么原因得阳明病？

②太阳病，若发汗，若下，若利小便：若，本条三个"若"字，为选择连词，即"或者"之意。太阳病，或者发汗太过，或者攻下，或者利小便。

③此亡津液：此，这，这些，代词，指代"不更衣、内实、大便难"之情况；亡津液，多由误治（误汗、误下、误吐、误利小便），或阳明热盛损失津液所致。此为这些误治耗损了津液。

④胃中干燥：津液被伤，热盛于里，致使津液不足，胃肠干燥不润。

⑤因转属阳明：转属，六经病由一经病变，转属为另一经的病变，称作"转属"，亦作"转系"。于是邪气就转属阳明。

⑥不更衣：古人登厕，托言更衣，因此，更衣又为大便的通称，不更衣为不大便的雅称，由津液亡失所致。

⑦内实：即里实，指外邪化热入里，燥屎结于胃肠的里热结实。

⑧大便难者：大便秘结，排便困难。

⑨此名阳明也：所以称作阳明病。

讲析

太阳病汗法为正治，以遍身微似有汗者为佳，若汗不得法，误法以攻下、利小便，其病不但不解，反而损伤津液，使病邪化燥入里，与糟粕相搏，燥屎结于胃肠，腑气滞塞不通，燥热内结成实，从第486条之"胃家实"，而提出第487条之"不更衣，内实，大便难"。"不更衣"前人多释为脾约证，其证尚轻，而"大便难"较重；"内实"，即"胃家实"，其证又重于大便难，此三者虽有轻重之分，但均系太阳之邪转属阳明而化燥成实之候，故皆以阳明病名之。

问曰：阳明病，外证云何？答曰：身热，汗自出，不恶寒，反恶热也。（488）

① 阳明病，外证云何：外证，就是阳明里热实证，反映在体表的证候；"云"，指"有""说"之意，动词，"何"指"什么"之意，疑问代词。此为，阳明病的外表症状是怎样的？

② 身热：热本无形，邪结于里，自胃腑而熏蒸肌肉，热由里向外腾达，胃肠燥热蒸腾达外，以致内外皆热，故病理性体温升高，而身体发热。

③ 汗自出：阳明里热炽盛外蒸，不断地向外发越透达，体内燥热蒸逼津液不断外泄，表现为汗出连绵不断，汗出虽有一定的散热作用，但其热并不因汗出而退，故称为自动汗出。

④ 不恶寒：病在阳明，热结于里，里热外达，表里俱热，故不怕冷。

⑤ 反恶热也：自觉身热无奈，难以忍受，因而意欲避热就凉，此症状是阳明热证的特异性症状。

第487条是讲阳明病的内在病变，为胃中干燥，邪热与宿食结于胃肠，"不更衣，内实，大便难"；第488条则是胃肠燥热的外在表现："身热，汗自出，不恶寒，反恶热"。说明事物的发展变化，内与外相互关联，观其外而知其内，诊察疾病当然也不外乎这一规律，所谓阳明病外证，就是说阳明病所表现在外表的症状。

本条补述阳明病的外证，阳明本属里证，以燥热实为特证，似无外证可言，此云外证者，必有所指，即阳明之燥热实邪在内，不可得见，而反映在外的证候，可通过四诊得之，有诸内必形诸外，将阳明里实反映于外，此类证候与阳明里证有病位的不同，又与太阳表证有病性的区别，故仲景将其称为阳明外证。外证与表证含义不同，表证是对邪在肌表的所见脉证的概括，具体指太阳病，而外证则是里证表现于外的证候。

原文

问曰：病有得之一日，不发热而恶寒者，何也？答曰：虽得之一日，恶寒将自罢，即自汗出而恶热也。（489）

直释

① 病有得之一日：外感表证，多为太阳病，亦不尽然，本条就是阳明病初起之表证，非太阳之表，亦非太阳传来，病程尚短，故称为得病的第一天。

② 不发热而恶寒者：不发热反而怕冷。

③ 虽得之一日，恶寒将自罢：病程尚短，为阳明初感外邪之时，唯其初感，邪气尚未化热，证情尚在演变过程中，故有不典型的不发热而恶寒的症状，盖外邪初入，阳气闭遏，不得伸展，同时燥热未盛，故有短时恶寒现象，所以说，虽然得病第一天，怕冷也将会自行解除。

④ 即自汗出而恶热也：阳明燥化迅速，已入之邪，旋即化燥，未入之邪，可继续深入，无须多时，阳明燥热本象显露于外，则恶寒即刻解除，而自汗、恶热接踵而来。

鉴别

阳明外证恶寒与太阳表证恶寒应加以鉴别：

阳明恶寒时则不发热，无头项强痛，恶寒短暂轻微，一般不经治疗，即能很快自行转化为发热与恶热。

太阳表证恶寒时发热尽管有迟速，但必然要发生，且头项强痛，其恶寒相对较重，不经治疗或病机不发生由表向里传变，则不会自行消失。

讲析

第489条之"不发热而恶寒"，虽然和第488条之"不恶寒，反恶热"，同是阳明病外证，第 489 条论述阳明病外证之变，即阳明阳热之气尚未发生亢变，反映阳明初感风寒暂时的特殊现象，若非阳明本经自受，或虽自受而非风寒，多不发生此类外证，因此其在阳明病辨证中范围比较局限；第 488 条论述阳明病外证之常，即阳明阳热之气已经发生亢变，反映阳明病的基本性质，作为主证贯穿于阳明无形燥热与有形燥实两个病理阶段，因此可作为辨识阳明病的依据。两者发生在不同条文的病理阶段中，具有不同的辨证意义，所以仲景只将其分别论述，而不在同一条中同时阐明。

原文

问曰：恶寒何故自罢？答曰：阳明居中主土也，万物所归，无所复传。始虽恶寒，二日自止，此为阳明病也。（490）

直释

① 恶寒何故自罢：恶寒因为什么缘故自行解除？

② 阳明居中主土也：阳明胃肠居于人体中焦，隶属于土。阳明胃为水谷之海，五脏六腑之大会，营卫气血化生之源。

③ 万物所归：阳明居中主土，既能生长万物，亦是万物之归宿，故为天地宇宙间的一切事物最终汇聚归藏的处所。

④ 无所复传：病邪一旦归于阳明处，形成燥热结实，燥屎留而不去，胃家之实则无去路，即没有再传的地方。阳明病邪真不传变吗？如阳明经证其邪浅表，呈弥散状态，仍有可传变之机；就是腑实证，燥热不去，灼伤真阴，亦可累及少阴而竭其液，故阳明"无所复传"，仅仅说明有形之邪在胃腑凝结的时间较长，甚至直到津液亏耗之生命垂危之时，仍为阳明胃腑之燥热实证。

⑤ 始虽恶寒：阳明有经证与腑证之分，在阳明初得病时，邪气在经，阳郁不伸，温煦失职，所以邪气侵入阳明，开始邪侵时怕冷。

⑥ 二日自止：待邪气入腑，从阳化热，里热外发，到第二天怕冷就会自行终止，则恶寒自止而转见汗出恶热之证。

⑦ 此为阳明病也：这恰恰反映阳明病的特点。

本篇以上诸条为阳明病总论，讨论阳明病病因、阳明病病机、阳明病脉证三个问题：

第485条之"病有太阳阳明，有正阳阳明，有少阳阳明"，说明阳明病邪入之因。

第486条之"胃家实"是言病之机，阳明主燥化，多为燥热实证，故以"胃家实"揭示其本质。

然胃家实之脉证需参考其他条文，关于病因病机所列各条，指出妄汗、攻下、利小便，致津伤燥热而邪传阳明，邪气即入，则每随燥化之程度，而有第487条之"不更衣，内实，大便难"之不同，然皆得之"胃家实"示之；阳明病初起，也有短暂恶寒现象，不过胃为阳土，多气多血，燥化迅速，恶寒即将自罢，而见汗自出反恶热，第488条之阳明病外证"身热，汗自出，不恶寒，反恶热"，是阳明内热熏蒸而反映在外的征象，已具备阳明燥化之特征，有此即为阳明病，最后于第493条补述阳明病脉大为主脉，脉证合参而辨识之，则更全面。以下从第491条起，则论述阳明病各类证候的辨证与治疗。

阳明病起病多见"身热，汗自出，不恶寒，反恶热"的情况，但也有初起"不发热而恶寒者"，这是符合临床实际的，实际上阳明病初起都是有恶寒的，因为外邪犯人总是先皮毛而后渐次入里，因而始起也必然有一个发热恶寒的表证反应过程，只是因为阳明病为胃家实热病，化热较快，所以这样恶寒的表证过程也极为短暂，常不易被病人察觉和不被医生遇到，所能见到的，仅是其中极少数恶寒较重而持续时间相对较长者，于是就形成了大多数阳明病初起不恶寒反恶热，而个别的却不发热反恶寒的短暂征象。

本太阳病，初得病时，发其汗，汗先出不彻，因转属阳明也。（491）

① 本太阳病：本来就是太阳病。

② 初得病时：太阳在开始得病的时候。

③ 发其汗：用发汗剂治疗，汗而发之，为正治法，以遍身絷絷微汗，方能祛邪外出，且无伤津之弊。但发汗要得法，既不能汗之太过而伤亡津液，又不能汗之不及而不足祛邪。

④ 汗先出不彻：首先发汗，而汗出不透彻，不能达至肌腠宣畅以祛邪外出，所以称为汗先出没有透彻。

⑤ 因转属阳明也：太阳病汗出不彻，病邪稽留而入里化热，因而病邪转移到阳明，燥热蒸迫津液而汗多，则有伤津之忧而无邪解之虑，唯须从阳明立法，使燥热得以清泄，则邪退汗止，遂使津液保存。

鉴别

第491条之太阳病发汗不彻，转属阳明，与第489条之太阳病汗、下、利小便伤亡津液，此名阳明，两者都是太阳病转属阳明，但它们所形成的证候却不尽相同：

第491条不伤津液而转属阳明，乃为太阳之邪传于阳明之经，化为弥漫之热，因而无内实的征象。

第489条之因汗、下、利小便伤亡津液而转属阳明，多以腑实证为主，故见不更衣、内实、大便难。

讲析

病在太阳，汗出不彻，是引邪深入之因；病在阳明，发热汗多，是伤津耗液之源。故透彻太阳之汗，杜邪入阳明之路；清泄阳明之热，为止汗保津之策。

原文

伤寒发热无汗，呕不能食，而反汗出濈濈然者，是转属阳明也。（492）

直释

① 伤寒发热无汗：太阳伤寒发热无汗，按法可汗而发之，仲景未言

及发汗与否，乃言"转属阳明"，可知本证未经误治。

②呕不能食：大凡病邪传变，在阳邪盛时多入三阳之腑；在阴邪盛时多入三阴之脏。今阳邪盛而入阳明之腑，初病热阻于胃，故呕不能食。

③而反汗出濈濈然者：本条"发热无汗"，"而反汗出濈濈然"，"汗出濈濈然"之前用一"反"字，是对前"无汗"而言，在这里有加强辨证的作用，也突出病机转折，即太阳之恶寒已罢，病邪悉入阳明，阳明里热蒸腾，腠理开泄，使汗出连绵不断，故"汗出濈濈然"。

④是转属阳明也：是太阳伤寒转属阳明的标志，也是辨证的关键。

讲析

"呕不能食"，三阳三阴皆有，何以断言阳明之呕？

须知太阳中风鼻鸣干呕，必与发热恶寒，自汗脉浮并见。

太阳伤寒之体痛呕逆，必与恶寒无汗并见。

少阳之干呕不能食，必与胁下硬满、往来寒热并见。

太阴之呕吐，必腹满自利。

少阴、厥阴之呕吐，总以脉微，肢厥，下利清谷为多。

而本条之"呕不能食"，与上述之证，俱无牵连，故从阳明论之。

原文

伤寒三日，阳明脉大者，此为不传也。（493）

直释

①伤寒三日：凡感寒邪，受邪发病已有几天，按照传变规律，病及阳明，但是否传至阳明，不可依日程而计传变之期，要以脉证为据。

②阳明脉大者：阳明多气多血而正气不虚，若燥热隆盛而蒸腾，表里俱热，鼓动气血形诸于脉而脉体阔大。

③此为不传也：传经之次第，非必以日数拘也，此言正阳阳明脉大，而不是太阳阳明之脉浮大，也不是少阳阳明之脉弦大。盖阳明居中，主土，万物所归，无所复传，邪之去表传里，邪热入胃，故这是病邪不传的脉象。

阳明的病机演变，有无形燥热与有形燥实之异：

阳明无形燥热充斥，内外鼓动，则脉之将至，犹洪水拍击，脉多呈洪大滑数之象。

阳明有形燥实相搏，脉气不通，其脉多呈沉实，甚至沉迟有力之象，亦为阳明脉。

若有虚衰之征，脉大无根或脉大无力，不得以脉大而作阳明论之。脉象的形成，受多种因素影响，故明了主脉后，亦应知其脉理变化。

原文

伤寒脉浮而缓，手足自温者，是为系在太阴。太阴者，身当发黄，若小便自利者，不能发黄；至七八日，大便硬者，为阳明病也。（494）

直释

① 伤寒脉浮而缓：伤寒脉浮而紧，乃为太阳表实的正脉，若"脉浮而缓"，则脉由浮紧变为浮缓，说明太阳之寒邪已经化热，表邪化热则脉变缓，而有入里之机。

② 手足自温者：发热仅见于手足而身不热，是太阴发热的特征。

③ 是为系在太阴：系，有联系之意，今手足不厥冷而自温，身不发热，太阳之邪化热入里而波及太阴，则是脾经有热的表现，这是病变影响到太阴的缘故。

④ 太阴者：太阴为阴土，主湿。

⑤ 身当发黄：脾经热邪影响运化水湿，热与湿合，湿热蕴郁熏蒸，则出现全身发黄。

⑥ 若小便自利者："身当发黄"的言外之意，必伴见无汗、小便不利，小便开始时不利，而在病程发展中自行恢复通畅，说明湿有出路，故小便通利。

⑦ 不能发黄：小便通畅，湿有出路，则不能发黄。

⑧ 至七八日，大便硬者，为阳明病也：若湿去热留，至七八日，太阴之热不解而外出阳明，从燥化而见大便硬结，则是太阴传出阳明，形成

了胃家实，这就属于阳明病了。

讲析

本条寓意非常深刻，它反映了阴阳表里证情，在发展过程中，依据一定条件可以相互转化，表证可以入里，里证可以出表，阳病可以转阴，阴病亦可以转阳，这种相互转化的规律，在六经病中具有普遍意义。

原文

伤寒转属阳明者，其人濈然微汗出也。（495）

直释

① 伤寒转属阳明者：第494条言太阴之热外出阳明，有手足自温，大便硬的症状，第495条言太阳之表转属阳明之里，伤寒转属阳明，必然燥热蒸迫津液，出于肌腠，故汗出为阳明病特征。

② 其人濈然微汗出也：邪气初入阳明，热势不甚，虽汗出连绵，但量并不多，故称为病人连绵不断地微微出汗。

讲析

传之途径，无论由太阴外出阳明，还是由太阳转属阳明，只要是转系阳明，就必然有其"濈然微汗出"的共同证候，这是从正面言阳明之汗。

若从反面言之，病系阳明，亦有无汗者：阳明病津液久虚，其热虽盛而津少不能酿汗；阳明之热与湿相合，胶结不解，阻碍气机，无汗或仅有头汗，小便不利，多成发黄之病。

由此可知，本条独揭阳明濈然微汗出，以揭示阳明燥化之本质，立意非凡。

原文

阳明中风，口苦咽干，腹满微喘，发热恶风，脉浮而缓，若下之，则腹满，小便难也。（496）

① 阳明中风：这是由它的本质决定，胃家本燥，外中于风所致。

② 口苦咽干：阳明之邪化热化燥。

③ 腹满微喘：热壅于内，邪热入里，热壅胃肠则腹满，气机不利则微喘。

④ 发热恶风：阳明初受外邪，邪正相搏，则发热恶风。

⑤ 脉浮而缓：是外邪束表兼胃气有余。

⑥ 若下之：若误为里实而早下之，则胃阳内陷。

⑦ 则腹满：胃阳内陷，转系太阴，则腹满加甚。

⑧ 小便难也：外邪陷而太阳邪气随之而抑，膀胱无气以化，故小便难。

鉴别

阳明外证与阳明中风不同

阳明外证是热邪已在阳明胃肠，内热迫蒸而表现于外的证候；阳明中风是阳明感受风淫之邪的表证症状，两者有着本质的区别。

讲析

什么叫作阳明中风呢？

这是由它的本质决定的。如果把第 496 条之"阳明中风，口苦咽干，腹满微喘，发热恶风，脉浮而缓，若下之，则腹满，小便难也"，与第 528 条之"阳明病，脉浮而大，咽燥口苦，腹满而喘，发热汗出，不恶寒、反恶热，身重"结合起来，可以看出阳明中风发展的大体进程：

一是，从"口苦咽干"到"咽燥口苦"；

二是，从"腹满微喘"到"腹满而喘"；

三是，从"发热恶风"到"发热汗出，不恶寒，反恶热"，始终都在阳明，是以阳明风热由表及里，以化燥的面目进行着，所以叫阳明中风。

第 496 条之"口苦咽干，腹满微喘，发热恶风，脉浮而缓"为阳明中风见证，同时说明阳明经表之证，是阳明病的初起阶段，并不在胃热腑实，实际上说明，风中阳明是一个特定的病理阶段；"阳明中风"，即言"阳明"，胃家实之证亦可存在，"腹满微喘"就是阳明腑实的见证；"若下之"一语，言外之意，含有"大便秘结"之可下之征。本条叙证虽然有腹满微喘、大便秘结的阳明腑实之证，但提出不能早用下法，是因为经证比较突出，故不宜早下，若早下则经表之邪秉虚复陷，聚集于里，而使病情加重，腹满愈增，津液本来初耗，早下则阳明燥热之象反增，因而表现出津液亏乏而小便困难。本条阳明中风证如何治疗，仲景没有明示，笔者以为，若证见轻微者，恶风将自罢，无所复传，而经表之证自愈；若证见较重者，视其表邪程度与燥结程度而定治法。

原文

阳明病，若能食，名中风；不能食，名中寒。（497）

直释

① 阳明病，若能食：阳明病，食欲尚好，能够饮食。

② 名中风：中风，非外感风邪，"风"为阳邪，阳能化谷，故胃热能消谷，而称为中风。

③ 不能食：食欲减退，不能饮食。

④ 名中寒：中寒，非外感寒邪，"寒"为阴邪，阴不能化物，故胃阳虚衰，胃中虚冷而不能消谷，称为中寒。

讲析

仲景所谓中风、中寒，很难截然分开，皆可入里化热而成阳明里热证，消食善饥均可见到，岂能够以"能食"与"不能食"辨之？阳明病皆有寒热虚实之分，岂能只是里热实证，人体内部阴阳的倾向性，是导致疾病易感性和不同转归的归属。

原文

阳明病，若中寒者，不能食，小便不利，手足濈然汗出，此欲作固瘕，必大便初硬后溏，所以然者，以胃中冷，水谷不别故也。（498）

直释

① 阳明病，若中寒者：胃阳不足的阳明病，若中伤于寒湿之邪，致

成阳明中寒证。

②不能食：中焦虚寒，阳气衰微，不能腐熟水谷所致。

③小便不利：胃中虚冷，膀胱的阳气不化所致。

④手足濈然汗出：中虚寒盛，水湿之邪不能从小便下泄，而外溢于四末，故胃中虚冷，手足连绵不断地出微汗。

⑤此欲作固瘕：固瘕是寒气结积的以大便先硬后溏为特征的病证，即这是将要形成固瘕的征象。

⑥必大便初硬后溏：阳衰寒盛，湿留肠间，水谷不别，以致便时上湿下燥，则必然大便初见干硬而后见溏薄。

⑦所以然者：所以发生这种情况。

⑧以胃中冷：是因为胃阳不足，消化功能失职。

⑨水谷不别故也：腐熟无权，升降失司，水谷不能泌别清浊的缘故。

讲析

"胃中冷"的反面，是胃家实，本条正是论述阳明热化、寒化之中寒化的一个方面，"胃中冷"能不能叫太阴病？阳明胃与太阴脾两者虽然有密切联系，可相互影响，但不能取而代之，胃冷是胃冷，脾虚是脾虚，两者是病位不同，病机不同，见证不同的两个概念。本条胃中冷而大便初硬后溏的"固瘕"证，与胃中虚冷的"不能食"，久虚无力蒸汗的"其身如虫行皮中状"，胃气虚寒的脉迟欲作谷疸，胃阳虚而寒邪上逆的头痛，胃中虚寒而食谷欲呕的吴茱萸汤证，均无太阴病吐利的特征，都是虚寒证，病位都在阳明胃，而不在太阴脾，所以胃中虚寒，胃中寒、胃阳虚，都不能叫太阴病。

原文

阳明病，初欲食，小便不利，大便自调，其人骨节疼，翕翕然如有热状，奄然发狂，濈然汗出而解者，此水不胜谷气，与汗共并，脉小则愈。（499）

直释

①阳明病，初欲食：阳明患病，开始就想吃食物，足见阳明胃气尚旺，此属阳明中风证。

②小便不利：阳明受邪，水湿停留，则小便不利。

③ 大便自调：腑中尚未结实，则大便正常。

④ 其人骨节疼：阳明胃气尚旺，复因水湿停留，则水湿郁于肌表，流注肌肉关节，宗筋不利，则病人骨节疼痛。

⑤ 翕翕然如有热状：水湿停留，外不得发泄，内不得通利，则化热郁蒸于肌表，故有如羽毛覆盖似的暖容容的身热。

⑥ 奄然发狂：邪正交争，正能胜邪，邪祛正复之佳兆，谷气充足，助胃阳积蓄力量，积蓄到一定程度则一鼓作气，驱水湿之邪外出，正气抗邪，心神一时为之扰乱，故忽然神志失常，狂躁不安。

⑦ 濈然汗出而解者：本证发狂，来势突然，正邪交争，将作汗出时病人烦躁不安，但为时短暂，随伴见连绵不断地出汗，则阳气通达，阴邪驱散，汗出邪解，故诸证随之而愈。

⑧ 此水不胜谷气：水，指水湿之邪；谷气，是水谷之精气，指正气。这是水湿之邪没有胜过人体的水谷精气，即正能胜邪。

⑨ 与汗共并：共，共同，一道；并，一起，合并。因谷气盛，水湿之邪得以宣泄，水湿之邪就不会郁蒸及潴留为患，谓水湿随汗一起排出体外。

⑩ 脉小则愈：汗出邪解，故其病向愈。"脉小则愈"是补述正邪交争时之脉象，为正气初复，祛邪外出的反映。

鉴别

第 499 条与第 488 条皆从饮食、大小便、汗出的不同情况分析病机：

饮食：第 489 条言阳明病中寒者，不能食，第 499 条言阳明病中风，初欲食者；

大、小便：第 498 条言大便初硬后溏，第 499 条言大便自调者；

汗出：第 498 条因"胃中冷，水谷不别"而为病，第 499 条为"水不胜谷气，与汗共并"而愈。说明随着胃气的渐复，本证有自愈的转归。

讲析

第 499 条之阳明中风"翕翕然如有热状"，与第 313 条之太阳中风"啬啬恶寒，淅淅寒风，翕翕发热"不同，太阳中风为风寒外束，营卫不调，阳明中风为水湿郁于肌肉关节；再从第 498 条之"手足濈然汗出"，到第 499 条之"濈然汗出而解者"，动态地描述了微热汗出作解的过程。

阳明病，欲解时，从申至戌上。（500）

① 阳明病，欲解时："欲解时"，指有自解之趋势的有利时辰。"阳明病，欲解时"只是说在欲解的有利时辰范围内，人体阴阳气血的变化，有利于祛邪，病有自解的趋势，也有欲解的可能，却不一定必解。邪轻病不重的患者，得到此时自然界阳气之助，病邪有不药而解的可能；患者虽已服用对证的药物，但病邪未能尽解，待到欲解的有利时辰，由于外界阳气的资助，药力得到充分的发挥，就能祛邪外出而使病愈；用药后，邪气虽已渐解，但仍遗留一些不适之感，可在欲解的有利时辰彻底消除。疾病可随着一日中的不同时辰之异则发生轻重变化，如果病后，正气逐渐恢复，邪气减退，正胜邪祛，再遇到该病欲解的有利时辰，机体正气受自然界阳气之助，疾病便可趋向欲解。

② 从申至戌上："申"，即在 15 时后至 17 时前的 2 个小时，"戌"，即在 19 时后至 21 时前的 2 个小时，"上"，表示在某范围以内。"从申至戌"，是指申酉戌三个时辰，即现在 15 时后至 21 时前的 6 个小时。中间这一段时间以酉时为中心，早至申，迟至戌三个时辰，前后跨三个时辰，并以中间时辰为中心，正是太阳逐渐西下，以至日落的时候，自然界的阳气由中午前后隆盛状态，逐渐衰减下来，人体体表的阳气渐渐地虚少，阳明病本属阳热过亢之证，此时乘天阳之衰减，在里之邪热必然受到挫伤，有利于泄热于外，有助于祛邪外出，此时此刻，阳明病经治疗好转，人体正气借助于自然界之气，有利于疾病的欲解。

人与自然界息息相关，天地之间稳定的调节规律，以维持阴阳消长的正常运行，人体才能适应自然界昼夜晨昏的往来与寒热温凉的变化，人体内环境与外界环境的对立统一，就是天人相应理论的物质基础。人与天地相应，自然界的邪气固然可以伤人，而自然界阴阳的消长也助人抗邪，一日之内，昼夜的阴阳盛衰序变，对人体气血阴阳变化有一定影响。在患病时，这种影响也同样起着某种作用，这就是本条预测阳明病欲解有利时辰的立论依据。

原文

阳明病，不能食，攻其热必哕，所以然者，其人本虚，胃中冷故也。（501）

直释

① 阳明病，不能食：阳明病，不能进食，原因很多，必须综合其脉证，细致分析，适当施治，才能收到预期疗效。

② 攻其热必哕：如果中焦虚寒之体，误用苦寒攻泄里热，虚寒之气上逆，必发生呃逆。

③ 所以然者：所以会发生呃逆。

④ 其人本虚，胃中冷故也：因为病人本来胃阳素虚，胃中虚冷的缘故。

讲析

本条提示，误攻之因有三：① 误以为不能食是因胃热而攻；② 被外热假象所惑，误以为里热而攻；③ 忽略其人体虚而攻。临床应予重视，胃寒不可攻，胃虚亦不可攻，要顾护脾胃之气。

原文

阳明病，脉迟，食难用饱，饱则微烦，头眩，必小便难，此欲作谷疸，虽下之，腹满如故，所以然者，脉迟故也。（502）

直释

① 阳明病，脉迟：阳明病，脉搏跳动缓慢，为阳明中寒之象。

② 食难用饱：虽能进食，却不能饱食。

③ 饱则微烦：胃气虚寒，阳虚不运，腐熟无权，强求饱食，使虚弱的胃气被谷气郁遏，水谷不能化成精微物质而生成湿邪，寒湿凝滞影响气机升降，故过饱会出现轻度心烦。

④ 头眩：食、湿阻滞中焦，清阳不升，则头眩。头眩与目眩不同，

目眩属少阳，而合目即止；头眩属阳明，虽闭目而仍晕转，凡人饮酒饱食后，多见此候。

⑤必小便难：下焦之气不化，水道不通，水不下泄，故小便难。

⑥此欲作谷疸：食物不得消化，湿邪阻于中焦，久之则影响肝胆疏泄，使皮肤发黄，故将要发为黄疸，称为谷疸。

⑦虽下之，腹满如故：因微烦腹满，妄用苦寒攻下，不但不能祛邪，反而更伤脾胃，脾胃虚寒，寒湿阻滞中焦，故下后腹部胀满不仅不减，反而更加严重。

⑧所以然者，脉迟故也：中焦虚寒，脾胃气虚，食滞不化，寒湿郁滞，所以会出现脉迟。

鉴别

阳明病虽多指肠胃燥热腑实证，但也有因胃阳素虚，感邪不从燥化而从湿化，可出现"二欲"之证：第498条之"欲作固瘕"；第502条之"欲作谷疸"。两者皆为中阳素虚，寒湿郁滞，第498条证见不能食，小便不利，说明气化不通，脾胃运化失司，欲作固瘕；第502条证见食难用饱，必小便难，说明脾胃阳虚，寒湿郁阻，欲作谷疸。由此可知，同为阳明病，有胃实、胃虚之别；胃虚之中又有固瘕、谷疸之异，临床宜细加辨识。

讲析

任何一个问题都有双重性，本条之腹满为何下之如故，关键是脾胃虚寒，而不是胃家实。诊断虚寒的关键在于"脉迟"。本证脉迟，是因虚寒，故脉必迟而无力，与阳明兼太阳表虚之脉迟不同，与阳明腑实之脉迟也不同；阳明表虚脉当迟而浮，阳明腑实脉当迟而有力，故当区别其表里虚实的性质，不可一见阳明脉迟，即曰其寒，或曰其实，须脉证合参，方不致误。

原文

阳明病，法多汗，反无汗，其身如虫行皮中状者，此以久虚故也。（503）

① 阳明病，法多汗：法，指法则、法规，引申为规律、理当、本应。阳明病，一般地多指肠胃燥热腑实证，按理应当多汗。胃为水谷之海，是津液化生之源，阳明热盛，里热熏蒸，津液被迫外越，故本应多汗。

② 反无汗：阳明气虚，水谷无以化生津液，则无以作汗，故阳明病反而无汗。

③ 其身如虫行皮中状者：皮中，即皮下的肌肉部分。阳明主肌肉，阳明气虚，津液不足，无以化汗透出肌表，致汗液欲出不得，皮肤腠理呈似痒非痒、似麻非麻、似痛非痛之状，故病人身上好像有虫子在皮下肌肉中爬行的感觉。

④ 此以久虚故也：这是因为阳明之气已长久虚弱的缘故。

第 503 条之"其身如虫行皮中状者"，与第 324 条之桂枝麻黄各半汤的"身必痒"相似，而病机却完全不同：

第 503 条因气虚津亏，不能化汗透表祛邪，治当益气养阴，消解邪热。

第 324 条则因邪郁肌表，不能透达，治宜"小汗出"以祛邪，一为久虚，一为表实，必须明辨。

汗的形式

阳明病外证之汗："其人濈然微汗出""汗出濈濈然"，都反映出全身汗出连绵不断，为阳明里热熏蒸，津液被迫外出所致。

阳明病燥热腑实证之汗：因其邪热灼盛，津液被蒸，故阳明病法多汗。

阳明病无汗：感受寒湿之邪，阻滞气机，可以无汗，素体久虚，汗源不充，也可以无汗；阳明病无汗尚有兼太阳之表未罢者，及湿热熏蒸发黄者，故不得以无汗概作久虚论之。

阳明病，反无汗，而小便利，二三日，呕而咳，手足厥者，必苦头痛，若不咳、不呕、手足不厥者，头不痛。（504）

① 阳明病，反无汗：阳明中寒而内有水饮，由于中焦虚寒，无力蒸化为汗，故反而无汗。

② 而小便利：寒饮阻滞于上，下焦气化尚未受制，故小便通利。

③ 二三日，呕而咳：阳明虚寒，胃阳衰弱，腐熟无权，易生寒饮，寒饮内聚而不化，容易泛滥，两三天后，寒饮上犯，胃失和降，胃气上逆，出现呕吐；肺气不降，出现咳嗽。

④ 手足厥者：寒饮停聚，胃阳不达四末，则手足逆冷。

⑤ 必苦头痛：头为诸阳之会，寒饮上攻清阳，则必定出现严重的头痛。

⑥ 若不咳、不呕、手足不厥者，头不痛：胃阳渐复，寒饮得化，阳明气旺，足以抑制寒饮邪气而不逆，就不会出现咳嗽、呕吐、手足逆冷，则也不会出现头痛。即，胃气虚寒而无饮邪冲逆，胃肺无所犯，故不咳不呕；中土之旁，若无障碍，阳气尚能布达四末，则手足不厥冷；高巅之上，尚且清空，则头不痛。

三阳病均有头痛，其特点如下：

太阳头痛以头项为主，且伴发热恶寒、脉浮。

阳明头痛，以前额为主，属寒饮者，呕而咳，手足厥，苦头痛。

少阳头痛，多在头的两侧，且伴口苦、咽干、目眩、往来寒热。故三阳的头痛，俱不相同。

胃寒夹饮邪，随着胃阳与寒饮的胜负，病有发与下发的两重性，即饮邪胜，则呕、咳、厥、头痛；胃阳胜，则不呕、不咳、不厥、不头痛。呕、咳、厥、头痛四证，均非阳明胃家实所能概括，亦非太阳、少阳、厥阴所仅见，而阳明亦可见之，此证属胃阳虚弱，饮邪阻滞，呈现一派虚寒之象，故以温阳化湿之法治之，才属正治。

原文

阳明病，但头眩，不恶寒，故能食；若咳者，其人必咽痛；不咳者，咽不痛。（505）

直释

① 阳明病，但头眩：阳明有热，热多动风，风热上扰，故但头眩。

② 不恶寒：阳明热盛于内而蒸腾于外，故不恶寒。

③ 故能食：阳明热盛能消磨水谷，故能食。

④ 若咳者：风热循经上攻，热灼肺胃，若阳明内有邪热，热邪上迫于肺，肺失清肃，则咳嗽。

⑤ 其人必咽痛：咽喉为呼吸之门户，肺受热袭，邪热循经上灼咽喉，病人必然咽喉疼痛。

⑥ 不咳者，咽不痛：热邪未迫于肺，故不咳；邪热未循经上灼，故咽不痛。

讲析

第505条实为阳明热证的补充，与第504条相互比较：

第505条为实热夹风上扰，为阳明中风而兼热，属实证，故能食，不恶寒，但头眩。

第504条为虚寒夹饮上犯，为阳明中寒而兼饮，属虚证，故不能食，手足厥，苦头痛。两者相互对比，以加强辨证思维。

原文

阳明病，无汗，小便不利，心中懊憹者，身必发黄。（506）

直释

① 阳明病，无汗，小便不利：阳明之热与湿邪郁结蕴蒸，湿热相合，

胶结不解，热不得越，湿不得泄，则无汗，小便不利。

②心中懊侬者：湿热交结，热欲外发，又被湿郁不得发泄，故心中烦闷不安，有无可奈何之感。

③身必发黄：无汗则湿热无外泄之机，小便不利则湿热无下行之路，湿热不解，蕴郁熏蒸，影响胆液的正常排泄而外溢，因而身必发黄。

鉴别

心中懊侬者，乃湿热壅盛上扰胸膈，为发黄主证，应与栀子豉汤证相区别，盖此证由湿热熏蒸而成，心中懊侬，必伴发黄，且有明显的湿热象征；栀子豉汤证为无形邪热上扰，虽心中懊侬，但不发黄，亦无湿邪之征象。小便不利，不一定都发黄，因为发黄与否，还决定于湿热之邪是否阻遏胆汁的疏泄，而心中懊侬正是湿热之邪上扰胸膈，欲阻胆汁疏泄之机，所以仲景断言"身必发黄"，这是实践经验的总结。

讲析

小便利与不利决定湿邪有无出路，若小便自利者，不能发黄；发黄，小便不利是关键。特殊情况：

虽然小便不利，但有汗出，无发黄之机。

虽然无汗，但小便利，亦无发黄之兆。本条既无汗，又小便不利，则必发黄，说明汗出与小便利都可使湿邪外泄，而减少或避免黄疸的形成。

原文

阳明病，脉浮而大者，必潮热，发作有时，但浮者，必自汗出。（507）

直释

①阳明病，脉浮而大者：阳明病，脉浮则为热炽充斥于表里内外，脉大为邪盛尚结于里，故脉呈浮大之象，乃是里热邪实的脉象。

②必潮热：病邪由内外俱热，逐渐趋向里实，而处于必潮热的变化之中。

③发作有时：因为阳明之气旺于申酉戌之时，故疾病作解在此时，加重亦在此时，"发作有时"者，谓发热盛于申酉戌之时，仍是对潮热的

具体描述。

④ 但浮者，必自汗出：若脉"但浮者"，说明阳明之热虽盛，而腑未结实，是热盛而未实之象，里热炽盛，自汗出乃热盛于里，逼迫津液外泄使然。

讲析

阳明病，脉浮而按之大，为大肠有燥屎已结实，里实则潮热发作有时；若脉但浮者，则阳盛而气机外出，故必自汗，此皆阳明之本证也。

原文

阳明病，口燥，但欲漱水，不欲咽者，此必衄。（508）

直释

① 阳明病，口燥：口燥，热在血而属经，热入血分，阴液未有不伤者，口燥乃为津伤之象。

② 但欲漱水，不欲咽者：血属营阴，其性濡润，血热蒸腾，营阴尚能上潮敷布，故但欲漱水而不欲咽。此营阴敷布，非正常运行之营阴，乃是热邪蒸腾之营阴，故不以渴为甚，口虽燥而不欲饮水。

③ 此必衄：热入血分，血热妄行，灼伤阳络，故为衄血。

讲析

邪热伤阴，为什么热在气则渴饮，热在血则不渴，或渴不欲饮而只欲漱水？这种现象与热病各个时间水液电解质代谢紊乱的不同变化有关，一般在气分阶段，即热病的早期，津液的损失（脱水）主要由大量出汗造成，因汗液为低渗氯化钠液，所以此时的脱水类型属于以水分为主的高渗型，故病人口渴引饮，以补充大量失去的水分，随着病程的发展，以至进入弥散性血管内凝血期，则一方面电解质损失较多，一方面由于人体自身的复杂调节机制，使失水逐渐变为等渗型或低渗型，所以此时尽管体液总量仍不足而自觉口干舌燥，却反而不欲饮水，或虽口干思饮而不欲咽下。这一道理虽然古人不可能了解，但所记述的临床现象，则是符合实际的。全条只有十六字，却为后世温病邪热入营分证提供了理论依据，可补仲景所论之未备。

原文

阳明病，本自汗出，医更重发汗，病已差，尚微烦不了了者，此必大便硬故也。以亡津液，胃中干燥，故令大便硬，当问其小便日几行，若本小便日三四行，今日再行，则知大便不久必出，所以然者，以小便数少，津液当还入胃中，故知不久必大便也。（509）

直释

① 阳明病：阳明病不大便的原因，有热结与津竭两种：热结者，宜寒下；津竭者，必俟津回燥释而后大便始通。

② 本自汗出：阳明病本来自汗出。

③ 医更重发汗：医者不明清热之旨，误以为汗出为太阳表病，重发其汗。

④ 病已差：发汗后发热征兆可随着汗出而减轻。

⑤ 尚微烦不了了者：发热因汗出虽有减轻，但因发汗更伤津液，以致胃中干燥燥邪入里，故又呈现轻微烦闷不爽之感。

⑥ 此必大便硬故也：这必定是大便变硬的缘故。

⑦ 以亡津液，胃中干燥，故令大便硬：这是对误治津伤化燥的自注句，因为出汗损失津液，胃中干燥，所以使大便变硬。

⑧ 当问其小便日几行：此时应当询问病人小便一日解几次。

⑨ 若本小便日三四行：如果本来小便一日解三四次。

⑩ 今日再行：现在却解两次。

⑪ 则知大便不久必出：因此就可以预知大便不久就会解出来。

⑫ 所以然者：所以会这样。

⑬ 以小便数少：是因为小便次数减少。

⑭ 津液当还入胃中：津液将要返入胃肠。

⑮ 故知不久必大便也：所以知道不久必解大便。

鉴别

胃为水谷之海，水谷入胃，通过腐熟气化作用，其津液之清者外渗则为汗，其津液之浊者潴而下行则为尿，尿多则可致燥，致燥则大便干而结硬。

大、小便是水谷分行的两条路线，随着肠胃虚实不断交替运动而各行其道。小便少则津液自还入胃中，胃中津液充足，则大便自润而软滑下行；若小便多，则津液不还入胃中，津液不充，则大便自硬。所以从辨尿量的多少，测知津液能否还入胃中的程度，若原来小便较多，而今小便较少，是津液能够还入胃中，而不偏渗膀胱，则肠胃有津液以润，"故知不久必大便也"。本条明言辨证，暗含慎下之意，大便何以硬，推究其因，当责之"医更重发汗"的误治，汗为津液，过汗则津必伤，津伤则胃燥，胃燥则大便硬，说明津液通过自身机制调节而重新发布，若前走膀胱者少，而渗入胃肠者必多，如此则胃有所滋，肠有所润，大便就会自通。

原文

伤寒，呕多，虽有阳明证，不可攻之。（510）

直释

① 伤寒，呕多：外感之邪，若邪热虽重，然燥热之气尚未结于肠腑，而反逆之向上，则呕吐，呕吐愈多，则热邪上逆愈重。

② 虽有阳明证，不可攻之：呕吐，热在上焦，未全入腑，故虽有阳明里热的征象，也不可攻下。

讲析

无论从病位还是从病机上讲，凡是呕多者，均不可攻，否则必引邪内陷，以致后患无穷。本条特为此类病情引申禁下之律，其治宜清热和中之法。再则阳明腑实已成，由于腑气不通，浊气不能下降而上逆，故呕多。不可攻下，是言其常；而其中有可攻下之例者，是言其变，通常达变，方能应用自如。

原文

阳明证，心下硬满者，不可攻之，攻之利遂不止者死，利止者愈。（511）

① 阳明证，心下硬满者：阳明证，胃脘部硬满，是病邪偏于胃脘而不在腹部，其位偏高，尚未入腑成实。

② 不可攻之：肠腑无燥结，自觉胃脘胀满，按之坚硬而不疼痛，为无形邪气凝结，故不可攻下。

③ 攻之利遂不止者死：如果不明病位，一见硬满，妄自攻下，若体质素弱，损伤脾胃之气，病邪滋蔓，随其虚而内陷，为"利遂不止"之证，预后不良。

④ 利止者愈：若体质强健者，虽为误下所伤，而脾胃之气有渐复之望，病有向愈之机，观其下后，利能自止，则知预后良好。

鉴别

本证心下硬满与结胸证似是而非，结胸证为水热互结胸膈，是有形之实邪在上，故心下硬满而疼痛拒按，并牵连胸膈疼痛，甚者，从心下至少腹硬满而痛，法当泄热逐水。本证为无形邪热结于心下，虽硬满而一般不痛，胃无有形实邪，故当禁下。

讲析

第510条言呕多不能用下，第511条言心下硬满而不可攻，皆说明病位在上，病邪尚浅，都不宜用攻下法治疗。第511条是第510条的进一步深化，说明误下，致脾胃之气衰败，可造成不良后果。

原文

阳明证，眼合色赤，不可攻之，攻之必发热，色黄者，小便不利也。（512）

直释

① 阳明证，眼合色赤：眼之白睛聚焦赤色，是热盛于阳明之经，循经上扰，不得宣透，而熏蒸于目。

② 不可攻之：热郁于经，而腑实未成，宜清热而不可攻下。

③ 攻之必发热：若妄下，不但清热无益，则邪热不得外越而陷于里，

必发热。

④ 色黄者：眼之白睛聚集黄色，是湿热熏蒸于阳明之经，循经上扰，不得透达，而熏蒸于目。

⑤ 小便不利也：若妄攻，致膀胱之气化不行，湿热无以下泄，故小便不利。

鉴别

阳明证六个方面不可攻下

第 503 条之阳明虚证不可攻。

第 504 条之阳明寒证不可攻。

第 506 条之阳明湿热证不可攻。

第 510 条之阳明经证不可攻。

第 511 条之阳明病位高而邪结偏上者，不可攻。

第 512 条之阳明病位浅而邪结不深者，不可攻。

若不当攻而强攻之，必致其虚而致正虚邪入，则后患无穷，因此掌握不可攻下之禁，事关重要。

讲析

仲景行文，多用遥接法和省文法，学者于此处当着意留心深思之：

本条所谓遥接法"色黄者"是也，即阳明证不但有"眼合色赤"，而且还有阳明证眼合色黄者。

本条所谓省文法，阳明证不但有"眼合色赤，不可攻之，攻之必发热"；而且还有阳明证眼合色黄者，不可攻之，攻之必"小便不利也"。

原文

阳明病，不吐不下，心烦者，可与调胃承气汤。（513）

直释

① 阳明病，不吐不下：阳明病，邪阻于胃，胃中燥热内结，因而阴液不足，胃实热郁，故不呕吐，不大便。

② 心烦者：胃络上通于心，胃热炽盛，心神被扰，轻则可见心烦，

重则可见谵语。

③ 可与调胃承气汤：因为病位浅，病势轻，燥热只结在胃，故用调胃承气汤施治。

讲析

第 512 条论阳明证不可攻，又于第 513 条论阳明病可下，充分体现仲景禁下与可下的辨证思维，可下之证，意味着阳明燥热已成，但也要分清病位浅深与燥结轻重：

若病位浅病势轻，燥热只结在胃腑，则用调胃承气汤。

若病位深，病势轻，燥热成硬，则用小承气汤。

若病位深，病势重，燥结成实，则用大承气汤。

仲景本着由浅入深，由轻到重的病变层次，首先举出调胃承气汤证，若与第 330 条之"若胃气不和，谵语者，少与调胃承气汤"相对比，第 330 条系太阳病误汗致胃中燥热而谵语的证治；第 513 条补述了胃中燥热的一些见证不呕吐、不大便、心烦，对使用调胃承气汤开拓了眼界。

原文

阳明病，脉实，虽汗出而不恶热者，其身必重，短气，腹满而喘，有潮热者，此外欲解，可攻里也，手足濈然汗出者，此大便已硬也，大承气汤主之；若汗多，微发热恶寒者，外未解也，其热不潮者，未可与承气汤；若腹大满不通者，可与小承气汤，微和胃气，勿令大泄下。（514）

直释

① 阳明病，脉实：阳明经热证，其脉洪大滑数；阳明腑实证，其脉沉实而大。今"阳明病，脉实"，脉实乃为阳明腑实的脉象，乃燥热壅结之故。

② 虽汗出而不恶热者：病邪已由表入里，乃胃家初实，未至亢热之征，故虽然汗出，但不怕热。

③ 其身必重：表里邪盛，经脉有所阻滞，故其身体必定感到沉重。

④ 短气，腹满而喘：燥热结实，腑气不通，则腹部胀满；气不下行，邪热上逆于肺，肺气不利，轻则短气，重则呼吸急促。

⑤ 有潮热者：阳明旺于申酉戌时，胃为水谷之海，正气乘旺时而与邪相争，如潮之有信，乃胃实之征，故有潮热发生。

⑥ 此外欲解：说明表邪将要尽解。

⑦ 可攻里也：病邪已入里，应以攻里为法。

⑧ 手足濈然汗出者：手足为胃所主，阳明病，实热，聚于胃，不能散发于外，势必热迫津液，旁走四末，则手足连绵不断地出微汗。

⑨ 此大便已硬也，大承气汤主之：这时大便已经硬结，应当用大承气汤治疗。由此可以看出，大承气汤的主证是腹满，潮热，手足濈然汗出，大便已硬。

⑩ 若汗多：假使汗多，还不能说明里热炽盛。

⑪ 微发热恶寒者：只要有恶寒存在，或轻微发热、恶寒并存。

⑫ 外未解也：表邪尚未解除。

⑬ 其热不潮者：这种发热，没有里热燥结，故与有里热燥结的潮热不同。

⑭ 未可与承气汤：阳明腑实尚未形成，故不能服用承气汤。

⑮ 若腹大满不通者：如果腹部严重胀满，气滞不通，为里实证之轻者，就不能用大承气汤峻下，以防药过病所而损伤胃气。

⑯ 可与小承气汤：只能用小承气汤轻下。

⑰ 微和胃气，勿令大泄下：轻微地调和胃气，勿使泻下太过。

鉴别

本条之前后证候：

前者言汗出，后者言汗多；

前者言不恶热，后者言微发热恶寒；

前者言有潮热，后者言其热不潮；

前者言外欲解，后者言外未解；

前者言可攻里，后者言未可与承气汤；

前者言腹满，大便已硬，大承气汤主之，后者言腹大满不通者，可与小承气汤。

通过上下文对照，可攻与否既辨表证解与未解，又辨腑实成与未成；至于大小承气汤的运用，既辨潮热之有无，复辨燥坚之微剧。证候错综复杂，原则不可更易，临床之际，须于规矩中求方圆。

阳明腑实证的关键所在是实热积滞结于胃肠，热盛而津液急剧耗伤，前人归纳为"痞满燥实"四证：

痞：自觉胸脘有闭塞压重感；

满：脘腹胀满，按之有抵抗感；

燥：指肠中粪块，既燥又坚，按之硬；

实：指胃肠有燥屎与热邪互结，而见便秘，腹痛拒按或下利清水臭秽而腹痛拒按。

"痞满"是由于胃肠运化失司，腑气蓄积结滞，是一种无形之气滞；而"燥实"是由于肠中宿食停滞，津液被邪热消烁，形成实热积滞，是一种有形之热结，然而痞满与燥实是相互影响而互为因果，气滞导致热结，痞满加重燥实，燥实可以加重气滞的形成，而气滞更能促进热结化燥，腑气不通。其中燥实为大便不通，是病因，为主证；痞满是气机阻滞之现象，为次要证候。

三承气汤证都是阳明有形燥实证，但其中在热实、痞满、燥坚三方面侧重不一：

调胃承气汤：主治阳明有形燥实证中以热实在胃腑为主，而痞满较轻的证候，仅有腹胀满，心烦，该汤方攻下之力为缓，称为缓下热结，又称承气之调剂。

小承气汤：主治阳明有形燥实证中痞满在小肠为主，而热实略逊的证候，仅腹大满不通，潮热，该汤方泻下之力较轻，称为轻下热结，又称承气之和剂。

大承气汤：主治阳明有形燥实证中热实、痞满、燥坚俱备以大肠为主的证候，腹满不减，减不足言，循衣摸床，惕而不安。该汤方攻下之力峻猛，称为峻下热结，又称承气之峻剂。

方释

（143方）大承气汤方

方中大黄苦寒，攻积导滞，泻火逐瘀，具有较强的攻下作用，使燥屎与邪热同消；方中大黄煮法寓有妙义，先煮枳实、厚朴，后下大黄，再下芒硝，取其生者气锐而先行，使泻下作用增强；大黄虽然泄热通便，荡涤胃肠，但乏润燥软坚之功，干结的燥屎仍难速下，故辅以咸寒的芒硝，咸能软坚，稀释燥屎，寒能泄热，消除病因，与大黄相须为用，使水增舟行；实热积滞内停，气机阻滞，腑气不通，故佐使厚朴行气除满，枳实下气消痞，并助硝、黄推荡之力。服本汤方后大便通畅得解，便可停服，勿使过剂，免得更伤正气；若服本汤方后，不大便而腹反胀大，脉转微弱者，预后不良。

异同

历代医家对三承气汤主药有所争议，笔者认为，三承气汤中，有用枳朴者，有不同枳朴者；有用芒硝者，有不用芒硝者；有用甘草者，有不用甘草者；唯大黄则必用，承气之意，在于顺承胃气，故三汤方皆以大黄为主药。因为主药必须针对主证而设，阳明腑实证的病因所在，为邪热与燥屎互结，大黄性寒泄热，味甘通便，又生用后下，取其锐气，故为主药；但厚朴、枳实苦温，只能行气除满，而无泄热通便之力，故不宜为主药。

方释

（144方）小承气汤方

方中大黄泄热荡实，推陈致新；厚朴、枳实疏通滞气，开泄气分，破滞除满。三药相伍，有泄热通便之功。临床用于里热不甚，大便已硬，气滞较重，但腹满较甚，而未至大满大实者，又因燥结未甚，故不用芒硝泄热软坚润燥。

异同

第514条与第513条合看，其论大、小、调胃三承气汤证，其特点在于"承气"二字，"承气"的含义有三：

第一，因阳热炽盛，亢则害，承乃制，故承顺其气，使秽物自去；

第二，病去则正气自复，攻邪即所谓扶正，承气又有防止正气受伤之义；

第三，通胃解救胃阴，承胃腑本来下降之气，使燥热自除。因阳明病燥热程度不同，故承气汤之制有大、小、调胃之别。

讲析

潮热一证，似潮水之潮，一日一发，其发不失其时，称之潮热。若日三五发者，是发热，非潮热也，潮热属阳明，邪气入于胃而不复传，邪气郁而为实热，随旺时而潮，是以日晡所发潮热也。本来健康人每天在日晡时体温都要稍微升高一点，胃肠有热邪后，当然到日晡时更会比平时的升高，正因为潮热是胃肠里热证的征象，所以是里热证的标志之一，但是治疗里热证有清解与泻下的不同，热而未实只宜清解，热而已实才能泻下。潮热，只能标志里热，还不能代表里实。须将潮热一证，结合全身证候加以分析，如潮热并见腹满、手足漐然汗出、大便硬等里实证，即可确认为腑实已成，否则但凭潮热一证，就确认为腑实已成是欠妥的。

原文

阳明病，潮热，大便微硬者，可与大承气汤，不硬者，不可与之。若不大便六七日，恐有燥屎，欲知之法，少与小承气汤，汤入腹中，转失气者，此有燥屎也，乃可攻之；若不转失气者，此但初头硬，后必溏，不可攻之，攻之必胀满不能食也。欲饮水者，与水则哕，其后发热者，必大便复硬而少也，以小承气汤和之，不转失气者，慎不可攻也。（515）

直释

①阳明病，潮热：阳明病的典型证候是潮热，包含着腹满，手足漐然汗出，大便已硬等证候。

②大便微硬者：在阳明病证候不典型的情况下，腑实初结，大便潜藏着轻度干硬。

③可与大承气汤：阳明病若有潮热，是内热已甚，大便虽燥结不甚而亦微硬，也可用大承气汤下之。

④不硬者，不可与之：但是若大便不硬，说明虽有内热而尚无燥结之势，有潮热也不能用大承气汤。

⑤若不大便六七日，恐有燥屎：如果病人六七天不大便，担心肠中有燥屎内结。

⑥欲知之法，少与小承气汤：可先用探试法，给病人少量服用小承气汤。

⑦汤入腹中，转失气者，此有燥屎也：小承气汤服入腹中，腹中有屎气转动，这是有燥屎的征象。

⑧乃可攻之：屎欲动而气先行，若服后有屎气外转，说明已有燥屎。

外有潮热，内有燥屎，这就具备了攻下的条件，可用大承气汤攻下。

⑨ 若不转失气者：胃气虚，服少量小承气汤后，故没有屎气转动。

⑩ 此但初头硬，后必溏，不可攻之：一旦排便时大便初头干硬，随后大便稀溏，不可用大承气汤攻下。

⑪ 攻之必胀满不能食也：若误用大承气汤攻下，则更虚其胃气，必然导致气虚不运之腹部胀满而不能进食。

⑫ 欲饮水者，与水则哕：误下损伤胃气，胃不布津，气虚上逆，故想要喝水，喝水则呃逆。

⑬ 其后发热者：腑已成实，邪热复聚，故不久又重新发热。

⑭ 必大便复硬而少也，以小承气汤和之：大便硬，与大承气汤攻下，阴津耗伤，邪热复聚，再次化燥成实，因而大便复硬，理应再次攻下，但毕竟是大下后，大便虽转干硬，而排便量少，故只能用小承气汤轻下以和之。

⑮ 不转失气者，慎不可攻也：服小承气汤后没有屎气转动，千万不可用攻下。

鉴别

潮热：若大便微硬，可用大承气汤；大便不硬，禁用大承气汤。

燥屎探试法：先与小承气汤，转屎气，有燥屎，可用大承气汤；不转屎气，初硬后溏禁用大承气汤。

误攻变证：胀满，不能食，饮水则哕。

攻下后，邪复成实，发热，可与小承气汤和之。

讲析

疾病不是一成不变的，不同疾病固然有不同的病理变化，相同的疾病也有不同性质的阶段性，这就反映证的变化，阳明燥屎内结与否，若误用大承气汤后又会出现什么后果，仲景在第513条、第514条辨三承气汤证的基础上，再次示意对三承气汤的应用，尤其大承气汤的应用更要慎重。第515条主要讲大承气汤的应用，补述大承气汤的辨证，误用大承气汤的变证，及小承气汤的应用，最后"不转失气者，慎不可攻也"是用小承气汤探试燥屎是否形成，和误下后致变教训的再嘱，可见仲景辨证之细，用药之慎。

同时也示意，仲景善于审时度势：该大刀阔斧时，则必须大刀阔斧，果断行事；该小心翼翼时，则必须小心翼翼，谨慎应变。

原文

阳明病，实则谵语，虚则郑声。郑声者，重语也，直视谵语，喘满者死，下利者亦死。（516）

直释

①阳明病，实则谵语：阳明病邪实正盛，则神志不清，妄言乱语，为声音高亢，多因邪热亢盛，扰乱心神所致，其证属实。

②虚则郑声：阳明病邪实正虚，则语言重复，声音低微，多为精气亏虚，心神失养所致，其证属虚。

③郑声者，重语也：郑声，就是频繁重复自己的语言而不能自止，为心气内夺，精神散乱时出现的语言低微重复，语不成句的垂危之象。

④直视谵语：是阳热亢极，阴液枯竭之征兆；热盛伤阴，阴液消耗过甚，五脏六腑之精气不能上注于目，则眼珠不转动，瞪目而视；邪热炽盛，心神受扰，故作谵语，此为证情已进入相当危险的阶段。

⑤喘满者死：直视谵语若同时兼见喘满症状，阴精先竭而阳无所附，正气将脱于上，如此阴竭阳脱而热势鸱张，故危笃至极。

⑥下利者亦死：直视主谵语若同时伴见下利症状，为中气衰收，利复伤阴，燥热亢炎之势不休，阴竭于下，气从下脱，亦属危笃之候。

讲析

阳明病的谵语与郑声，均属病态语言：语无伦次，谓之谵语；频繁申说，谓之郑声。两者共同表现为在疾病危重阶段，神志不清，语言错乱。

原文

阳明病，发汗多，若重发汗，以亡其阳，谵语，脉短者死，脉自和者不死。（517）

① 阳明病，发汗多：阳明病发作，汗出很多。

② 若重发汗，以亡其阳：津液为人身正气，正气是通过阳气，即通过脏腑功能活动反映出来，如果再复重发汗，不但亡失津液，而且阳气也随之耗伤，故常把亡津液，亡阴血的病理机制，称为亡阳。

③ 谵语：汗为心液，由于液竭阳亡，以致心气散乱，神明无主，而发生谵语。

④ 脉短者死：心主血脉，故可凭脉象变化以辨虚性谵语的预后，脉短为气血津液消耗殆尽，阴阳行将离绝，故预后不良。

⑤ 脉自和者不死：如果脉象能自动恢复调和，其病虽重，而阴阳尚未脱离，若用药得当，尚可挽救，预后尚好。

谵语一证有虚实之分，实证谵语多由里热里实而成，虚证谵语为阴虚阳扰所致，仔细推敲，仲景所述及谵语的原意，归纳起来有六种类型：

各种原因所致阳明腑实，燥热亢盛，炽热上攻，心神被扰。

阳明热证过程中热扰心神所致谵语，伴见阳明外热证而无腑实征象。

阳明病，邪热侵入血室，血热上扰神明。

肝木亢盛，少阳火炽，邪热入肝所致。

伤寒误下，邪热内陷，充斥三焦，热扰心神。

过汗亡阳，心气散乱，神明无主，故谵语。总之，临床须结合谵语伴见脉证，审因论治。

第 516 条以证辨，第 517 条以脉辨，第 517 条为第 516 条的补充，若谵语出现在阳明病发汗过多而又重复发汗的情况下，致成汗多亡阳，则可以脉象测其转归，由于发汗太过，大量汗出，不但津液耗伤，阳气亦随汗液外泄而大伤，进而造成阴亏亡阳的病理变化。

原文

伤寒，若吐若下后不解，不大便五六日，上至十余日，日晡所发潮热，不恶寒，独语如见鬼状。若剧者，发则不识人，循衣摸床，惕而不安，微喘直视，脉弦者生，涩者死，微者，但发热谵语者，大承气汤主之。（518）

直释

①伤寒，若吐若下后不解：伤寒，未能正确使用汗法治疗，医反误施涌吐、攻下，以致津伤化燥，邪陷成实，而成阳明腑实，故称病证尚未解除。

②不大便五六日，上至十余日：病已不在表而热结于里，故五六天甚至十余天不大便。

③日晡所发潮热：所，含左右，大约之意，助词。阳明热炽，逢其旺时而剧，发热有定时增高现象，故傍晚时候定时发热，如潮水之定时而致。

④不恶寒：不恶寒，指阳明外证而言，即阳明燥热内结而露于外的征象。

⑤独语如见鬼状：热盛火炎，神志昏迷，躁扰不宁，心神被扰，妄言妄语，若有所见，声音高亢，有所惊呼，谓之"独语如见鬼状"。

⑥若剧者，发则不识人：如果病重者，发作时就会昏迷。

⑦循衣摸床：为病人在昏迷状态下的不自主动作，两手不自觉反复摸弄衣被床帐，乃热极伤阴动风、肝阴将竭，虚阳外越的征象。

⑧惕而不安：心阴将竭，心神无舍，故恐惧不安。

⑨微喘直视：呼吸急促，目睛定视一处，为肺肾之阴将竭之兆。

⑩脉弦者生：若脉弦长有力，是病虽重，而其禀赋较厚，津液尚未全竭，胃气尚有生机，可作急下存阴之图，还有抢救的希望。

⑪涩者死：若脉见短涩，则为正虚邪实，热极津涸，胃气难存之象，预后不良。

⑫微者，但发热谵语者，大承气汤主之：若脉微病轻，因循失治，病情没有增剧，仅有不大便，潮热谵语，这说明邪热较轻，阴亏不甚，未至热盛生风、心神失养的程度，所以见发热谵语，而未见不识人，循衣摸

床，惕而不安，微喘直视等热盛腑实，燥屎内结的征象，故用大承气汤通腑泄热，急下存阴。

第517条言"谵语脉短者死"，说明气血津液消耗殆尽，第518条则略有一线生机，就是看阴液是否存在，有一分阴液，则多一分生机，脉弦者生，说明阴气犹未绝，尚有可生之机；若脉涩者，乃营血亏少，阴液已涸，生命垂危，预后不良。说明阳明燥热重证的预后如何，关键看津液阴气的存在，可见仲景以保胃存津为宗旨。

阳明病，其人多汗，以津液外出，胃中燥，大便必硬，硬则谵语，小承气汤主之。（519）

① 阳明病，其人多汗：汗由津液所化，津液源于谷气，多汗为阳明里热，逼迫津液外出是阳热亢盛之兆，故阳明病，病人多汗。

② 以津液外出：阳明病，里热炽盛，汗出过多，故津液外泄亦多。

③ 胃中燥：津液外泄，胃肠内津液必然相对的减少，津少则胃中干燥。

④ 大便必硬：胃燥津少，大肠失润，则大便，必然变硬。

⑤ 硬则谵语：大便燥结，腑气不通，秽浊之气上攻，心神被扰，则便硬谵语。

⑥ 小承气汤主之：阳明腑实燥结证，有因津伤而致燥结者，有因热盛而致燥结者，治法同中有异：热盛燥结者，多因燥热亢极，津液损伤，故燥实痞满俱重，宜大承气汤；津伤燥结者，如汗出多或利小便，损伤津液，胃肠干燥，津亏不胜燥热，腑中宿垢结为燥屎，阻塞肠道，腑气不通，可见燥结由津伤而成，其热稍逊，宜小承气汤。本条之便硬谵语，乃因津伤而致燥结，还未形成燥屎内结的潮热。谵语、手足濈然汗出之大承气汤证，若峻剂攻下，恐有大下伤阴之弊，故用小承气汤泄热通便，微和胃气即可。

鉴别

阳明病多汗与太阳中风自汗出的机转不同：太阳中风自汗出，是因营卫不和，腠理疏松。其汗出之势缓而量少；阳明病汗出是因里热太盛，津液被迫外泄，其汗出之势疾而量多。

讲析

从本条的论述，提示了四对关系：

里热与多汗：多汗为阳明里热，逼迫津液外出是阳热亢盛的表现。

津出与胃燥：津液外出，津少则胃燥。

胃燥与便硬：胃燥津少，大肠失润则便硬。

便硬与谵语：大肠燥结，便硬不通则谵语，条文运用层层推理，解释病机，点出主证的行文手法，即，谵语由于便硬，便硬由于胃燥，胃燥由于多汗，多汗由于津液外泄，津液外泄由于阳明里热。

以上导致谵语的形成，展示了一个完整的病理程序，但其关键还是阳明里热，由于热实于里而致汗液外泄，故阳明病多汗是胃燥之因，便硬是谵语之源。

原文

阳明病，谵语，发潮热，脉滑而疾者，小承气汤主之。（520）

直释

① 阳明病，谵语：里热炽盛，腑实已成，故阳明病谵语。

② 发潮热：形容发热有定时增高之势，似潮水之定时而至。

③ 脉滑而疾者：脉象圆滑流利而跳动很快，终未着沉，为燥热未甚，或里虚之虞。

④ 小承气汤主之：应当用小承气治疗。

讲析

脉证合参，证虽属实，但脉有虚征，为阳盛阴衰之象，说明里热虽盛而正气尚弱，不能承受大承气汤之峻攻，故改用小承气汤，缓下而微和胃气为宜。

阳明病，服承气汤后，不转失气，明日又不大便，脉反微涩者，里虚也，为难治，不可更与承气汤也。（521）

直释

①阳明病，服承气汤后，不转失气：阳明病，服小承气汤后，无屎气转动，则大便尚未硬结，乃腑实未成，当停服小承气汤。

②明日又不大便：第二天仍不大便。

③脉反微涩者：脉搏反转微弱滞涩，脉微弱为阳气不充，阳气不充则无以运行；脉滞涩为阴血不足，阴血不足则无以润送，故脉象微弱无力，塞涩而不流利。

④里虚也，为难治：这是气血内虚的征兆，其人必素体里虚，服小承气汤后邪实未去而正气先衰，形成邪实正虚之证，此时攻邪必伤正，扶正则碍邪，故治疗颇难。

⑤不可更与承气汤也：不可再服用承气汤，不过难治并非不治，不可与承气类单纯攻下，可与攻补兼施之法施治。

讲析

本条之"不可更与承气汤也"，是仲景示意不要只考虑攻邪而忽略扶正，故谨慎地提出治禁，以防虚虚之弊。

原文

阳明病，谵语，有潮热，反不能食者，胃中必有燥屎五六枚也，若能食者，但硬尔，宜大承气汤下之。（522）

直释

①阳明病，谵语：阳明病，谵语，是燥热内盛腑气不通，其浊热之气不能下行，反逆之向上，扰乱心神所致。

②有潮热：阳明病谵语与潮热并存，说明阳明腑实内结已成，但腑实的程度有轻有重，重则燥屎阻结，轻则仅仅便硬。

③ 反不能食者：至于"不能食"前用一"反"字，则因胃热而消谷善饥，一般应"能食"，该证属于胃肠燥热，却"不能食"，故曰"反"，于此再度体现"反"字后往往提示辨证的重点。今胃热亢盛与有形糟粕结为燥屎，胃气壅阻，肠道不通，燥屎壅竭塞滞，秽浊之气上攻于胃，故令拒食不纳，反映了燥屎阻结的严重程度。

④ 胃中必有燥屎五六枚也：胃中包括肠而言；燥屎，由宿食存积受热煎熬而成的干结坚硬的粪块；五六枚，指虚数。是因为肠中有干粪块很多。

⑤ 若能食者：若谵语潮热而食欲尚好，则知仅是大便硬结，而未至成燥坚的程度，那就不须用大承气汤的猛烈峻攻，因此可酌情使用小承气汤或调胃承气汤，以微和胃气。

⑥ 但硬尔：但，含仅仅、只之意，范围副词；尔，含罢了、而已之意，只不过大便干硬一些罢了，尚未至燥屎程度。

⑦ 宜大承气汤下之：如果燥屎已成，适合用大承气汤攻下，非用大承气汤峻攻，不足以下其燥结实滞。

鉴别

第 522 条以"能食""不能食"辨阳明燥结的微甚，当阳明病燥热，内结到严重阶段，可致胃气纳降不行，同样可以出现"不能食"，"能食"当然还属于热能消食，但反映出燥热尚轻，由此说明，辨证时要知常达变，才能把握病情。当然，辨大便燥结的程度，不能拘泥于"能食""不能食"这一点，它只不过是辨证中的一个环节而已，对其辨证内容做了一个有益的补充，关键还是在辨燥屎内结的微甚而已。

讲析

第 522 条之"不能食"，与第 497 条之"不能食，名中寒"，在病理上绝不相同，第 522 条之"不能食"是因腑实太甚所致，胃气不行，故宜攻下；第 497 条之"不能食"，是因中气虚弱而致胃寒不能化谷，故宜温补，若中寒不食而误攻下，必然引起变证，如第 501 条之"阳明病，不能食，攻其热必哕"，便是因中焦虚寒，而误用苦寒攻下，则呃逆，故对"能食"，"不能食"必须很好辨认，庶不致误。

阳明病，下血，谵语者，此为热入血室，但头汗出者，刺期门，随其实而泻之，濈然汗出则愈。（523）

① 阳明病，下血：下血，指前阴下血，本条阳明病，指阳明经受邪，正值妇人行经期间血室空虚，在经之邪热不解，随经入于血室，热入血室则血分有热，迫血妄行，血室不藏，因而前阴下血。

② 谵语者：在妇人患阳明病中，热邪由气分转入血分，热邪乘虚与血相搏，血热上扰则发谵语。谵语见于阳明燥热内结，是言其"常"；见于热入血室，是言其变，分辨"常"与"变"的不同，应着眼于气血，况且气血关系甚为密切，阳明多气多血，热邪内结又岂止在气分而不入血分？阳明无论经证或腑证都偏于气分；而热入血室则偏于血分。

③ 此为热入血室：血室，即胞宫。此为邪热入于胞宫。

④ 但头汗出者：本条阳明里热熏蒸干扰于血分，血分之热不能透发于外而熏蒸于上，故身无汗"但头汗出"。

⑤ 刺期门，随其实而泻之：肝藏血，血室隶属于肝脉，期门为肝经之募穴，血分热盛，肝必为实，针刺期门穴，泻肝之实以清血分之热。

⑥ 濈然汗出则愈：刺肝经的期门穴血热得解，全身连绵不断地微微出汗，血不妄行，邪热外泄，经络疏通，故诸证可愈。

阳明腑实证是气分阻滞，濈然汗出，乃为里热迫津外渗的征兆，为病进；热入血室证是血分失和，濈然汗出，乃为营血调和，祛邪外出的反映，为病退。即，本条的阳明病，下血，谵语，但头汗出的热入血室证，与不大便，谵语，身濈然汗出的阳明腑实证相对比，具有辨证意义。

热入血室一证，众说纷纭，主要分歧点，在于对血室的看法不同，有主张血室为冲脉或冲任脉者，有认为血室是肝者，有认为血室是胞宫者，由此产生热入血室为妇人病和男女皆有之争，根据第453条、第454条、

第 455 条三条均提及经水适来或适断，显然热入血室与经水有关，可见热入血室为妇人所独有，而男女在脏腑器官上的主要差异在胞宫，将胞宫称为血室，顾名思义，血室不外是血液潴留之处，在月经前后患外感热病的过程中所出现的特有证候，故热入血室只能妇女得之，然而胞宫与冲任密切相关，冲任二脉皆起于胞中，任主胞胎，冲为血海，调节十二经之气血，冲任二脉流通，气血充足，胞中经血渐盈，月经应时而下，否则月经不调、闭经不孕。胞宫的正常行经，与肝藏血，及肝调节血量的功能有关，如肝气郁结，疏泄功能失常，常引起月经不调；肝之经脉过少腹，结阴器，上部络胸胁，故热入血室自然涉及有关的脏器与经脉。因此太阳篇之第 453 条、第 454 条、第 455 条三条所论述的热入血室证，均有"妇人"字样及经水适来，经水适断的情况，说明热入血室与月经有关，据此理解血室即为胞宫无疑；阳明篇第 523 条既为热入血室，而又不言妇人及月经情况，当属于省文，太阳篇热入血室病因为妇人感受外邪，经水适来适断，热邪乘虚内陷；阳明篇热入血室病因为阳明里热炽盛，热入营血，扰及血室，病位皆在胞宫，其发病还与冲任、肝等脏器经脉有关，其证属热，有实热、虚热和虚实夹杂之分。

原文

阳明病，汗出谵语者，以有燥屎在胃中，此为实也，须过经乃可下之，下之若早，语言必乱，以表虚里实故也，下之，宜大承气汤。（524）

直释

① 阳明病，汗出谵语者：阳明里热逼迫津液外泄则汗出，阳明实热躁扰心神则谵语，故汗出、谵语均为阳，是有里实热证的证候，不是太阳风邪在表未解之汗，而是邪犯阳明经表之汗，外有周身汗出，里有燥屎内结，此属阳明经表之邪已罢，而里证初结。

② 以有燥屎在胃中：虽有燥屎在胃肠，但必不为甚。

③ 此为实也：阳明经表之邪过渡到腑，这是胃家实的缘故。

④ 须过经乃可下之：必须经过一定的时间，病邪由一经的范围超越到另一经的范围，而原来的病情已罢，只见另一经的证候。说明在症状不甚明显时，日数的多少有着极为重要的参考价值，此处的"过经"是指阳

明经表之邪过渡到阳明之腑，阳明经腑同病，以经证为主而发展到以腑证为主，这才可以使用攻下之法治疗。

⑤下之若早：从谵语和燥屎看，若攻下，也须在阳明经表之邪过渡到阳明腑，方可攻下，经邪未解，切不可攻下，若下之过早，阳明经表之邪乘虚内陷，不但促使尚未入里之邪热尽量入里，还会损伤津液，使原已亢盛之里热更炽，使里热实证加剧。

⑥语言必乱：语言错乱是谵语的进一步加重，倘下早而语乱，当用救治之法，这是不可用攻下之因。

⑦以表虚里实故也：这是表虚里实的缘故。

⑧下之，宜大承气汤：经邪入腑，用攻下法，适合用大承气汤。

鉴别

第524条阳明经腑同病不可早下，应与第515条互参，第515条是实中夹虚，大便初硬后溏，因而不可早下，下之则胀满不能食；第524条表虚里实，亦不可早下，下之则谵语加重，语言错乱，为不当下而误下之之过也，此时施治宜采用滋阴护表，增液通下之法为妥。

讲析

所谓表虚里实，表虚是指汗出，汗出必亡津；里实是指燥屎，谵语因胃实，经表之邪过渡到腑，以经证为主而发展到以腑证为主，故宜大承气汤下其燥屎则愈。

原文

伤寒四五日，脉沉而喘满，沉为在里，而反发其汗，津液越出，大便为难，表虚里实，久则谵语。（525）

直释

①伤寒四五日，脉沉而喘满：伤寒已经四五天，按疾病的发病规律，为邪气离表入里之时，脉沉为病在里，因邪气壅滞，则腹满；邪气上逆，肺气不利，则气喘，故喘满为阳明积燥阻滞，浊气上干使然。

②沉为在里，而反发其汗，津液越出：脉沉为邪气壅塞在里，医治

反而误用发汗法，使津液外泄，便难而成实。

③ 大便为难：促使胃肠干燥，里实更甚，不但喘满不除，而且酿成阳明燥结，于是大便困难。

④ 表虚里实：不当汗而误汗，津从外泄，谓之"表虚"，非表阳不足之意；胃肠燥结，大便不通，谓之"里实"，非大便硬结之意。第524条论误下，经邪入里，导致表虚里实，第525条论里证误汗，导致表虚里实，同是表虚里实，一为早下，一因误汗，故表现证候却不相同。

⑤ 久则谵语：由于津液越出，燥实内结，则里热益盛，时间一久，则津愈伤、热愈炽，扰及心神，则谵语。

讲析

从本条的病理转归看：发汗→胃燥→便难→谵语，发汗是胃燥之因，便难是谵语之源。

原文

三阳合病，腹满身重，难以转侧，口不仁，面垢。若发汗，则谵语、遗尿；下之，则手足逆冷，额上出汗。若自汗者，宜白虎汤；自利者，宜葛根黄连黄芩甘草汤。（526）

直释

① 三阳合病：三阳同时发病，仲景本指太阳、阳明、少阳之循行的部分部位，并不是指三阳经所有的具体症状，而是指与其相关联的部位各经的相关症状。

② 腹满身重，难以转侧：三阳合病，为邪势较盛，侵及三阳经，阳明经行于腹，经热合于前，故腹部胀满；太阳经行于背，经热合于后，故身体沉重；少阳经行于侧，经热合于胁，故转侧困难。即三阳经被邪热所困，经气不利，腹部、背部、胁肋部均受影响，但以阳明经之邪壅盛为重，邪热弥漫，则腹满身重，甚至难以转侧。

③ 口不仁：舌体属胃，胃开窍于口，胃和则口能辨知五味；阳明经中有热，邪热壅滞，熏蒸胃肠，浊气上泛，胃气失和，故舌不能辨味，则食不知味。

④ 面垢：阳明经脉布于面，热邪郁蒸，逼迫脂液溢于面部，所以颜面如蒙油污尘垢。

⑤ 若发汗，则谵语、遗尿：若误认身重难以转侧，妄发其汗，津液愈伤，里热愈炽，热炽上扰心神，则谵语；热扰神昏，意识紊乱，心神无主，累及膀胱，膀胱失约，则遗尿。

⑥ 下之，则手足逆冷，额上出汗：若不识热壅气滞之腹满，而误作阳明腑实，妄用下法，阴液竭于下，阳气不达四末，则手足逆冷；阳气无所依附而上越，故额上出汗，可见阳明无形燥热，犹须禁下、禁汗。

⑦ 若自汗者，宜白虎汤：阳明热炽，热蒸肌腠，邪热迫津外泄，则自汗出；其治以阳明里热为重，故用白虎汤以清阳明之热，里热而非里实，所以当用白虎汤大清胃热，急救津液，以存其阴，而不当用承气汤攻下。

⑧ 自利者，宜葛根黄连黄芩甘草汤：邪热内陷，致伤胃肠，遂血下利，盖协热利也，故宜葛根黄连黄芩甘草汤以清表里之热，治从阳明犹白虎汤之意也。

讲析

第 526 条论述三阳合病而重在阳明，治以清热为法，不可妄用汗、下。首论三阳合病之证候，再叙两个"若"字之内涵，前一个"若"字以两个"则"字言明汗、下之忌禁，后一个"若"字以两个"宜"字言明清法之运用。本证证候复杂，易于误治，所以仲景在提出治法之前，首列汗、下之禁，并指出误治后的变证，以示注意。

原文

二阳并病，太阳证罢，但发潮热，手足漐漐汗出，大便难而谵语者，下之则愈，宜大承气汤。（527）

直释

① 二阳并病：二阳并病是追溯本证之因，由太阳归并阳明，即太阳病仍在，而阳明病继起，是太阳、阳明两经先后发病。

② 太阳证罢：太阳病的证候已罢，转入阳明，邪热未归阳明之经而

归阳明之腑，多因素有宿食郁热，易引外邪入腑化燥成实，即阳明燥屎内结。

③ 但发潮热：胃家邪热亢盛，所以只发潮热。

④ 手足漐漐汗出：里热向外蒸腾，所以手足连绵微汗不断。

⑤ 大便难而谵语者：邪结燥热耗津，则大便困难，热扰神明，则谵语。

⑥ 下之则愈：攻下就会痊愈。

⑦ 宜大承气汤：病情发展到热盛腑实，燥屎内结，故用大承气汤通腑泄热以存阴。

讲析

太阳与阳明并病，都因太阳初得病时发汗不彻，或者本未发汗，以致邪热内传，并发阳明病，即，初病是太阳病，以后里热渐成，太阳未罢，渐至二阳并病，而渐至正式转属阳明。

第 526 条与第 527 条相比较：第 526 条为阳明散漫之热，宜清不宜下；第 527 条为阳明腑实已成，宜下不宜清。仲景示意只有辨证明确，才能治疗恰如其分。

原文

阳明病，脉浮而大，咽燥口苦，腹满而喘，发热汗出，不恶寒反恶热，身重。若发汗则躁，心愦愦，反谵语；若加温针，必怵惕，烦躁不得眠；若下之，则胃中空虚，客气动膈，心中懊恼，舌上苔者，栀子豉汤主之。（528）

直释

① 阳明病，脉浮而大：实为阳明表里无形邪热炽盛，尚未形成燥结腑实之脉。

② 咽燥口苦：燥热蒸腾，胃失和降，浊热之气上冲，故咽燥口苦。

③ 腹满而喘：燥热内盛，热及胃肠，腹满为气机壅滞使然；大肠与肺相表里，其经脉互为络属，阳明燥热上逆，故有喘象见于肺也。

④ 发热汗出，不恶寒反恶热：是阳明外证，由阳明里热炽盛，热蒸

肌腠，燥热逼迫津液外泄，故发热汗出，不恶寒反恶热。

⑤ 身重：阳明主肌肉，邪热充斥内外，经气不利，则身重。

⑥ 若发汗则躁，心愦愦，反谵语：若将"发热汗出"，误认表证，而妄用汗法，则愈使津伤热炽，致成燥结腑实，则躁扰不宁，心中烦乱，甚至妄言谵语。

⑦ 若加温针，必怵惕，烦躁不得眠：若因"身重"，误认为是湿热，用温针之法，以火助热，热扰心神，则惊惧慌恐，烦躁不安，不得安睡。

⑧ 若下之，则胃中空虚：下之因能祛邪，然必攻之有形，则燥实一去，其热便除；若以"腹满而喘"为胃实，误用攻下，因胃无燥结之邪，下之则虚其胃气。

⑨ 客气动膈，心中懊憹，舌上胎者，栀子豉汤主之：无形邪热乘虚扰动胸膈，心中烦闷不舒，舌上生苔，其治宜用栀子豉汤以清宣胸膈郁热，汗、下、温针皆为忌禁，故用清法治之。

讲析

太阳篇亦有栀子豉汤证，多由表证误下而热扰胸膈引起，第528条乃阳明经热证候误下，胃中空虚，热留胸膈所致，其来路虽与太阳篇的栀子豉汤有内外之别，而基本证候大体一致，故治法相同。

原文

阳明病，渴欲饮水，口干舌燥者，白虎加人参汤主之。（529）

直释

① 阳明病，渴欲饮水，口干舌燥者：阳明无形邪热炽盛，不但燥热不解，而且津液耗损，故胃热渴欲饮水，口渴想喝冷水；津枯则口干舌燥，乃津干而非热亢，此为虚候。

② 白虎加人参汤主之：用白虎以清热，加人参以益气生津，使邪热清，津气复。而渴欲饮水，口干舌燥自愈。

讲析

阳明里热炽盛，渴欲饮水，当用白虎汤治疗，若热炽津伤，达到口干舌燥，裂纹起刺的情况，不但是热炽伤阴，而且是壮火食气，用白虎汤清热还不够，必须再加人参益气生津，即，热盛气不伤者用白虎汤，热盛而伤及气者用白虎加人参汤。

原文

阳明病，脉浮发热，渴欲饮水，小便不利者，猪苓汤主之。(530)

直释

① 阳明病，脉浮发热：是阳明里热外达，即阳明热盛的外在反映。

② 渴欲饮水：一则因于热盛津伤，再则因于水热互结，气不化津，故口渴想喝水。

③ 小便不利者：水热互结，气不化津，热郁下焦，水蓄不行，则小便不利。

④ 猪苓汤主之：热盛津伤与水停并见，既有热盛津伤之阴虚，亦有湿热郁阻下焦之小便不利，水气停蓄气不化津，则已伤之阴愈亏，津液不能正常输布，即蓄之水愈增，所以当清热邪，养阴液，利小便，则水津四布，故治宜利水清热养阴之法，用猪苓汤诸证悉除。

鉴别

栀子豉汤　白虎加人参汤　猪苓汤

栀子豉汤若与白虎加人参汤，猪苓汤相互印证，联系起来看，不但可以看出都属阳明病的里热证，尚未构成胃家实，而且可以看出阳明病里热的三个不同病理层次：

在上的栀子豉汤证为火郁，病变部位较高又偏于外。

在中的白虎加人参汤证为胃燥，病变部位偏里，而且热势也重，且有气津两伤的表现。

在下的猪苓汤证为水结，病变部位在下，以阴虚而水热互结的表现为主。

以上三条阳明误下之变证，同为热郁为病，由于病位，病理不同，故其治法各异：热郁上焦胸膈，宜用栀子豉汤；热伤中焦胃津，宜用白虎加人参汤；热郁下焦膀胱，宜用猪苓汤。

（145 方）猪苓汤方

方中猪苓、茯苓、泽泻渗利水湿，使水邪从小便而去；滑石清热利水，以祛湿中之热；阿胶滋阴润燥，以复热伤之阴。五药合用，利水与清热养阴并进，利水而不伤阴，滋阴而不敛邪，使水湿去，邪热清，阴津复，则诸证悉解。至于第 658 条少阴病用猪苓汤者，亦系水热互结，热伤阴津之证，其下利者，乃水湿不从小便出，反渗于大肠之故；咳者，系水气上犯于肺；呕者，则为水气中攻于胃；渴，心烦不得眠者，则属阴虚邪热内扰。此虽见证不同，但病机则一，故均用一方统之。然则猪苓汤终为渗利之剂，阴津大亏者慎用，故仲景于第 531 条明确告诫："阳明病，汗出多而渴者，不可与猪苓汤，以汗多胃中燥，猪苓汤复利其小便故也"。

猪苓汤与五苓散相比较

少阴水热互结证是在少阴阴虚的基础上，出现的水气停蓄的证候，由于阴虚阳亢，邪热客于下焦，与水气相结，则形成猪苓汤证，阴虚火旺，热扰心神则心烦不得眠；水气停蓄下行，则小便不利；阴虚伴见水气停蓄不化，津液不能上承，则口渴；水气不化，泛溢三焦，影响其他脏腑功能，迫于肺则咳嗽，逆于胃则呕吐，渗于大肠则下利。治宜猪苓汤以滋阴清热利水，使阴液充足，水气得化，则诸证自愈。猪苓汤证虽有水气停蓄，但无表证可言，不可用五苓散治疗。

五苓散主治太阳膀胱蓄水证，为发汗后表邪未尽，太阳之邪随经入腑，致膀胱气化失司，邪与水结，水饮内停，证见脉浮，身有微热等表证，并有少腹里急等里证，但无阴虚征象，虽有小便不利，却无心烦不得眠的症状，白术甘温，桂枝辛温，若用五苓散治疗少阴水热互结，必然助长邪热，耗伤阴液，水邪未祛而阴液更伤，故加重病情。

再者，猪苓汤与五苓散虽然同用猪苓、茯苓、泽泻利小便，导水下行，以治小便不利，但是：

猪苓汤除用二苓、泽泻外，尚用阿胶与滑石，阿胶滋阴润燥以益少阴，滑石清热利水而不伤阴，共奏育阴润燥，清热利水之功，故少阴阴不足，虚热与水互结，水停下焦，治宜猪苓汤。

五苓散除用二苓、泽泻外，尚用桂枝与白术，桂枝温经通阳，化气行水，兼解肌表之邪；白术补气健脾，利水燥湿，祛除已滞留体内的水湿之邪，共奏温阳化气行水，以恢复膀胱的气化功能，兼解表邪，实为双解太阳经、腑之邪的理想方剂。故两者病机不同，治亦各异。

阳明热证误下后，在某种条件下，可能有如下三种情况其中之一的转归：热扰胸膈证；热盛津伤正；津伤水热互结证。

阳明病，汗出多而渴者，不可与猪苓汤，以汗多胃中燥，猪苓汤复利其小便故也。（531）

① 阳明病，汗出多而渴者：阳明病汗出多的口渴，是热盛津伤的缘故，阳明热炽耗津，又汗出多而津伤更速，口渴是引水自救的反映，即使有小便不利，也不是水气不化，而是津伤化源不足。

② 不可与猪苓汤：阳明本为燥热内结，津液内乏，而用渗利药物的猪苓汤利其小便，则更耗伤阴津，加重病情，故以当禁。

③ 以汗多胃中燥：以，为介词，指因为、由于，表示原因。以下为仲景自注句，汗由津液所化，汗出多，胃中水液外输而津液亏乏，故汗出多而胃肠干燥。

④ 猪苓汤复利其小便故也：用猪苓汤再利小便，会导致胃肠更加干燥，这就是不可服用猪苓汤的缘故。

第530条之"脉浮发热，渴欲饮水，小便不利"，为猪苓汤证；第531条之"汗出多而渴者"，为猪苓汤禁忌证。第531条仲景未示方药，从病机热盛津伤看，治宜白虎加人参汤清热益气生津，以滋胃之化源，与清胃之燥热，始可济之。当阴虚为剧，后世增液益胃可施，阐明热盛之伤阴与利水之劫阴的界限，说明仲景立说救世之匠心。

阳明病，脉浮而迟，表热里寒，下利清谷者，四逆汤主之。（532）

① 阳明病，脉浮而迟：阳明病阴寒内盛，格虚阳于外，则脉浮而无力，乃为虚阳外越之兆；阴寒在里，故脉呈迟象。

② 表热里寒：里有真寒，阴盛格阳于外，则外见假热之象；脾肾阳衰，阴寒内盛，则里寒。

③ 下利清谷者：肾阳虚衰，不能温煦中土，腐熟运化功能失职，则腹泻粪便中含有未消化的食物。

④ 四逆汤主之：此为外假热，里真寒之候，故用四逆汤回阳救逆，温里散寒，阳回阴消，其病自愈。

此为真寒假热，故以四逆汤祛除寒气，恢复真阳。四逆汤仅三味药，温补并施，脾肾之阳同建，力专而效宏，为回阳救逆的基本方剂。

阳明病，胃中虚冷，不能食者，不可与水饮之，饮则必哕。（533）

① 阳明病，胃中虚冷：阳明主胃，胃主纳谷，饮食所入，悉为胃腑，若胃阳虚衰，则胃中虚冷。

② 不能食者：胃肠虚寒，不能腐熟水谷，不但食欲减退，还会导致不能进食。

③ 不可与水饮之：即使饮之与水，水属阴性，更遏胃阳，亦必滞留胃中，虚冷之胃与阴水相搏，已衰之胃阳因水渍而益衰，故不能饮水。

④ 饮则必哕：方盛之寒气，因水渍而愈盛，胃中虚冷，复得水寒，胃失和降，必致胃气上逆而为哕。

鉴别

在阳明病中，虽然同见"不能食"一证，但有实热与虚寒之分，临证时不可不辨：

实热：第 522 条之"阳明病，谵语，有潮热，反不能食者，胃中必有燥屎五六枚也"，为阳明燥热腑实，实邪阻塞，腑气不通，以致不能食，其病机与第 533 条之"阳明病，胃中虚冷，不能食者"截然不同。

虚寒：第 501 条之"阳明病，不能食，攻其热，必哕，所以然者，其人本虚，胃中冷故也"，此不能食是胃中虚冷，若误认为热证，而妄用攻下，必致胃阳衰败，出现变证，审证立法，尤当精心，庶不致误。

讲析

仲景谆谆以胃家虚实相告，实为仲景之苦心。胃为后天之本，纳谷者胃，纳药者亦胃，若不注重保护胃腑，是为舍其根本，而求枝节，不可不慎。

原文

阳明病，脉浮发热，口干鼻燥，能食者，衄。（534）

直释

① 阳明病，脉浮发热：热在阳明气分，故脉浮发热，脉浮发热，乃气分热炽之征，若气分热邪一罢，则其脉必然不浮。

② 口干鼻燥：热循阳明经脉而上，故口鼻干燥。

③ 能食者，衄：食欲旺盛，则衄血，是辨热在气分还是在血分的关键，阳明气分燥热虽盛，尚未入腑成实，则腑中无实邪阻滞，故能食，然气分热盛，一般不衄血，今衄血，当是气分之热波及血分，损伤阳络，血热妄行所致。若能食说明胃和，胃和不会再向燥实发展，由于热盛于气分，热不得越，势必内迫于营，随经上逆，邪气还表作解于营，故衄血亦有自愈之机。

讲析

关于衄血作解的问题，应与太阳病篇自衄作解合参，邪热炽盛，由气及营，迫营血而衄解，是在胃气充盛，或胃中有热，邪虽实而正不虚的情况下，才会发生。当邪在太阳经以衄作解时，往往见有发烦，目瞑等先兆症状，是阳气重故也；当邪在阳明经欲衄作解时只要见到口干鼻燥，能食等先兆症状，是胃气充盛，热迫血分之故。

原文

阳明病下之，其外有热，手足温，不结胸，心中懊恼，饥不能食，但头汗出者，栀子豉汤主之。（535）

直释

①阳明病下之：阳明病，若腑实已成，则用攻下法，下后，燥屎除，邪热解，其病可愈，这是一般规律。然而常中有变，若下后燥屎虽去，而余热未尽，或腑实未成，而早用下法，邪热乘机入里，都能邪热留扰于胸膈，皆为阳明误下后的变证。

②其外有热，手足温："其外有热"，是阳明经表有热，"手足温"，是阳明经热的表现，因四肢为脾胃所属，经热则手足温，腑实则手足濈然汗出，手足温尚未发展到手足濈然汗出的程度，证明腑实未甚，所以体表仍然发热、手足温热。

③不结胸：误用下法，则经表之邪未解，表邪乘机内陷而化热，邪热内陷胸膈，若与痰水相结，可形成结胸证；若无形邪热留扰胸膈，而未与痰水互结，称之不结胸。

④心中懊恼：下后腹满硬痛已除，则胃肠并无阻滞，而无形之热未尽，蒸于胸膈之间，故心中懊恼。

⑤饥不能食：胸膈毗邻胃腑，热邪炎上，胃脘受扰，而嘈杂似饥，复因邪热不能杀谷，故有饥饿感，却不能进食。

⑥但头汗出者：但头汗出，不见发黄，说明非湿热蕴结，而是阳明经热熏蒸于上所致。

⑦栀子豉汤主之：阳明经余热未尽而残留，热扰胸膈，故治宜清宣，宜栀子豉汤以泄上焦之浊热。

讲析

第535条与第528条之"若下之，则胃中空虚，客气动膈，心中懊恼，

293

舌上胎者，栀子豉汤主之"互参，可见阳明病热郁胸膈证候的全貌，其病因系阳明经热误下或早下所致，其病机是余热扰于胸膈，其症状于第535条补述"其外有热，手足温，不结胸，心中懊恼，饥不能食，但头汗出者，栀子豉汤主之"。既不同于结胸，又不同于腑实，故只宜清宣郁热而运用栀子豉汤治疗。

原文

阳明病，发潮热，大便溏，小便自可，胸胁满不去者，与小柴胡汤。（536）

直释

①阳明病，发潮热：邪及阳明，从燥化热，在阳明当旺之时，正邪剧争，故发潮热。

②大便溏：腑实未成，则大便溏薄。

③小便自可：未致津伤液耗，故小便尚自正常。

④胸胁满不去者：邪阻少阳经脉，故胸胁满闷始终未除，知少阳主证未解。

⑤与小柴胡汤：本条虽冠阳明病，但阳明腑实未成，而少阳邪结未散，且以少阳病变偏重，故当和解少阳枢机，当从少阳施治，可服用小柴胡汤，枢机利，邪热清，其证自愈。

讲析

本条从"大便溏，小便自可"这两个见证看，可见邪虽传阳明，而燥屎却未全成，同时更值得注意的是"胸胁满不去"仍然未有缓解，这是少阳病未解的证据，从整个病情之趋势，少阳之邪尚炽，阳明里实未甚，虽然伴见"发潮热"症状，仍然遵循先表后里的治则，用小柴胡汤和解少阳。

原文

阳明病，胁下硬满，不大便而呕，舌上白苔者，可与小柴胡汤，上焦得通，津液得下，胃气因和，身濈然汗出而解也。（537）

① 阳明病：本条不大便，似为阳明腑实，然则硬满不在腹而在胁下，知燥热尚轻，阳明之腑仍未结实。

② 胁下硬满：少阳属胆与三焦，少阳气机不利，胆腑疏泄失职，三焦水道阻滞，胆与三焦俱可受邪，少阳受邪，经气不利，则胁下硬满。

③ 不大便而呕：少阳枢机不利，津液不得下达以濡润大肠，肠道失润，则不大便，但并非阳明腑实；中焦不通，胃气不和，则生呕吐。

④ 舌上白苔者：燥结未成，故舌上白苔。

⑤ 可与小柴胡汤：此时白虎汤证未成，用承气汤太早，只宜小柴胡汤宣通上焦，和调中焦，疏利下焦，清解表里，疏利三焦，则气机宣通，疏利和解之。

⑥ 上焦得通：疏利上焦，使上焦气机通畅，肺气得以宣通，即，上焦通，硬满开也。

⑦ 津液得下：水之上源得通，津液得行而下焦得利，津液得以下布全身，即，津液下，大便行也。

⑧ 胃气因和：疏利中焦，胃气因而得到调和，胃的正常功能得到恢复，即，百体皆受气于胃，故胃和则身和汗出而病解矣。

⑨ 身濈然汗出而解也：清解表里，三焦通畅，气机无阻，自可周身连绵汗出，而使病邪得以解除。

第536条与第537条相比较，都是阳明少阳同病，治从少阳。但仍有不同：第536条"发潮热，大便溏，小便自可"；第537条"不大便而呕，舌上白胎者"。胸胁苦满是共有的少阳主证，阳明胃家不实是共同的机制，所以都用小柴胡汤治疗。换句话说，第536条、第537条两条运用小柴胡汤后，所以能够获效，是因为小柴胡汤能通上焦，津液布达，胃气得和，诸证自解。小柴胡汤兼治阳明病发潮热或不大便，又推广了小柴胡汤的应用范围，但临证时必须坚持辨证论治的原则，可见仲景设法立方，因证御变，是非常严谨的。

第536条之"阳明病，发潮热，大便溏，小便自可"，知燥热未甚，腑未结实，胸胁满不去，其证重在少阳，故以和解为主，与小柴胡汤。第 537 条之"不大便"似为阳明腑实，然而硬满不在腹而在胁下，舌苔不黄不燥而为白，以知燥热尚轻，阳明之腑仍未结实，况且呕逆为少阳主证之一，以胁下硬满与呕逆并见，知其病仍以少阳为重心，故以少阳论治，可与小柴胡汤，小柴胡汤为和解的主方，唯其和解，则枢机运转，气机宣畅，三焦通调，疏泄以常，于是少阳无留邪之所，脾胃无克贼之处，多种作用寓于和解之中：① 上焦宣通，则胁下硬满，舌上白苔可去；② 肺气清肃，津液得下，则大便自调；③ 胃气因而和降，则呕逆可止。三焦俱为之通畅则营卫津液运行无阻，周身连绵汗出而使病证得到解除。

原文

阳明中风，脉弦浮大而短气，腹都满，胁下及心痛，久按之气不通，鼻干不得涕，嗜卧，一身及目悉黄，小便难，有潮热，时时哕，耳前后肿。刺之小差，外不解，病过十日，脉续浮者，与小柴胡汤；脉但浮，无余证者，与麻黄汤；若不尿，腹满加哕者不治。（538）

直释

① 阳明中风：此标中风，故脉不紧；此条阳明中风，延及少阳，非由太阳所传。

② 脉弦浮大而短气：邪入阳明经，邪热波及少阳，弥漫三焦，则脉弦，热盛阳明，腑气壅滞，则脉浮大；阳明经里连于肺金，息不得舒，故短气。

③ 腹都满：阳明燥盛，又感受风热阳邪，热势亢盛，邪气弥漫表里，故全腹部都胀。

④ 胁下及心痛：阳明经热，延及少阳，则胁下及心胸疼痛。

⑤ 久按之气不痛：三焦气窒，按压时间一长，就感到胸部闷痛。

⑥ 鼻干不得涕：鼻腔干燥，没有鼻涕。

⑦ 嗜卧：胃病困脾，则喜欢躺卧。

⑧ 一身及目悉黄：三焦水道不行，湿热郁蒸于外，故全身以及两目皆发黄。

⑨ 小便难：阴津耗伤，故小便困难。

⑩ 有潮热：内热郁蒸，则潮热。

⑪ 时时哕：脾胃不得升降，胃气上逆，故时时呃逆。

⑫ 耳前后肿：阳明经脉行耳前，少阳经脉行耳后及耳前，邪热波及阳明少阳，则耳前后肿胀。

⑬ 刺之小差：无形邪热充斥表里内外，阴津耗伤，腑实未成，故发表攻里皆非所宜，无奈而用刺法，以泄经络之热，先挫其盛势，故针刺后病情稍有缓解。

⑭ 外不解：针刺后，若热势稍缓，而外证不解，可能有几种转归。

⑮ 病过十日：一是病过十日，里热渐减，外证持续不解。

⑯ 脉续浮者：脉仍然现浮，兼见弦大之象，表明邪气尚有外解之机。

⑰ 与小柴胡汤：可服用小柴胡汤扶正泄热，枢转透达。

⑱ 脉但浮：一是十日后，诸证悉解，而脉只见浮，不兼现弦大之象。

⑲ 无余证者：未见其他里证症状，说明里热已除，阴液得复。

⑳ 与麻黄汤：而表气尚闭，郁阳不得外泄，可服用麻黄汤开腠发汗，宣越郁阳。

㉑ 若不尿：针刺后，病情毫无缓解，阴液耗竭，小便全无，故不排尿。

㉒ 腹满加哕者：里热转盛，则腹满不减；胃气衰败，则呃逆频作，故谓腹满转甚而且呃逆增加。

㉓ 不治：治疗难以奏效，预后不良。

讲析

此证似乎三阳证见，实际仍是阳明一经受邪，故只言阳明中风，而不称三阳合病。三阳合病必须是三阳皆受其邪，而同时发病，既有太阳的头项强痛、阳明的胃家实，又有少阳相火上炎的证候；此证虽有外证，却不头项强痛，虽有胁痛，耳前后肿，脉弦，却无口苦、咽干、目眩等相火上炎之证，故知为阳明一经受病，邪热弥漫，波及少阳所致。

原文

动作头痛，短气，有潮热者，属阳明也，白蜜煎主之。（539）

① 动作头痛：阳明之经，循于头维，位于额前，胃中浊气逆上冲脑，则一动作就头痛。

② 短气：阳明经里连及肺胃，腑气壅滞，息不得舒，故短气。

③ 有潮热者，属阳明也：潮热为阳明病的主证之一，故属阳明病。

④ 白蜜煎主之：应当用白蜜煎治疗。

方释

（146方）白蜜煎方

方中人参益气以生津；地黄养阴而滋液；麻仁、蜂蜜润燥滑肠，津液内濡，便秘自畅。

讲析

本条提示阳明病津竭化燥，便难下之治，以方测证，阳明病津竭化燥，盖燥胜而非热实，胃燥则肠内液枯，则便难下，虽不更衣，不可荡实，故不可用攻下法，应当用润肠通便的白蜜煎治疗。

原文

阳明病，自汗出，若发汗，小便自利者，此为津液内竭，便虽硬，不可攻之，当须自欲大便，宜蜜煎导而通之，若王瓜根及大猪胆汁，皆可为导。（540）

直释

① 阳明病，自汗出：此为阳明病外证。

② 若发汗：汗出津液已伤，如果再发其汗，则津液更伤。

③ 小便自利者：津液损伤，小便当不利，今"小便自利者"，知津液偏渗于前。

④ 此为津液内竭：津液不能还流于胃肠，因而胃肠干燥，无以滋润，就会致成津液内耗。

⑤ 便虽硬，不可攻之：本证便硬是胃肠津亏，虽云"阳明病"，而燥

热不甚，故不可用攻下法。

⑥ 当须自欲大便：胃肠津亏的大便硬，与阳明腑实的大便硬不同：胃肠津亏的大便硬乃津液内竭所致，病位在直肠，虽然时有便意，但大便却难以排出体外；阳明腑实的大便硬是内有热邪，因热伤津，津亏成燥，燥热成实所致，而其人往往是没有便意的。

⑦ 宜蜜煎导而通之：腑实便秘治以承气汤类，荡涤胃肠的燥热结实；津亏便秘不可攻下，须待病者自欲大便，大便近于肛门时，取因势利导之法，用蜜煎成坐药，通过肛门纳入直肠内以润导之，即用蜜煎导纳入直肠内就近滋润，以润肠通便。

⑧ 若王瓜根及大猪胆汁，皆可为导：也可用含汁液多的王瓜根灌肠导便；或用大猪胆汁灌肠，以润肠滋燥，则硬结之大便自下。

鉴别

仲景导法三方，组方各具巧思：

蜜煎导是用蜂蜜入铜器，微火熬成饴糖状，冷却后做成二寸长的密挺纳入肛门内，因蜜有滑利润燥之功，故密煎导宜于肠燥之便秘。

王瓜根导用其王瓜根捣汁灌肠，即可通便，王瓜根具有宣气润燥之效，故宜于六腑气机壅滞之便秘。

猪胆汁导，是取猪胆汁调和少许米醋，用以灌肠，取酸苦涌泄而不伤津之意，猪胆汁不仅润燥，且能清肠中之热，对于肠燥有热者尤宜。

方释

（147 方）蜜煎导方

方中蜂蜜味甘质润而能滑脂通便，故善治肠燥津亏的便秘证，因兼能补虚，尤宜老年体虚津亏而致大便干涩难下者，可制成栓剂，在欲大便时外用之，有因势利导之意。因其质润，故便溏或肠滑泄泻者忌服。

（148 方）猪胆汁方

方中猪胆汁苦寒清热，与醋调和，既可润肠通便，又可解毒清热，用此灌肠通便，适用于津伤便秘而有热者，即，猪胆汁与少量的食用醋混合灌入肠道中，不但能导去有形之垢，而且能涤尽无形之热。

附：王瓜根方：已佚。王瓜根苦寒无毒，富于汁液，将其捣汁灌肠，具有泄热润肠通便之功。

第540条之蜜煎导方与第554条之麻子仁丸方，均治津液不足之便秘：① 蜜煎导方证属津液内竭而肠燥，以屎结直肠，有便意而难于排解，小便自利为主证，故治以滑肠润导为法；② 麻子仁丸证属胃有热结，脾不布津，以大便干结难下，小便数，腹无所苦为主证，故治以滋液润燥，泄热通幽为法。

讲析

津亏便秘之证虽属阳明病，但绝非燥热内结、燥屎不下的阳明腑实证，若误以承气汤攻下，必致津液下夺而益甚，对于高龄体弱、产妇、婴幼儿及素体阳亏血虚而见大便秘结者，不可滥用苦寒攻下，而应酌用导法。

原文

阳明病，脉迟，汗出多，微恶寒者，表未解也，可发汗，宜桂枝汤。(541)

直释

① 阳明病，脉迟：阳明病脉迟，非寒脉之迟，邪已袭入阳明肌腠，乃缓脉之变称也，并非一息三至，而是形容脉搏较为缓慢，与太阳中风脉缓同类，说明风寒之邪袭于阳明经表，致营卫失和，汗出肌疏之兆。

② 汗出多：为阳明病外证之一。

③ 微恶寒者：阳明病应本不恶寒，今微恶寒，为风寒之邪伤于阳明经表，是阳明本经自受风邪之故。

④ 表未解也：汗出过多，轻微恶寒，自当责之营血虚，卫强营弱，证属表虚，汗出虽多，而微恶寒未罢，更无口渴、脉洪数之阳明经证，这是表邪没有解除之故。

⑤ 可发汗，宜桂枝汤：考太阳经表之证，病位较浅，故恶寒重而汗出少，阳明经表之证，病位较深，故恶寒轻而汗出多。此为邪在肌表，将欲传里而表又未罢之象，因其脉迟而汗出多，仍属于表虚，以桂枝汤解肌发汗，以散阳明经表之邪，故可用发汗法，适合用桂枝汤。

太阳中风表证，治宜桂枝汤；阳明中风表证，同样治宜桂枝汤。说明阳明表证在未化燥入里之前可用桂枝汤，也说明桂枝汤并非里热阳盛所禁忌，同时也说明其解表之机理是健中滋营，而非扶阳。

原文

阳明病，脉浮，无汗，而喘者，发汗则愈，宜麻黄汤。（542）

直释

①阳明病，脉浮：阳明病本应多汗，但因风寒外束阳明经表，故脉呈浮象。

②无汗而喘者：风寒外束阳明经表，则表实，故无汗；肺主皮毛，风寒束表，表邪郁肺，则肺气不利，故呼吸急促。

③发汗则愈，宜麻黄汤：表实可以用发汗法治疗，就可以痊愈，适合用麻黄汤。言外之意，不发汗则不愈，故用麻黄汤辛温发汗以定喘，这说明太阳病有伤寒表证，而阳明病同样也有风寒束表致肺气不利的麻黄汤证，麻黄汤不仅用于太阳伤寒表实证，任何一经见其经表偏实，而表现发热恶寒，身痛无汗都可应用。

鉴别

第541条论"阳明病，脉迟，汗出多，微恶寒"的阳明经表偏虚之证；第542条论"阳明病，脉浮，无汗而喘"的阳明经表偏实之证，因皆有表邪不解，故宜解经表之邪，按虚实辨证论治。

讲析

第541条与第542条，此两条乃风寒初中阳明之证，其见证与太阳中风、太阳伤寒相类，而阳明比太阳稍深，故中风之脉不浮而迟，伤寒之脉不紧而浮，以风寒之气袭于肌腠，则闭固之力少，而壅遏之力多也，而其治法则必与太阳稍异：见有汗而恶寒者必桂枝可解，无汗而喘者非麻黄不发也。

原文

阳明病，发热汗出者，此为热越，不能发黄也，但头汗出，身无汗，剂颈而还，小便不利，渴引水浆者，此为瘀热在里，身必发黄，茵陈蒿汤主之。（543）

直释

① 阳明病，发热汗出者：阳明病发热汗出。

② 此为热越：因汗出而无留湿之弊，同时里热随汗出向外散发泄越。

③ 不能发黄也：阳明发黄，必须具备湿与热两个条件，仅有热而无湿，或仅有湿而热能散发泄越于外，皆不会引起发黄。

④ 但头汗出：头为诸阳之会，位居高巅，若阳明热盛，无全身之汗，热邪无宣泄之路，湿热郁蒸于上，因此只有头部汗出。

⑤ 身无汗：湿为阴邪，其性黏腻，滞着难去，又能阻遏阳气，一旦湿与热结合，则胶结难分，热欲外达，湿却遏制，因而使全身无汗出。

⑥ 剂颈而还：颈部以下，阳气渐少，阴气渐多，故汗不得出，从颈下没有汗出。

⑦ 小便不利：湿热交阻，气化不行，热灼津液，则小便不利。

⑧ 渴引水浆者：水浆，泛指饮料，如水、果汁、蔗浆之类。湿邪阻滞，邪热郁遏于里，不得散发，故口渴引饮。

⑨ 此为瘀热在里：如此热愈聚愈盛，湿越停越多，水湿与热邪相蒸交结，故称邪热瘀滞在里。

⑩ 身必发黄：湿热相搏，终至影响肝胆的正常疏泄，使胆汁不循常道而溢于肌肤，故身体必然发黄。

⑪ 茵陈蒿汤主之：因湿热蕴结，故应当用茵陈蒿汤治疗，以清泄湿热。茵陈蒿汤治黄疸，不在于通行大便，而在于导湿热从小便而出。方中三药皆苦寒，苦能胜湿、寒能胜热，这就示意治疗阳黄应掌握使用苦寒之品的方法。使用苦寒之峻剂，虽可瘀热得下，但不宜过量，因苦寒伤脾，过用则热解寒生而黄不能去，苟延时日，即可生变，务须湿热两清，既要用苦寒清热之药，也要用利湿之品，使邪有出路，并兼之宣畅气机，使气化则湿化，对退黄亦为关键。

黄疸的发生与消退，和小便通利与否有密切关系，第543条之茵陈蒿汤方方后注云："小便当利，尿如皂荚汁状，色正赤，一宿病减，黄从小便去也"，即服药后小便应当通利，尿液如皂荚汁状，所谓皂荚汁状，皂荚汁多泡沫，尿如皂荚汁状，为小便时尿液中含有多量的泡沫，此为黄疸病人尿液外观的特征，尿液颜色发赤，过一夜病证减轻，这是黄疸从小便排出体外的表现。从而说明小便不利，是湿热无从分消，故郁蒸发黄；小便通利，则湿热得以下行泄越，使湿热蕴结之邪从小便而出，肝胆不受其熏蒸，则胆液循其常道，而发黄自愈。

方释

（149方）茵陈蒿汤方

方中茵陈蒿苦寒，既能清热利湿，通利小便，又能疏导肝胆，为退黄之要药；栀子苦寒清热，既能清三焦之热，又能宣三焦之湿，导湿热下行，使之从小便排出；大黄苦寒降下，旨在泄热破瘀，既行气分之滞，又破血分之瘀，非为大便热结而设，故无论有无腹满便秘，皆可用之然，大便通利者，可酌减其用量，或三药同煮，以导湿热由小便排出。

讲析

阳明病以热结燥化为特点，但在其发病进程中，因病人素体的差异，从太阴湿化而出现湿热黄疸。这是因为阳明与太阴互为表里：① 阳明主燥，入里之热邪，可从阳明燥化，热从燥化，则大便干燥，小便数多，而发展为阳明腑实证；太阴主湿，入里之热邪，可从太阴湿化，热从湿化，阳明之热与太阴之湿相合，则小便少，头汗出，而发展为湿热黄疸。无论燥热或湿热，都与阳明之热有关，其病理基础有共性之处，这就是将湿热发黄放在阳明篇论述的理由根据。

原文

阳明病，其人善忘者，必有蓄血。所以然者，本有久瘀血，故令善忘，屎虽硬，大便反易，其色必黑，宜抵当汤下之。（544）

① 阳明病，其人善忘者：阳明病邪热与宿积瘀血互结，言语随说随忘，故称健忘。

② 必有蓄血：本内必有瘀血蓄积。

③ 所以然者：所以会这样。

④ 本有久瘀血：本来就有陈旧的瘀血停留。

⑤ 故令善忘：久有瘀血，瘀血与邪热互结，心主血脉的功能失调，而血流不畅，并使心失所养，而藏神功能减退，导致记忆力减退，所以健忘。

⑥ 屎虽硬，大便反易，其色必黑：大便虽然硬结，反而容易排出，为热结在血而不在粪也；大便色黑如胶似漆，这是阳明蓄血的特征，因为胃肠素有瘀血，瘀血混杂于粪便之中，又为热邪所熏，故大便之色必黑，甚至状若黏漆。

⑦ 宜抵当汤下之：蓄血与热邪相搏结，可用抵当汤攻下瘀血，血去则热亦不留矣。

鉴别

太阳蓄血与阳明蓄血不同

太阳蓄血是太阳之邪热随经入里与血相搏而为瘀，并无久瘀之血，故病情较急，其证重，以致出现少腹急结或硬满，小便自利，如狂发狂。

阳明蓄血是阳明邪热与平素体内宿积瘀血相结而成，故其人神志动作皆呈迟缓状态，其证轻，表现以健忘，大便硬，排便容易，大便色黑为特征。

大便色黑，虽有瘀血，而热邪燥结之色，未尝不黑也，但瘀血则黏黑如漆，燥结则晦黑如煤，此为明辨：① 阳明蓄血证之黑便，因有硬者，然其外表与败坏之瘀血相混，故黑如胶漆，易于排出；② 阳明腑实证之黑便，以火性焦灼故也，其粪必黑硬如煤，无所润泽，不能排出。

讲析

太阳蓄血"抵当汤主之"，阳明蓄血"宜抵当汤下之"，抵当汤既可用于太阳蓄血，又可用于阳明蓄血，所不同的是太阳蓄血用"主之"，为不移之法；阳明蓄血用"宜……之"，有考虑之余地。两者证候不同：
① 辨太阳蓄血，必验其小便利；② 辨阳明蓄血，必验其大便易。

两者蓄血同为蓄血，故同用抵当汤以攻逐之，至于腹中硬痛与否，当视蓄血部位及轻重而定，未可一律也。

原文

阳明病，下之，心中懊恼而烦，胃中有燥屎者，可攻；腹微满，大便初硬，后溏者，不可攻之。若有燥屎者，宜大承气汤。（545）

直释

① 阳明病，下之，心中懊恼而烦：阳明病攻下后，余邪未尽，燥热复聚，浊热上扰，则心中懊恼而烦躁。

② 胃中有燥屎者，可攻：燥热复聚与糟粕相搏，结为燥屎，燥屎在内虽不可见而症状显露于外，如，不大便，腹满硬痛拒按，绕脐痛，即胃肠内燥屎未尽，积滞仍然内阻，因有形实邪的存在，故仍宜大承气汤再行攻下，燥屎一去，诸证自愈。

③ 腹微满：阳明病攻下后，腹部轻微胀满。

④ 大便初硬，后溏者，不可攻之：大便不甚通畅，为初头硬，后溏薄，此非燥屎内结，故不可攻下，妄自攻下，必伤脾胃，而为里虚之变证。

⑤ 若有燥屎者，宜大承气汤：如果肠内仍有燥屎硬结，仍适合用大承气汤治疗。

鉴别

阳明病下后，心中懊恼而烦，胃中有燥屎，为邪扰于上，热实于中，热实则可攻；阳明病下后，心中懊恼，饥不能食，腹微满，大便初头硬后必溏，热而不实，邪未集结，则不可攻，攻之必腹满不能食也。

讲析

阳明病有清、下两法。

清法：下后有形实邪已去，而无形热邪留存未尽，扰于胸膈，肠中既无燥屎，胸中又无痰饮，故从清宣立法。

下法：阳明病自属可下证，有一下而愈者；有下未愈，仍需再下者；有攻之太过或攻之不及，而变为它证者；有不当下，而早下致误之戒；有急下、缓下的不同辨证；也有禁下之例。

本条论下后，邪复聚成实当下之训，这就说明，任何一种治疗方法都有其适应证，同样一个症状，要与各自的兼见证候综合分析，方能探其病机所在，予以正确的治疗。

原文

病人不大便五六日，绕脐痛，烦躁，发作有时者，此有燥屎，故使不大便也。（546）

直释

①病人不大便五六日：病人五六天不大便，说明阳明燥结已甚，但仍不能肯定是否有燥屎。

②绕脐痛：需要进一步查诊，围绕脐周围的腹部作痛，正是肠间燥屎聚结之处，肠间燥屎内结，气机壅滞，腑气不通，燥屎无出路，干结在一处，故绕脐疼痛。

③烦躁，发作有时者："烦躁"是第545条"心中懊侬而烦"的进一步加重，乃阳明腑热浊邪上扰所致，由于邪热内阻，浊气蒸扰，所以烦躁；由于燥屎不得排解，因而浊气上冲，绕脐痛，烦躁亦随浊气攻冲之时而相应地发作，所以会"发作有时"。

④此有燥屎：这是肠间有燥屎内结的特有征象。

⑤故使不大便也：燥屎内结，所以使病人不大便。

讲析

第545条言"胃中有燥屎者，可攻"，如果辨有燥屎，却未做明确答复，并从"腹微满，大便初硬，后溏"来肯定燥屎未成，何以知"此有燥屎"，第546条做了答复，补述了燥屎已成的辨证。第546条虽未言治法，然燥屎已成，则可攻之，因第545条指明"若有燥屎者，宜大承气汤"，故第546条不言治法，乃是省文。

病人烦热，汗出则解，又如疟状，日晡所发热者，属阳明也。脉实者，宜下之；脉浮大者，宜发汗。下之，与大承气汤；发汗，宜桂枝汤。（547）

直释

① 病人烦热，汗出则解：病人属表的烦热，经发汗汗出本当解除烦热。

② 又如疟状：汗出后，不但烦热未解，反而其热定时而发，实非疟疾。

③ 日晡所发热者，属阳明也：因日晡属阳明之时，在日晡时发热属阳明潮热。"又如疟状，日晡所发热者"，有属表属里的两重性，辨别之法是诊察其脉象。

④ 脉实者，宜下之：脉实者，说明阳明里实已成，其热为里热炽盛而外蒸之象，主阳明腑实证，故适合用攻下法。

⑤ 脉浮大者，宜发汗：脉浮大者，说明其热为阳明经表之邪未解，主阳明经表证，故适合用发汗法。

⑥ 下之，与大承气汤：攻下，可与大承气汤。

⑦ 发汗，宜桂枝汤：发汗，适合用桂枝汤。

讲析

若脉浮大，主阳明经表证，仲景何不用白虎汤而确切指出："发汗，宜桂枝汤"，因第547条之脉浮大逊于白虎汤之脉大，发汗宜桂枝汤是因为经表之邪未解，但已是汗出之后，所以不用麻黄汤发汗，而且桂枝汤解有汗之表。

原文

大下后，六七日不大便，烦不解，腹满痛者，此有燥屎也，所以然者，本有宿食故也，宜大承气汤。（548）

直释

① 大下后，六七日不大便：大下后，言外之意，因有可下证，今下

307

后又六七天不大便，在六七天之内所食之物又为宿食，纳食而不化，糟粕不能及时排出体外，加之下后余热未尽，津液未复，所进食物之糟粕与除之未尽之邪热复结，蓄积体内，故不大便。

② 烦不解，腹满痛者：燥屎因攻下未尽，仍剩有燥屎，故心烦不解，腹部胀满疼痛。

③ 此有燥屎也：这是肠内有燥屎的征象。

④ 所以然者：所以会这样。

⑤ 本有宿食故也：在阳明病之前，本来肠内素有宿食积滞内停，虽经大下而宿食未尽，一次大下未能尽除，燥屎又再次复聚内结，重新形成腑实证，所以说，因为本来肠内素有宿食下之未尽的缘故。

⑥ 宜大承气汤：故须用大承气汤再次攻下。

讲析

太阳病有一汗表邪未尽而可再汗之法，阳明病也有腑实一下不除而可再下之法，能否再汗或再下，皆从辨证以论治。本条大下后有宿食造成燥屎复结成实，是有前提条件的，宿食为燥屎之因，燥屎又是宿食之果，这时无论宿食新久，只要没有外邪，仍当用大承气汤下之。如何判断能否再次攻下，大下后，又六七天不大便，心烦不解，腹部仍然胀满疼痛，为本条辨证关键，有大承气汤证，即可用大承气汤。

原文

病人小便不利，大便乍难乍易，时有微热，喘息不能卧者，有燥屎也，宜大承气汤。（549）

直释

① 病人小便不利：阳明腑实证，一般为小便利而大便硬，今病人小便不利，是大便时而容易所致。

② 大便乍难乍易：在腑实形成过程中，小便利，津液偏渗膀胱，胃肠干燥，必致燥热与糟粕结为燥屎，故大便乍难；小便不利，乃津液尚能回流肠中，所结之燥屎，又因津液还流而有部分燥屎得以润泽，故有大便乍易之时。

③ 时有微热：燥屎内结，邪热深伏于里，难以透发于肌表，故

一阵阵轻微发热。

④ 喘息不能卧者：肺与大肠相表里，燥屎内结，浊气不降，阳明之燥热上迫，上攻于肺，呼吸急促，甚至不能躺卧。值得注意的是，本条有喘息一证，是阳明腹满壅塞之气喘，而不是邪热壅肺之痰喘，病是大肠及肺，而不是肺及大肠，故称喘息不能卧。

⑤ 有燥屎也：是燥屎内结而腑气阻滞所致。

⑥ 宜大承气汤：所以用大承气汤攻下内实，燥实除，则"时有微热，喘息不能卧"诸证不治自愈。

讲析

阳明腑实证，虽有大便乍易之时，且腑实见证不因大便乍易而减，其证以阳明腑实不大便为"常"，大便乍难乍易为"变"，故不能以大便乍难乍易而示腑实未成之兆，当结合其他见证辨证施治。

原文

食谷欲呕者，属阳明也，吴茱萸汤主之；得汤反剧者，属上焦也，小半夏汤主之。（550）

直释

① 食谷欲呕者：当食餐时就想呕吐，病在中焦胃中，胃司消化水谷，其气以下行为顺，由于中焦虚寒，虚不纳谷，寒则生浊，寒浊犯胃，胃气上逆，则呕吐。

② 属阳明也：食谷而反上逆欲呕，以中焦虚寒，气化不行，这是阳明胃家虚寒的缘故。

③ 吴茱萸汤主之：应当用温中散寒，降逆止呕的吴茱萸汤治疗。

④ 得汤反剧者：服吴茱萸汤后，呕吐反而增剧，因吴茱萸为辛热之品，以热治胸膈之支饮必拒而不受，反使病情加剧，致使其呕吐愈甚，自然不是吴茱萸汤证。

⑤ 属上焦也：知非中焦虚寒，病不在阳明胃，而在胸膈间，乃属支饮停蓄在上焦胸膈的象征。

⑥ 小半夏汤主之：应当用散饮降逆以止呕的小半夏汤治疗。

（150方）吴茱萸汤方

方中吴茱萸辛苦大热，取其上可温胃寒，下可暖肝肾，且能下气降逆止呕，一药而胃中虚寒、少阴吐利、厥阴头痛三证皆宜；重用生姜，加强温胃散寒，降逆止呕之效；佐使人参、大枣甘温柔和之品，补益脾胃以助健运之功，兼防吴茱萸、生姜燥热伤阴。四药合用，温中补虚，降逆止呕，使寒邪得散，浊阴得降，脾气得补，胃气得和。

（151方）小半夏汤方

方中半夏辛燥，散结蠲饮；生姜制半夏之悍，散逆止呕，两药配伍共奏和胃止吐，散饮降逆之效。

讲析

本条对中、上二焦食谷欲呕一证进行释析，文字通畅，语意明了，前者言"属阳明也""主之"，后者言"属上焦也""主之"，皆归属肯定之意。倘若药证不符，仲景绝不能云"主之"，前后两个肯定的"属"字正说明辨证界限清楚，尚属寒热错杂证，则仲景绝不会用肯定语意。

原文

太阳病，寸缓，关浮，尺弱，其人发热汗出后，恶寒，不呕，但心下痞者，此以医下之。如其未下，病人不恶寒而渴者，此转属阳明也。小便数者，大便必硬，不更衣十日，无所苦也。渴欲饮水者，少少与之，以法救之，渴而饮水多，小便不利者，宜五苓散。（551）

直释

① 太阳病，寸缓关浮尺弱：描述太阳中风表证主脉，寸关尺三部脉象浮取缓弱，即太阳中风脉呈浮缓之象。

② 其人发热汗出后，恶寒：病人发热，汗出，恶寒，是太阳中风主证。

③ 不呕，但心下痞者：不呕吐，点明邪未传里，仅仅心下痞满，非中风证也。

④ 此以医下之：这是因为医生误用攻下法，表邪乘虚内传，气机闭塞心下的缘故，是太阳中风误下致痞之证。

⑤ 如其未下，病人不恶寒而渴者，此转属阳明也：太阳中风如果医生未用攻下法，不见心下痞证，病情发展，病人由恶寒转为不恶寒，由口不渴转为口渴，这是未经误下，太阳表邪传里化热，转属阳明的象征。由此说明太阳中风误下的致痞和未误下邪传阳明的辨证在于：曾经误下而见心下痞，即为痞证；不曾误下，见发热汗出，不恶寒而口渴，即为邪传阳明。

⑥ 小便数者，大便必硬，不更衣十日，无所苦也：小便次数多，大便必然干硬，十多天不解大便，又没有什么痛苦，是津液偏渗于膀胱，肠中津液亏耗，可从脾约证论治，慎不可承气类攻下。

⑦ 渴欲饮水者，少少与之，以法救之：表邪传入阳明，即胃燥口渴，胃中干燥，欲得饮水，因热势不重，故予饮水以自救，唯须依此方法少少与之，不能饮得过多。

⑧ 渴而饮水多，小便不利者，宜五苓散：水气内停，气不化津的口渴，即停水口渴，是病在膀胱，膀胱气化不行，不能布津上承，水停不化，则口渴、饮水多，小便不利，故仍治太阳，不治阳明也，宜五苓散化气行水，水邪得去，则气化通行，津液自生，口渴自止。

鉴别

阳明经、腑证的辨证

阳明经证：病人"发热汗出后，恶寒"而转为"不恶寒而渴"当是太阳转属阳明外证的初起阶段，而胃腑尚未成实，称为阳明经证。

阳明腑证：若进一步发展，出现小便数多，大便必硬，潮热，谵语，腹满痛拒按，手足濈然汗出，胃腑燥热成实，称为阳明腑实证。

讲析

本条整个内容都是辨证：① 太阳中风误下的心下痞证与未误下邪传阳明证；② 阳明经腑证与小便数，大便硬而无所苦的脾约证；③ 渴欲饮水，少少与之的胃燥口渴证，与渴而饮水多，小便不利的停水口渴证。治疗必求其本，必须审证精确，才能施治无误，方可收到预期疗效。

脉阳微而汗出少者，为自和；汗出多者，为太过。阳脉实，因发其汗出多者，亦为太过。太过者，为阳绝于里，亡津液，大便因硬也。（552）

直释

① 脉阳微：脉象浮取微弱无力，为微热蒸表作汗。

② 而汗出少者，为自和：轻微出汗，为津液未伤，自行调和欲解，说明在不使用药物的情况下，少量汗出是正邪斗争后自我调节的过程，也是自解的前提条件，有汗，邪有出路，却不伤津液。

③ 汗出多者，为太过：过多出汗，为邪热不解，说明在不使用药物的情况下，大量出汗反而损伤阴液，成为燥热亢盛的一个条件，即汗出过多，病邪传里，化热化燥，逼迫津液外越。

④ 阳脉实：脉象浮取充实有力，属热盛之脉。

⑤ 因发其汗出多者，亦为太过：因里热盛而发其汗，汗出多，势必引邪深入，化热伤津，亦为发汗太过。

⑥ 太过者：出汗太过，或发汗太过，都是机体与疾病斗争的反映，皆属汗出太过。

⑦ 为阳绝于里，亡津液，大便因硬也：形成阳热亢热于里，津液耗损于外，胃肠津液被夺失濡，因肠道失却濡润，大便燥而为硬，即，汗多→耗津→便硬，而成内实之证。

讲析

无论是自汗出也好，或用发汗剂汗出也好，都不可太多，太多则津液耗损，肠中干燥，必然造成大便硬结的病变，所以说本条是由于汗出太过，耗损津液而为脾约证的成因，同时反映出阴液在热性病过程中的重要作用，热性病中阴液耗损，会导致阳热亢盛，阳热亢盛又能导致阴液更加耗损，"救得一分津液，便有一分生机"，所以"保胃存津"实是很重要的原则。

原文

脉浮而芤，浮为阳，芤为阴，浮芤相搏，胃气生热，其阳则绝。（553）

① 脉浮而芤：脉呈浮大中空之象。

② 浮为阳，芤为阴：脉浮示阳热有余，脉芤示阴血不足。

③ 浮芤相搏：阳明脉浮芤并见，阳盛与阴液虚相互为用，以有余之阳而消耗不足之阴，叫作浮芤相搏。

④ 胃气生热：阳热盛而胃气亢强，胃肠干燥，无液以和阳，阴液愈耗，阳热愈炽，阴液耗竭于外，阳热亢盛于里，则胃热烁津耗液。

⑤ 其阳则绝：热盛津液不足而衰少，胃热炽而津液涸竭，胃中热邪独盛，使脾受制约，津液外泄，肠中干燥，导致津枯便硬，故称阳热独盛于里，里热之邪偏亢而独盛。

讲析

第 553 条与第 552 条互参，第 552 条为汗出太多，阳邪独盛于里，亡失津液，大便因硬；第 553 条阳盛阴虚，亦有无大便之证。第 552 条言便硬之病因，第 553 条言阴虚阳盛之脉象，所谓第 552 条之"阳绝于里"与第 553 条之"其阳则绝"同义，皆为阴液耗竭，里热亢盛。第 552 条与第 553 条都是阐述亡津的病理，第 552 条以"因"辨，第 553 条以"脉"辨，其机理是一致的。

原文

跌阳脉浮而涩，浮则胃气强，涩则小便数，浮数相搏，大便则硬，其脾为约，麻子仁丸主之。（554）

直释

① 跌阳脉浮而涩：跌阳脉候胃气的盛衰；浮而涩，即脉呈浮涩之象。

② 浮则胃气强，涩则小便数：脉浮为胃肠功能亢进，"强"并非指正常胃的功能，乃是对胃功能的一种病理性描述；脉涩为脾不布津，胃气亢进，则脾转输敷布津液的功能受到制约，津液偏渗膀胱，则小便频数而量多。

③ 浮数相搏：病理变化发展为脉呈浮数之象，脉浮为胃气亢强，脉

数为胃热炽盛，两者相互作用，称浮数相搏。

④ 大便则硬：胃热炽盛反制其脾不能为胃行其津液，则无津濡润肠道，从而使肠中津液缺乏，大便因之变硬，这种大便硬是脾受胃热制约而成。

⑤ 其脾为约：仲景言"其脾为约"，并未讲脾弱，"约"者，约束之意，是指胃热亢盛，反制其脾，阻遏约束了脾为胃转输津液的功能，并非脾弱，其病在胃而不在脾，脾约证是实证而不是虚证。

⑥ 麻子仁丸主之：脾脏的功能被胃腑的病变所约束，应当用麻子仁丸治疗。泻下药与润肠药同用，既有泄热通腑之药以泄其胃热，又有益阴润燥之品以润其肠燥，并非扶脾之剂。

鉴别

脾约便硬与阳明燥屎内结不同

阳明腑实，为邪热与肠间燥屎相结，阻塞肠道，腑气不通，而致腹满硬痛，不大便。

脾约乃邪热轻，津亏便秘，虽数日不大便，却无所苦，仅见微烦不适，终无腹满硬痛。

方释

（152方）麻子仁丸方

方中麻子仁润燥滑肠，除脾胃之干燥；杏仁，上肃肺气，下润大肠；白芍养血敛阴，缓急止痛；大黄、枳实、厚朴、即小承气汤，则轻下热结，除胃肠燥热，使胃热衰减，脾不受制，可望恢复运转，行其津液；蜂蜜既助麻子仁润肠通便，又可缓和小承气汤攻下之力，使之下不伤正。本方以润肠与攻下并举，润肠缓下，使胃气不亢，津不偏渗，肠道得润，则大便遂通。本方其中含有攻下破滞之品，故年老体虚，津亏血少者不宜久服，孕妇慎用。

加减

麻子仁丸具有润肠泄热，行气通便之功，为治胃肠燥热，脾津不布而致脾约便秘。其方后注云：① "蜜和丸"，是取润下缓行之意；② "如梧桐子大，饮服十丸，日三服"，知药量甚小，是缓而又缓也；③ "渐加，以知为度"，病有轻重，禀赋有厚薄，投量多少，可审情度势而定，然投量多少之间，必以知为度，服药之剂量，逐渐增加至感到有效为止。

讲析

本条应注意脉象，条首言"趺阳脉浮而涩"，续之言"浮数相搏"，阐述趺阳脉由浮涩转为浮数的病理进程，从而阐述脾约证以小便数，大便硬的机理。对脾约的认识，源于脾与胃的生理关系：脾与胃互为表里：

胃主受纳，脾主运化，脾胃相互配合，共同完成饮食物的消化吸收，及水谷精气的输布。

胃气主降，脾气主升，胃降则糟粕得以下行，脾升则精气才能上输。

胃为阳腑，喜润恶燥，脾为阴脏，喜燥恶湿。

两者升降相因，燥湿相济，才能维持正常的生理功能，在正常情况下，脾的运化转输功能以胃所受纳之水谷为源泉，胃的受纳腐熟功能又需脾所转化的精微为动力。由于两者喜恶各异，患病也各有特点，胃病多燥热，胃燥过盛则便结为患；脾病多寒湿，脾虚湿盛则肠鸣泄泻，这就是对脾胃功能失调的高度概括。

原文

太阳病二日，发汗不解，蒸蒸发热者，属阳明也，调胃承气汤主之。（555）

直释

① 太阳病二日：太阳病初起宜用汗法以解表邪。

② 发汗不解：发汗病仍未解，并非表证不解，而是病邪由表入里。

③ 蒸蒸发热者：里热亢盛，热气从内向外熏蒸，是阳明病发热的特点。

④ 属阳明也：里热蒸腾，汗出津伤，必致阳明燥实，这是邪热转属阳明胃家的缘故。

⑤ 调胃承气汤主之：邪热自内达外蒸蒸发热，当属燥热初结，尚未发展到潮热及燥屎内结的程度，则胃腑虽实而大便未硬，故不必用大小承气汤攻坚破结，可用调胃承气汤泄热和胃，软坚润燥，若蒸蒸发热，大渴引饮，则是白虎汤证，非调胃承气汤之所宜。

"蒸蒸发热"，言外之意，当有不恶寒，但恶热，因里热蒸腾，必致腠理开而汗出濈濈然，既然里热熏蒸，汗出津伤，必致阳明燥实，故云"属阳明也"。

原文

伤寒吐后，腹胀满者，与调胃承气汤。（556）

直释

① 伤寒吐后：太阳伤寒妄施吐法，若上焦之邪，固可因吐而出。

② 腹胀满者：胃肠之邪则为吐法所不及；而依然滞留，吐后不但未使邪气得以解除，反而误吐损伤胃的津液，使津气内虚而邪气内陷化热，津伤化燥则成实，腑气不通，则腹胀满而便秘。

③ 与调胃承气汤："腹胀满者"，只限于病位在腹，既胀又满而不疼痛，说明燥热初结在胃，未欲成实，故用调胃承气汤调和胃气，燥实去，腑气通，则胀满除，不宜大下，若大下正气虚，则燥结愈甚。

讲析

第555条、第556条示意医生动态地观察病情，加强辨证观念：① 太阳病无论是误汗或误下，都可伤及正气，邪热内陷，伤津化燥，导致病邪向阳明病传变；② 燥热初结阳明、燥结未深，从蒸蒸发热和腹胀满的内外症状，概括了调胃承气汤证的特点；③ 蒸蒸发热和腹胀满，可从医生的腹诊得之，不必为病人的自觉主诉，说明腹诊在诊断中的意义。

原文

太阳病，若吐若下若发汗后，微烦，小便数，大便因硬者，与小承气汤和之愈。（557）

直释

① 太阳病，若吐若下若发汗后：太阳病，本宜汗之而愈，医生不察

表证之治，妄用吐下，是为误治，先吐下而后再汗，治疗失序，其结果必致邪不解而内陷。

②微烦：徒伤津液，表邪传入胃腑，化热化燥，热郁于里，腑气不通，则轻微心烦。文中"微烦""大便因硬"相兼伴见，说明不是栀子豉汤证的虚烦，而是邪热结聚的实烦。

③小便数：热迫津液，偏渗于膀胱，不能还流于胃肠，故小便频数而多，使胃肠干燥，促使大便干结而硬。

④大便因硬者：误治损伤津液，津伤胃燥，邪热未清，胃燥则大肠失濡，大便因而坚硬。

⑤与小承气汤和之愈：因表邪入里化热，其势轻浅，仅伴微烦，未至燥屎内结，只需调和，以通畅胃肠之气机，故用小承气汤调和胃肠之气就可痊愈。

鉴别

"小便数，大便因硬"颇似脾约证，但脉不见浮涩之象，且见于吐、下、汗后，已伤津液，兼见微烦，故有别于脾约证。

讲析

第557条之小承气汤证，与第555条、第556条之调胃承气汤证，虽然皆是由太阳病误治后所致的胃腑成实，但两者的病机，症状有别：

第555条与第556条，以津伤燥结为主，证为蒸蒸发热，腹胀满，用药宜芒硝软坚。

第557条以津伤气滞为主，证为小便数，大便因硬，用药宜枳朴理气。

原文

得病二三日，脉弱，无太阳柴胡证，烦躁，心下硬，至四五日，虽能食，以小承气汤少少与，微和之，令小安，至六日，与小承气汤一升。若不大便六七日，小便少者，虽不大便，但初头硬，后必溏，未定成硬，攻之必溏，须小便利，屎定硬，乃可攻之，宜大承气汤。（558）

① 得病二三日，脉弱：得病两三天，脉呈弱象，说明得病时间尚短，正气不足。

② 无太阳柴胡证：没有太阳病、少阳病的症状，说明邪热壅结于胃，应当攻下。

③ 烦躁，心下硬：只见烦躁、心下硬，尚无腹胀满痛。

④ 至四五日，虽能食：到第四五天时，虽然能够进食，但说明胃气尚弱。

⑤ 以小承气汤少少与，微和之：所以攻下的条件尚不成熟，应慎重用药，只能稍微与小承气汤轻轻地调和胃气，使病情稍微得到缓解。

⑥ 令小安：令胃气稍安，以观其发展。

⑦ 至六日，与小承气汤一升：至第六天，若烦躁，心下硬不解，估计躁实已渐成，再加大之剂量，服一升小承气汤，以图开结除烦。

⑧ 若不大便六七日：如果服小承气汤其证仍不减，且六七天不解大便。

⑨ 小便少者：小便少，是津液不渗于前而还于胃肠。

⑩ 虽不大便：虽然不排解大便，但大便尚无燥结之况。

⑪ 但初头硬，后必溏：一旦解大便时，因为其便硬者，挡住去路，则大便初头干硬；使便溏不能降下，则后便必溏薄。

⑫ 未定成硬：然终非胃肠燥结可比，大便尚未完全变硬。

⑬ 攻之必溏：此时若妄用攻下，损伤脾胃之气，以致运化失司，水谷不别而大便溏薄。

⑭ 须小便利：若病六七天不大便，而小便通利，则津液渗于前。

⑮ 屎定硬：无以滋润胃燥，胃肠糟粕因之结为躁屎，阻塞不通，则大便变硬。

⑯ 乃可攻之，宜大承气汤：尚可用攻下法治疗，适用服用大承气汤。

综观本条烦躁、心下硬、不大便，尚难确诊燥屎成与不成，审证之法，须动态观察，示病程之进展，以观变化情况，燥结是否形成，当视小便利与不利而辨之，若小便利，肯定硬屎已形成，若小便不利，肯定硬屎未形成。

伤寒六七日，目中不了了，睛不和，无表里证，大便难，身微热者，此为实也，急下之，宜大承气汤。（559）

阳明急下存阴证之一。

① 伤寒六七日：从病程发展趋势分析，伤寒经过短短六七天的时间，病邪迅速化热，由表入里的蔓延。

② 目中不了了，睛不和：不了了，即不分明之意；睛，指眼珠。明是阳明燥热，既不从肌肉外蒸，又不和胃肠糟粕相搏，反而循其经脉，横冲直上目系，劫夺阴精，故病人眼睛视物模糊不清，眼珠转动不灵活，证情之危重远比燥热蟠踞胃肠为甚。

③ 无表里证：没有恶寒身痛的表证，也没有潮热谵语的里证。

④ 大便难：一般大便困难，为燥热搏结糟粕尚未成坚，较不大便为轻；特殊情况下，胃肠津液还未被劫夺太甚，则燥热横冲直上干犯于目系，故大便难。

⑤ 身微热者：一般身微热，为肌表燥热不甚，较蒸蒸发热为轻；特殊情况下，肌表微热为邪热盛实，热邪深伏于里又难透达于外的表现。

⑥ 此为实也：此为阳明燥热灼津的特殊证候，为邪热盛实，热极阴伤的表现。

⑦ 急下之，宜大承气汤：如此发热迅速，具有燎原莫制之势，故挽救目系垂危之阴精，釜底抽薪，刹住燥热上冲，刻不容缓，应急速攻下，适合用大承气汤，使之病邪除，邪热清，燥屎去，津液复，诸证自愈。

本条从燥热内结，腑气不通的大便难，和热邪深伏于里而难透达于外的身微热来看，虽非阳明腑实重证，但证伴目中不了了，睛不和，病势却已达到真阴欲竭的危重程度，它反映了热盛伤阴，阴精枯竭的内在本质，为阳明燥热灼津的特殊证候，此时救治之法，扬汤止沸，不如釜底抽薪，既能驱除病邪，又能保持阴液，这就是急下存阴的意义。

原文

阳明病，发热汗多者，急下之，宜大承气汤。（560）

直释

　　阳明急下存阴证之二。

　　① 阳明病：本条关于阳明有形燥实的病情，有意略而不叙，是否急下，不在腑实而在汗多，更突出本条急下的关键所在。

　　② 发热汗多者：发热汗多的"多"字，揭示本条津液在有形燥实形成之后，汗出仍继续大量外越，毫无存留的余地，同时表示燥热炽盛之势并未因津液大量外越而稍缓。

　　③ 急下之，宜大承气汤：病势之急，若不迅速釜底抽薪，抑阳存阴，立即会演变成燥热燎原之势，致成津液竭绝的垂危结局。故邪热入腑，外发热汗多者，热迫津液将竭，急与大承气汤以下其腑热。

讲析

　　本条急下的目的在"汗多"，大有热迫津液外亡之虞，与一般的阳明病蒸蒸汗出自有程度之异，此时不急下，则热不除，热不除则汗不止，汗不止则津液脱，故大承气汤虽为夺实之方，实为救阴之法。还应指出，若单纯的发热汗多，宜阳明白虎汤，无须以大承气汤急下。

原文

发汗不解，腹满痛者，急下之，宜大承气汤。（561）

直释

　　阳明急下存阴证之三。

　　① 发汗不解：太阳病应以汗解，以遍身微微汗出为佳，发汗后，当汗出热退，身和脉静，诸证随愈；但汗不如法，病必不解，此发汗，病情未见解除，并非表证不解，而是发汗太过，病情由表入里的不解。

　　② 腹满痛者：病邪入里化燥成实，腑气壅塞不通，故腹部胀满而且疼痛。

③ 急下之，宜大承气汤：发汗太过，津液大伤，且致燥阳旺，故汗后病入阳明，条文只提及"腹满痛"一证，属省文笔法，表明此为阳明腑实，当有阳明腑实的其他证候，乃其常也，何以急下，因本证发展迅速，以一汗后旋即腹满痛，知里热方炽，腑气闭阻，为时急短，病情严重，若不急下，则伤津耗液，种种险情堪虑，故应急速攻下，适合用大承气汤。

鉴别

综观阳明三急下证，有形燥实之病情未做明述，或虽有之，亦不是十分危重，其病势发展又非阳明有形燥实证可比：

第 559 条仅"伤寒六七日"，就燥热循经上冲目系，使之劫夺阴精，致成"目中不了了，睛不和"，故其危重比燥热蟠踞胃肠为甚；第 560 条仅一"多"字揭示出，阳明病在有形燥实形成后，燥热炽盛蒸腾，津液急剧大量外越不见稍缓，仍继续发展，故预后可畏。

第 561 条之"发汗不解"的转瞬之间，腑实重证"腹满痛"即已形成，如此急速发展下去，自然不堪设想。仲景第 559 条、第 560 条、第 561 条专条阐述阳阳三急下证，首次说明，阳明有形燥实证中，除一般的证型而外，尚有一类特殊证型，两者在辨证论治上应予区别，不可等同视之。其次则借以阐明疾病的发展变化是既有连续性，又有阶段性，因此，所谓辨证，既要注重已经出现的症状，又要洞察将要出现的症状；所谓论治，既要针对已出现的症状对证投药，又要顾及将要出现的症状以防患于未然，从而把辨证论治的理论提高到一个新的高度。无论是邪热极盛而津液欲枯于中，或发热汗多而津液逼迫于外，或热甚腹满痛而燥屎阻结于内，皆因热势燎原莫制，顷刻之间津液气血有被劫夺之危，故急下存阴。总之，阳明三急下与一般阳明里热内结之阴伤程度有很大区别，病情有轻重不同，所以仲景示人从不同角度举例阐述急下存阴之法。

讲析

第 561 条由太阳表证发汗不解而传入阳明，和第 555 条发汗不解，蒸蒸发热属阳明，都属治疗无误，都为津液受伤，病邪化燥成热，但两者形成的证候轻重悬殊：第 555 条只以"蒸蒸发汗"为主，腑实初成；第 561 条以"腹满痛"为主，已形成燥实重证。

第 522 条与第 561 条对比，两者病势迟速不同：第 522 条为阳明有形燥实证渐渐趋于严重；第 561 条则刚发汗不解，阳明有形燥实立刻严重，从中看出，第 561 条病势急剧，若不遏制病势发展，种种险情即至，故仅据"腹满痛"提出用大承气汤急下之。

原文

腹满不减，减不足言，当下之，宜大承气汤。（562）

直释

① 腹满不减："腹满不减"，说明已经用过攻下之法，但下后未见"攻之必溏"的变证，又说明下之无误，既然不是误下，"腹满不减"仍当是阳明腑实，还可下之。

② 减不足言：既然下之，腹满有所减轻，但减轻得微不足道，此为下之未尽，腹满之状仍然如故，故属阳明腑实。

③ 当下之，宜大承气汤：实邪阻塞特甚，因而气机壅滞，腑气不通，则腹满严重，下之有所减轻，然程度极微，不足言减，仍当用大承气汤下之。

鉴别

腹满有虚实之分，满而不减为实，满而时减为虚。本条虽以腹满之减与不减论虚实，临证须脉证合参。特别是在腹诊中，腹满虽指全腹部胀满，但其中实证腹部胀满，按之腹壁紧张，用力按压有弹力，脉沉实有力，宜大承气汤；虚证腹部胀满，喜按，按之腹壁软弱无力，脉沉弱或微弱，可选用桂枝加芍药汤，小建中汤。总之，本条提出实证腹满的特点，腹满痛拒按，若辨之有误，虚作实攻，其弊立至。

讲析

仲景把本条放在阳明病三急下后，起到对比作用，第 561 条言"发汗不解，腹满痛"，是阳明腑实而急下存阴；第 562 条言下后，腹满不减，减不足言，即腹胀满不解，仍用大承气汤下之，不言"急下之"而言"当下之"，是对大承气汤辨证的深化。

阳明少阳合病，必下利，其脉不负者为顺也，负者，失也，互相克责，名为负也，脉滑而数者，有宿食也，当下之，宜大承气汤。（563）

直释

①阳明少阳合病，必下利：阳明属胃土，少阳属胆木，胆胃为木土之腑，有互相克制之义，胃主受纳腐熟，胆主疏泄，胃肠的受纳消化功能要借助胆的疏泄作用，今胃胆俱病，阳明少阳之邪热炽盛，直走大肠，逼迫津液下趋，使传导功能失常，多会出现下利。

②其脉不负者为顺也：不负，指五行中的不相克之意；顺，指顺证。中土虽受木克，但胃气尚旺，少阳木气不盛，疾病易愈，故脉未呈相克之象，称为顺证。

③负者，失也：负，指五行中的相克；失，指逆证。此时脉呈弦象，表明木邪有克土之患，阳明胃土已虚，少阳木气胜，虽证见下利，其治难从阳明攻下，故脉出现相克的现象，称为逆证。

④互相克责，名为负也：责，含责备、谴责之意。五行中能够相互责备者，称为相克。

⑤脉滑而数者，有宿食也：若阳明少阳合病下利而脉象滑数者，为宿食内阻，无木邪克害之象，脉证相符。

⑥当下之，宜大承气汤：这是胃肠有积滞，应当攻下，适合用大承气汤。

讲析

凡论合病者，虽言其始，其末终有所主脉证，虽然两经合病，病偏重于某经仍当从某经论治，《伤寒杂病论》中关于二阳合病而见下利者有三条：

第334条之太阳阳明合病下利，病邪偏重于太阳，治以葛根汤。

第481条之太阳少阳合病下利，病邪偏重于少阳，治以黄芩汤。

第563条之阳明少阳合病下利，病邪偏重于阳明，治以大承气汤。

三者下利虽同，而脉证并治各异，可见合病的病机有别，其治之法，非凭其始，而依其脉证为凭。

病人无表里证，发热七八日，虽脉浮数者，可下之。假令已下，脉数不解，合热则消谷善饥，至六七日不大便者，有瘀血也，宜抵当汤，若脉数不解，而下利不止，必协热便脓血也。（564）

直释

① 病人无表里证：病人既没有恶寒、头痛之太阳表证，又没有潮热、谵语、腹满痛之里证。

② 发热七八日：邪热在里，内热炽盛，则发热已经七八天时间。

③ 虽脉浮数者，可下之：阳明病不大便多日，虽然脉象浮数，但无太阳表证，仍可酌情用攻下法以泻其里热。

④ 假令已下，脉数不解：假设已经用过攻下法，则气分之热已除，浮脉因而不显，但血分之热不因寒下而减，故脉数仍在。

⑤ 合热则消谷善饥：合热，指邪热与瘀血相合。今血分之热陷于胃中，热并于胃，肠腑又无燥屎阻塞，则食欲增强，消谷善饥。

⑥ 至六七日不大便者：还经过六七天不大便，其血必蓄于中，邪热不在阳明气分而是在阳明血分。

⑦ 有瘀血也：内有瘀血，邪热与瘀血互结，胃热灼津，阻滞大肠，则大肠失濡而不大便。

⑧ 宜抵当汤：此证非燥屎不通，实为瘀血蓄于中之证，故用抵当汤泄热破血逐瘀。

⑨ 若脉数不解：如攻下后，脉浮已去，说明热离气分而入血分，血与热结不解，故脉数仍不见缓解。

⑩ 而下利不止：其血若不并于胃，邪热下迫，其血必走于下，则下利不止。

⑪ 必协热便脓血也：邪热壅滞于肠，势必灼伤阴络，壅腐成脓并迫血妄行，而见便脓血。

鉴别

仲景用抵当汤、抵当丸者共6条，其中用抵当汤5条，用抵当丸1条：第429条之"太阳病六七日，表证仍在，脉微而沉，反不结胸，其人发狂者，以热在下焦，少腹当硬满，小便自利者，下血乃愈，所以然者，以太阳随经瘀热在里故也，抵当汤主之。"

第430条之"太阳病，身黄，脉沉结，少腹硬，小便不利者，为无血也，小便自利，其人如狂者，血证谛也，抵当汤主之。"

第431条之"伤寒有热，小腹满，应小便不利，今反利者，为有血也，当下之，不可余药，宜抵当丸。"

第544条之"阳明病，其人善忘者，必有蓄血，所以然者，本有久瘀血，故令善忘，屎虽硬，大便反易，其色必黑，宜抵当汤下之。"

第564条之"病人无表里证，发热七八日，虽脉浮数者，可下之。假令已下，脉数不解，合热则消谷善饥，至六七日不大便者，有瘀血也，宜抵当汤。若脉数不解，而下利不止，必协热便脓血也。"

第952条之"妇人时腹痛，经水时行时止，止而复行者，抵当汤主之。"

此第429条、第430条、第431条以小便自利，少腹硬满，说明瘀血蓄在下焦少腹除膀胱之外的其他部位；第544条以便黑说明血蓄肠道；太阳蓄血的如狂、发狂，阳明蓄血的善忘，共同提示了神志症状是瘀血在内的证候之一。第564条邪热与瘀血相结，阻滞胃肠，瘀血被邪热蒸腐而便脓血，是血瘀肠道的一种转归；第952条妇人腹痛，经水时行时止，乃瘀血结实为患。以上即是抵当汤、抵当丸在全书主治证候的全貌，抵当丸亦为下焦瘀血所设，其作用与抵当汤相比，仅有轻重缓急之不同。明确瘀血可能出现的证候，将有助于对某些疾病的辨证论治。再则，瘀血和阳明腑实在病情上是不同的：① 腑实证当有潮热，谵语，腹满绕脐痛，不能食；② 瘀血证则当有少腹急结，小便自利，善忘或如狂，可资鉴别。

讲析

阳明病属于胃肠之病，邪热伤于阳明，有在气分和伤及血分之分，阳明燥热甚者，为气分证，如白虎、承气之类；伤及血分者，为血分证，又有瘀血与便脓血的不同，也就是说，阳明病下后，脉数不解有两种变证：

合热于胃，瘀血阻滞，为瘀血证，发热，消谷善饥，不大便，宜抵当汤。

热盛于里，下利不止，化瘀为脓，为协热便脓血，宜白头翁汤。

伤寒发汗已，身目为黄，所以然者，以寒湿在里不解故也，不可汗也，当于寒湿中求之。（565）

直释

①伤寒发汗已：病人素有寒湿在里，脾胃阳气早已不足，因伤于寒湿而发汗，汗不如法，表邪虽去，里阳更虚，脾运失健，因而寒湿愈甚。

②身目为黄：寒湿郁而不化，阻碍肝胆之疏泄，胆汁不循常道而弥漫，故周身及面目都发黄。

③所以然者，以寒湿在里不解故也：所以会这样，这是因为寒湿凝聚于里而不能解除的缘故。

④不可汗也：这种证候的治疗，不能使用发汗法，为引申的禁例，辨得寒湿在里之象，若妄用汗法，则伤脾阳，使脾阳更虚，切忌汗法，岂但仅此，吐、下之法，皆在禁例。

⑤当于寒湿中求之：本条未示方药，只说应当在寒湿的病因中寻求治法，即，其治法，当以祛寒利湿为治，以温中散寒，除湿退黄为法。

鉴别

此种因于寒湿而致的黄疸，称为阴黄，与阳明湿热发黄的阳黄，自属不同。

阳黄　阳黄色鲜明，而且必伴见其他热实症状，如身目发黄，发热，口渴，食少，便秘，小便短赤，舌质红，舌苔黄腻，脉弦数。

阴黄　阴黄是脾胃阳虚，寒湿郁滞，仍俱身、目、屎皆黄之特点，色黄晦暗，并有里寒见证，多不发热，口淡纳呆，腹满便溏，小便不利，舌质淡，舌苔润滑，脉沉迟，与湿热发黄有显著区别。

讲析

本条提示寒湿发黄与湿热发黄的治疗有着原则的区别。寒湿发黄宜温阳化湿，治宜茵陈术附汤之类；湿热发黄宜清热利湿，治以茵陈蒿汤之类，所以临床不可不辨。湿热发黄与寒湿发黄皆用茵陈。茵陈固然为利湿退黄之要药，但必须在辨证论治的前提下，方能发挥其应有的作用。以上所言，说明处方用药是不能脱离中医辨证这个基本原则的，发黄如此，他病皆然。总之，在临床上辨证阴黄、阳黄是论治的关键，但处方用药，还须结合病人的体质，分清证势的轻重，证情的主次，是热重于湿，还是湿重于热；是寒重于湿，还是湿重于寒，这样自可投药中的，而收速捷之效。

原文

伤寒七八日，身黄如橘子色，小便不利，腹微满者，茵陈蒿汤主之。（566）

直释

① 伤寒七八日，身黄如橘子色：太阳病伤寒证已经七八天，周身发黄似橘子之颜色。

② 小便不利：湿热郁蒸在里，不得外越，所以小便不利。

③ 腹微满者：湿热郁结在里，胃肠之气壅滞不和，故腹部未到壅滞大实程度而轻微胀满。

④ 茵陈蒿汤主之：第 565 条是寒湿发黄，指出治疗途径在寒湿中寻求；第 566 条是湿热发黄，当以清热利湿为准则，所以应当用茵陈蒿汤治疗，以清热利湿退黄。

讲析

第 566 条在第 543 条的基础上补述湿热发黄的色诊，黄色鲜明，光亮润泽，身黄如橘子色。第 543 条为阳明直接受邪之发黄，是言湿热之邪内郁之机，不需经过热化之期，所以不必言日数；第 566 条以"伤寒七八日"冠首，说明起病为太阳受之，经二三日阳明受病，邪从热化，言湿热之邪内郁之象，至七八日热势转盛，始郁蒸发黄。所以知为非典型性阳明病之发黄。第 566 条补述湿热发黄，与第 543 条郁热在里遥相呼应，第 566 条言湿热内郁之象，第 543 条言湿热内郁之机，两条合参，则湿热发黄的证治明矣。

原文

伤寒，身黄，发热者，栀子柏皮汤主之。（567）

① 伤寒，身黄，发热者：湿热之邪阻滞三焦的气机，热不得外越，湿不得下泄，郁而为黄；湿热内盛，而湿热郁蒸外发为热，因此伤寒身黄发热并见。

② 栀子柏皮汤主之：本证与茵陈蒿汤证所异者，在于瘀热不重，也无腹满便秘，故不以大黄通下，而以栀子、柏皮清热燥湿；又因无表证，故不需解表之品。今外无可汗之表证，内无可下之里证，故唯宜以栀子柏皮汤清之。

方释

（153 方）栀子柏皮汤方

方中栀子苦寒而质轻，清利宣透，清泄三焦之热而通调水道，利小便，除烦热，以开湿热之凝结，使湿热从小便而去；柏皮苦寒清热燥湿，兼退黄；甘草甘缓和中以缓苦寒之性，既可防止栀子，柏皮苦寒伤胃之弊，又能使药力缓缓留中而获去"黄"之效。三药相伍，既可使湿热从小便而出，又可达祛邪扶中之妙，使其"黄"不留于肌表间。有的注家认为，栀子柏皮汤不该用甘草而应当用茵陈蒿，其实不然，应该说栀子柏皮汤好就好在用甘草扶正气之治法，笔者认为，至于汤方中是否用茵陈蒿并非主要，但于汤方中再加甘草却是必要的。

原文

伤寒，瘀热在里，其身必黄，麻黄连轺赤小豆汤主之。（568）

直释

① 伤寒，瘀热在里：外有寒邪束表，内有湿热蕴郁，胶结难解，使蕴郁于里的湿热之邪难以外越，又阻碍表邪之外解。

② 其身必黄：湿热蕴结于中，湿热之邪借经络之枢，由胃而肝，波及于胆，肝胆失疏，胆道不利，阻滞胆液不循常道，溢于血分，行于肌肤而发黄。

③ 麻黄连轺赤小豆汤主之：应当用麻黄连轺赤小豆汤治疗，以外散

风寒，内清湿热。

鉴别

第568条之"瘀热在里，其身必黄"，与第543条之"瘀热在里，身必发黄"同中有异：所同者，均属内有湿热熏蒸而发黄，湿热无宣泄之机，则无汗而小便不利；所异者，第568条之"瘀热在里"，唯湿热郁蒸而已，无腑气壅滞，故无腹满便秘，治宜清热之中兼用汗法，用麻黄连轺赤小豆汤；第543条之"瘀热在里"，是湿热郁结，腑气壅滞，故腹满便硬，治宜清利之中兼用下法，用茵陈蒿汤。可见湿热发黄，是当禁汗、禁下，然而也有不得不兼汗、兼下之时。

方释

（154方）麻黄连轺赤小豆汤方

方治发黄而兼风寒在表，用麻黄、生姜以辛温发汗，宣散表邪；用杏仁，苦温利肺，肺合皮毛，有利于表邪之疏散；上述三味皆为辛温之品，不宜久服，表邪一解，应当减之。连轺、生梓白皮，性味苦寒，清利湿热；赤小豆清热除湿，通利小便；上述三药合用有清热利湿退黄之功，连轺，即连翘根，今人不采，故以连翘代之；生梓白皮一般不备，而今人多以桑白皮代之；赤小豆，即红饭豆。甘草、大枣益中土而和脾胃，以助运化，行津液以资汗源。诸药相伍，外散风寒，内清湿热。

异同

阳明湿热发黄的三种证型，均以身、目、尿俱黄，色泽鲜明，如橘子色，无汗，小便不利为主证；以燥湿不能互化，湿热蕴郁中焦，熏蒸肝胆，疏泄失常，胆汁外溢为病机。所异者：

湿热兼里发黄：湿热熏蒸中焦，影响肝胆疏泄，胆汁不循常道而外溢肌肤，第543条之"阳明病，发热汗出者，此为热越，不能发黄也，但头汗出，身无汗，剂颈而还，小便不利，渴引水浆者，此为瘀热在里，身必发黄，茵陈蒿汤主之"；第566条之"伤寒七八日，身黄如橘子色，小便不利，腹微满者，茵陈蒿汤主之"；第569条之"阳明病，身热，不能食，食则头眩，心胸不安，久久发黄，此名谷疸，茵陈蒿汤主之"；故治宜泄热之剂的茵陈蒿汤以清热利湿退黄。

湿热郁蒸发黄：热重湿轻，郁蒸于内，影响肝胆疏泄，胆汁不循常道而外溢肌肤，第 567 条之"伤寒，身黄，发热者，栀子柏皮汤主之"，治宜清热之剂的栀子柏皮汤清解里热，兼以利湿。

湿热兼表发黄：湿热熏蒸，复感外邪，影响肝胆疏泄，胆汁外溢肌肤，第 568 条之"伤寒，瘀热在里，其身必黄，麻黄连轺赤小豆汤主之"，治宜散热之剂的麻黄连轺赤小豆汤以解表散邪，清利湿热。

讲析

湿热发黄与寒湿发黄就病机而言，湿邪相同，而热，寒迥异；就病性而言，湿热发黄属阳明，寒湿发黄属太阴；证候两者身、目、尿俱黄相同，色泽鲜明、晦暗有异；腹满皆同，大便硬、溏则异。此外：

湿热发黄多见发热，口渴心烦，无汗，小便黄赤不利，舌苔黄腻，脉弦滑，治宜清利湿热，茵陈蒿汤，栀子柏皮汤，麻黄连轺赤小豆汤择而用之。

寒湿发黄多见身无大热，或身冷汗出，口不渴，或渴喜热饮，舌苔淡白，脉沉而迟缓，治宜温中散寒除湿，可选用茵陈四逆汤，茵陈术附汤。

原文

阳明病，身热，不能食，食即头眩，心胸不安，久久发黄，此名谷疸，茵陈蒿汤主之。（569）

直释

① 阳明病：既有外感因素，又有内伤饮食，以致脾胃运化失常，湿热内蕴，酿成阳明病。

② 身热：阳明郁热，湿热交蒸，营卫之气壅滞不利，则身热。

③ 不能食：湿热内蕴，脾胃健运失职，则不能食。

④ 食即头眩，心胸不安：勉强进食，食入不化，助湿生热，湿热不得下行，增其逆满，所以食则头眩，心胸不安。

⑤ 久久发黄：时间久了，湿热郁蒸，壅遏于中焦，升降失职，营卫失和，则郁热发黄。

⑥ 此名谷疸：阳明湿热蕴结，与宿食相搏，留于胃中，引起发黄，因作谷疸。

⑦ 茵陈蒿汤主之：治宜茵陈蒿汤以清泄湿热，方中茵陈蒿清热利湿以退黄，栀子清利三焦之湿热，大黄荡泄阳明郁热而消积满，三药合用，使湿热蕴郁之邪从小便排出。故茵陈蒿汤之方后注"小便当利，尿如皂荚汁状，色正赤，一宿病减，黄从小便去也"，可见本汤方虽是利、下、清三法合同，但以利小便为主，使"黄从小便去"。

原文

阳明病，身热发黄，心中懊憹，或热痛，因于酒食者，此名酒疸，栀子大黄汤主之。（570）

直释

① 阳明病：素有外感，嗜酒过度，湿热内蕴，酿成阳明病。

② 身热发黄：湿热之邪熏蒸于肌肤，则周身发热，肝胆失于疏泄，则胆汁溢于肌肤而全身黄染。

③ 心中懊憹：热盛于湿，胃热炽盛，则心中郁闷不舒。

④ 或热痛：湿热阻滞，气机不利，甚则不通，故或见心中灼热疼痛。

⑤ 因于酒食者：这是因为嗜酒过度和饮食所伤之故。

⑥ 此名酒疸：嗜酒过度蕴郁，与阳明湿热相搏，留于胃中，引起发黄，因作酒疸。

⑦ 栀子大黄汤主之：应当用栀子大黄汤治疗。

方释

（155方）栀子大黄汤方

方中栀子清三焦之热；豆豉开宣于上；枳实行气于中；大黄攻积于下，此乃上中下分消之法，使湿热得下，壅郁得行，则酒疸可愈。不可过用燥、利之品，因燥可耗津，利可竭液；又因热散则湿不留，故应以清泄火热为重，治热重于湿之黄疸，可用此方化裁。

另外，本条叙证简单。一是，既言酒疸，除身热发黄外，必有小便不利；二是，方中栀子、豆豉同用，可宣郁除烦，除心中懊憹或热痛外，当有躁不得眠；三是，大黄、枳实同用，可除满泻实，所以还可有腹满见证。临床辨证时，可作参考。

第 543 条之茵陈蒿汤与第 570 条之栀子大黄汤同治阳黄：

两方同用栀子、大黄，其作用相似，但前者用大黄二两，后者用大黄一两，且有枳实、豆豉。

前者有茵陈蒿，后者无茵陈蒿，可知利湿通便退黄，以前者为优，和胃除烦，以后者为胜。

前者以腹满为著，病变的重点在腹部（肠），后者以治心下懊𢙋为著，病变的重点在心下（胃）。

讲析

本条热痛，指胃脘灼热疼痛，反映湿热阻滞，气机不利的严重程度，是心中懊𢙋进一步加重的结果。

原文

阳明病，身黄，津液枯燥，色暗不明者，此热入于血分也，猪膏发煎主之。（571）

直释

① 阳明病，身黄：久病津枯血瘀便燥，则阳明病周身发黄。

② 津液枯燥：相延日久，热势渐减，湿郁化燥，渐致津枯血燥。

③ 色暗不明者：肌肤失其润泽，则颜色晦暗而不鲜明。

④ 此热入于血分也：这是邪热入于血分的缘故。

⑤ 猪膏发煎主之：应当用猪膏发煎治疗，以养血润燥，即，两味血肉有情之品合用，则胃肠津液充足，气血畅利而消瘀滞。

方释

（156 方）猪膏发煎方

方中猪脂润燥而利大肠；血余补阴化瘀而利小便，两者合用，以通利二便为主，可收利下而不伤阴血之效。故适用于黄疸，阴吹而阴血不足，二便不利者；若二便通调，则非本方所宜。方后注言"病从小便出"，因兼有瘀血者必有气滞，气滞则不能行水，故可致少量水湿停留，服猪膏发煎后，燥得润，瘀得消，气得行，则水湿下逐，故曰"病从小便出"。

讲析

猪膏发煎所治阴吹，亦属阴血素亏，肠燥便秘之谷气实证，胃肠燥结，以致浊气下走干及前阴而阴中出气有声，故用润燥而利大肠的猪脂，配以血余补阴消瘀而利小便。

原文

黄疸，腹满，小便不利而赤，自汗出，此为表和里实，当下之，宜大黄硝石汤。（572）

直释

①黄疸，腹满：黄疸湿热壅盛，聚结于里，里热成实，导致腹部胀满。

②小便不利而赤：湿热阻滞，膀胱气化不行，则小便不畅利而颜色发红。

③自汗出：里之实热熏蒸，逼迫津液外泄，则自汗出。

④此为表和里实："此为表和里实"一语是对本证病机的概括，所谓"表和"，即肌表无外邪；所谓"里实"，即里热炽盛而致实邪阻滞。

⑤当下之，宜大黄硝石汤：表和无病，里热又已成实，应当用攻下法治疗，用大黄硝石汤以通腑泄热。全方药力较猛，运用时若实热征象明显，方可选用本方，否则不可轻投，所以仲景说"宜大黄硝石汤"并未言"主之"，是含斟酌慎重之意。

鉴别

第543条之茵陈蒿汤证与第572条之大黄硝石汤证，均用大黄、栀子，似乎清热通便相同，但两者的病机及药物的用量确有差异：

茵陈蒿汤证：是热盛里实，用大黄量轻，其性缓，以清泄瘀结之湿热，其邪从前阴而出。

大黄硝石汤证：是热盛里实，用大黄量重，大黄、芒硝同用，其性猛，取其急下以存阴，其邪由后阴而去。

总之，湿重者以利小便为主，热重者以通大便为主。

方释

（157方）大黄硝石汤方

方中栀子清上焦湿热之邪；大黄泻中焦湿热之邪；黄柏清下焦湿热之邪；配以芒硝之苦寒泄热于中，而有燥烈发散之意，使药力无所不至，而湿热消散矣，此方具有清泻实热而退黄的作用。

异同

仲景对于湿热黄疸，立法颇详，湿者利，热者清。

湿热并重者，清热利湿并用，主之以茵陈蒿汤。

湿多热少者，以利湿为主，主之以茵陈五苓散。

热多湿少者清热为主，主之以栀子大黄汤与大黄硝石汤。

栀子大黄汤：热势较轻而邪热偏重于中、上焦，证见心中懊侬或热痛，故黄疸病证偏于表者，宜从汗解，即，湿热发黄本当禁汗，然而亦有不得不兼汗之时。

大黄硝石汤：热势较重而邪热偏重于中、下焦，证见腹满，小便不利而赤，故黄疸病证偏于里者，宜从下解，即，湿热发黄本当禁下，然而亦有不得不兼下之时。

总之，必须以临床症状作为辨证施治的依据。此外，黄疸便硬者，有虚实之分，实者宜大黄硝石汤；虚者宜猪膏发煎与硝石矾石散，猪膏发煎，主治阴血不足之虚黄，虚多实少者，硝石矾石散主治湿热血结之女劳疸，实多虚少者，至于纯虚者，又有小建中汤温补之。虚实之辨，详尽如此，可谓泾渭分明矣。

讲析

从大黄硝石汤所用芒硝之量及煮法看，此芒硝为今之芒硝无疑，因其用量与大黄、黄柏相等，均为四两，且入煮剂，而今之芒硝用量不宜过大，亦不宜入煮剂；硝石矾石散中的硝石，量小又不入煮剂。或为芒硝，或为硝石，验之于今天临床的芒硝，各地不统一，故不必定论。

诸黄，腹满而呕者，宜大柴胡汤。（573）

直释

①诸黄：诸，代词，代人或事，译作所有、各种。各种病因引起的发黄。

②腹满而呕者：在发黄的病变过程中，证见腹满而呕吐，为少阳阳明并病；本条不是少阳阳明并病引起的发黄，而是在发黄的病变过程中，出现腹满而呕的少阳阳明之症状。

③宜大柴胡汤：适合用大柴胡汤治疗。"宜大柴胡汤"两解之法，不是治发黄的主要方法，但通过其法之治，可使气机通利畅达，有助于退黄。

讲析

大柴胡汤本为少阳阳明证而设，用此治发黄，说明不论何病，只要邪在少阳阳明出现少阳阳明证，就可使用大柴胡汤，充分体现并病同治的辨证施治思想。

原文

黄病，小便色不变，自利，腹满而喘者，不可除热，除热必哕，哕者，小半夏汤主之。（574）

直释

①黄病，小便色不变：黄疸病，尿的颜色正常。

②自利：自利为脾气虚弱，太阴虚寒，非湿热实证。

③腹满而喘者：湿多热少，湿浊内聚，脾虚不能温化，故腹满喜按；湿浊上壅，肺气不宣，则为气喘。

④不可除热：寒湿内蕴，脾虚失运，治疗应用理中四逆辈，以温运脾阳，除湿散寒，不能用泄热的方法治疗。

⑤除热必哕：如果误用苦寒清泻之品，损伤胃阳，胃气不降，湿浊不行而上逆，所以用泄热的方法治疗就会发生呃逆。

⑥哕者，小半夏汤主之：这样的呃逆，应当用小半夏汤治疗，以温胃和中，降逆止哕。

讲析

小半夏汤温胃止哕，哕止然后温理中脏，使气盛而行健，则满、喘除，黄疸去，非小半夏能治发黄也。即呃逆停止，再议黄疸之治，小半夏汤是黄疸误治的治标之法，非黄疸正治之方；但也有不因误治而见呃逆者，也可用小半夏汤治疗。

原文

诸黄家，但利其小便，五苓散加茵陈蒿主之，假令脉浮，当以汗解者，宜桂枝加黄芪汤。（575）

直释

① 诸黄家：发黄多为湿热郁蒸，气化失职，湿热不去而成，所以凡是黄疸的病人都发黄。

② 但利其小便：通常都用清利湿热之剂通利小便，以达到退黄的目的。

③ 五苓散加茵陈蒿主之：五苓散发汗利水，助脾转输，茵陈蒿治湿退黄，合五苓散为解郁利湿之用。盖黄疸病由湿热瘀郁熏蒸成黄，非茵陈蒿推陈致新，不足以除热退黄，非五苓散转输利湿，不足以发汗利水，两者之用取其表里两解，故治黄应当用五苓散加茵陈蒿治疗，以行气利湿，清热退黄。

④ 假令脉浮：治黄疸以利小便为主，但也有内热不盛，表虚夹湿，寒湿外束，阳气不伸，湿邪内郁邪近在表，故脉呈浮象。

⑤ 当以汗解者，宜桂枝加黄芪汤：治以发汗祛邪，解郁退黄为主，可用桂枝加黄芪汤治之。但本无外风而欲出汗，在桂枝之发散中必兼黄芪固卫，使病去而表不伤，亦助正气以逐邪气。

（158方）五苓散加茵陈蒿方

方中茵陈蒿倍于五苓散，重在分利湿热以退黄；五苓散发汗利小便以除湿，两者相伍，利水祛湿，清热除黄。

（159方）桂枝加黄芪汤方

方中桂枝温阳行水；芍药泄心火，敛阴气；桂枝、芍药调和阴阳，升下焦阳气以散寒湿，寒湿一去，心火下交于肾，上下交通，内外畅达；甘草、生姜、大枣调和营卫，上述桂枝汤解表透邪，舒展阳气；加黄芪益卫以行表湿，伸展阳气，固表敛阴，合桂枝汤可为黄疸病的解表剂，啜热稀粥，以助药力，取微微汗出，湿邪渐渐散去。

讲析

五苓散加茵陈蒿方，从本方药物组成看，茵陈蒿用量是五苓散总量的二倍，茵陈蒿利湿退黄，五苓散助气化，气化一行，则湿有去路，黄亦速退，治湿热内盛；桂枝加黄芪汤扶正解表，适用表虚夹湿，内热不重之证；若表实而湿热内盛，则用麻黄连轺赤小豆汤以解表、清热、利湿为宜。

原文

诸黄，小便自利者，当以虚劳法，小建中汤主之。（576）

直释

① 诸黄：各种萎黄证，无论劳累过度，或失血过多，还是久病不复，或房劳伤肾，都能导致精血亏损，气血生化之源不足，真阴真阳无所寄托，皆呈虚乏之态，所以五脏六腑，全身经脉失其所养，一身肌肤，颜面失于气血的润养，则其色枯萎发黄。

② 小便自利者：萎黄证，纯属因虚而引起的全身枯萎不荣，并无湿邪，故小便自利。

③ 当以虚劳法：应当以治疗虚劳病的方法进行治疗。

④ 小建中汤主之：应当用小建中汤治疗，以建立中气，调和营卫而补中州，使气血充沛，则萎黄自愈。

因湿热发黄之熏蒸，其色如橘子之鲜明，还是寒湿发黄之郁滞，其色如烟熏之晦暗，两者都一身面目皆黄，多有小便不利；而萎黄证，全身萎黄，其色枯萎不荣，但小便自利，说明本证发黄原与湿邪无关。

讲析

本条所论，多认为不是黄疸病，而是虚劳范围的萎黄证，之所以列于此，是为了与黄疸病相鉴别，因此在临床辨证施治方面，仍具有重要意义，究其萎黄发病原因，是由于脾胃虚弱引起，脾胃气虚，运化失职，气血不足，因此一身肌肤，颜面失于气血之荣养滋润，遂致发黄，其色实属枯萎不荣之色，此外尚观小便自利及气血虚弱之状，治疗萎黄当从脾胃着手，开发生化之源，可与小建中汤。

原文

阳明病，腹满，小便不利，舌萎黄燥，不得眠者，此属黄家。（577）

直释

① 阳明病，腹满：阳明病郁热内积，故腹部胀满不舒，且伴见外观的膨胀。

② 小便不利：湿与热结，久久郁蒸，无以排泄，因而小便不利。

③ 舌萎黄燥：脾胃居于腹部，脾之脉络连舌本、散舌下，脾胃湿热蕴蓄，无以泄越，故舌体萎软发黄而不润泽。

④ 不得眠者：脾胃相表里，以膜相连，脾病及胃，胃为燥土，胃热则脾不和，所以难以睡眠，轻者入睡困难，睡而易醒；重者彻底不能入睡。

⑤ 此属黄家：这属于素有发黄病证的人。

讲析

脾湿胃热，交互郁蒸，侵于血分，郁热行于体表，故亦有一身尽黄者，然而仲景未提及此状，是省略之辞，画龙点睛之笔为"舌萎黄燥"，因黄疸由急性转成慢性，不一定身目发黄，故仲景确切地指出"此属黄家"，黄疸已经称之为"黄家"，可知已转入慢性黄疸无疑。况且本条首先提出阳明病腹满，续之提出小便不利，重点提出舌萎黄燥，其次提及不得眠者，这些症状合参，绝没有"虚"的症状，要知本条的实质，是使人认识黄疸病由急性，转成慢性表现的征象，注意准确鉴别，及早治疗。

原文

原文

黄疸病，当以十八日为期，治之十日以上差，反剧者为难治。（578）

直释

① 黄疸病：黄疸病的向愈或增剧。

② 当以十八日为期：自发黄之日算起，一般到十八天左右是病势转变的时候，这是古人临床体会所得，也是仲景对前人治疗黄疸病的经验总结，经过治疗十八天后，脾气虚者当恢复健运，邪气实者得以通泄，所以应当以十八天作为向愈的日期。

③ 治之十日以上差：假如经过及时而恰当的治疗，十天左右时间就可退黄，病势趋向好转，往往正盛邪祛而向愈。

④ 反剧者为难治：如果治不得法，十天左右时间病情不减反而有转重增剧的趋势，这是邪气盛，正气渐衰，正不胜邪的现象，属难治之证。

讲析

关于黄疸病的预后，关键在于邪正的盛衰，治疗得当与否，不是以日数为期决定的，仲景曰"黄疸病，当以十八日为期"，是约略之辞，不可拘泥，若依此决然为据，那就未免固执了。本条总的精神，说明黄疸病的预后除在治疗时间上的重要性外，更重要的是在于争取及早治疗，及早康复为目的。

原文

夫病脉沉，渴欲饮水，小便不利者，后必发黄。（579）

① 夫病脉沉：病脉呈沉象，为湿热郁滞于里所致。

② 渴欲饮水：湿热郁积于里，津液不能上承，则渴欲饮水。

③ 小便不利者：湿热阻滞下焦，有碍膀胱气化，则小便不利。

④ 后必发黄：热郁、湿郁于里，故以后必然会发黄。

一般来说，饮水多则小便也多，今饮水多而小便不利，是由于热郁、湿郁互结，蓄结于里，淫于肌体，无外出排泄之路，水、湿、热之邪交蒸互郁，壅塞体内，熏蒸泛溢于肌表，胆液排泄失常，导致发黄。

跌阳脉微而弦，法当腹满，若不满者，必大便难，两胠疼痛，此为虚寒，当温之，宜吴茱萸汤。（580）

① 跌阳脉微而弦：跌阳脉，即胃经的冲阳穴，其脉呈微弦之象，脉微为中阳不足，肝弦为肝气上逆。跌阳脉候脾胃之证，结合寸口脉诊法，应与右关脉相应，因右关脉亦候脾胃之证。

② 法当腹满：脾胃阳虚，肝寒上逆，阳虚寒盛，阴寒凝聚，脾不健运，中阳痞塞，因而发生腹部胀满。

③ 若不满者：如果腹部不出现胀满。

④ 必大便难，两胠疼痛：脾胃虚寒，肝气上逆所致。因脾主运化，脾气虚寒，则运化无权；肝主疏泄，肝气上逆，则疏泄失职。下闭阴窍，则大便困难，旁攻两胠，则胸胁两旁当臂处疼痛。

⑤ 此为虚寒：这是中阳不足，肝气上逆，阳虚寒凝所致。

⑥ 当温之：病情既属虚寒，所以治疗应投以温热药物，以温阳散寒。

⑦ 宜吴茱萸汤：适合用吴茱萸汤治疗，使虚寒之邪消除，则腹满，或大便难、两胠疼痛诸证皆愈。

本条以"趺阳脉微而弦"冠首，概括两方面症状的内涵，不论腹部胀满，还是腹部不胀满，但大便困难，胸胁两旁当臂之处疼痛，皆属虚寒。其临床见证：① 腹满而按之必软；② 大便难而其"大便"可能溏薄；③ 两肢疼痛与大便难并见，其疼痛当不太剧烈。总之，"趺阳脉微而弦"，是"法当腹满，若不满者，必大便难，两肢疼痛"的总脉象；"此为虚寒"，是上述症状的总病机；"当温之"，是上述症状的总治则。

原文

夫病人腹痛绕脐，此为阳明风冷，谷气不行，若反下之，其气必冲，若不冲者，心下则痞，当温之，宜理中汤。（581）

直释

① 夫病人腹痛绕脐：病人贪食生冷，或感受寒凉，使风冷寒邪直中于里，凝滞腹中，影响中焦脾胃的运化功能，使水谷不能消化，停滞于胃肠，故绕脐周围疼痛。

② 此为阳明风冷：这是因为阳明经感受风冷寒邪。

③ 谷气不行：风冷寒邪内结，阻碍胃肠气机，脾胃消化传导失职，谷气停滞而留着不行，寓有大便不通畅之意。

④ 若反下之：妄用苦寒之品攻下，此时谷气虽行，大便得通，但风冷之邪未除，势必伤损中焦之阳，助长寒邪之势。

⑤ 其气必冲：导致寒邪冲逆而攻冲胀满疼痛。

⑥ 若不冲者，心下则痞：如果腹中之气不上冲，会导致寒浊凝聚而填塞心下痞满。

⑦ 当温之，宜理中汤：法当以温化的方法治疗，如理中汤之类。

鉴别

"腹痛绕脐"有虚寒与实热之分：第581条所述的证候，因风冷寒邪所致，属虚寒证；546条之"病人不大便，五六日，绕脐痛，烦躁发作有时者，此有燥屎，故使不大便也"，则为燥屎内结于肠中，属实热证，两者显然有别。但必须辨别绕脐痛之虚实：

风冷　如属阳明里虚寒证，则痛而喜按，苔多白滑，法当温运，宜理中汤之类。若误用攻下，可出现两种情况：一是，其气若上冲者，与第316条之"太阳病，下之后，其气上冲者，可与桂枝汤"同一意义，其治可考虑用桂枝汤化裁。二是，其气若不上冲者，致成胃脘痞满，治宜开泄法，宜泻心汤之类。

燥屎　如属阳明里实热证，则痛而拒按，舌苔黄燥，当用寒下，宜承气汤之类。

讲析

从本条文字分析，前句言"此为阳明风冷"，后句言"若反下之"，两句之间又言"谷气不行"，示意不可忽视虚寒便秘，可见用下法治疗"谷气不行"是假说之词，重在强调里寒证便秘，不可滥用苦寒攻下，否则会引起变证。

原文

阳明病，发热十余日，脉浮而数，腹满，饮食如故者，厚朴七物汤主之。（582）

直释

① 阳明病：本条首言"阳明病"，寓意素有脾胃病史。

② 发热十余日，脉浮而数：发热时间已长，病情已不完全在表，热邪已趋向于里，且里证重于表证，此乃外感风寒化热，持续不解，邪热在表，所以发热已十余天，脉呈浮数之象。

③ 腹满：表邪未解，热邪已化热传入阳明，阳明腑气壅滞，实热内结于肠，故腹部胀满。

④ 饮食如故者：由于病变重点在肠，胃气未伤，尚能进食，故饮食正常。

⑤ 厚朴七物汤主之：本证属于表里同病，表邪轻而里实重，病位在肠而胃气未伤，系太阳表邪未尽全解而已趋向于里，兼见阳明腑实，所以用表里双解的厚朴七物汤进行治疗。

一般来说，表里同病，应先解表，表解方可治里，否则易致外邪内陷，致成变证；里证为急时，先里后表，此为治表里同病之常法。此外，有时表里同病，单解表则里证不去，单治里则外邪不解，表里均重，且可互相影响，为了提高疗效，必须表里兼顾，这又是表里同治的变法。以第582条为例，如果发热，解其表，里实已成，解表徒然，只通里，表热未解，病根未除，所以发热与里实俱重，应采用表里双解法。然而这种治疗方法在临床具体运用时，还须分析表里证孰多孰少，孰重孰轻，孰急孰缓，而决定不同的治疗方法。表里同病，若病情以表证为主，则治疗偏重于表，如表实证而有内热烦躁的大青龙汤证；若病情以里证为主，则治疗应偏重于里，如腹满而兼有发热，脉浮数的厚朴七物汤证；若表里证等同者，则应表里并重，如外寒内饮的小青龙汤证。

方释

（160方）厚朴七物汤方

方中重用厚朴，行气除满；枳实行气消痞；大黄泄热通便，三药合用，使气行则腹满得消，气下则积滞得除；桂枝、生姜、大枣调和营卫，散解表热；甘草顾护胃气。诸药相伍，共奏泄满散热，表里双解之功。

异同

第582条之厚朴七物汤与第408条之大柴胡汤同为解表攻里之方，厚朴七物汤主治太阳与阳明合病而以阳明证为重者，大柴胡汤主治少阳与阳明合病而以少阳证为主者，此两方所治之证同是腹满实证而兼有表邪者。但两方的功用不同：

厚朴七物汤：邪在太阳及阳明，因腑气壅滞，肠中气滞，病位偏低，故腹满在腹中，胀满疼痛，兼发热，脉浮数等太阳表证，治宜外解表邪以和营卫，内行气滞以除实满，用厚朴七物汤治疗，以通腑解表，除胀消痞。

大柴胡汤：邪在少阳及阳明，因腑气壅滞，胃胆郁阻，病位偏高，故腹满在心下，按之作痛，兼郁郁微烦，往来寒热，胸胁苦满等少阳证，治宜和解少阳以解表邪，通腑导滞以除里实，用大柴胡汤治疗，以疏解少阳，泄热除满。

讲析

腹满，临床有虚寒，实热之异：

属于虚寒者，多与脾肾有关，证见腹满时轻时重，按之不痛，舌淡苔白，脉象微弦。

属于实热者，多与胃肠有关，证见腹满多为持续性，胀满不减，按之疼痛，舌红苔黄，脉象沉实。

原文

阳明病，腹中切痛雷鸣，逆满呕吐者，此虚寒也，附子粳米汤主之。（583）

直释

① 阳明病，腹中切痛：阳明病，由于胃肠阳虚寒盛，脏腑失煦，寒性收引拘急，故腹部如刀切样的剧烈疼痛，其痛喜揉按热熨。

② 雷鸣：阳虚阴盛，不能运化水湿，势必内停为患，寒邪水湿流注肠中，搏击肠间，辘辘有声，故肠鸣音响亮如雷。

③ 逆满：因脾胃阳虚，阴寒内盛，寒气上逆，阳气痹阻，则气逆胀满。

④ 呕吐者：寒邪犯胃，胃气上逆，寒气影响胃腑，使之失去和降，故同时呕吐，吐出清稀水饮，夹有不消化食物。

⑤ 此虚寒也：此证在胃肠多属里虚寒，在胃肠之中，在胃肠之外，皆寒气所致，往往因食生冷或接触外寒而诱发。

⑥ 附子粳米汤主之：由于一派脾胃阳虚寒盛之象，故其治宜附子粳米汤散寒降逆，温中止痛。即治寒以热药，腹中寒气，非附子之热，不足以温之；逆满呕吐，非半夏之辛，不足以散之；雷鸣切痛，非甘草、大枣、粳米之甘，不足以和之，五物相伍，则虚寒解矣。

鉴别

第583条之附子粳米汤证与第744条之理中汤证，均属中焦虚寒证：

附子粳米汤证属脾胃阳虚，寒饮上逆，以呕吐水饮或清稀痰涎，腹中切痛为主证。

理中汤证属阳虚气陷，以下利为主证，利下清澈稀薄，甚则水谷杂下。

两者在证候上各有侧重，临床上当以此为辨。

（161方）附子粳米汤方

方中附子大辛大热，温中以散寒；半夏辛温燥湿，降逆以止呕；甘草、大枣、粳米甘温益气，补中以缓急。诸药同用，共奏温中祛寒，降逆止痛之功，使寒气得散，气逆得降，则腹痛、肠鸣、胀满、呕吐诸证自解。

需要提及的是，附子贵在煮透，不在制透，必须用开水以文火煮至不麻口为度，服用含附子的药物时，应药后三至四小时内忌食生冷，并避风雨。总之，本方为治阴寒内结，寒气上逆之虚寒腹满痛者，实热证之腹满痛者须禁服。

阳明病，腹中寒痛，呕不能食，有物突起，如见头足，痛不可近者，大建中汤主之。（584）

① 阳明病，腹中寒痛：阳明病，中阳虚衰，阴寒亢盛，使中焦失煦，气机凝滞，故腹中寒盛，剧烈疼痛，热熨或揉按而减。

② 呕不能食：阳虚阴盛，寒邪犯胃，胃气当降不降，应纳不纳，上、中焦，寒气格拒，胃气失和，故呕吐而不能进食。

③ 有物突起：寒邪亢盛，腹中阴寒之邪凝聚，阻碍气机不得通畅，寒邪与腹中滞气相搏结攻冲，壅滞之气向外攻冲皮肤，故出现腹中隆起。

④ 如见头足：邪聚之处结成不同形状的块状物，其状高低不平，故腹皮突起如头足样的块状物，上下冲动。

⑤痛不可近者：本条的"痛不可近"有似实证，但属虚寒证无疑，虽然不按已痛，按之痛甚，貌似实证，但剧痛之时，腹壁隆起，出现似有头足样的块状物，上下移动，此疼痛窜动无定处，随遇寒或得温，而有所增减，与实证之疼痛着而不移，痛而不减是有别的，可知此"痛不可近"为虚象，非寒实也，此属阳虚寒盛之征也。

⑥大建中汤主之：应当用大建中汤治疗，用大建中汤温中散寒，建立中气，使中阳得运，阴寒得散，诸证得消。本方大辛大热，凡热性腹痛，或阴虚火旺或湿热内蕴者，均应忌用。

鉴别

"痛不可近"有实热与虚寒之别：

属实热者，其疼痛拒按，部位固定不移，并伴有一系列的实热之象：喜冷，面赤，舌苔黄，脉象沉实。

属虚寒者，其疼痛喜按。部位无有定处，并伴有一系列的虚寒之象：喜暖，面白，舌质淡，小便清长，脉象缓弱。

方释

（162方）大建中汤方

方中蜀椒大辛大热，温中散寒；干姜亦大辛大热，温中散寒，和胃止呕；人参甘温补益脾胃，扶正祛邪；饴糖建中补虚，缓急止痛，并能缓椒，姜之烈性。四药相伍，以奏温中补益，降逆止痛之功，又热又补，使阴寒之邪得散，中阳之气得建。

异同

第584条之大建中汤与第583条之附子粳米汤皆为治脾胃虚寒证之方，均以散寒止痛为治。

大建中汤属脾胃阳衰，阴寒内盛，证见"腹中寒痛，呕不能食，有物突起，如见头足，痛不可近"，病情较重。

附子粳米汤属脾胃阳虚，寒饮内停，证见"腹中切痛，雷鸣，逆满，呕吐者"，病情较轻。治虚寒性腹痛，附子不如干姜；虚寒性呕吐，半夏不如蜀椒；温养脾胃，甘草、大枣、粳米不如人参、饴糖。

本条所述阳明病以痛不可近，有物突起，呕不能食为特点。就疼痛而言，部位为阳明病腹中；痛势剧烈，腹中寒痛，痛不可近，说明寒邪为疼痛的成因；痛时见局部有物突起，如见头足；伴见症为呕吐，不能食。此皆说明病势重，多发生在中阳不足之人，因腹中偶感寒凉，或恣食生冷，使脾胃阳虚，中焦寒盛。宜大建中汤为治，方以蜀椒，干姜温中祛寒，人参、胶饴补虚。唯胃气大虚难受骤补，待一服后，腹痛，呕吐已止，宜急啜粥以养胃气，再更服，当日只能食稀粥，不可吃干饭和不易消化的食物。

由此可见，仲景制方，注重顾护胃气，不唯药补，亦用食补，所以温运中阳才是治疗本证的关键，俾中阳恢复，如同离空当照，阴霾自散。

原文

阳明病，腹满，胁下偏痛，发热，其脉弦紧者，当以温药下之，宜大黄附子细辛汤。（585）

直释

① 阳明病：本条乃系阳明病，阳虚寒盛，复感寒邪，阴寒凝滞之证。

② 腹满：寒实内结阳明胃肠，腑气不行，则脘腹胀满。

③ 胁下偏痛：胁下为厥阴所主，阴寒之邪乘虚客之，阳气虚不能温化阴凝之邪，故聚于胁下某一侧而发生偏痛，并非两胁俱痛，而是两胁下之部位偏于一侧疼痛。

④ 发热：此证的发热，不一定是全身性，有可能在某一局部出现，此乃寒实内结，阳气被郁，郁而欲伸之象，这种发热，既非外感表邪的发热，亦非阳明实热的发热。

⑤ 其脉弦紧者：其脉弦为里寒偏盛，其脉紧为寒邪外中，两寒相搏，故脉呈弦紧之象。

⑥ 当以温药下之：应当用温药攻下，使之温阳祛寒以散结，通便行滞以除积，若不是寒结成实者，不可妄投温药攻下。

⑦ 宜大黄附子细辛汤：因此用温经散寒，攻下寒积的大黄附子细辛汤治疗。

第 585 条大黄附子细辛汤证与第 639 条麻黄附子细辛汤证均属寒证。

大黄附子细辛汤是治疗寒实内结，气滞凝聚的胁腹疼痛，大便不通，脉弦紧，其治配以大黄，侧重治寒实积聚于里，使实邪从下而去，属温阳通便法。

麻黄附子细辛汤是治疗少阴本虚而又外感寒邪引起的太少两感证，恶寒甚，发热轻，脉沉，其治配以麻黄，侧重温散寒邪，使寒邪从表而解，属温经解表法。两方仅在一味药和用量上之出入，而主治证候却截然不同，这对临床用药很有启发。

（163 方）大黄附子细辛汤方

方中用辛热的附子温经祛寒，除脏腑之沉冷；辛香走窜的细辛以散寒止痛，两药相伍，温散寒邪，使驱寒之力更著；寒实凝聚于里，非温不能散其寒，非下不能除其实；仲景独辟溪径，又配苦寒的大黄泻下通便，辛热的附子、细辛同苦寒的大黄同用，可制大黄寒凉，使其独具走泄之力，而无清降之功，以泻内结之寒实。诸药配伍，共奏祛寒开结，通便止痛之功，此乃仲景开温下法之先河。原汤方三味药同煮，用于急腹证，以先煮附子，后下大黄为佳，于此悟出仲景用药之匠心。

本证的预后，当以服大黄附子细辛汤后大便是否通利为转机，寒实内结，阳气不足乃邪实正虚也，如服大黄附子细辛汤后大便通利，则邪去正复，可转危为安；若服大黄附子细辛汤后大便仍不通利，反增呕吐，肢冷，脉象转细，多属中阳已衰，病势趋于恶化。

问曰：阳明宿食，何以别之？师曰：寸口脉浮而大，按之反涩，尺中亦微而涩，故知其有宿食也，大承气汤主之。（586）

① 阳明宿食：饮食不节，暴饮暴食，脾胃受伤，谷未消，新谷又入，脾气虚弱，未消磨的食物停滞于胃肠，隔宿陈腐的食物停留在胃肠较久，为阳明胃肠饮食停滞。

② 何以别之：怎样从脉象上判断呢？

③ 寸口脉浮而大：仲景言寸关尺三部脉为寸口，关上，尺中，关前的寸脉浮而大，为宿食积滞，谷气内盛，壅塞于中，胃气充溢，故"寸口脉浮而大"。

④ 按之反涩：稍按之反而滞涩不流利，为宿食壅遏脾胃，中焦胃肠必有有形之物郁积阻滞，所以其脉"按之反涩"。

⑤ 尺中亦微而涩：关后的尺脉沉微而滞涩不流利，为食滞久郁，脾胃不能运化，糟粕停于大肠，下焦气血不得宣通，故其脉按之"尺中亦微而涩"。

⑥ 故知其有宿食也：所以知道有宿食停滞。

⑦ 大承气汤主之：这种病证，不急攻，失去时机，正气虚，攻之则正不胜邪，不攻则积滞难除，故用大承气汤荡涤胃肠积热宿食，其病自愈。

"寸口脉浮而大"，为宿食停滞，气机不畅，中焦脾胃之气壅滞的实象；"按之反涩"，稍按之反而滞涩，乃宿食阻滞气机之兆，此脉之往来不流利，并非气衰血少之候；"尺中亦微而涩"，本条脉之微，非微弱之谓，乃沉滞不起之征，即稍按之尺中亦见微涩之象，亦是食邪阻滞气机所致。本条脉浮不是表证，为宿食停积；脉微涩不是虚象，与后世所说的细弱欲绝的微脉，细而短迟的涩脉不同；脉大而有力与虚劳脉大虚极亦异，本条之"脉浮而大，按之反涩"，为食阻气滞所致的实证，与虚劳"其脉浮大"为阴虚不能敛阳，虚阳浮越于外的虚证不同。这里"寸口"与"尺中"对举，"大"与"微"亦是相对而言。所谓"尺中亦微而涩"，并非按之欲绝有"如无"之"微"，往来艰难之"涩"，更非"微"为气虚，"涩"因气少，而是与"寸口脉浮而大"相比，略微滞涩而已。根据以上脉象，可以测知宿食阻滞于胃肠，脾胃之气壅滞，气机不利，宿食停积，故用大承气汤荡涤宿食使其速去。

寸口脉数而滑者，此为有宿食也。（587）

直释

①寸口脉数而滑者：寸脉呈数而滑之象，脉数为胃肠有热之征，脉滑为谷气充盛，宿食初停之兆，由于实邪壅盛于里，故脉象数而有力，应指圆滑。

②此为有宿食也：脉数滑并见，又无外感发热病史，这是因为有宿食停滞的缘故，宿食积滞，阻滞胃肠，蕴结化热，为邪结未久之候。

讲析

第586条言寸脉浮大，按之涩。为宿食的变脉，第587条言寸脉数滑，为宿食的常脉。涩脉往来艰涩，迟滞不畅；滑脉往来流利，应指圆滑，涩脉与滑脉对照，二脉相反，何以均主宿食？因为宿食初停，胃肠壅滞未甚，病情较浅，气血尚能畅达，故脉象滑利；若食积较久，胃肠气滞壅盛，病情较重，气血流动受阻，故脉象涩滞。因此同为宿食病，只因病程有新久之不同，则脉象有滑涩之异。

原文

下利，不欲食者，此为有宿食也。（588）

直释

①下利：宿食停滞，气机受阻，脾胃升降失和，水谷不得消化，使秽浊积滞从旁流而下，排出的只是臭秽异常的粪水而无粪渣。

②不欲食者：宿食尚未悉除，胃肠功能未复，食滞胃气而恶闻食臭，嗳腐吞酸，恶心欲吐，故不欲进食。

③此为有宿食也：虽下利，但宿食并未因之而全部排出，腹满痛仍无减轻之时，这种下利现象，是宿食停滞于胃肠的表现，所以说"此为有宿食也"；同时也是正气祛邪外出的一种趋势，故当因势利导，荡积除滞，使宿食尽除。

病下利而用通因通用之法，必须具备以下条件：

① 腹部脐周按之坚硬有块者。

② 下利秽水而无粪块，其气味异常臭秽者。

③ 有谵语或烦躁症状者。

④ 脉沉实，或迟而滑，或滑而疾者。

另外，宿食下利，不欲饮食，以攻下法治疗者，必无其他虚证，如饮食停滞，脾伤不运而下利。胃伤不纳而不欲食，根据不同情况，可以采取健脾消食，消导和中，或消补兼施，攻补兼施，不得纯用攻下，以免损耗脾胃之气而遗后患，通过后世医家的补充，宿食病的诊治日臻完善。

讲析

以上第 586 条、第 587 条、第 588 条之三条皆言宿食，第 586 条言宿食久滞见脉涩，第 587 条言宿食新停见脉滑，第 588 条言热结旁流之下利，只要是因宿食停滞，壅塞不通，均可荡积除滞。但因叙证过简，故须结合病史，如有无暴饮暴食，以及腹诊，大便，舌苔等情况，多方查考，方能无误。

原文

脉紧如转索，此为有宿食也。（589）

直释

① 脉紧如转索：紧脉没有平时的固定形态，好像转动着的绳索时松时紧，时而胃气充溢而脉滑利，时而气机壅滞而脉劲急，脉紧中带有滑象，表现的脉象似紧非紧的不规则状态，称为"脉紧如转索"。

② 此为有宿食也：气机壅滞，紧束脉道，这就是有宿食停滞的缘故。

鉴别

第 586 条言变脉涩，第 587 条言常脉滑，皆主宿食；第 589 条言脉紧如转索，亦主宿食，反映的脉象之异，与宿食之久暂，停留之部位有关：

① 食积较久，则脉涩滞有力；② 食积新停，则脉滑而流利；③ 宿食在上脘，则脉紧如转索，说明一病可见多种脉象，这是仲景脉法的特点。

讲析

脘腹胀满，腹痛欲便，频频嗳气，泛泛欲吐，这些宿食病所常见的症状，仲景皆略而不言，而在最难辨别和易于疑似之处，如宿食病的脉涩，下利诸特殊情况，提出讨论，可见仲景写作的体例是详于特殊，略于一般，于此又可得一证明。

原文

脉紧，腹中痛，恶风寒者，此为有宿食也。（590）

直释

① 脉紧：宿食停滞，食积气壅，紧束脉道，气机失调，脉乍紧乍疏，没有常规，故宿食脉呈紧象。

② 腹中痛：食积不化，郁滞于中，则腹中疼痛。

③ 恶风寒者：脾胃失调，以致营卫不和而出现畏风怕冷的症状。

④ 此为有宿食也：这是因为有宿食停滞的缘故。

鉴别

脉紧主寒，主痛，亦主宿食，宿食除脉紧外，还可见脉之浮大，微涩，滑数之别，这与宿食停聚的时间长短和人体素质各异等因素有关，但究其原因，都与宿食不化相关，故应根据具体情况拟定相应的治法，同一种脉象可见于不同的疾病，同一疾病可见于多种脉象，所以必须结合临床，全面分析，才能做出正确的判断。

讲析

宿食停滞与外感风寒，都可以出现脉紧。

宿食停滞的脉紧是食积气壅，紧束脉道所致，其脉乍紧乍疏，犹如绳索转动之状，久病者多兼涩象，新病者多兼滑象；

风寒表证的脉紧，为感受风寒所致，寒性收引凝敛，致脉道收缩拘急，紧象较恒定，多与浮脉相兼。临床脉证合参，不难区别。

原文

宿食在上脘者，法当吐之，宜瓜蒂散。（591）

直释

①宿食在上脘者：宿食停滞在胃的上脘，有胸脘痞闷，嗳腐吞酸，泛泛欲吐的症状出现。

②法当吐之：饮食停滞，正气祛邪外出，属暴病新病，故当用催吐法治疗。

③宜瓜蒂散：可用瓜蒂散因势利导而催吐之，使实邪从上而越之，服药后，得快吐，即停服，免伤胃气。本方为实邪郁于上脘而设，亦可用于痰涎壅阻所致的胸膈胀满，凡病属邪实，病势迫近于胸咽，有泛泛欲吐者，皆可用之，不必限于宿食，若病人有失血病史，妇人妊娠期间，及老弱病人，皆不宜使用本法，以免耗伤胃气，劫夺气血，损伤正气。

讲析

宿食内停，当根据机体抗病趋势因势利导，在一般情况下，宿食在下脘，腹满胀痛，大便不通者，当用攻下之法；宿食在上脘，胸闷痞塞，泛泛欲吐者，当用催吐之法；宿食在中脘，脘腹胀满，嗳腐吞酸者，当用消导之法，此法仲景未有提及，为后世医家补充之法，使未至化燥成实的宿食积滞消导之。总之，宿食在下者宜下，在上者宜吐，在中者宜消，根据病变部位的不同而因证制宜。

辨少阳病脉证并治

第 592－602 条

原文

少阳之为病，口苦，咽干，目眩是也。（592）

直释

① 少阳之为病：少阳病。

② 口苦：少阳胆腑内藏精汁，其味最苦，阳明郁热，肝气不舒，邪从火化，热蒸胆液随胃气上溢，则口苦。

③ 咽干：火热灼伤津液，不达于上，则咽干。

④ 目眩是也：少阳木火之气上扰，风火上煽，则目眩。

讲析

口苦、咽干、目眩之所以作为少阳病的诊断依据，是因为它反映了少阳相火内动，津血不足，风火上扰的病理特点。少阳之腑为胆与三焦，内寄相火，胆又为风木之腑，故六淫外邪侵犯少阳，引动相火，使邪从火化。口苦、咽干、目眩三证，为少阳腑有热的表现。少阳之气主升发疏泄，其性喜条达而恶抑郁，邪犯少阳，升发疏泄的功能发生障碍，其气必郁，气郁则易化火，故出现少阳病的热证。口苦、咽干、目眩三证虽都反映少阳病相火上炎的病理变化，但其中以"目眩"一证最具特异性，为少阳病所独有。这是因为胆与肝相表里，肝开窍于目，少阳的经脉又都经过目锐眦的缘故。至于口苦，咽干两证，只有与目眩，目赤等同时出现时，才对少阳病有诊断意义，因为任何里热炽盛，津液消耗的病变，都可能出现口苦、咽干的症状，并不具有特异性。

少阳中风，两耳无所闻，目赤，胸中满而烦者，不可吐下，吐下则悸而惊。（593）

直释

①少阳中风：此为风邪侵袭少阳，风火相煽，上干清窍，旁及脉络之象。

②两耳无所闻，目赤：风为阳邪，其性上行，少阳主火，风火循经上扰清窍，故耳聋目赤。

③胸中满而烦者：邪阻胸胁部位，经气壅滞不利，故胸中满而烦。

④不可吐下：少阳中风，胸中烦闷，属无形之火，非有形之热，且病位不在胃肠，故不宜吐下。

⑤吐下则悸而惊：少阳中风乃风邪侵入少阳经，而非为有形实邪聚于胸膈或胃肠，因此不可乱施祛除有形实邪的吐下之法。如误认耳聋目赤，胸满而烦为实热有形之邪阻滞胸膈胃肠所致，而妄用吐下之法，势必耗伤气血，心失所养，神无所主，而出现心悸、惊惕之变证。

讲析

本条首先指出少阳中风的症状："两耳无所闻，目赤，胸中满而烦"，可见少阳中风是指少阳经脉感受风邪而言，这些症状是无形邪热的表现，邪热表现的部位是在上、中二焦，即耳聋、目赤，胸中满而烦，之所以说它是无形邪热，是因为它表现的症状既没有全身的大热，也没有下腹部和下焦的实热，以及胃肠中的燥热，若妄用吐下之法，势必气血衰耗，而神明无主，故怵然而悸，惕然而惊。

原文

伤寒，脉弦细，头痛发热者，属少阳。不可发汗，发汗则谵语，烦躁，此属胃不和也，和之则愈。（594）

① 伤寒：本条所云之"伤寒"，为少阳伤寒。

② 脉弦细：脉弦细，指脉搏端直以长，状如细线而稍软，病在少阳，肝胆气郁，布达不利，故脉弦；气血不足，脉道不充，故脉细。仲景指出"脉弦细，头痛发热"是少阳伤寒症状，仲景把脉弦细写在头痛发热的前面，是因为头痛发热为三阳病所共有，脉弦细为少阳病所独有，说明仲景把脉弦细作为辨少阳病的眼目。

③ 头痛发热者：少阳头痛多在头两侧，少阳发热多寒热往来。

④ 属少阳：仲景提出"头痛发热"症状，并云为"伤寒"，但仲景指的并非是太阳伤寒，因仲景除明示头痛发热症状外，还提出脉弦细，将其脉证联系起来看，并据脉以定证，仲景明确指出"属少阳"。

⑤ 不可发汗：既属少阳病，治法当用和解，不可妄施汗法。

⑥ 发汗则谵语烦躁：因汗法属辛温，而少阳主火，不当发而妄发之，必致热邪加重，津液外泄，津伤热炽，邪热循络上扰心神，则谵语烦躁。

⑦ 此属胃不和也：妄施发汗，阴津外泄，胃中干燥，邪热循胃络扰动，则胃不和。

⑧ 和之则愈：使胃气"和之"，不外两个方面：一是使胃中津复，燥热得平，如欲得饮水者，少少与饮之，令胃气和则愈；二是假若少少与饮之，不能使胃中津复与燥热得平，可根据实际情况，视其疾病的轻重，采取相应的治疗方法，清泄邪热，滋养津液，便是和胃之法。此处仲景虽然没有说明具体治法，但从提供的病机和疾病的转归中，医者可以受到启迪，根据病情把握胃气"和之则愈"这一关键，进行施治。

本条"脉弦细，头痛发热者，属少阳"，当用和解之法。若误用汗法，势必胃中干燥，津伤热炽，而发谵语烦躁。笔者认为，本条的重点当与上条合参，论述少阳病治法三禁，本条讲少阳病"不可发汗，发汗则谵语烦躁"；上条谓少阳病"不可吐下，吐下则悸而惊"。因少阳病邪不在表，且已露出津伤化燥之机，所以禁用发汗；病不在里，胃肠没有燥屎结实，所以禁用泻下；虽有胸满而烦，却非胸中邪实，所以禁用吐法。总之，不论中风，还是伤寒，只要病在少阳，均当禁用汗、吐、下三法，至于应该用何方治疗，要根据具体证候表现来决定。金元时期李东垣又提出少阳病还应有利小便之禁，这是对少阳病治禁的又一补充。少阳禁汗吐下利小便是言其常，而在小柴胡汤和解的基础上，若兼用汗、下、利小便之法，则是言其变。治疗少阳病证，若能做到知常达变，则就全面地掌握了少阳病的治疗方法。

本太阳病，不解，转入少阳者，胁下硬满，干呕不能食，往来寒热，脉沉弦者，不可吐下，与小柴胡汤。（595）

① 本太阳病不解，转入少阳者：本条既不是少阳病本病，也不是太阳病已罢，而是太阳病不解，转入少阳，以明少阳病固有邪袭少阳而发者，也有由太阳之邪转入少阳者，所谓"转入"就是疾病在发展过程中由一种类型转变为另一种类型。

② 胁下硬满，干呕不能食，往来寒热：少阳病是从太阳病转属而来，邪结于少阳部位，引起枢机不利，不是先见"口苦、咽干、目眩"的少阳胆腑之证，而是先见"胁下硬满，干呕不能食，往来寒热"的少阳经证，说明邪气与正气相搏结虽然较为激烈，但胆腑之热尚未甚剧。

③ 脉沉弦者：参合脉象，邪离太阳之表，则其脉不浮，相对之下，脉呈沉弦之象，为辨少阳病的主要脉象。

④ 不可吐下：本语同第593条"不可吐下"，以上脉证不离少阳，故不可妄施吐下之法。

⑤ 与小柴胡汤：本条不曰"小柴胡汤主之"，而曰"与小柴胡汤"，当有斟酌取舍之意，应根据小柴胡汤加减诸法化裁用之。

本条层次清楚，首言少阳病从太阳转入，续言其脉证，终言不可吐下，而宜"与小柴胡汤"治疗作结。并非本来就是少阳病，而是太阳病不解转入少阳，临床脉证为柴胡汤证，即胁下硬满，干呕不能食，往来寒热，脉沉弦。三阳病都有"呕"，但在太阳病篇，阳明病篇，少阳病篇却有不欲食、能食、不能食之异，脉沉弦亦为辨少阳病的要点。以上三节

（第 593 条、第 594 条、第 595 条），首节胸中满，邪在上焦也，次节胃不和，邪在中焦也，本节胁下硬满，脉沉弦，邪在下焦也。小柴胡汤为其通治之方，以上焦得通，胃气得和，津液得下，为其效验也。

原文

少阳病，气上逆，令胁下痛，甚则呕逆，此为胆气不降也，柴胡芍药枳实甘草汤主之。（596）

直释

① 少阳病，气上逆，令胁下痛，甚则呕逆：少阳病，其气上逆，胁下疼痛，甚至则呕逆不止。

② 此为胆气不降也：这是胆腑之气不下降的缘故。

③ 柴胡芍药枳实甘草汤主之：应当用柴胡芍药枳实甘草汤治疗。

讲析

少阳之气以两胁为升降之道路，其气则布于三焦，其液则游于络脉，凡脏腑之生化皆以气为用，以液为体。六腑者，传化物而不藏，唯胆藏精汁，是为奇恒之腑，故其气内畅心营，外疏肝络，气逆则营郁不通，不通则胁下疼痛；胆气不得通降，必内陷而上溢于胃，则令呕逆不止，所以然者，以少阳胆腑之气不降的缘故，应当用疏通气机，透达郁阳的柴胡芍药枳实甘草汤治疗。

原文

若已吐、下、发汗、温针，谵语，柴胡汤证罢者，此为坏证，知犯何逆，以法救之，柴胡汤不中与也。（597）

直释

① 若已吐、下、发汗、温针，谵语：本太阳病不解，病已转入少阳，未经误治，仍用小柴胡汤和之；若经吐、下、发汗、温针之误治，则谵语。

② 柴胡汤证罢者：柴胡汤证不存在，就不能再用柴胡汤治疗，称为"柴胡汤证罢"。

③ 此为坏证：误用吐、下伤中气，误用发汗、温针伤津液，误治之后的病证称为坏证。

④ 知犯何逆，以法救之，柴胡汤不中与也：应审察在治疗上犯过的失误，选择相应的治法施治，柴胡汤就不能再用了。

本条坏病的治疗，第 317 条是太阳病的坏病，与太阳病毫无相关，所以"桂枝汤不可与也"；本条是太阳病不解转入少阳，误治而"柴胡汤证罢"的坏证，所以"柴胡汤不中与也"。在治疗原则上，第 317 条是"观其脉证，知犯何逆，随证治之"；本条是"知犯何逆，以法救之"。第 317 条的坏病无谵语，病情轻浅，只要观其脉证，便可知犯何逆了，随证治之就可以了；本条的坏证有谵语，病情较重，追溯其原因，是吐、下还是发汗、温针引起的坏病，当详察脉证，知邪之所伤，病之所结，再依法救之。

三阳合病，脉浮大，上关上，但欲眠睡，目合则汗，此上焦不通故也，宜小柴胡汤。（598）

① 三阳合病：太阳、阳明、少阳三经的证候，同时出现，称为三阳合病。

② 脉浮大，上关上：前"上"字，指处于高处位置；仲景称"关上"，即关部脉。"脉浮大"点明浮大之脉在关部最明显，寸部、尺部次之，在腑病中关脉以候胆、胃，胆属少阳，胃属阳明，脉浮大见于关部，反映出少阳邪热较盛。

③ 但欲眠睡：指精神萎靡，神志恍惚，似睡非睡之态，为邪热欲出不能，郁于枢机所致。与少阴病"但欲寐"不同：少阴病，脉微细，但欲寐，是一派阳衰阴盛之兆；三阳合病，脉浮大，上关上，但欲眠睡，是一

359

派阳热旺盛之象，两者虚寒、实热殊异。

④目合则汗：介于自汗，盗汗之间，自汗多为阳虚或邪热亢盛于阳明，盗汗为阴虚，多为睡着后出现，醒后则止。本条是在似睡非睡状态下，尚未熟睡，合目则汗出，目开则汗止，说明目合则汗是因少阳枢机不利，邪气偏重于半表半里之间，目合则阳入于阴，阴不内守，所以汗出，这是少阳有邪热的反映。

⑤此上焦不通故也：少阳为枢，转输阳气，邪热为重，阳气不得转输而郁闭，故上焦不通也。

⑥宜小柴胡汤：本条"但欲眠睡，目合则汗"的症状尤为突出，这些症状既未重点反映少阳阳气欲和的病变，也未有重点反映阳明受纳阳气的病变，故治从少阳，疏通上焦，用小柴胡汤和解，以转输阳气为治。

讲析

本条首揭三阳合病，为太阳、阳明、少阳证候同时俱见。关于三阳合病的条文凡两见，第526条三阳合病，宜白虎汤；本条三阳合病，宜小柴胡汤。病在三阳多属热证，"合病"具有二、三病型并见，并分主次的特点，故三阳合病，则邪热过盛，第526条的三阳合病，则偏于阳明，其证候以阳明病为主，所以要独清阳明之热而用白虎汤施治，本条的三阳合病偏于少阳，其证候以少阳病为主，故当以和解之剂而宜小柴胡汤治之。

原文

伤寒四五日，无大热，其人烦躁者，此为阳去入阴故也。（599）

直释

①伤寒四五日：实指见证之期，非为传经之日，有传变之可能，亦有不传变之例，其传与不传，常取决于感邪之轻重，正气之强弱，治疗之当否，不得以日数为限，必须以脉证为凭。

②无大热：不是没有热，而是微热尚存。

③其人烦躁者：为邪热传变，疾病发展变化的征象，是表证不复存在，而传变为里证。

④此为阳去入阴故也："阳"主表，"阴"主里，"阳去入阴"是邪热

传变，疾病发展变化的趋向由表入里，无论内传阳明，还是陷入三阴，都是表邪传里的缘故。

本条首言伤寒发病的时日，继言症状，终言转归作结。说明疾病由表入里，在动态的发展所述内容来看，以"无大热，其人烦躁"作为辨证眼目。

原文

伤寒三日，三阳为尽，三阴当受邪，其人反能食而不呕者，此为三阴不受邪也。（600）

直释

① 伤寒三日：实指见证之期，非为传经之日，有传变之可能，亦有不传变之例，其传与不传，常取决于感邪之轻重，正气之强弱，治疗之当否，不得以日数为限，必须以脉证为凭。

② 三阳为尽：三阳，即太阳、阳明、少阳的合称；三阴，即太阴、少阴、厥阴的合称。大体阳盛者，多入三阳之腑，阴盛者，多入三阴之脏，可见依据某种条件，病邪可随时内传，亦可随时不传，必须依脉证为凭，判断其传变与否。

③ 三阴当受邪：阳病可以入阴，表病可以入里，这是当然之理，但并非必然之势，要依据病情变化，来判断三阴当受邪与否。

④ 其人反能食而不呕者，此为三阴不受邪也：只要能食而不呕，就是三阴不受邪。说明人体虽然受病，反而能食而不呕，知脏气未虚，中州健运，既不见太阴之腹满而吐，又不见少阴之欲吐不吐，更不见厥阴之饥而不欲食，均为不传变三阴之候；反之，无论病程久暂，若其人不能食而呕，或伴见其他阴证者，均为邪传入阴。

讲析

伤寒，三日，表邪传里，里不和则不能食而呕，今反能食而不呕，是邪不传阴，但在阳也。

361

伤寒三日，少阳脉小者，为欲已也。（601）

① 伤寒三日：实指见证之期，非为传经之日，有传变之可能，亦有不传变之例，其传与不传，常取决于感邪之轻重，正气之强弱，治疗之当否，不得以日数为限，必须以脉证为凭。

② 少阳脉小者：邪气传入少阳，少阳脉当见弦脉，反见脉小者，知脉象渐趋和平，示意少阳邪气渐退，为病情向愈的脉象。

③ 为欲已也：脉小说明邪气由盛而衰，又诊得临床证候逐渐减轻，所以脉小为向愈的脉象。

上两条（第600条、第601条），前者言证，后者言脉，脉证合参，即可判断疾病不传而欲愈。疾病愈与否，当然取决于正邪盛衰的结果，正胜邪却则病愈，故曰"为欲已也"。

少阳病，欲解时，从寅至辰上。（602）

① 少阳病，欲解时："欲解时"，指有自解之趋势的有利时辰。"少阳病，欲解时"，只是说在欲解的有利时辰范围内，人体阴阳气血的变化，有利于祛邪，病有自解的趋势，也有欲解的可能。邪轻病不重的患者，得到此时自然界隆盛的阳气之助，病邪有不药而解的可能；患者虽已服用对证的药物，但病邪未能尽解，待到欲解的有利时辰，由于外界阳气的资助，药效得到充分的发挥，就能祛邪外出，而使病愈；用药后，邪气虽已渐解，但仍然遗留一些不适之感，可在欲解的有利时辰彻底消除。疾病可随着一日中的不同时辰之异，则发生轻重变化，如果病后，正气逐渐恢复，邪气减退，正胜邪祛，再遇到该病欲解的有利时辰，机体正气受自然

界阳气之助，疾病便可趋向欲解。

② 从寅至辰上："寅"，即在 3 时后至 5 时前的 2 个小时；"辰"，即在 7 时后至 9 时前的 2 个小时；"上"，表示在某范围以内。"从寅至辰"，是指寅、卯、辰三个时辰，即现在 3 时后至 9 时前的 6 个小时。天刚亮日出阳升这一段时间，以卯时为中心，早至寅，迟至辰，前后跨三个时辰，并以中间时辰为中心，此时阳气开始活跃于体表，天阳开始逐渐趋向旺盛状态。少阳病解于此时，使被郁之胆火，随天阳之升而容易舒发，使失运的少阳枢机自行运转，三焦得以通畅，有助于祛邪外出。

讲析

人与自然界息息相关，天地之间稳定的调节规律，以维持阴阳消长的正常运行，人体才能适应自然界昼夜晨昏的往来与寒热温凉的变化，人体内环境与外界环境的对立统一，就是天人相应理论的物质基础。人与天地相应，自然界的邪气固然可以伤人，而自然界阴阳的消长也助人抗邪，一日之内，昼夜的阴阳盛衰序变，对人体气血阴阳的变化有一定影响，在患病时，这种影响也同样起着某种作用，这就是本条预测少阳病欲解有利时辰的立论依据。

辨太阴病脉证并治

第603—618条

原文

太阴之为病，腹满而吐，食不下，自利益甚，时腹自痛。若下之，必胸下结硬。（603）

直释

① 太阴之为病：太阴属土主湿，在脏为脾，脾主升清与运化转输水谷精微，当受寒邪侵袭或内伤生冷时，脾阳被寒邪损伤所发生的病证，称为太阴病。

② 腹满而吐：脾阳被寒邪所伤，运化失职，寒湿内停，胃肠气机阻滞不行则腹满，寒湿内盛，气机阻滞，升降失常，导致胃气不升，浊阴不降而上逆，则吐。

③ 食不下：中焦虚寒，脾不健运，胃不受纳，因此食不下。

④ 自利益甚：自利乃脾家自伤，自发性腹泻，并不是邪气内陷而被迫下利，而是脾虚气陷，清阳不升，水湿不化，这种症状随着时间的推移越来越严重，称为自利益甚。

⑤ 时腹自痛：腹痛由寒湿阻滞经脉，经气不畅所致，故可得温病减，或随着一日之中阳气的盛衰变化而有缓解之时，腹痛隐隐，时时发作，称为时腹自痛。

⑥ 若下之：太阳虚寒证，治宜温运中阳，健脾燥湿，禁用下法。若寒邪内侵太阴，邪正相争，寒伤脾阳，变生寒湿，因寒湿填塞内阻，却见非实邪停滞的腹满腹痛，若误作实邪下之，则中焦阳伤气陷。

⑦ 必胸下结硬：中焦阳伤气陷，不但病不能愈，必因阴寒上逆，胸下之气机升降出入阻滞而胸下结硬。胸下结硬比心下结硬位置为高，

故病情较为严重。

太阴脾，阳明胃同主胃肠疾患，阳明多为里热实证，太阴多为里虚寒证，故有"实则阳明，虚则太阴"之说。太阴虚寒证与阳明腑实证都有腹满，但两者的性质截然不同，太阴腹满属虚寒，腹喜温喜按，局部柔软，为脾阳虚而寒湿郁滞，其特点为"腹满时减，复如故"，虽下利而腹满仍不除；阳明腑实证的腹满属实热，腹部硬满，胀痛拒按，为肠间燥屎阻结，其特点为"腹满不减，减不足言"，得大便通利则腹满可除。

讲析

"自利益甚，时腹自痛"，是太阴病的辨证眼目，"自利益甚"不但反映出脾阳随着病情的发展越来越虚，而且说明"腹满而吐，食不下"等都是最早期的症状；"时腹自痛"，指腹痛非持续性时时发作，连用两个"自"字，则形象地描绘出太阴病因本身虚寒而引起的下利腹痛。

原文

太阴中风，四肢烦疼，阳微阴涩而长者，为欲愈。(604)

直释

①太阴中风：脾胃虚寒之人感受风邪，所形成的病证，称为太阴中风。

②四肢烦疼：太阴属脾，脾主四肢，太阴感受风邪，故四肢烦疼。四肢烦疼是太阴中风证的主证，不伴见恶寒发热，又不见全身疼痛，不可误作太阳表证。

③阳微阴涩而长者：据脉象推断太阴中风的病势转归：脉"阳微"，即脉浮取应指细软，标志着风邪衰退；脉"阴涩"，即重按脉迟滞不畅，显然是里虚湿滞；脉兼"而长"，脉体大过本位，是要将愈之兆。

④为欲愈：此为脾气有渐复之机，邪微正复，病势向好的方面转化，所以为欲愈。

本条以脉象变化推测病机的转归，是仲景经验的总结，临床当脉证合参，方可确诊。值得指出的是，本条说明太阴病有中风表证，是无容置疑的。

原文

太阴病，脉浮者，可发汗，宜桂枝汤。(605)

直释

①太阴病：太阴病属里虚寒证，起病应现一派里虚寒的证候，但本条并没有说明症状，仅举出"脉浮者"，作为辨证施治的依据，以理推测脉沉弱，今脉不沉弱而呈浮象，是邪在表的明证，称为太阴病。

②脉浮者：风寒邪气深入太阴部位，邪正相争于太阴之里，其脉当以不浮为常，今言"脉浮者"，当属其变。

③可发汗：脉浮是正气趋表抗邪之征，证中不伴见发热恶寒，故知非营卫之邪抗争于太阳，但邪入太阴而见脉浮，宜因势利导，发汗解邪，故云"可发汗"。

④宜桂枝汤：邪气入于太阴，太阴正气所虚不甚，仍有抗邪出表之势，适合用桂枝汤。

讲析

长期以来，多数注家只强调桂枝汤解肌，不承认能发汗，本条明确指出桂枝汤的发汗作用，见桂枝汤证即用桂枝汤，太阳表证用桂枝汤，阳明表证用桂枝汤，太阴表证用桂枝汤，亦无可置疑。

原文

自利不渴者，属太阴，以其脏有寒故也。当温之，宜服理中、四逆辈。(606)

① 自利不渴者："自利"，即未经治疗，病情自然发展引起的下利；太阴阴气多，津液充足，加之内有寒湿，所以虽自利不会引起口渴。

② 属太阴：如果一个外感病在病程中自行下利而不口渴，称病属太阴。

③ 以其脏有寒故也：其所以属太阴，是由于脾脏虚弱，内有寒湿的缘故，故云"以其脏有寒故也"。

④ 当温之，宜服理中、四逆辈："宜"非"主之"。"辈"非一方。之所以统称"理中、四逆辈"而不言一定方剂，是因为以里虚寒证为主要病理机转的太阴病，临床亦有轻重之别，治疗自应视其具体情况权衡而定，这就意味着在"当温之"的原则指导下，应随证灵活选方。

讲析

本条"自利不渴者，属太阴"，与第 620 条"自利而渴者，属少阴也"，形成鲜明对比，太阴脾虚，寒湿不化，清气下陷，则自利为甚，寒湿盛于里，则口不渴，故曰"自利不渴者"；少阴下利，因寒中少阴，肾阳受用，肾阳虚衰，不能蒸腾津液，津液不能上蒸，故"自利而渴者"。可见不渴与渴，对诊断太阴自利与少阴自利有特定的鉴别意义。因为中焦虚寒自利与下焦虚寒自利不是不可逾越的，中焦自利严重到一定程度，由脾阳虚发展到肾阳虚时，则会形成下焦自利。本条"自利"属太阴脾，是缘于太阴阳衰，但太阴中土，赖少阴火温，若其阳衰连及少阴者，又当兼治之。因此中焦虚寒自利，可服理中汤；若利久不愈，发展到下焦虚寒自利时，宜用四逆汤施治。仲景在此概括地指出"宜服理中，四逆辈"，示意要根据病情的变化，选用温脾或脾肾双温的方药。

原文

伤寒脉浮而缓，手足自温者，系在太阴。太阴当发身黄；若小便自利者，不能发黄。至七八日，虽暴烦下利日十余行，必自止，以脾家实，腐秽当去故也。（607）

①伤寒脉浮而缓：太阴感受外邪的脉象则脉浮缓。

②手足自温者：太阴病阳虚的程度较轻，脾阳尚能布达四末，称为手足自温，是伤寒系在太阴的一个特点。

③系在太阴："伤寒，脉浮而缓"，颇似太阳中风，然没有发热症状而"手足自温"，故病属太阴。

④太阴当发身黄：太阴为湿土之脏，脾虚湿郁，寒湿郁滞，影响肝胆疏泄，则胆汁外溢，有发黄的可能，故云"太阴当发身黄"。

⑤若小便自利者，不能发黄："当发身黄"并不意味着一定发黄，如果小便自利，湿邪得从下泄，就不会发黄，所以说"若小便自利者，不能发黄"。可见小便利与不利，对于推测是否发黄有一定参考意义。

⑥至七八日，虽暴烦下利日十余行，必自止：七八日后，病人突然心烦不安，并下利日十余次，不服用任何药物，且下利多能够自止。

⑦以脾家实："脾家实"，非指邪实，而是言脾阳恢复，使脾运得健。

⑧腐秽当去故也：肠中宿积之腐败食物不得停留而排出，这并非是病情增剧，乃是病将向愈的先兆，故云"腐秽当去故也"。

第606条太阴脾虚寒湿的下利，与本条（第607条）太阴脾阳来复的暴烦下利，证虽有近似之处，但病机却迥然不同：太阴虚寒下利为脾虚气陷，运化无力，寒湿下注，表现为下利溏薄，自利益甚；太阴阳复下利则是正胜邪却，故其下利多腐秽之物，且下利多能够自止，诸证也随之自愈。

本条（第607条）"伤寒，脉浮而缓，手足自温者，系在太阴。太阴当发身黄，若小便自利者，不能发黄"，此段与《阳明篇》第494条相同。两条所异者，第607条是"至七八日，虽暴烦下利日十余行，必自止，以脾家实，腐秽当去故也"，为属太阴；而第494条是"至七八日，大便硬者，为阳明病也"，系属阳明。两条皆论太阴病湿郁发黄证。其异点为：第494条是湿邪去热从燥化，而成阳明病；第607条是脾阳来复，以暴烦下利而作解。

本太阳病，医反下之，因尔腹满时痛者，属太阴也，桂枝加芍药汤主之；大实痛者，桂枝加大黄汤主之。(608)

直释

① 本太阳病，医反下之：原本是太阳病，表证本当解表，医治时反而误用下法。

② 因尔腹满时痛者：外邪乘虚袭入，邪陷太阴，使脾之气血凝滞，脾伤气滞络瘀，胃失和降则满，脾血凝滞则痛，因而腹部胀满且时有疼痛。

③ 属太阴也：这是误下邪陷转属太阴。

④ 桂枝加芍药汤主之：轻者仅腹部胀满，且时有疼痛，治宜温阳通络和中止痛，用桂枝加芍药汤治疗。

⑤ 大实痛者，桂枝加大黄汤主之：重者则胀满疼痛不止，即"大实痛"，仅用温阳通络法，力难胜任，则宜温阳泻实，活血止痛，用桂枝加大黄汤治疗。

方释

（164方）桂枝加芍药汤方

桂枝加芍药汤是桂枝汤加芍药三两而成，已不存在解表作用，方中桂枝、生姜、大枣，温阳通营和胃调中；芍药与桂枝相伍，不再是达于太阳之表而调和营卫，而是芍药引领桂枝潜行于内，活血通络，缓急止痛，则成温阳通络和中止痛之品；且倍加芍药又能助桂枝深入阴分，升举其阳，解太阳陷入太阴之邪，复有姜枣为之调和，则使太阳之阳邪不留滞于太阴；佐以甘草，酸甘相辅，恰合太阴之主药。

（165方）桂枝加大黄汤方

桂枝加大黄汤，是桂枝加芍药汤，再加大黄二两而成，本证是太阳病误下，表邪内陷，气血凝滞于脾络而形成的，加大黄，显然为行瘀通络，非为泻胃实，所以佐以小量大黄以协同芍药增行瘀通络之力，泄其壅滞，以补芍药破泄之不逮。

本条桂枝加芍药汤与桂枝汤、桂枝加桂汤三方，药味相同，但桂枝、芍药之量各异，则主治亦有所区别，三个汤方集中反映桂枝配芍药的应用规律。

桂枝汤中，桂枝、芍药等量，散收相得，开合相需，相辅相承，重在和营解肌。

桂枝加芍药汤中，桂枝量少于芍药，重在缓中，以治腹满时痛。

桂枝加桂汤中，桂枝多于芍药，重在平冲降逆而治奔豚气。

讲析

太阴腹痛，不是胃家有宿食粪便，而是脾的络脉中气血凝滞，流行不畅，才出现疼痛。从临床观察，胃家有粪便的大实，多不痛，即使有燥屎攻冲，其病也限于脐周围，而很少全腹痛；而太阴之痛，是痛在肠胃之外的脉络，并且多是全腹部弥漫性疼痛，不限于脐周围。太阴腹痛，有轻重不同：轻者，脾络时通时阻，证见腹满时痛，当用桂枝加芍药汤畅血行，破阴结，通脾络；重者：证见腹部持续作痛，痛而拒按，成为大实痛，在桂枝加芍药汤的基础上，再加大黄以破血行瘀。

原文

太阴病，脉弱，其人续自便利，设当行大黄、芍药者，宜减之，以其人胃气弱，易动故也。（609）

直释

① 太阴病，脉弱，其人续自便利：太阴病脉弱无力，示意脾胃气虚，虽然暂时未下利，其后必然下利。

② 设当行大黄、芍药者，宜减之：难堪酸苦寒凉之品讨伐，纵有腹满时痛，或大实痛，而不得不投以芍药、大黄者，也必须适当减少剂量。

③ 以其人胃气弱，易动故也："易动"，即容易发生变化之意。若行峻攻之品，必致中气益虚而泄泻不止。

仲景示意治病用药，必须重视病人的体质状况，用寒凉攻下之剂时，要注意顾护胃气。

原文

太阴病，大便反硬，腹中胀满者，此脾气不转也，宜白术枳实干姜白蜜汤；若不胀满，反短气者，黄芪五物汤加干姜半夏主之。（610）

直释

① 太阴病，大便反硬，腹中胀满者：颇似胃实之象，然而满而不痛，实而不热，此乃脾家自病，并非他病传变之证。

② 此脾气不转也，宜白术枳实干姜白蜜汤：胃气虚逆，津不下行，脾气不濡，肠部不润，此由气郁不能散津之故，故仲景云："此脾气不转也，宜白术枳实干姜白蜜汤"。

③ 若不胀满，反短气者，黄芪五物汤加干姜半夏主之：太阴病，"若不胀满，反短气者"，此为脾气下陷，实属手足太阴之气俱陷，肺气虚陷则短气，脾阳虚陷则不胀满，故见"不胀满，反短气"之候，用黄芪五物汤加干姜半夏治疗。

方释

（166方）白术枳实干姜白蜜汤方

白术以散脾精；枳实以降气结；干姜以温胃阳；白蜜以滋肠燥。胃阳转运，气布津行，脾复转输之职，则大便反硬得解，腹中胀满自愈。

（167方）黄芪五物汤加干姜半夏方

黄芪以升气陷；桂枝、芍药以解营郁；生姜、大枣补中益胃；干姜、半夏降逆温脾。大气一转，液道自通，而短气便硬得解；若津枯肠燥而脾约便难，又非本方所宜。

讲析

本条太阴病点睛之处，在于两个"反"字，前者言腹中胀满大便反硬；后者言腹中不胀满，反短气，说明太阴病有津凝气结与气虚津陷之异。

原文

太阴病，渴欲饮水，饮水即吐者，此为水在膈上，宜半夏茯苓汤。（611）

直释

① 太阴病，渴欲饮水：太阴病，口渴想喝水。

② 饮水即吐者：喝水立即吐出。

③ 此为水在膈上：这是水在膈上的缘故。

④ 宜半夏茯苓汤：适合用半夏茯苓汤治疗。

方释

（168 方）半夏茯苓汤方

半夏、干姜温脾降逆；茯苓、泽泻清燥利水，寒热并行而上燥下寒俱解，水能化气而渴亦自愈。

讲析

此手足太阴俱病，系属肺燥脾寒之证，肺燥，脾津不能上散于肺，则渴欲饮水；脾寒，津液不输，水下入肠不纳而上逆，则饮水即吐。

原文

太阴病，下利口渴，脉虚而微数者，此津液伤也，宜人参白术芍药甘草汤。（612）

直释

① 太阴病，下利口渴：太阴病，腹泻口渴。

② 脉虚而微数者：脉呈虚而微数之象。

③ 此津液伤也：这是脾津内伤的缘故。

④ 宜人参白术芍药甘草汤：适合用人参白术芍药甘草汤治疗。

（169方）人参白术芍药甘草汤方

方中人参、白术救津液之脱，以运脾阳；芍药、甘草缓中焦之急，专滋脾液。不用辛温燥烈之品，恐阴尽而阳亦随之亡也。

讲析

本条为脾津内伤证，太阴病，本当自利不渴，今下利口渴，故知脾阴已伤，脾阴伤则下利；气泄则津不上承，故口渴；脉呈虚而微数之象，乃脾津内伤之征。

原文

太阴病，不下利吐逆，但苦腹大而胀者，此脾气实也，厚朴四物汤主之。（613）

直释

① 太阴病，不下利吐逆：既不下利，也不吐逆。

② 但苦腹大而胀者：但痛苦之处在于腹部胀大。

③ 此脾气实也：这是脾实气结的缘故。

④ 厚朴四物汤主之：应当用厚朴四物汤治疗。

方释

（170方）厚朴四物汤方

方中枳、朴以降气结；橘、夏通液道之阻，则脾实气结除矣。

讲析

本条为脾实气结证，邪不在肠部，则不下利；邪不在胃脘，则不吐逆。大腹为太阴脾气运化之所，但苦腹大而胀，无痛满拒按与无燥屎内结之症状，故知非胃实，乃脾络阻塞而气滞郁结之故。

太阴病，不吐、不满，但遗矢无度者，虚故也，理中加黄芪汤主之。
（614）

直释

① 太阴病，不吐、不满：太阴病，不吐逆，不胀满。

② 但遗矢无度者：但遗矢无度。

③ 虚故也：这是脾阳虚衰的缘故。

④ 理中加黄芪汤主之：应当用理中加黄芪汤治疗。

方释

（171方）理中加黄芪汤方

方中理中汤以补脾阳之虚；加黄芪以升中气之陷，脾阳复，中气升，则遗矢无度愈矣。

讲析

本条为脾阳虚衰证，邪不逆于胃脏，则不吐；气不郁于中焦，则不满；但遗矢无度者，乃脾阳虚衰，中气下陷之证，故仲景云"虚故也"。

原文

太阴病，欲吐不吐，下利时甚时疏，脉浮涩者，桂枝去芍药加茯苓白术汤主之。（615）

直释

① 太阴病，欲吐不吐，下利时甚时疏：太阴病，想吐吐不出，腹泻时甚时轻。

② 脉浮涩者：脉呈浮涩之象。

③ 桂枝去芍药加茯苓白术汤主之：应当用桂枝去芍药加茯苓白术汤治疗。

（172方）桂枝去芍药加茯苓白术汤方

方中桂枝汤者，以脉浮为风邪外袭之象；去芍药者，以脉按之涩，为血少之兆；加茯苓白术，健脾渗湿止利，以除湿气内郁。

讲析

本条为太阴中风证，病在脾，不在胃，则欲吐不吐；脾气之湿夹风邪下注于肠，则腹泻时甚时疏，脉浮涩者，乃风邪外袭，湿气内郁之象，故治之以健脾渗湿止利之法。

原文

太阴病，吐逆，腹中冷痛，雷鸣下利，脉沉紧者，小柴胡加茯苓白术汤主之。（616）

直释

① 太阴病，吐逆，腹中冷痛，雷鸣下利：太阴病，呕吐气逆，腹中冷痛，肠鸣腹泻。

② 脉沉紧者：脉呈沉紧之象。

③ 小柴胡加茯苓白术汤主之：应当用小柴胡加茯苓白术汤治疗。

方释

（173方）小柴胡加茯苓白术汤方

方中小柴胡汤以调和三焦之气；加茯苓、白术温脾除湿，以止下利。

讲析

本条为太阴中寒证，脉沉紧，似含弦象，知里不虚。上焦不和，则吐逆；中焦不和，则腹中冷痛；下焦不和，则雷鸣下利，故致三焦不和之证。

太阴病，有宿食，脉滑而实者，可下之，宜承气辈；若大便溏者，宜厚朴枳实白术甘草汤。（617）

直释

① 太阴病，有宿食，脉滑而实者：太阴病，有宿食，脉呈滑实之象。
② 可下之，宜承气辈：可用下法，适合用承气类汤方治疗。
③ 若大便溏者：大便溏泻。
④ 宜厚朴枳实白术甘草汤：适合用厚朴枳实白术甘草汤治疗。

方释

（174方）厚朴枳实白术甘草汤方
方中枳实、厚朴以行宿食而消腹满，白术、甘草以除湿滞而止便溏，诚良方也。

讲析

宿食病本属阳明，阳明与太阴相表里，胃有宿食原由脾阳虚弱，失健运之常，致气滞而为腹满之太阴病；脉呈滑实之象，为宿食之候，可按阳明病治疗，随证之微甚，以相适应的承气汤下之；若大便溏泻，为胃气素弱，适合用调解消导之剂施治。

原文

太阴病，欲解时，从亥至丑上。（618）

直释

① 太阴病，欲解时："欲解时"，指有自解之趋势的有利时辰。"太阴病，欲解时"，只是说在欲解的有利时辰范围内，人体阴阳气血的变化，有利于祛邪，病有自解的趋势，也有欲解的可能。邪轻病不重的患者，得到此时自然界隆盛的阳气之助，病邪有不药而解的可能；患者虽已服用对证的药物，但病邪未能尽解，待到欲解的有利时辰，由于外界阳气的资

助，药效得到充分的发挥，就能祛邪外出而使病愈；用药后，邪气虽已渐解，但仍然遗留一些不适之感，可在欲解的有利时辰彻底消除。疾病可随着一日中的不同时辰之异，则发生轻重变化，如果病后，正气逐渐恢复，邪气减退，正胜邪祛，再遇到该病欲解的有利时辰，机体正气受自然界阳气之助，疾病便可趋向欲解。

② 从亥至丑上："亥"，即在 21 时后至 23 时前的 2 个小时；"丑"，即在 1 时后至 3 时前的 2 个小时；"上"，表示在某范围以内。"从亥至丑"是指亥、子、丑三个时辰，即现在 21 时后至次日 3 时前的 6 个小时。亥、子、丑三个时辰，为太阴所旺之时辰，太阴为阴中之至阴，阴极于亥，阳生于子，至丑而阳气已增，故太阴病每于当旺之时，得阳气之助，为欲解的最佳时辰。

讲析

人与自然界息息相关，天地之间稳定的调节规律，以维持阴阳消长的正常运行，人体才能适应自然界昼夜晨昏的往来与寒热温凉的变化，人体内环境的对应统一，就是天人相应理论的物质基础。人与天地相应，自然界的邪气，固可伤人，而自然界阴阳的消长也助人抗邪，一日之内，昼夜的阴阳盛衰序变，对人体气血阴阳变化有一定影响。在患病时，这种影响也同样起着某种作用，这就是本条预测太阴病欲解有利时辰的立论依据。

辨少阴病脉证并治

第619—664条

少阴之为病，脉微细，但欲寐也。（619）

①少阴之为病：助词"之"用在主语"少阴"和谓语"为"之间，取消句子的独立性，使"少阴为病"这一完整句子，变成一语意未尽的主谓性词组，充当全句子的主语。"之为"二字，语气由上摄下，"但"字是眼目，把少阴为病直接贯到脉证上，即由少阴有病引出脉证的词组，充当全句子的谓语，译为"少阴病，脉证是……"

②脉微细：阳气衰微，无力鼓励血行，则脉微；阴血不足，脉道不充，则脉细。由于阴阳微弱，气血不足，故脉呈微细之象。

③但欲寐也：但欲，只想之意；寐，即睡之意。但欲寐，指阴阳俱虚，神失所养，则精神萎靡不振，神志恍惚而呈似睡非睡的一种晕沉迷糊状态。

本条仅十二字，以"脉微细，但欲寐"之一脉一证立论，代表少阴病阴阳衰微，气血双亏的一类证型，此脉证反映了少阴病的本质，故以之作为少阴病的诊断依据，凡起病具有此脉证特征者，即可诊断为少阴病。

少阴病，欲吐不吐，心烦，但欲寐，五六日，自利而渴者，属少阴也，

虚，故饮水自救；若小便色白者，少阴病形悉具，小便白者，以下焦虚寒，不能制水，故令色白也。（620）

直释

①少阴病，欲吐不吐：少阴病，恶心欲吐，而又无物吐出，此由少阴阳虚寒盛，肾阳虚衰，浊阴上逆，影响胃之和降，故欲吐，胃中无物，故无物吐出。

②心烦，但欲寐：心中烦闷，精神萎靡疲困，似睡非睡。

③五六日，自利而渴者：病后第五六天自行下利，又伴见口渴，因五六天后，邪入少阴，引起少阴发病，阳气内虚，不能温养脾土，又不能制水，反以出现自利，少阴阴气本虚，自利更损津液，因而口渴。

④属少阴也：是属于少阴病的表现。

⑤虚，故饮水自救：阳虚津乏，所以引水自救，此种口渴，不是阳热有余，消烁津液，而是阳气不足，不能蒸化津液上承，其渴必喜热饮，且饮的量，亦必不多，所谓"虚，故饮水自救"。

⑥若小便色白者，少阴病形悉具：如果小便颜色清白，少阴病的特征就全部具备了。

⑦小便白者，以下焦虚寒，不能制水：小便清白的原因，是下焦虚寒，不能化气制约水液。

⑧故令色白也：所以使小便颜色清白。

鉴别

少阴病下利与太阴病下利，都属阳虚，但程度上有轻重之异，太阴病下利，仅是脾阳虚，寒湿内盛，所以不渴；少阴病下利，阳虚程度较重，不但脾阳虚，而且肾阳亦虚，不能蒸化津液上布，所以口渴。第606条"自利不渴者，属太阴"，本条"自利而渴者，属少阴也"，可见下利一证是太阴、少阴二病之所同，其辨证要点在于口渴与否。少阴虚寒下利在更多的情况下当不口渴，即使口渴，亦喜热饮，且量亦不多。

讲析

通过本条可见仲景在诊察疾病的过程中，十分注重小便的情况，从而体现了小便变化，对某些病证的诊断有着重要的意义。小便的辨证，仲景述及甚多，太阳病察小便利与不利以辨蓄水与蓄血；阳明病察小便利与不利以辨是否发黄，察小便数多以辨阳明燥屎内结与否；本条察小便色白，为少阴虚寒。由此看来，察小便颜色的深浅，量的多少，及排尿的情况，在问诊中是甚为重要的环节。

原文

病人脉阴阳俱紧，反汗出者，亡阳也，此属少阴，法当咽痛而复吐利。（621）

直释

①病人脉阴阳俱紧：病人寸关尺三部脉呈紧张有力之象，由于阳气虚衰，阴寒内盛，脉道收引所致。

②反汗出者：阴盛于内，虚阳外越，故周身反而汗出。

③亡阳也：是因于阴寒内盛，逼迫阳气外亡的缘故。

④此属少阴：阳气素亏，无阳固其外，遂致腠理疏泄，故不发热而汗自出，这属于少阴病。

⑤法当咽痛而复吐利：虚阳上浮则咽痛，此咽痛多不红不肿，与实热证又红又肿的咽痛不同，阴盛于里，阴邪上逆则吐，阴邪下趋则复利，所以按理说，应当伴有咽喉疼痛及上吐下泻的症状。

讲析

病人脉阴阳俱紧，有太阳与少阴之别，太阳伤寒，脉阴阳俱紧，是脉浮而紧，乃由寒邪束表，卫闭营郁而脉道收引所致，当伴身疼无汗；少阴病脉阴阳俱紧，是脉沉而紧，乃由阳气虚衰，阴寒内盛，脉道收引所致，当伴有汗出，因无阳固其表，致使腠理疏泄，故汗出曰之"反汗出"。太阳与少阴为表里，少阴阳气充实，则卫外有力，太阳表邪不得内传；若里阳不足，寒邪盛于表，则太阳表寒乘虚内传少阴，阴寒内盛，逼迫阳气外亡，则形成少阴寒盛的亡阳证。本条虽未言治法，但不为"咽痛"的亡阳标证之所惑，而妄施清热，须当施治回阳固脱以急救。

少阴病，咳而下利，谵语者，被火气劫故也，小便必难，以强责少阴汗也。（622）

直释

① 少阴病，咳而下利：少阴病，咳嗽、下利，皆属本病，或从寒化，或从热化，皆可发生。

② 谵语者，被火气劫故也：劫，强迫、损伤之意；火气劫，即用火法，如艾灸、烧针、熏熨等法，强迫汗出。若不识病在少阴，误用火热之法强令汗出，必伤津耗液，火邪内陷而内扰心神，故谵语的症状，是曾经误用过火疗的缘故。

③ 小便必难：肾主二阴，火劫汗出津损液伤，则小便涩少艰难。

④ 以强责少阴汗也：强责，指过分强求之意。是因强发少阴之汗劫津耗液的结果。

讲析

本证，或从寒化，或从热化，均可发生：① 从寒化者，以其阳虚阴盛，水寒之气上逆作咳，下迫则利，属真武汤证；② 从热化者，以其阴虚火旺，水热互结，上犯于肺，则作咳逆，肾气不化，水气反渗大肠，故而下利，属猪苓汤证。

原文

少阴病，脉细沉数，病为在里，不可发汗。（623）

直释

① 少阴病，脉细沉数：少阴病，脉搏细软，重按细弱无力，来去薄疾。

② 病为在里：这是病在里的表现。

③ 不可发汗：不可用发汗的方法治疗，说明少阴治法以扶正为常，汗法乃为少阴病的治禁。

讲析

本条因只言其脉，未述其证，才引起注家寒化热化之争：① 有认为是少阴寒化证，脉沉细中见数，为阳虚寒盛，但按之无力而数，治当驱寒回阳，不可发汗，误发其汗，则可导致亡阳之变；② 有认为是少阴热化证，脉细为阴虚，脉沉主里，脉数为有热，治当清热育阴，不可发汗，误发其汗，则可导致下厥上竭之变。事实上少阴寒化证和少阴热化证都可能见到"脉细沉数"，要脉证合参，综合分析，前者伴见阴盛阳衰的症状，后者伴见阴虚火旺的症状。无论是寒化证，还是热化证，均禁用发汗。

原文

少阴病，脉微，不可发汗，亡阳故也；阳已虚，尺脉弱涩者，复不可下也。（624）

直释

①少阴病，脉微：少阴病，脉搏呈现若有若无，按之欲绝的微象，为阳气虚衰之征。

②不可发汗：不管有无可汗之证，均不可发汗，若误发其汗则会导致亡阳之变。

③亡阳故也：这是因为阳气大虚的缘故。

④阳已虚：阳气已经虚衰。

⑤尺脉弱涩者：又见尺部脉按之无力，且往来艰涩，此为阴血亏虚，不能充盈脉道所致。

⑥复不可下也：凡阳气已虚，加之阴血不足，即使有可下之证，亦不可下，若误用攻下，必竭其津而亡阴，则会有阳亡阴竭之弊。

讲析

以上三条均论述少阴病的禁忌，第 622 条论少阴病禁火法，第 623 条论少阴病禁汗法，第 624 条论少阴病汗、下皆禁。少阴病虽有汗、下之证，当以脉为凭，不可用汗、下之法，必须权宜施治。

少阴病脉紧，至七八日，自下利，脉暴微，手足反温，脉紧反去者，为欲解也，虽烦下利，必自愈。（625）

直释

① 少阴病脉紧：少阴病，脉呈紧象，为阳气衰微，阴寒内盛，当见恶寒蜷卧，四肢厥冷，下利清谷诸证。

② 至七八日，自下利：病至七八天时，出现自发的下利。

③ 脉暴微：脉搏由紧张有力突然变为微弱无力，此处脉紧而暴微，乃阳气来复阴寒渐退之兆。

④ 手足反温：若属病情转剧，当手足逆冷，今手足转温，是少阴阳气来复之机。

⑤ 脉紧反去者：是寒邪已去而非阳气愈虚，手足由逆冷渐转温暖，便是寒消阳复之征。

⑥ 为欲解也：这是病证将要转愈的征兆。

⑦ 虽烦下利，必自愈：虽然有心烦和下利的症状，也必然会自行痊愈，即，其烦乃是阳气来复，与渐退的邪气相争的表现，其下利则是正胜祛邪外出的反映，此时虽见心烦，下利，但邪气衰而转从下出，则烦，利随之自止。

讲析

本条"暴"字承接两个"反"字，即"手足反温"，"脉紧反去"，前者表明阳气来复，后者表明邪气渐退，阐述为欲解的动态过程，说明病证有向愈趋势。应注意仲景"反"字的用法，不"反"者言其常，"反"者言其变，这说明在疾病的辨证中有常有变，不知常达变不可能做出正确的判断。此时不能因其欲愈之势，而去等待阳气来复，应积极抢救，结合其临床脉证随证施治。

原文

少阴病，下利，若利自止，恶寒而蜷卧，手足温者，可治。（626）

① 少阴病，下利：少阴病，下利，为阴寒内盛，阳气衰微的症状。

② 若利自止：此时若下利自行停止，说明有阳气回复之机。

③ 恶寒而蜷卧：蜷卧，指身体四肢屈曲而卧，多伴有胃寒身冷表现，此为阳衰阴盛，寒气内盛，肢体不能温煦所致。阴盛阳虚，故恶寒而蜷卧。

④ 手足温者：只要利止而手足逆冷转为手足温和者，说明体内阳气来复，阴邪渐退，有阳长阴消之势。

⑤ 可治：可以治愈。可治并不等于不药而愈，扶阳抑阴之剂仍不可少，可据证情选用四逆汤、白通汤等方救治。

鉴别

下利自止，也有病情转剧与向愈两种情况：① 如果利止而手足仍然厥逆，则利止不是阳复而是阴竭，为病情转剧；② 如果利止而手足逆冷转为温和，则利止为阳复阴退之征，为病情向愈。

讲析

少阴病，只有阴证转阳，方有向愈之机，仅有利止不可确认为阳复，因阴尽阳竭，亦可不利，但手足厥冷必有增无减，所以手足反温是利止阳复的佐证。

原文

少阴病，恶寒而蜷，时自烦，欲去衣被者，可治。（627）

直释

① 少阴病，恶寒而蜷：是少阴阴盛阳衰的证候。

② 时自烦，欲去衣被者，可治：有烦热感和想去掉衣被的症状，又无其他危候，则是少阳阳气来复之兆，表明阳气虽虚，尚能与邪抗争，故可以治愈。应予注意的，是少阴本证，非独下利，辨其阳气是否来复，除"手足温"以外，尚有自烦欲去衣被的体征。

少阴中风，脉阳微阴浮者，为欲愈。（628）

直释

① 少阴中风：风邪侵犯少阴经脉所致成的病变。

② 脉阳微阴浮者：阳，阴，指寸脉、尺脉。风邪侵犯少阴经，脉当沉细，今反见寸脉微，寸脉微表示表邪衰而不盛之象，尺脉浮表示阳气得复而向外抗邪之兆。

③ 为欲愈：邪衰阳复，其病自然将要痊愈。

讲析

本条应与厥阴篇第666条互参，第666条"厥阴中风，脉微浮，为欲愈"；第628条"少阴中风，脉阳微阴浮者，为欲愈"。均反映脉微为邪衰，脉浮为正胜之机。仲景论中风，分第303条之太阳中风、第497条之阳明中风、第593条之少阳中风、第604条之太阴中风、第628条之少阴中风、第666条之厥阴中风，它们均有各自的概念，分述在各篇中。

原文

少阴病，欲解时，从子至寅上。（629）

直释

① 少阴病，欲解时："欲解时"，指有自解之趋势的有利时辰。少阴病，欲解时，只是说在欲解的有利时辰范围内，人体阴阳气血的变化有利于祛邪，病有自解的趋势，也有欲解的可能，却不一定必解，但这对医生来说，正好可以利用这一有利时机，对疾病做出明确的诊断，拟定圆满的治疗措施，而且还可以对疾病的预后，做出正确的估计。

② 从子至寅上："子"，即在23时后至1时前的2个小时；"寅"，即在3时后至5时前的2个小时；"上"，表示在某范围以内。"从子至寅"，是指子、丑、寅三个时辰，即在23时后至次日5时前的6个小时。三阴旺时皆在夜间，随着阳生阳长，有助于扶助正气，少阴病欲解时较之太阴

病欲解时，只迟后一个时辰，这是阳气始生而又渐长的时间，阳生于子，子为一阳，丑为二阳，寅为三阳，阴极则阳生，阳进则阴退，阳长则阴消，阴寒之邪得以阳生之助，为其病解创造了有利条件。

讲析

少阴病欲解，虽然与自然界中的阳气活动有关，但外部影响只不过是一个有利条件，究竟能否自解，关键仍取决于邪正进退的情况，病人自身的正气是否充实，是否存在宿疾与兼夹病证，是否重复感邪，是否调护得当，是否医治及时，也就是说，只有在病人自身正气逐渐充足，邪气逐渐衰退的情况下，才有欲解的可能，否则便不会欲解。

原文

少阴病，吐利，手足不逆冷，反发热者，不死，脉不至者，灸少阴七壮。（630）

直释

①少阴病：少阴病，阳虚阴盛之候，判断其预后，以阳气的盛衰与存亡为关键。

②吐利：病至少阴，既吐且利，此阳气衰微，阴寒已极。

③手足不逆冷，反发热者：阳微阴盛，手足当逆冷而无热，而今手足不但不逆冷，反而有些发热，足见虽吐利而阳气仍有来复之机。

④不死：一般不会死亡。

⑤脉不至者：言脉搏摸不着，而不言脉绝，则不是阴阳离绝，而是因吐利，阳气一时不能通达，致脉一时难以续接，所以脉来乍断，指下按之不应。

⑥灸少阴七壮：灸少阴，指灸少阴经经穴；七壮，每艾灸一炷为一壮，七壮，就是灸七个艾炷。此述可用灸法以温阳通脉，阳气通则脉自至。

讲析

至于艾灸何穴，仲景未示具体穴位，七壮之限，不可拘泥，以阳回脉至为度，本条仲景只讲灸法，为应急之治，临床应同时给予四逆加人参汤之类治之，更为全面，不但丰富了抢救少阴危候的措施，而且有百利而无一弊。

少阴病八九日，一身、手足尽热者，以热在膀胱，必便血也。（631）

直释

①少阴病八九日：少阴病已经持续八九天，言其病程之长。

②一身、手足尽热者：而觉周身和手足都发热，这是少阴之邪转为太阳之表，甚至邪由少阴之里转入太阳膀胱之征兆，太阳与少阴为表里，太阳主一身之表，故阳热由里转出则"一身、手足尽热"。

③以热在膀胱：以热在膀胱，是指病程已久，热移膀胱。

④必便血也：太阳之热不解，络脉灼伤，血不循经而妄行，伤及膀胱血络而尿血，故曰"必便血"。

讲析

少阴邪热可伤及膀胱血络，出现便血证，少阴病本应不发热，持续时间已长，病情发生变化：①变为阳愈衰而阴愈盛，以至发展为亡阳之危境；②变为阳气渐复，阴寒渐衰而趋愈；③也有随着阳热之来复，病由阴转阳，可由少阴之脏转入太阳之腑，证由寒而转热，其邪可由少阴之里转为太阳之热而身热，甚者少阴之邪转入太阳膀胱而灼伤血络，引起尿血。

原文

少阴病，但厥无汗，而强发之，必动其血，未知从何道而出，或从口鼻，或从耳出者，是名下厥上竭，为难治。（632）

直释

①少阴病，但厥：少阴病，里气虚寒，阳气衰微，不能温煦四肢，故手足厥冷。

387

② 无汗，而强发之：少阴病兼见太阳表证，虽可发汗，也要谨慎从事，不可不顾及衰微之阳气，其治宜先温其里，后解其表，若把"但厥无汗"误作风寒表实，不知无汗为阳虚，而强行发汗，辛温之品使之汗出，不但更伤其阳，又复使阴液耗伤。

③ 必动其血：阳气大伤不能统摄阴血，必将引起出血。

④ 未知从何道而出：阴血妄行而随阳虚上涌，因其损伤络脉部位不定，所以引起出血之处，也无一定局，不知血通过何途径溢出。

⑤ 或从口鼻，或从耳出者：有的从口鼻中出，有的从耳中出。

⑥ 是名下厥上竭：阴血因强行发汗而亡失，有耗尽之势，阳衰于下，厥从下起，故称"下厥"；逼血上溢，阴竭于上，故称"上竭"。

⑦ 为难治：阴阳将欲成离绝之势，下厥非温不可，上竭温则动血，用温阳碍于上竭，用清热碍于下厥，治上碍下、治下碍上，顾此失彼，很难治疗。

讲析

第 631 条与第 632 条同属少阴出血，第 631 条之一身，手足尽热而尿血，即血从下竭，是阴证转阳，预后良好；第 632 条之下肢厥逆而上窍出血，即血从上竭，是阳竭阴厥，实属难治。

原文

少阴病，恶寒，身蜷而利，手足厥冷者，不治。（633）

直释

① 少阴病，恶寒，身蜷而利：为阳虚阴盛。

② 手足厥冷者：阴寒独盛，阳气不能为继，尚为有阴无阳之危候。

③ 不治：不容易治疗，所谓"不治"，并非不能治之证，仅表明病情危重而已，若能及时地投以回阳之剂，尚可挽救于万一，决不能放任待毙。

讲析

第 633 条与第 626 条都见恶寒蜷卧而下利属少阴虚寒重证，但一为可治，一为不治，辨证关键在于手足温与不温，第 626 条之手足温者，下利自止，有阳气来复之热，病有向愈之机，为可治；第 633 条之手足厥者，下利不止，有阳气衰败而无回复之机，为不治。

<u>原文</u>

少阴病，吐利，躁烦，四逆者，死。（634）

<u>直释</u>

① 少阴病，吐利：是由阴寒极盛，阳气虚衰所致。

② 躁烦：是阳气将脱之危候。

③ 四逆者：阴寒盛极，阳衰虚极，阴阳气不相顺接，故称四逆。四逆指手凉过肘，足凉过膝，较一般手足厥冷更为严重。

④ 死：反映阴盛于内，阳亡于外，阴阳将见离绝之势，故曰"死"。"死"与"欲解""欲愈""可治""难治""不治""欲死"一样，是仲景推断预后之词，"死"是指病证预后极其凶险。其原因有胃气败绝；阳气暴脱；阴津枯竭。仲景推断预后之词，是为区别其不同预后而设，但不能以此作为定论，科学发展到今天，如何正确对待这类问题，首要是学习仲景的辨证经验，正确分析病机转归，提高辨证施治水平。

<u>鉴别</u>

第 634 条之"少阴病，吐利，躁烦，四逆者，死"；第 648 条之"少阴病，吐利，手足逆冷，烦躁欲死者，吴茱萸汤主之"。

两条叙证文字虽颇相类似，但病情不同，病机不同，故治疗及预后有别，第 648 条病位重在中焦，病机乃中阳虚衰，加之少阴寒邪犯胃，浊阴上逆所致，其证以呕吐为主，病势向上，其下利仅因中焦升降失职，所致必不严重，也不一定会下利清谷；虽伴见手足逆冷，乃阴寒内盛，阳气不能敷布所致，较第 634 条"四逆"之证轻微，且逆冷的部位也较局限，即手冷不过肘，足冷不过膝，病人呕吐频繁而剧烈，故有"烦躁欲死"之象，而非凶险之征，说明阳尚能与阴相争，未至阳亡阴竭、虚阳欲脱的程度，其预后较好，属可治之证，根据辨证求因，审因论治之旨，可投以吴茱萸汤温胃降逆，散寒止呕为治；第 634 条病位重在下焦，病势向下，乃少阴阳衰阴盛，虚阳欲脱所致，其证以下利为主，且必定是脾肾阳虚，运化失职的下利清谷不止，证见四肢厥逆，乃阳衰不能温煦所致，不仅逆冷的程度重，且逆冷的部位广，必手冷过肘，足冷过膝，其躁烦乃为残阳欲脱、神不守舍的心烦不安，手足躁扰不安之势，病人还会呈现精神萎靡不振，极度衰疲的全身衰竭状态，故救治颇难。本证在 1 700 多年前虽被诊为"死"证，但如果能尽力抢救，急投大剂四逆之品，以回阳救逆，或尚可挽救于万一。

讲析

示别躁与烦是本条辨证的关键，躁烦与烦躁不同：

烦躁是以烦为主，烦为自觉症状，表现为意识清醒状态下的心中烦乱不安，属阳证，如第 627 条"少阴病，恶寒而蜷，时自烦，欲去衣被者，可治"，即属这种情况；

躁烦是以躁为主，躁为他觉症状，表现为无意识的肢体躁扰不宁，属阴证，如，第 636 条"少阴病，四逆，恶寒而身蜷，脉不至，心烦而躁者，死"，即属这种情况。

烦与躁在临床上虽常同时并存，可根据轻重主次之不同情况，其预后亦异。本条虽不是只躁不烦，但在吐利交作，四肢逆冷的一派阴寒证中出现以躁为主的病情，则已是阴邪猖獗肆虐、虚阳欲脱之征象，故亦为危重之候。

原文

少阴病，下利止而头眩，时时自冒者，死。（635）

直释

① 少阴病，下利止而头眩：少阴病，下利停止而反觉头目眩晕。
② 时时自冒者：并感到一阵阵昏蒙眼黑。
③ 死：少阴病阳脱阴竭致成的死。

鉴别

第 635 条与第 626 条"少阴病，下利，若利自止，恶寒而蜷卧，手足温者，可治"相比，两者都见于少阴病下利，利止之后，但转归却完全不同，按照一般规律，第 626 条少阴病下利自止的同时见有手足温，这是阳气来复，邪气衰退的征兆，为向愈之机；但第 635 条则言特殊情况，"下利止"是阴竭于下，无物可利而自止，虽下利止而未见手足转温，反见到头眩而时时自冒，可知这一利止，非阳气恢复，而是由于阴液已竭，则阳失依附而飞越于上，此时阴竭阳越，故曰"死"。

讲析

疾病处在邪正相争的复杂动态进程中，常常由一种倾向掩盖着另一种倾向，需要认真地加以辨别。少阴利止，须结合他证，审察阳气存亡与否，才能正确判断其预后，即，阳复利止可治，阳脱利止必死，阴竭利止必死。

原文

少阴病，四逆，恶寒而身蜷，脉不至，心烦而躁者，死。（636）

直释

① 少阴病，四逆，恶寒而身蜷：是阴寒极盛，阳衰极虚的征象。

② 脉不至：即无脉，自然较脉微欲绝的病情更重，为真阳衰微致极，已毫无行血之力。

③ 心烦而躁者：不仅无阳复之望，而且神气将亡。

④ 死：危重已极，故为死候。

鉴别

第 636 条与第 630 条虽都有"脉不至"，但病理变化却截然不同：

第 630 条"脉不至"乃因骤然吐利，脉气一时不能接续，时间呈一时性，虽然脉不至，但并见于"手足不逆冷，反发热"之阳气自复的生机之中，非阳气衰败，所以尚可用灸法治疗。

第 636 条"脉不至"为真阳败绝，不可自复，时间为永久性，则见于"四逆，恶寒而身蜷"与"心烦而躁"这一派阴极阳脱之际，是纯阴无阳，生气已绝，纵投大剂回阳助阳之品，终难挽回已绝之危阳。

讲析

第 636 条与第 630 条均见"脉不至"，但第 630 条为有阳，第 636 条为无阳，故预后有生死之不同。

原文

少阴病六七日，息高者，死。（637）

直释

① 少阴病六七日：少阴病至六七天以后，出现肺肾两绝的呼吸浅表而急促。

② 息高者："息"指呼吸，"高"指吸气不能下达，故"息高"是指呼吸浅表，呼多吸少，气息浮游于上，不能下达胸腹，为肾不纳气的表现，呈张口抬肩之状。

③ 死：少阴气绝于下，只呼出而不能吸入，生气上脱，有出无入，故死。

讲析

肺主气，司呼吸，肾主纳气，在生理状态下，吸入之清气经肺的肃降，下纳于肾，故有"肺为气之主，肾为气之根"之说。

原文

少阴病，脉微细沉，但欲卧，汗出不烦，自欲吐，至五六日，自利，复烦躁不得卧寐者，死。（638）

直释

① 少阴病，脉微细沉：邪入少阴，阳气衰微，鼓动无力，阴血不足，脉道不充，故脉来微细而沉，若有若无。

② 但欲卧：精神萎靡，神志恍惚，只想睡卧，呈似睡非睡状态。

③ 汗出不烦：热证汗出当烦，今汗出不烦，说明此证不是热证，显

然是阳气外亡而无力与邪抗争。

④ 自欲吐：是阴寒上逆所致，此时一线残阳，已达欲绝阶段，急予回阳固脱为治，尚恐不及，若贻误时机则会导致病情加重。

⑤ 至五六日：延至五六天以后。

⑥ 自利：治不如法，或延时失治，在阴盛阳亡情况下，由汗出而复自利，是阴寒加剧。

⑦ 复烦躁不得卧寐者：不得卧寐，指难以睡眠，轻者入睡困难，或睡而不实，眠中亦醒，重者彻夜不能入睡之意。由"不烦"转为"复烦躁"，由"但欲卧"转为"不得卧寐"，不是阳回之机，而是阳气将脱之象，说明阳气愈虚，阴寒邪气愈盛，为病情在逐渐恶化。

⑧ 死：阴竭于下，则自利，阳脱于上，则复烦躁，不得卧寐，阴竭阳脱，故为死候。

讲析

本条从文字表面上看，似乎平铺直叙，一气呵成，实际上只是语意转换处没有虚字转折，但若斟字酌句，便会觉得层次仍甚清楚。"汗出"，即是一转，少阴病不得有汗，见汗即是阴脱的先兆；"自欲吐，至五六日，自利"，又是一转，当然是病情的发展；"不烦"至五六日"复烦躁"，又是一转，说明病情的加重；"但欲卧"至五六日"不得卧"，又是一转，无疑是病情的更重。一条阐述四层意思，四层意思又是四个病理层次，均揭然于纸上，使人倍觉清晰，仲景示意若能在"自利，复烦躁，不得卧寐"之前，急温少阴以回阳，使不转变，及时不失时机抢救，也许还有一线生机，有力地增强在时间上的辨证意义。

原文

少阴病，始得之，反发热，脉沉者，麻黄附子细辛汤主之。（639）

直释

① 少阴病：首起以"少阴病"三字统之，可知主要脉证为脉微细，但欲寐的症状。

② 始得之：说明始于少阴，外邪直中，非从他经传来，得病时间短，

亦少阴病尚在初期，阳虚的程度不甚严重，没有四肢厥冷，下利清谷，恶寒身蜷等症状。

③反发热：少阴病多为阳虚，应以无热恶寒为主，现见"反发热"，示意不应发热而出现发热，故称"反发热"。系少阴里虚，复感风寒之邪，卫阳郁于肌表所致。

④脉沉者：太阳表证当脉浮，少阴阳虚当脉沉，故脉沉应为少阴里证。

⑤麻黄附子细辛汤主之：因为里虚，表证之热亦轻，故治之宜用麻黄附子细辛汤温阳发汗。

鉴别

本条之发热，与阴盛格阳之发热不同：①本条之发热，为全身发热，且与恶寒并见；②阴盛格阳之发热，虽有发热，但手足厥冷，身反不恶寒，同时伴见面赤，下利清谷，脉微欲绝的里虚寒证。

方释

（175方）麻黄附子细辛汤方

方中麻黄发汗以解在表之寒邪；附子辛热扶阳而温少阴之里寒；细辛辛温雄烈，外助麻黄以发散在表之寒，内助附子以散少阴之邪。麻黄、附子相伍，附子护阳，免麻黄过汗伤阴，麻黄走而不守，又助附子温通阳气而无不到之处；细辛尤散少阴之邪，三药配伍，温散兼施，发汗而不伤阳，温经而不损阴，具有温阳发汗之效。

讲析

本条仅举一证一例，论述少阴病表证，其病机为少阴素虚，复感风寒，故脉不浮而沉；少阴虽虚而不甚，仍能抗邪外出，未全陷入少阴，所以反发热。

原文

少阴病，得之二三日，麻黄附子甘草汤微发汗，以二三日无里证，故微发汗也。（640）

① 少阴病，得之二三日：邪袭轻，病势缓，正虚甚，病程稍长，说明少阴表证也有轻缓之时。

② 麻黄附子甘草汤微发法：应当用麻黄附子甘草汤轻微发汗。

③ 以二三日无里证，故微发汗也："无里证""微发汗"，是仲景行文自注句，指出虽病有二三日，然无吐利厥逆的里证，"无里证"说明寒邪尚未入里，寒邪在表，正气较虚，在两三天时还没有出现更严重的少阴里证，所以可以用轻微发汗的方法治疗。

鉴别

少阴兼表是指少阴肾阳素虚，外感风寒，而导致太少两感证，所谓两感证，指互为表里的阴阳两经同时感受一种外邪，且两经之表证、里证同时互见的病证，既有发热恶寒、无汗的太阳表证，又有脉沉的少阴里证，但尚未到下利清谷、四肢厥逆的程度，也就是第639条、第640条叙述的证候，即，第639条"少阴病，始得之，反发热，脉沉者，麻黄附子细辛汤主之"；第640条"少阴病，得之二三日，麻黄附子甘草汤微发汗，以二三日无里证，故微发汗也"。少阴病以无热畏寒，脉沉或微细，但欲寐等为证候表现，今少阴病始得之，即见发热一证，说明证有兼夹，不是单纯的少阴本证，又从单纯的表证来看，除发热而外，应伴见恶寒，头项强痛，无汗，脉浮等一系列表证表脉，而今不见表脉之浮而见里脉之沉，说明其证亦非纯属太阳。综上所述，本证是少阴阳虚兼表证，即，太少两感证，若单纯解表，必伤里阳，致少阴阳气更虚；若单纯治里，等于闭门逐寇，又不利于表邪的祛除，故应表里同治。

再从第640条"无里证"来看，指无少阴的下利、厥逆等脏寒重证，权衡表里证的轻重缓急，本条表里证均衡，治疗时既不能单纯解表，也不能单纯治里，更不能先里后表，而应表里同治，采用温经解表，扶正祛邪的治则。若"始得之"证重而势急，投以麻黄附子细辛汤，以附子温经扶阳，麻黄发汗解表，细辛辛散少阴经络之寒，则温经扶阳，发汗解表，诸证俱解。"以二三日无里证"证轻势缓，仅少阴阳虚，而少阴经络尚未受寒者，则投以麻黄附子甘草汤，以甘缓解和诸药的炙甘草易辛散走窜之细辛，则发汗之力更微，仅扶阳微汗解表为治。综上所述，脉微细，但欲痹，下利清谷，手足厥冷，恶寒蜷卧，或呕逆等证，即阳衰阴盛证。格阳证除具有阳衰阴盛证外，还有身热反不恶寒等阴盛格阳于外的证候；戴阳证则除具有阳衰阴盛证，尚有面赤咽痛等阴盛格阳于上之症状。上两点分别是格阳证、戴阳证的特征，而阳衰阴盛证则不具这些特征。

方释

（176方）麻黄附子甘草汤方

方中以熟附子固肾；不使麻黄深入肾经劫液为汗；妙在甘草缓麻黄于中焦，取水谷之津为汗，则邪从表散，内不伤阴，此为温阳微发汗之轻剂，必无过汗亡阳之虞。

异同

本条叙证过简，却体现时间与空间相结合进行辨证论治的必要性；

抓住了发展变化的时间 "少阴病，得之二三日"，提供了时间上的辨证依据，第639条与第640条都是论治少阴表证，第639条曰 "始得之"，第640条曰 "得之二三日"，两条相比，第639条寒邪较重，病势稍急；第640条寒邪较轻，病势略缓，病程稍长，正虚较第639条更甚，说明少阴表证也有轻重缓急之别，第639条少阴表证偏实，宜麻黄附子细辛汤温阳发汗；第640条少阴表证偏虚，宜麻黄附子甘草汤微汗。两条所用汤方都用麻黄附子配伍，两个汤方所异只是第639条用细辛，第640条用甘草之分，仲景曰 "微发汗"，去细辛用甘草并非滋汗源，防过汗，甘草非生津之品，用甘草的目的主要是因病势轻缓，所以微发汗即可，若病势稍加急重，细辛则势在必用。

抓住了客观存在的空间 "以二三日无里证，故微发汗也"，提供了空间上的论治依据，"无里证，故微发汗"，是仲景行文自注句，指出虽病有二三日，然无吐利厥逆之里证，只有在无里证情况下，才能温阳微汗并用，否则以温里为急，"无里证"说明寒邪尚未入里，寒邪在表，正气较虚，所以以 "微发汗"解之。

讲析

仲景总结辨少阴表证所述，可以看出其论治分三个阶段：

① 第一阶段，风寒之邪初客少阴，反发热脉沉，用麻黄附子细辛汤

温阳发汗。

②第二阶段，邪客少阴，病程稍长，正气较弱，但又未出现下利清谷，四肢逆冷之虚寒里证，则用麻黄附子甘草汤微发汗。

③第三阶段，如果服用麻黄附子细辛汤和麻黄附子甘草汤后，病不解，仍见周身疼痛，脉沉，甚则下利清谷，四肢厥冷等里虚寒重证，当用四逆汤以温阳祛寒，急救其里，不可再用麻黄之类以攻其表。

原文

少阴病，得之二三日以上，心中烦，不得卧者，黄连阿胶汤主之。（641）

直释

①少阴病，得之二三日以上：少阴病，得病两三天以上。

②心中烦：手少阴心属火居上，足少阴肾属水居下，在正常情况下，心火下降于肾，以温肾阳，使肾水不寒，肾水上济于心，以滋心阴，使心火不亢，保持人体阴阳的相对平衡，即心肾水火交通既济。若素体阴虚，肾水亏损，邪犯少阴，郁而化热，肾水不能上济于心，心火无水制而上亢，则心火独亢，即少阴阴虚，虚火上扰，阴虚火旺，呈心肾不交之象，故心中烦闷。

③不得卧者：少阴病本为但欲寐，本条发展为不得卧，是寒郁日久化热所致，此为真阴竭于下，心火亢于上，呈心肾不交之征，故不能安卧。

④黄连阿胶汤主之："心中烦"与"不得卧"两者互为因果，可因心中烦而致不得卧，不得卧则心中烦愈甚，心愈烦与不得卧又耗伤肾阴，肾阴愈虚，心火则愈旺，心火愈旺，则心烦愈甚，故治疗之法宜黄连阿胶汤上清心火，下滋肾水。

鉴别

四逆汤和黄连阿胶汤都是治疗少阴全身性里虚证的主方，四逆汤主治少阴寒化证中的阳衰阴盛证，黄连阿胶汤主治少阴热化证中的阴虚火旺证。

阳衰阴盛证　证见欲寐无神，恶寒蜷卧，四肢厥逆或四逆拘急，腹中冷痛或内拘急，呕吐，下利清谷，口不渴，或口渴仅喜热饮少许，小便清白，舌质淡，苔白滑，脉沉或微细，或微涩，或沉紧，或脉微欲绝。此外，有时亦可见发热、汗出、脉浮等真寒假热之象。其病机，少阴心肾阳气虚衰，病从寒化，阴寒内盛。当人体心肾之阴阳气血俱虚，正不胜邪而反为邪困之时，则欲寐无神；阴虚无力御寒，则恶寒蜷卧；阳虚不能温煦，阴虚不能濡养，则四肢厥逆或四逆拘急；脾肾阳虚，运化失职而寒湿下注时，则下利清谷；寒湿中阻，则腹内拘急作痛或腹冷痛；当阴寒之气随胃气上逆时，则病人欲吐而复不能吐；阴寒之证，本应不渴，但当阳虚过甚，影响及阳气化生津液和布津于上的功能时，则见口渴，然仅喜热饮少许，足以和阳热证之烦渴饮冷相区别；下元虚寒，不能制水，则小便清白；至于舌质淡，苔白滑，乃阳虚阴盛之象；脉沉主里，脉微主气虚，脉细主血虚，阳气虚衰，鼓动无力，血脉运行不畅，而呈微涩之象，阳虚阴寒内盛，则脉亦可见沉紧，若阳虚已极，则见脉微欲绝。此外，当虚阳外越之时，则可见发热而反不恶寒、汗出、脉浮等假热之象，治疗当回阳救逆，扶阳祛寒，以四逆汤主之。

阴虚火旺证　第641条曰："少阴病，得之二三日以上，心中烦，不得卧者，黄连阿胶汤主之"。少阴病得之二三日以上，说明病邪侵入少阴已有一个过程，此时出现与少阴阳虚"但欲寐"的精神状态恰恰相反的症状，即心中烦，不得卧，这是由于病人平素心肾阴血亏虚，外邪入侵，容易从阳化热，表现为阴虚阳亢的现象，阴液本虚，加上热邪耗灼，使肾水亏虚于下，肾水不能上济于心，心火无制而上炎；心阳独亢于上，不能与心阴相协调，心神躁扰于外，于是心中烦躁，不能安静地睡眠。同时还可能出现咽干口燥，小便黄赤，舌质红绛少苔，脉沉细而数等症状。治宜黄连阿胶汤育阴为主，佐以清心火之品，以交通心肾。方中阿胶、鸡子黄滋养心肾阴血而宁神；芍药和血而敛阴；黄芩、黄连苦寒降泄心火，于是水升火降，心痛得交，水火既济，则心烦、不得卧诸证自愈。

方释

（177方）黄连阿胶汤方

方中黄连、黄芩泻心火而除心烦；阿胶、鸡子黄滋心肾之阴；芍药伍黄芩、黄连，酸苦清热以泻心火；芍药配阿胶、鸡子。酸甘化阴以滋肾水。诸药配伍滋阴降火，清热除烦，敛阴和阳，用于邪实正虚，阴虚阳亢之证，其效尤著。在煮药方法上，一是阿胶烊化于汤液中，或烊化另兑；一是鸡子黄不可与药同煮，应在汤药煮好去滓后纳入，即如方后注云："去滓，内胶烊尽，小冷，内鸡子黄，搅令相得"。

讲析

本条抓住发展变化的时间观念进行辨证，是仲景辨证论治的一大特色，前述两条，第 639 条言"始得之"，第 640 条言"得之二三日"，本条又言"得之二三日以上"，随着时间的变化，病情也在发生变化。本条以"少阴病"揭首，仍是以阳虚为主，在脉微细，但欲寐的基础上发展而来，因为时间已经过"二三日以上"，"以上"就不限于二三日，或五六日，或七八日均可，因为少阴病经过一些时日以后，就可能有发展，本条揭示发展的结果是"心中烦，不得卧"，即辨证重点。

原文

少阴病，得之一二日，口中和，其背恶寒者，当灸之，附子汤主之。(642)

直释

①少阴病，得之一二日：少阴病，得病一两天，为少阴病初起之时。

②口中和：口中不苦不燥不渴，而口味调和，无热象反映于口。

③其背恶寒者：少阴阳虚，胸阳不展，阴寒凝滞于督脉而不是全身，故自觉背部怕冷。

④当灸之：用灸法以温通阳气，当灸何穴，仲景没有明言。

⑤附子汤主之：同时煮服附子汤，温补元阳，以散寒邪治之。方中附子汤有毒，但长时间加热，附子的毒性易水解，故使用本方时，一定要注意合理的煮法，谨防中毒。

鉴别

少阴病背恶寒与太阳表证恶寒，及阳明病白虎加人参汤证的背微恶寒不同：

太阳病的恶寒是由风寒袭表，卫阳被郁，里气不虚，故与发热、头痛、脉浮等表证并见。

阳明病白虎加人参汤证的背微恶寒，是因内热炽盛，汗出太多，肌腠疏松，气阴两伤所致，因此必有心烦，口燥渴之里热证，恶寒往往见于汗出之后为特点。

本条属少阴阳虚寒盛，背部失于温煦，故口中和，背恶寒，脉沉。

三者都有性质不同的恶寒症状，即表证、热证、寒证，所以治法不同。

方释

（178 方）附子汤方

方中附子温肾以扶先天真阳；人参大补元气以培后天之虚，两药相须为伍，先后二天均培补；凡阳虚则阴盛，阴盛则水湿凝滞而不化，故加茯苓、白术，健脾利水化湿，且有利于阳气之宣通；然此四药多温燥，实有伤阴之虑，故用芍药以制附子、白术的温燥而护阴，且配茯苓、白术助疏泄以利水，又有缓急止痛之功，从而共奏温经扶阳，除湿止痛之效。

异同

第 642 条附子汤证与第 655 条真武汤证，同属肾阳虚兼水湿之邪为患，但附子汤证阳虚较甚，寒湿之邪凝滞于肌肤及骨节之间，以身体痛、骨节痛为主；真武汤证为阳虚水泛，水湿之邪浸渍内外，以头眩、心悸、身眴动为主。两方的药味大致相同，皆用术、附、苓、芍，所不同处，附子汤术、附倍用，并伍人参，重在温补元阳；真武汤术、附半量，更佐生姜温散水气。可见附子汤重在温补无阳，除寒湿而止痛；真武汤重在温阳化气，以散水饮。

讲析

本条承上三条而来，加强时间观念在辨证中的意义，第 641 条言"少阴病，得之二三日以上"，第 642 条言"少阴病，得之一二日"，"二三日以上"因寒邪化热有一个过程，"得之一二日"无疑是少阴病初起，从寒化则阳虚加重，不发热而背恶寒，口中和，可见仲景审证之精细。

少阴病，身体痛，手足寒，骨节痛，脉沉者，附子汤主之。(643)

直释

①少阴病：本条"身体痛""骨节痛"，颇似太阳表实证，但身不热而"手足寒"、脉不浮而"脉沉"，属阳虚有寒，故冠以"少阴病"。

②身体痛：阳虚寒湿不化所致，故全身肌肉疼痛。

③手足寒：少阴阳气虚衰，不能温煦四末，故手足发凉。

④骨节痛：阳虚寒湿不化，凝滞留着肌肉关节，所以周身关节疼痛。

⑤脉沉者：阳虚于里，生阳之气陷而不举，故脉呈沉象。

⑥附子汤主之：应当用附子汤治疗，以温阳散寒，健脾祛湿，使里阳充，脾气健则肌表寒湿自化。

异同

再叙第642条附子汤证、第655条真武汤证皆为肾阳不足、水湿为患的少阴病寒化证。附子汤证为下焦阳虚，寒湿之邪凝滞于筋脉关节所致的少阴病阳虚身痛证；真武汤证为下焦阳虚，不能制水而水气泛滥的少阴病阳虚水泛证。

阳虚身痛证：此乃少阴肾阳虚衰，寒湿凝滞于筋脉骨节之间，少阴阳虚，督脉受寒，则背恶寒；阳气不能温煦四末，则手足寒；寒湿留着于经脉骨节，致气血运行不畅，则身体痛，甚则骨节痛；少阴阳虚不甚，尚未涉及化气生津的功能，则口中和；阳虚寒湿阻滞，血行不畅，则脉沉或微细。治宜附子汤以扶阳温经，散寒止痛。

阳虚水泛证：可因太阳病误汗伤及肾阳，也可因少阴阳气本虚，无力化气行水，以致水饮停于下焦，当水饮之邪随气机的升降而无处不到时，则表现出多种不同的症状：水气上泛凌心，则心下悸；水气上犯清窍，清阳不升，则头眩；虚阳外越，则发热；肌肉、筋脉失却阳气的温煦，又遭受水气的浸渍，则身瞤动、振振欲擗地；脾肾阳虚，气机阻滞，则腹痛；水湿下趋大肠，则下利；肾阳虚衰，无力化气行水，则小便不利；水湿浸淫肢体，流注关节，则四肢沉重，甚则浮肿；肾阳虚衰，无力制水，则小便自利；水寒犯胃，胃气上逆，则呕；水寒犯肺，则咳，治宜真武汤以温阳化气行水。

两汤方的药物组成，仅一味药之别：真武汤中用生姜，而附子汤则易生姜为人参，并加重附子、白术的药量，其余附子、白术、茯苓、芍药四味药均相同，故两方均有扶阳温经之效，但附子汤侧重于温补元阳，除寒湿而止痛；真武汤则侧重于温阳化气以宣散水饮。

讲析

从原文语意转折来看，以"身体痛，手足寒，骨节痛，脉沉"进行组合，"身体痛，手足寒"是反映于外的症状，"骨节痛，脉沉"是反映于内的症状；先提"身体痛"继而提"手足寒"，是排除太阳身痛证的可能，再提"骨节痛"继而提"脉沉"，是肯定本条属于少阴阳虚寒盛证。上条言少阴病以"口中和，其背恶寒"来论述附子汤的运用，本条承上条言少阴气虚弱的病理症结上来扩大附子汤的运用范围。上条言"背恶寒"，是从阳气虚角度提出，本条言"身体痛""骨节痛"，是从阴寒盛角度提出，两条互为补充，则得出少阴阳虚阴盛用附子汤的全貌。

原文

少阴病，脉微而弱，身痛如掣者，此营卫不和故也，当归四逆汤主之。（644）

直释

① 少阴病：但欲寐也。

② 脉微而弱：脉微为阳气衰，脉弱为阴血虚，故脉呈微弱之象。

③ 身痛如掣者：证见痉挛性身体疼痛，此为太阳之里的少阴营卫不和，气血凝滞所致。

④ 此营卫不和故也：此为营卫不调和的缘故。

⑤ 当归四逆汤主之：宜补血通脉，温经散寒，应当用当归四逆汤治疗，则身痛自愈。

方释

（179方）当归四逆汤方

方中当归辛甘性温，养血和血，补而兼行，为温补肝血之要药；合芍药以补营血之虚；配桂枝、细辛温经散寒而通血脉；木通通利阴阳，以利血脉；甘草、大枣益气健脾而资化源，既助当归、芍药补血，又助桂枝、木通、细辛通阳，桂枝、芍药合用，又能调和营卫。诸药配伍，使营卫充，阳气振，客寒除，则手足自温，其脉可复。

讲析

当归四逆汤的运用范围颇广，凡证属血虚寒凝，脉络滞阻，以本方加减为治，都有疗效。

原文

少阴病，下利便脓血者，桃花汤主之。（645）

直释

① 少阴病：为下焦虚寒所致。

② 下利：脾肾阳虚，统摄无权，大肠滑脱，则下利。

③ 便脓血者：虚寒久利，由阳及阴，气血不摄，故便脓血。

④ 桃花汤主之：故用桃花汤温阳散寒、涩肠固脱治之。凡属纯虚无邪，滑脱不禁之证，皆可应用，但不一定便脓血，对实邪未尽者，则当禁用，以免留邪为患。

鉴别

第 645 条桃花汤证与第 709 条白头翁汤证均有腹痛、下利、便脓血，但第 645 条为脾肾阳虚，寒凝血腐，下焦滑脱不固，证见肛门坠胀，但无灼热感，虽腹痛，但喜温喜按，虽下利便脓血，但色黯晦，舌质淡，苔白滑，脉沉细无力；第 709 条为肝热下迫，肠络受伤，必见里急后重，肛门灼热，口渴，舌红苔黄，脉滑数。两者一为虚寒下利，一为厥阴热利，当注意区别。

方释

（180方）桃花汤方

方中赤石脂重涩，入下焦血分而固脱；干姜辛温，暖下焦气分而补虚；佐使之粳米甘温，益脾胃，助赤石脂、干姜以润肠胃。三药合用，以奏涩肠固脱之功效。赤石脂一半全用入煮，取其温涩之气，一半为末，以粉末冲服，取其直接留着肠中，更有收敛作用。

讲析

下利便脓血有实热、虚寒之分：① 实热证：脓血鲜明，气味恶臭，兼见发热口渴，里急后重，肛门灼热，小便黄赤，腹痛阵作，舌红苔黄，脉数；② 虚寒证：脓血晦黯，其气腥冷不臭，兼见腹痛绵绵，喜温喜按，利下滑脱不禁，小便清白，舌质淡，苔薄白，脉沉迟。

原文

少阴病，二三日至四五日，腹痛，小便不利，下利不止便脓血者，桃花汤主之。（646）

直释

① 少阴病，二三日至四五日：病程较长，寒邪较久，故虚寒更甚。

② 腹痛：阳虚阴盛，寒凝不解，则腹痛。

③ 小便不利：寒湿内淫，小肠不能泌别清浊，水谷不别，水走大肠，水液均从大便而去，而小便不利。

④ 下利不止：脾肾阳虚，中阳不运，失于温化，统摄无权，则下利不止。

⑤ 便脓血者：寒郁于肠，脉络受损，则便脓血。

⑥ 桃花汤主之：因证属脾肾阳衰，滑脱不禁，故仍治以桃花汤温阳散寒，涩肠止利。

鉴别

第 645 条叙证过简，第 646 条做了补述，是第 645 条病证的加重和桃花汤的扩大运用，本条的证候需予鉴别。

腹痛：本证的腹痛与阳明腑实的腹痛不同，本证腹痛，是隐隐作痛，痛势绵绵，喜温喜按；阳明腑实证的腹痛，痛势剧烈，而且拒按。

小便不利：既不同于热盛津伤的小便不利，必伴有高热，烦渴，舌苔黄燥；亦不同于蓄水证膀胱气化不行的小便不利，必伴有脉浮，发热，口渴，少腹里急，苔白；本证的小便不利，为下利过多津伤，必先有虚寒下利，且无热。

下利便脓血：本证下利便脓血，当与热性下利便脓血鉴别：本证下利便脓血，证属虚寒，色泽晦黯，或血色浅淡，其气腥冷不臭，泻时滑脱不禁，无里急后重及肛门灼热感；热性下利便脓血，血色鲜明，气味很臭，有里急后重及肛门灼热感。

讲析

笔者认为，仲景论述下利之文甚多，桃花汤放在《少阴篇》，且以两条互为补充以叙其证，即不应怀疑为热邪所致，理由是：① 桃花汤证的两条原文虽然既未言热，也未言寒，但从以方测证的惯例加以考察，赤石脂固涩下焦滑脱之利，干姜辛热温中散寒，属寒是无疑的，若系热邪何不用芩连？ ② 从桃花汤证的两条条文叙证来看，只有腹痛，小便不利，下利不止，便脓血，并无口渴欲饮水、烦躁、四肢自温，说明下焦虚寒所致的下利可能性大。③ 本条若与赤石脂禹余粮汤、白头翁汤证相鉴别的话，则可知仲景布局的慎重。《太阳篇》提示赤石脂禹余粮汤，是因为只见下焦滑脱不禁，但不是因为寒邪所致，只重在固脱；《厥阴篇》白头翁汤则治厥阴热利，故一派苦寒之品以泻火清热；《少阴篇》桃花汤证则恰恰相反，乃温少阴之寒，涩肠固脱并重，所以说因阳虚寒凝而滑脱不禁的下利，才是桃花汤证较确切的病机。

原文

少阴病，下利便脓血者，可刺足阳明。（647）

直释

① 少阴病，下利：因叙证过简，少阴病下利，属寒属热，属虚属实，众说纷纭，莫衷一是。

② 便脓血者："刺"可泻邪宣通气血，以"刺"法测证，从阳化热，热灼阴络的下利便脓血，是言其"变"。

③ 可刺足阳明：示意下利脓血可以用针刺法治疗。

鉴别

第 647 条与第 645 条、第 646 条叙证基本相同，均有"少阴病，下利，便脓血"，所异者，第 645 条言"桃花汤主之"，第 647 条言"可刺足阳明"。由于叙证简略，少阴病下利，属寒属热，属虚属实，众说纷纭，莫衷一是。综合其证治，全面分析，方能准确无误。

讲析

笔者认为，本条示意下利脓血可以用针刺法治疗，属于少阴病邪气从阳化热证，理由是：

以"治"测"证"，于第 645 条、第 646 条之后，第 647 条又提出"刺"法，示意桃花汤治寒利脓血，针刺治热利脓血。

少阴虚寒下利便脓血是言其"常"，而从阳化热，热灼阴络的下利便脓血是言其"变"，在识"常"之后又续述其"变"，有利于加强辨证观念，此时若用桃花汤温阳固脱，实非所宜，故用针刺之法，随其实而泄之。

在临床上刺法多用于实热之证，刺可泻邪宣通气血；灸法则多用于虚寒之证，有温补固涩之功效。本条若属虚寒为什么不灸，而明确提出"可刺"之法，这说明本证是因热伤阴络而下利脓血，按"变"法治之。至于可刺足阳明经何穴，仲景未讲。

原文

少阴病，吐利，手足逆冷，烦躁欲死者，吴茱萸汤主之。（648）

直释

①少阴病，吐利：本条之少阴病吐利，乃是中焦气机升降失常所致。

②手足逆冷：多为阳气衰微、阴寒内盛不能温煦四末所致；本条之手足逆冷，乃由呕吐剧烈，气机逆乱，阳气不布所致。

③烦躁欲死者：是剧烈呕吐，烦扰躁动，辗转反侧，痛苦不堪，难以忍受的表现，与少阴病虚阳外越的"躁烦"不同。

④吴茱萸汤主之：仲景示意此证虽痛苦难忍，但未至阳衰阴竭，故宜吴茱萸汤温胃散寒，降逆止呕为治。应用本方时，对某些呕吐较重的病

人，可采取冷服法，以免格拒不纳；另有少数病人服药后可能有胸中不适或眩晕之感，但 30 分钟左右时间可自行消失，故服药后应稍加休息，以减轻临时性的不良反应。

　　第 648 条与第 634 条"少阴病，吐利，躁烦，四逆者，死"的症状，似乎大致相同，但证的性质却有天壤之异，两条都是少阴吐利，为何第 648 条曰"欲死"、第 634 条曰"死"？即一为可治，一为危候。从述证看，只有第 648 条为烦躁、第 634 条为躁烦之别，两者均为阴寒内盛，阳气大衰。第 648 条吐利交作，手足逆冷，而且烦躁欲死，况且烦躁又出现于手足逆冷之后，是因烦致躁，以烦为主，虽为阴寒内盛，但尚有阳致烦，故为可治；第 634 条吐利交作，躁烦，而见四肢厥逆，是因躁致烦，况且躁烦又出现在四肢厥逆之前，以躁为主，为阴寒独盛，微阳外脱之象，故称危候。仅"烦躁""躁烦"一证之别，有阳衰多少的不同：① 第 648 条的"烦躁欲死"，必见动中而烦，即心烦呼叫，躁动不安，甚至辗转难卧；② 第 634 条的"躁烦"，必见静中而躁，即，昏睡无神，无意识地手足躁扰不宁。

　　吴茱萸汤证与四逆汤证均可见吐利、手足逆冷、烦躁，然吴茱萸汤证属阴寒犯胃，浊阴上逆之证；四逆汤证属阳衰阴盛之候，故吴茱萸汤证以呕吐为主，并伴见大便溏泄；四逆汤证以下利为主，并伴见下利清谷。

　　吴茱萸汤证与四逆汤证均有烦躁与肢冷两证，区别如下：

　　吴茱萸汤证：阳与阴争以烦为主，局部虚寒，肢冷局限于手足掌指，兼见颠顶头痛、干呕、吐涎沫等客寒上逆现象。

　　四逆汤证：阴极阳衰以躁为主，全身虚寒，四逆过肘过膝，兼见畏寒蜷卧，呼吸微弱，脉微欲绝等虚阳欲脱的症状。

　　根据"吐利，手足逆冷"的症状来看，似乎是阳虚阴盛，不用四逆汤而以吴茱萸汤治之，其道理何在？综合仲景对五条吴茱萸汤的论述，就不难看出其中的关键所在：

第 434 条是以"两胁痛而呕"而用之。

第 550 条是以"食谷欲呕"而用之。

第 580 条是以"当温之"而用之。

第 648 条是以"吐利，手足逆冷"而用之。

第 718 条是以"呕而胸满"而用之。

第 719 条是以"干呕，吐涎沫"而用之。

所以，吴茱萸汤证是以呕吐为主证，下利既非主证，更非下利清谷。

原文

少阴病，下利，咽痛，胸满心烦者，猪肤汤主之。（649）

直释

① 少阴病，下利：少阴病，素体肾阴亏损，脾虚不运，故下利。

② 咽痛：虚火上扰，故咽喉疼痛，局部无红肿，痛势亦不剧烈，并有干涩不适，凉润则缓的特点。

③ 胸满，心烦者：下利日久伤阴，而致虚火循经上炎，故胸满、心烦。

④ 猪肤汤主之：本证属寒属热均不确当，既非传经之热，故不宜苦寒清热；亦非阴寒盛，故不宜温热回阳；乃阴伤而虚火上炎，所以用猪肤汤滋阴润燥，除烦利咽。

鉴别

第 649 条之猪肤汤证与第 530 条之猪苓汤证，同属少阴阴津受损之证，两者病机、症状各有不同：

猪肤汤证为下利伤阴，虚火上炎所致，证以下利、咽痛、胸满、心烦为主。

猪苓汤证因少阴阴虚，水热互结于下焦而形成，以发热、渴欲饮水、小便不利为主。

方释

（181 方）猪肤汤方

方中猪肤，即猪皮刮去外垢及内脂者，其味甘寒，有养阴润燥之效，可滋肺肾，清少阴浮游之火，此物虽润，但无滑肠之弊；白蜜甘寒生津润燥以除烦，清上炎之虚火而利咽；白粉，即用锅炒香的白米粉，能醒脾和胃，以补下利之虚。三者配合，有滋肾、润肺、补脾之功，清热而不伤阴，润燥而不滞腻，对治疗阴虚而热不甚，又兼下利脾虚的虚热咽喉疼痛，最为适宜。

讲析

手少阴心经，其支者，从心系上挟咽；足少阴肾经，其直者，从肾上贯肝膈，入肺中，循喉咙，挟舌本，其支者，从肺出络心，注胸中。少阴病无论在经在脏，都可能出现咽喉部病变，可见本证的发展是源于利久伤阴，继而虚火上炎，水火不济，先见下利，继而咽痛，再而胸满、心烦。

原文

少阴病，二三日，咽中痛者，可与甘草汤；不差，与桔梗汤。（650）

直释

① 少阴病：说明阴阳俱虚。

② 二三日：说明少阴病的时间不长，没有下利，恶寒，身蜷，肢厥等阳衰的虚寒症状。

③ 咽中痛者：本证咽痛，既非残阳上越，亦非虚热上熏，而是邪犯少阴客于咽喉所致。

④ 可与甘草汤：邪热郁于咽部而致咽喉轻度红肿疼痛，因其病情轻浅，不兼其他证候，所以可服甘草汤，以泻少阴伏火，清热解毒，缓急止痛。

⑤ 不差：若服甘草汤，咽痛不见好转。

⑥ 与桔梗汤：是肺气失宣，客热不解，故服桔梗汤，辛开苦降，以宣肺豁痰，肺气宣，客热去，则咽痛自止。

鉴别

第650条之甘草汤证，与第649条之猪肤汤证，同属热证咽痛，但一为实热，一为虚热，各有不同：

甘草汤证为邪热客于少阴之经所致，证见咽痛，局部轻度红肿。

猪肤汤证为下利伤阴，虚热内生而上扰所致，所以除咽痛外，伴见下利，胸满，心烦，咽干等证候。

（182方）甘草汤方

一味甘草生用，以清热解毒，利咽止痛，轻者是服之则愈。

（183方）桔梗汤方

方中甘草清热缓痛；桔梗宣肺豁痰。咽痛服甘草汤后不愈者，可加桔梗宣肺开结，利咽止痛。后人用此两药，能治咽喉，皆源于此。

讲析

甘草汤证与桔梗汤证皆因热邪犯及少阴经输而同见咽痛，但两者程度上有轻重的不同：

甘草汤能清上焦之火而调经脉，故治感邪轻微，致成咽部肿痛之较轻者。

桔梗汤能开提肺气，不使火气壅遏于会厌狭隘处，故治热邪较盛，致成咽部肿痛明显，甚则热毒深入，犯及肺脏而出现咳嗽胸满，咯脓痰，味腥臭发热振寒。

原文

少阴病，咽中伤，生疮，痛引喉旁，不能语言，声不出者，苦酒汤主之。（651）

直释

①少阴病：第650条言"少阴病，二三日"，第651条必不只是二三日，而是迁延更长的时间。

②咽中伤，生疮，痛引喉旁：第650条言"咽痛"，第651条言"咽中伤，生疮，痛引喉旁"，是咽痛的进一步加重，无论咽喉部受到外来创伤，或咽喉部发生疮溃破，绝不是单纯的红肿疼痛。

③不能语言，声不出者：由于咽中创伤溃破，进一步发展成为溃疡

糜烂，致成痰热浊邪包括脓性分泌物，塞于咽喉，使声门不利，加之局部肿胀疼痛，不但语言受到影响，就连发声都很困难，所以说话困难，发不出声音。

④苦酒汤主之：此为少阴咽痛重证，非第650条之甘草汤，桔梗汤所能胜任，所以治宜苦酒汤频频含咽，以涤痰消肿、敛疮止痛、利窍通声。

（184方）苦酒汤方

方中半夏辛滑利窍，涤痰散结，开上焦痰热之结邪；鸡子白甘润滑窍，清气治伏热，兼有利窍通声之功；苦酒即米醋，其性酸敛，有散瘀解毒，消肿敛疮之功，使咽中热淫之气敛降。三药配伍，治少阴水亏，虚火上炎之咽中疮、声不出有较好疗效。

讲析

第651条承第650条再论少阴病咽痛之重证，即论述邪热客于少阴而虚火上炎之证，从"不能语言，声不出者"看，乃面临窒息之险境。苦酒汤实为应急而设，待痰、脓排出后，仍需随证调治。

至于苦酒汤的煮服法，具有独特含意。

煮法 "鸡子一枚，去黄，内上苦酒着鸡子壳中"，即鸡子白，内上苦酒着鸡子壳中；"内半夏着苦酒中，以鸡子壳置刀环中，安火上，令三沸，去滓"。这种煮法，说明此药不宜久煮，半夏得苦酒，辛开苦降，以加强劫液敛疮之功。至于鸡子白的用法，仲景未明言，笔者认为，应参照第641条黄连阿胶汤方法：小冷，内鸡子黄，搅令相得，故苦酒汤方注应为：上二味，内半夏着苦酒中，以鸡子壳置刀环中，安火上，令三沸，去滓，小冷，内鸡子白，搅令相得。

服法 "少少含咽"，可使药物直接持续作用于患部，又提高了疗效，这种服法，实为今之口含剂的先河。

原文

少阴病，咽中痛，脉反浮者，半夏散及汤主之。（652）

① 少阴病，咽中痛：以方测证，可知此"咽中痛"是寒客痰阻所致，因少阴之脉，其直者上循咽喉，风寒客于少阴经脉，并兼痰湿阻络，阳气郁闭不伸，故咽喉疼痛。

② 脉反浮者：本证属少阴病阴虚的基础上发生，阴虚则火旺，故"脉反浮"。

半夏散及汤主之：其治当以半夏散及汤方涤痰开痹，温经散寒以止痛。

半夏散及汤证　猪肤汤证　甘草汤证　桔梗汤证　苦酒汤证

第 652 条之半夏散及汤证，与第 649 条之猪肤汤证，第 650 条之甘草汤证、桔梗汤证，第 651 条之苦酒汤证，均属少阴咽痛证，但各证的病因病机，证型属性及临床表现有所不同：

半夏散及汤证属客寒型，为寒痰客于少阴经输所致，以咽中痛，脉反浮者，伴见恶寒，喉间有痰涎，舌苔白腻为特点。

猪肤汤证属虚热型，因下利伤阴，虚火上扰所致，以咽痛而不甚肿，伴见下利，胸满，心烦，舌红苔少，脉细数为特点。

甘草汤证和桔梗汤证属客热型，因痰热互结，郁阻咽喉所致，以咽痛，咳嗽胸满，咯脓痰腥臭见著。

苦酒汤证属糜烂型，因咽中创伤溃破，痰热浊邪壅塞咽喉所致，以咽喉部溃烂疼痛，不能言语，声音不出，咯黄痰为特征。

（185 方）半夏散方

半夏散及汤方，可做散剂服，不能服散剂者，亦可做汤剂服。方中半夏辛温涤痰开结；桂枝疏风散寒；甘草和中止痛，三药合之散风寒，化痰湿，止咽痛，凡由风寒外束，痰湿阻络所致的咽痛，均可用之。本方散剂用"白饮和服"，取其保胃存津，以防半夏、桂枝辛燥劫阴，有桂枝汤之方后注"啜热粥"之意；服汤剂药时应"少少咽之"，目的是为了使药效能持续作用于咽部，与苦酒汤服法"少少含咽之"之义同。

讲析

第 649 条、第 650 条、第 651 条都是言少阴病阴虚而热，邪客于咽喉的咽痛，第 652 条言阴寒外束，阳邪郁聚的咽痛，仲景示意咽痛的辨证，仍有寒热之分。目前临床治疗咽痛多用寒凉之药，其实咽痛初期，很多需用辛温发散药，尤以急性咽痛初期，误用寒凉之品，其肿痛不但不能减轻，反而会使肿痛加剧，所以对咽痛的辨证，不可存有偏见。

原文

少阴病，下利，白通汤主之。（653）

直释

① 少阴病，下利：由于肾阳不足，脾失温煦，水谷不别，则成少阴虚寒性下利。

② 白通汤主之：本证的病情较通脉四逆汤为轻，故不用大剂量的通脉四逆汤，而用小剂量的白通汤施治。

鉴别

白通汤证　通脉四逆汤证

第 653 条之白通汤证，与第 656 条之通脉四逆汤证，均属阳气虚衰，阴寒内盛之证：

白通汤证为阴寒下盛，格阳于上，故特称阴盛戴阳证，以下利、面赤、脉微为特征。

通脉四逆汤证为阴寒内盛，格阳于外，故专称阴盛格阳证，以肢厥下利，身反不恶寒为特征。两者同中有异，需加以鉴别，但临床上两者又常可互兼，只是孰主孰次而已。

方释

（186 方）白通汤方

方中葱白色白，辛温发散，急通上下之阳以破阴，而解阴阳格拒之势，旨在欲其迅速发挥寒散阳通之效；干姜温中焦之阳；以暖中土，附子温下焦之阳，以固其本。三药配伍，共奏破阴回阳，宣通上下之功效。

讲析

第 653 条叙证甚简，若以"少阴病，下利"而用白通汤治之，是不够确切的。笔者认为，第 653 条与第 654 条的"少阴病，下利，脉微"互参，与白通汤施治，说明白通汤证是一个阳衰阴盛证，其下利无疑是虚寒性下利，当首选四逆汤温经回阳以止利，而第 653 条少阴病下利为何先选用白通汤呢？

有两方面原因：一是，或者已用四逆汤因病重药轻无效，而改用白通汤；二是，或者少阴虚寒下利，阳气衰微，阴寒内盛，寒束阳困，阳虚且郁，已见格阳先兆，非四逆汤所能奏效，故宜白通汤破阴回阳。

第 653 条以方测证：白通汤用葱白四茎，第 656 条通脉四逆汤方后注有"面色赤者，加葱九茎"，因而测知白通汤证中必有"面赤"。根据第 654 条"下利脉微"，推测第 653 条脉象必然有"脉微"。"下利脉微"为阴盛于下，"面赤"为格阳于上，故称戴阳证，即，其面色赤，应为面色苍白，唯颧红色浅娇艳如妆，浮游不定，似有微酣之状，与实热之满面通红不同，乃由虚阳上浮所致。

原文

少阴病，下利，脉微者，与白通汤；利不止，厥逆，无脉，干呕，烦者，白通加猪胆汁汤主之。服汤后，脉暴出者死，微续者生。（654）

直释

① 少阴病，下利：由于肾阳不足，脾失温煦，水谷不别，则成少阴虚寒性下利。

② 脉微者：本条承第 653 条而来，仅补述"脉微"一语，强调阴寒盛而阳气虚之理。

③ 与白通汤：说明第 653 条的"下利"而"脉微"，故仍可与白通汤治疗。

④ 利不止：因为少阴下利，阴寒内盛，服辛热剂出现寒热格拒之象，

所以不但无效，反致病情加重，病趋恶化，阴寒内盛，阴液下脱，则下利不止。

⑤厥逆，无脉：阳气虚衰，无力鼓动气血运行，则四肢逆冷，脉搏隐伏难寻，摸不着脉搏。

⑥干呕，烦者：至于干呕心烦，则是阳气被阴寒之气所格拒，出现的虚阳上浮、阴盛格阳的假热之象。

⑦白通加猪胆汁汤主之：白通加猪胆汁汤，是在白通汤的基础上，加入人尿，猪胆汁，一方面是借其性寒反佐，引阳药之性直入阴分，使热药不致被阴寒所格拒；另一方面用其补津血，增体液，补充人体阴分的不足，以奠定阳气来复的物质基础，达到阴阳自和的治疗目的。

⑧服汤后：由于病情已发展到阴液下脱而不继，虚阳上扰而被格拒，故服白通加猪胆汁汤后，也不能说一定获愈，当结合脉证做进一步观察其顺逆转归。

⑨脉暴出者死：若服药后，由无脉突然暴出，为阴液枯竭，孤阳无所依附而外越的危候，即所谓"回光返照"，预后多属不良，故曰"服汤后，脉暴出者死"。

⑩微续者生：若服药后，由无脉而脉搏逐渐恢复，调匀和缓，示意阴液未竭，阳气渐复，乃疾病向愈之兆，所以预后较好，故曰服汤后脉"微续者生"。

鉴别

第653条之白通汤证，与第654条之白通加猪胆汁汤证，均属阴寒极盛，虚阳上脱之证，但白通汤纯属阴盛戴阳证，以下利、面赤、脉微为主证；而白通加猪胆汁汤证是在白通汤证的基础上，更见下利不止，厥逆无脉，干呕心烦等阳亡阴竭之危候。

方释

（187方）白通加猪胆汁汤方

方中葱白能使被格拒于上之阳通，以下交于肾；干姜温中土之阳以通上下；附子启下焦之阳以上承于心，与干姜之用量皆轻，欲其迅速发挥通阳作用；加咸寒之人尿、苦寒之猪胆汁作为反佐，意在引阳入阴，消除格拒，使热药入阴，直达病所，同时两者均为血肉有情之品，有养阴护液的作用，使白通汤破寒而不伤阴，以达到阳通阴和之目的。方后注云："若无胆汁，亦可用"，因为猪胆汁并非常备之物，有时难以取到，则说明本汤方所治之病势急，不宜久等，所以说："若无胆汁，亦可用"，但并不等于猪胆汁在本汤方中的可有可无，不太重要，临床验证，猪胆汁在本汤方中是必用之品，是绝对不可忽视的。

讲析

本条真寒之厥逆无脉，与假热之干呕心烦并见，说明阴阳格拒较白通汤为甚，此时仅用白通汤破阴通阳，交通上下，其力不及，因为病至少阴，不仅伤阳，同时"利不止"也必然使阴液受到损伤，"无脉"即是阴液虚极的有力佐证。若单用白通汤治疗，阳热之品会进一步伤阴，只助于阳，而无益于阴，阴阳互根，无阴则阳无以存，功能的恢复就缺少了物质基础，所以药后不但不效，反而会使证情加重，以致出现阴阳格拒之势。人尿、猪胆汁乃生物体内的产物，易被吸收而直接为人所用，是草木滋阴之品无法比拟的，且两药既不损阴，也不碍阳，实为平和有效之药，人尿咸寒益阴，猪胆汁苦寒滋液兼清虚热，两药合用，既能续已竭之阴，又能滋将涸之液，所以白通加猪胆汁汤，在白通汤的基础上加入人尿、猪胆汁，补充人体阴分的不足，以奠定阳气来复的物质基础，达到阴阳自和的治疗目的。

综观全条，其要点为：① 在疾病发生发展的进程中，交织着许多错综复杂的情况，有时出现的现象与本质不相一致时，应当透过表现现象而探求其本质；② 疾病的发展变化总归有一个过程，尽管这个过程是暂短的，也不可忽视，仲景立白通汤、白通加猪胆汁汤就是抓住一暂短阶段的不同性质而创立的方证；③ 注意阴液枯竭、虚阳无依而暴脱于外的回光返照现象，细心观察病情，对判断预后有积极意义。

原文

少阴病，二三日不已，至四五日，腹痛，小便不利，四肢沉重疼痛，自下利者，此为有水气，其人或咳，或小便不利，或下利，或呕者，真武汤主之。（655）

①少阴病，二三日不已，至四五日：从少阴病二三日不已可知，四五日前虽然未愈，却也未有明显的寒化或热化症状，只不过有恶寒、脉微细、但欲寐等少阴病一般见证而已，一方面说明感邪轻浅，另一方面说明正气亦不大虚，这样一个较轻的少阴病，四五日内却不见好转。

②腹痛：因为有水气，水邪能伤阳，亦能困阳，尽管阳气不大虚，感邪也不重，最终会引起水气泛滥，水寒蓄内，筋脉拘急，故腹部疼痛。

③小便不利：水寒内蓄，阳虚不化，则小便不利。

④四肢沉重疼痛：阳虚水气不化，水寒之气泛溢肢体，故四肢感觉重滞疼痛。

⑤自下利者：水邪下注大肠，则自下利。

⑥此为有水气：邪气渐深，肾阳日衰，阳虚寒盛，水气不化，水液停留体内，这是阳虚夹有水气的缘故。

⑦其人或咳，或小便不利，或下利，或呕者：由于水邪变动不居，可随气机升降而到处为患，故其或然证甚多；如水气上逆犯肺，则咳嗽；水蓄内停，气化不行，则小便不利；水气下趋大肠，则下利；水气上逆犯胃，则呕逆。

⑧真武汤主之：上述或然证，为水邪为患，或上或下，或止或行，其证可能出现，也可能不出现，不是必然见证，究其病源，皆属肾阳虚，不能制水，水邪泛滥，故治宜真武汤以温阳驱寒，化气行水。

第655条之"四肢沉重疼痛"，与第643条之附子汤证的"身体痛，手足寒，骨节痛"，在病机与证候上，不尽相同：

真武汤证为少阴阳虚不能制水，水泛于里，水邪溢于肢体，故四肢沉重疼痛，治宜真武汤温阳驱寒化气行水。

附子汤证为少阴阳虚感于寒湿，寒湿在表，营卫凝涩不通，则周身骨节疼痛，治宜附子汤。再者，因为真武汤证水邪泛滥，故去人参之壅滞，加生姜之宣散；而附子汤中炮附子与白术的用量均倍于真武汤。

（188方）真武汤方

方中附子辛热以壮肾阳，使水有所制；白术燥湿健脾，使水有所运，附子、白术合用，温煦经脉以除寒湿；生姜辛温宣散，佐附子助阳，于制水之中寓散水之意；茯苓淡渗利水，佐白术健脾，于制水之中寓利水之用；芍药苦酸性寒，活血脉，利水气，又可敛阴和营，制附子、生姜刚燥之性，使之温经散寒而无伤阴之虞。诸药合用，温肾阳以消阴翳，利水道以去水邪，故温阳利水为其治。即，少阴阳虚而兼水气为患，才是真武汤证；若仅见阳虚而无水气，或仅见水气而无肾阳虚，皆不属真武汤证。

加减

若咳者系水寒犯肺，加五味子以敛肺气，加细辛、干姜以散水寒。

小便不利须利水，故加重茯苓之量。

下利甚是阴盛阳衰，芍药苦泄，故去之，加干姜以温里。

水寒犯胃而呕者，可加重生姜用量以和胃降逆，至于去附子，因附子为本汤方主药，似不去为宜。

异同

真武汤证　苓桂术甘汤证　苓桂甘枣汤证　茯苓甘草汤证

第655条之真武汤证、第370条之苓桂术甘汤证、第366条之苓桂甘枣汤证、第376条之茯苓甘草汤证均属阳虚水停之证。真武汤证属脾肾阳虚，水邪泛滥，以肾阳虚为主，以脉沉、浮肿、小便不利为主证；苓桂术甘汤证属脾阳虚，水停中焦，以腹满，心悸，头眩为主证；苓桂甘枣汤证属心阳不足，水停下焦，以心下悸，欲作奔豚为特征；茯苓甘草汤证属胃阳虚，水停中焦，证见厥而心下悸，口不渴。上述之证同中有异，当须审辨。

附子的用法：第653条之白通汤、第656条之通脉四逆汤、第655条之真武汤皆为少阴下利而设，白通汤、通脉四逆汤，附子皆生用，唯真武汤一证熟用。附子生用则温经散寒，熟用则温经去饮；干姜能助生附子以温经，生姜能资熟附子以散饮。白通诸汤以通阳为重，真武以益阳为先，故用药有轻重之殊。

仲景论述真武汤有两条：

第387条在太阳篇，因过汗而致阳虚，水气内动，水泛于上于外，以太阳膀胱之水腑为病变重心，故见"其人仍发热，心下悸，头眩，身瞤动，振振欲擗地"。

第655条在少阴篇，系少阴阳虚阴盛，水气泛滥，水泛于下于里，以少阴肾之水脏为病变重心，故见"腹痛，小便不利，四肢沉重疼痛，自下利"。两条互相参照，但侧重点却不同，可见太阳与少阴一为水腑、一为水脏的表里关系，也说明阳虚水泛为病的广泛性，两者虽成因和证候各异，但病机相同，均为肾阳虚衰，水气不化所致。

原文

少阴病，下利清谷，里寒外热，手足厥逆，脉微欲绝，身反不恶寒，其人面色赤，或腹痛，或干呕，或咽痛，或利止脉不出者，通脉四逆汤主之。（656）

直释

①少阴病，下利清谷：里阳大虚，阴寒内盛，胃肠功能极度衰弱，已丧失腐熟水谷的能力，故少阴下利清谷。

②里寒外热：仲景用"里寒外热"四字，概述少阴病阴盛格阳的内真寒外假热之象，为少阴病阴寒盛于内，逼虚阳越于外所致。所谓"里寒"是指下利清谷、手足厥逆，脉微欲绝，甚至利止脉不出；所谓"外热"是指身反不恶寒，其人面色赤。前者为阳气大虚，阴寒内盛；后者为虚阳被阴寒之邪格拒于外之征。

③手足厥逆：阳气衰微，阴寒内盛，阴盛格阳，阴阳之气不相顺接，虚阳郁闭不能外达四末，四末不温，因此手足厥逆。

④脉微欲绝：脉搏极细极软，似有似无，往来不继，欲将断绝，为阳气虚甚，无力鼓动血脉，故脉微欲绝。

⑤身反不恶寒：由于阴寒太盛，将虚阳格拒于外，因此出现周身反而感觉不怕冷。

⑥其人面色赤：由于阴盛于内，将虚阳格拒于上，故病人颜面嫩红如妆。

⑦或腹痛，或干呕，或咽痛，或利止脉不出者：由于证重多变，寒盛于内，阴盛格阳，虚阳浮越，可出现各种兼证：阳衰阴盛，寒凝气滞，则腹痛；阴寒气逆，胃失和降而逆，故干呕；虚阳上浮，郁于咽喉，则咽痛；阴衰阳竭，化源已绝，故有的兼见下利停止而摸不着脉搏。

⑧通脉四逆汤主之：此时证属阴盛格阳，较单纯的阳虚阴盛的四逆汤证为重，不仅有下利厥逆，而且脉微欲绝，可见阳气衰微已极，由于里寒太甚，阳气被格拒于外，而成阴阳格拒之势，非四逆汤所能胜任，若不及时救治，恐有大汗亡阳之虑，须急用通脉四逆汤回阳、通脉、救逆，以便速破在内之阴寒，急回外越之虚阳，以解阴阳格拒之势。

鉴别

少阴病面色赤为虚阳浮越之征，与阳明病面合赤色属于实热者不同：
少阴虚阳浮越的面色赤呈红而娇嫩，游移不定，且伴有其他寒象。
阳明病的面合赤色是面赤色深，且伴有其他热征。一为真寒假热，一为实热，两者判然有别。
本证身热反不恶寒，也非阳明身热恶热之比，本证之身热为虚阳外越的假热，热势不甚，且久按不热，并伴有寒证，此种发热多为危候；阳明身热为里热熏蒸，按之灼手，并伴有热证。

方释

（189方）通脉四逆汤方

方中重用附子，倍用干姜，以大剂辛热之品，振奋阳气，速驱在里之阴寒，急回外越之虚阳，通达气血以救逆；人参、甘草益气生津，扶正固脱而复脉。诸药合用，驱寒回阳，通脉救逆。

加减

本证为内真寒而外假热，治则是破阴回阳，所以主方始终不变，这是基本法则而不可更移，或然证千变万化，加减可以随证而变，但均不离破阴回阳的主治方向：

① 面色赤者，是虚阳浮于外，加葱白九茎，以宣通其阳，引阳入阴。

② 腹中痛者，是寒凝于里，故去葱之辛散。

③ 加芍药通络缓急以止痛。

④ 干呕是寒邪犯胃，故加生姜和胃降逆止呕。

⑤ 咽痛者，是阳浮于上，结于咽喉，故去芍药之苦泄，加桔梗以利咽止痛。

⑥ 利止脉不出者，是阳衰阴竭，故去桔梗之宣散，加人参益气生津以复脉。

从加减法可以看出仲景用药的原则性和灵活性，示意处方选药，必须符合病机，若兼证不同，当随证化裁，才能收到预期效果。

异同

通脉四逆汤证　四逆汤证　白通汤证

第 656 条通脉四逆汤证，当于第 330 条之四逆汤证、第 653 条之白通汤证鉴别：四逆汤证为纯阴寒内盛，证以吐利，厥逆，脉微为主，无假热证，方中以姜附回阳散寒，甘草和中，共奏回阳救逆之功；白通汤证与通脉四逆汤证，由于阴寒内盛至阴阳格拒之势，故有假热证。白通汤证为阴寒内盛，格阳于上的戴阳证，故见面色赤；通脉四逆汤证为阴盛于内，格阳于外的格阳证，故见身反不恶寒，其人面色赤。

治法均以回阳救逆为主：戴阳证较四逆汤证为急，故去甘草之缓，加葱白宣通上下，以消阴阳格拒；格阳证较四逆汤证重，故加重姜附用量，以破阴回阳，消除格拒之势，加人参扶正固脱以复脉。

讲析

格阳证和戴阳证都是少阴病进一步恶化所出现的真寒假热证，它们都是少阴阳气极度衰微，阴寒极盛的证候，在临床表现上不仅手足厥冷，下利清谷，而且脉微弱得几乎摸不到，比一般少阴病脉沉或微细更加严重，由于阴寒内盛，体内的虚阳被阴寒所逼，不能固守，则发生浮越现象。少阴阳衰，阴寒内盛，格拒虚阳于外，内真寒而外假热，为虚阳浮越于外的假热现象，称为格阳；少阴阳衰，阴寒内盛，格拒虚阳于上，下真寒而上假热，为虚阳浮越于上的假热现象，称为戴阳。肌表为人体的最外层，虚阳外浮，肌表就出现假热现象，此时病人虽然手足厥冷，身上却不怕冷，

第 656 条称为"身反不恶寒";有的病人还可以在肌表出现浮热,面部为人体的最上部,虚阳上浮,在病人面部出现红色,第 656 条称为"其人面色赤"。由此可知,格阳证和戴阳证的区别只在于阳气浮越所出现的部位有所不同而已,其实质都由于阴寒内盛、阳气极虚,正因为如此,病人虽然不恶寒,却口渴、舌润,或虽口渴而不能多饮或喜热饮,肌表虽有浮热,但久按却不热;面部虽有赤色,但也只限于颧颊的局部,整个面部仍现苍白色,而且其赤色而娇嫩,忽红忽退,好像用化妆品淡淡地涂抹于表面,浮而无根。

格阳证在四逆汤证的临床证候基础上出现身反不恶寒;戴阳证在四逆汤证的临床证候基础上出现面色赤如妆。两者表现虽有所不同,病机则是一致的,都是真寒为本,假热为标。因而治法必须用大剂姜附破阴回阳,才能从根本上挽回危局。但由于格阳证是阴盛于内,格阳于外,又需要宣通内外的阳气,因此用炙甘草通利血脉,以利虚阳返归体内,治宜通脉四逆汤,以破阴回阳,通达内外。戴阳证是阴盛于下,格阳于上,又需要宣通上下的阳气,因此用味辛气雄的葱白温通上下,招纳阳气,返归于下,治宜白通汤,以破阴回阳,宣通上下。在内与在下同属于阴,在外与在上同属于阳,性质一致,所以格阳于外与戴阳于上都是阴盛阳衰的严重疾病,有关症状往往可以在一个病人身上同时出现,难以截然划分。如,通脉四逆汤虽然是治疗格阳证的主方,但是当病人在"身反不恶寒"的同时,又出现"其人面色赤",就在汤方中加入葱白,以通上下之阳。可见,临床治病,内外上下应当兼顾,不可偏执。

原文

少阴病,四逆,其人或咳,或悸,或小便不利,或腹中通,或泄利下重者,四逆散主之。(657)

直释

①少阴病,四逆:少阴病,阳气虚衰,阴寒内盛,无力鼓动气血运行,则四肢逆冷。

②其人或咳,或悸,或小便不利,或腹中痛,或泄利下重者:文中或然证甚多,五脏兼证各有侧重:①有的水寒射肺,则咳;②有的水气凌

心，则心悸；③有的肾气盛，水气不化，则小便不利；④有的阳衰阴盛，寒凝肝气郁滞，则腹中疼痛；⑤有的脾气虚弱，水气下迫肠道，则泄利下重。

③四逆散主之：应当用四逆散治疗，四逆散即通脉四逆汤四味为散，白水和煮数沸，并渣服之。

方释

（190方）四逆散方

第657条四逆散方的药味与第656之通脉四逆汤方的药味相同，因三焦尽属寒证，水隔在上，得汤不受而吐，故改汤为散，所异者只是减干姜之量，增人参之量而已。

加减

本散方方后注"或然证"的药物，却无一味宣通之品，都是示阳虚水停的不同程度而随证加减：

水寒射肺而咳，去人参加五味子、干姜温化水饮以保肺气，肺与大肠相表里，水寒犯肺，水气下趋大肠，则下利。

水气凌心而心悸，加桂枝助心阳以化水气。

水气不化的小便不利，加茯苓以淡渗利水。

水气下迫肠道，而见泄利下重，加薤白取其温通滑利，通阳行滞。

讲析

四逆散方为散剂，于白饮和服，若方药加减后，散剂亦可放入汤液中煮服，以求加入之散剂有效地发挥药力。

原文

少阴病，下利六七日，咳而呕渴，心烦不得眠者，猪苓汤主之。（658）

直释

①少阴病，下利六七日：少阴阴虚，水气内蓄，水湿偏渗大肠，故下利已有六七天了。

②咳而呕渴：水热互结不得下泄而上犯，水气上犯于肺，则咳嗽；水气上犯于胃，则呕恶；水气内停而津不上布，则口渴。

③心烦不得眠者：阴虚有热，热扰心神，则心中烦乱不得安睡。

④猪苓汤主之：肾阴虚，虚热内生，热与水结，水蓄不行，故应当用猪苓汤治疗，以滋阴清热而利水。

鉴别

猪苓汤证　黄连阿胶汤证

第658条之猪苓汤证，与第641条之黄连阿胶汤证，均有心烦不得眠。

猪苓汤证属少阴阴虚，水热互结而发病，以水气不利为主，热势较轻，阴虚亦较轻，故其见证，除心烦不得眠外，并见下利，咳而呕渴，小便不利，治当育阴清热利水。

黄连阿胶汤证系少阴热化，肾阴下亏，心火上亢的阴虚火旺证，为阴虚有热，不兼水气，邪热与阴虚俱重，故其见证，除心中烦，不得卧外，尚有口燥咽干，舌红少苔，治以育阴清热为主。

异同

猪苓汤证　真武汤证

第658条之猪苓汤证与第655条之真武汤证在病机上均有水气为患，证候上都有下利、咳呕，治法上皆需利水。

猪苓汤证为阴虚有热，水气不利，故证候还有心烦不得眠，渴欲饮水，小便不利而短赤，治宜滋阴润燥，清热利水。

真武汤证为阳虚寒盛，水气泛滥，故证候尚有腹痛，四肢沉重疼痛，小便不利而清白，心下悸，头眩，身𬌗动，振振欲擗地，治宜温补肾阳，化气利水。

讲析

少阴肾主水司开合，肾阴虚与肾阳虚，都易致动水之变：

若肾阴虚，虚热内生，热与水结，使水蓄不行而致病，治宜猪苓汤滋阴清热而利水；

若肾阳虚，不能制水，可导致气化不行而上泛为患，治宜真武汤扶阳驱寒以镇水。

可见肾主水，阴阳并重，本证未提及小便不利，是省文笔法，第530条指出："阳明病，脉浮发热，渴欲饮水，小便不利者，猪苓汤主之"，本条当有小便不利之证，方符合猪苓汤的证治，故应此两条互参。

原文

少阴病，得之二三日，口燥咽干者，急下之，宜大承气汤。（659）

直释

①少阴病，得之二三日：少阴病当口中和，得病才两三天，时间短暂，却出现口燥咽干之象。

②口燥咽干者：口燥咽干，即口腔舌面干燥乏津，是热淫于内，灼伤阴液，阴液缺乏的表现。

③急下之，宜大承气汤：一个少阴病，得病时间短暂，没有发汗、吐利等伤损津液的原因，却出现阴液缺乏的证候，这只能说明里热炽盛的缘故，必须迅速攻其里热，才能保全其阴，若不急下，津液有枯竭之危，故当与大承气汤，急下阳明之燥热，以保存少阴之阴液。

讲析

少阴三急下，是有内在联系的一个问题的两个方面，津液与精为人身的物质基础，阳明主津液，肾主藏精，津液与精虽然有不同的形态和功能，但本质都属阴，五脏之阴，非肾阴不能滋润，所以急下存阴，实际就是保肾水。阳明病急下存阴，所存之阴是少阴之肾阴；少阴病急下存阴，也在于急救肾水之竭。当然不同的是，病邪的来路，病情的发展速度和表现形式不同：

阳明三急下的关键在于汗多伤津致燥，继而累及肾阴，以致肾阴欲竭而当急下。

少阴三急下则是少阴被燥热所灼，不救肾阴，则有将竭之虑，欲救肾阴，当从急下，以解燃眉之急，故以釜底抽薪之法为治。此为少阴急下证之一，即，辨少阴病燥热伤津的急下证。

少阴病，自利清水色纯青，心下必痛，口干燥者，可下之，宜大承气汤。（660）

直释

①少阴病，自利清水色纯青：少阴病，未经攻下而自行下利，所下之物仅为黑绿色粪水，而不夹粪便，闻味臭秽，这是热毒自行利下的颜色，即，燥热阻滞并结聚肠胃，津液从旁而下，呈结者自结，下者自下之热结旁流之势。

②心下必痛：热结胃腑，肠道阻滞，胃气不通，故胃脘部必然疼痛。

③口干燥者：口腔干燥，已示燥热阴伤，津液不能上承，失治而真阴将致消亡。

④可下之，宜大承气汤：自利愈甚，津液愈伤，燥结愈重，若不急下之，肾阴有枯涸之虞，故用大承气汤急下之，以救阴液，若不迅速排除肠道之毒素，必有中毒、脱液、循环衰竭之变。大承气汤之用，正是所谓解毒、排毒之法。

讲析

本条言少阴病急下的辨证关键在于"自利清水色纯青，心下必痛，口干燥"三证，此三证是一个有机联系的整体病理反映，缺任何一证都不能云急下，所以必须急下，理由是：

"自利清水"意味所下污水，很少参夹粪便渣滓，说明燥结之甚；

"色纯青"乃所下之物当然为黑绿相混之色的污水，臭秽难闻，说明邪热之极。

燥结愈甚，燥屎愈黑，所下污水乃从粪便间通过，必然青色，此燥热之邪炽盛，真阴将竭之重证，故应急下存阴。此为少阴急下证之二，即，辨少阴病热结旁流的急下证。

原文

少阴病，六七日，腹胀，不大便者，急下之，宜大承气汤。（661）

　　①少阴病，六七日：少阴得病已六七天而不大便，可知少阴热化之邪化燥成实日久，邪已深入。

　　②腹胀：燥实内结，浊气壅滞，腑气不通，故腹中胀满。

　　③不大便者：邪热能耗津液，使大肠干燥，从而形成津伤肠燥的病理变化，燥热腑实不解，必灼伤阴液，故不大便。

　　④急下之，宜大承气汤：此时燥热津伤，若不泻其燥实邪热，则更伤真阴，故当用大承气汤急下存阴。即，阳明燥实，灼烁真阴，有土燥水竭之势，所以治宜急下阳明之热实，以救少阴欲竭之真阴。

讲析

　　少阴病三急下证，叙证虽有不同，但伤阴的机转则一，急下的目的在于存阴，第659条言少阴病燥热伤阴；第660条言少阴病热结旁流；第661条言里热内实，三条均冠以"少阴病"，皆为少阴阴虚。仲景于阳明、少阴分设三急下，示意辨证施治既要看到邪气，也要顾及正气，体现了祛邪而不伤正的原则，少阴与阳明，两者均关津液病变，但少阴急下仍当审证确切，若误治不仅不能存阴，反而伤阴。值得深思的是，有人说，伤寒重在救阳，因寒邪易伤阳之故，其实寒邪化热，伤阴在所难免。阳明三急下与少阴三急下，均为邪热耗津，但相对来说，阳明为"正盛邪实"，少阴为"正虚邪炽"。阳明三急下为正气尚盛，热结邪实，急下之，解救将竭之津液；少阴三急下正气已虚，气血津液皆不足，又有胃腑热结之邪，至虚有盛疾，非下之不足以救其阴。说明少阴病虽多属虚寒，但当出现里热成实时，同样可以运用下法，不必拘病定方，而重在辨证论治，它与阳明三急下之异同可归结为"急下存阴，同源异流"八个字。少阴三急下当相互合参，三条急下原文不可彼此孤立，而应前后对照，在时间上少则二三日，多则六七日，说明不必拘于日数，在症状上当具备胃肠燥热的特征，临床之际还应参考腹部体征，方可确诊。

原文

少阴病，脉沉者，急温之，宜四逆汤。（662）

　　① 少阴病：少阴病的起病特点是"脉微细，但欲寐"，乃阴阳俱虚所致，本条称"少阴病"，当然是在此基础上提出的。

　　② 脉沉者：脉沉，显然是脉沉而微细，当伴"但欲寐"的病情，才能判断为心肾阳虚。

　　③ 急温之：急用回阳救逆法温阳散寒，以防出现阳脱之变。

　　④ 宜四逆汤：急温以四逆汤，否则吐利、厥逆、烦躁，就会接踵而来，若不急温之便有导致亡阳之虞，说明少阴病，只要脉沉而微细，便当立即温阳，以免延误病机。

　　综观仲景全书，示意"急温之"，仅此一条，即使阴盛格阳的通脉四逆汤证，也没明确指出"急温之"，探其原因，笔者认为：

　　本条承第 659 条、第 660 条、第 661 条之"急下之"而来，由论述"急下"继而论及"急温"，因病及少阴，本阳衰当固，故要"急温之"。

　　本条"脉沉"，寓肾阳虚乏，外见形证虽述之不多，可于其他条文中补入。

　　典型的亡阳之厥，亡阳之脱，证势危急，故在证候出现之前，采用"急温"，具有防患于未然的积极意义，体现治未病的思想，寓有抓住时机，早期治疗，不但可防止病势增剧，还可以提高疗效。

少阴病，饮食入口即吐，或心中温温欲吐，复不能吐。始得之，手足寒，脉弦迟者，此胸中实，不可下也，当吐之；若膈上有寒饮，干呕者，不可吐也，当温之，宜四逆汤。（663）

　　① 少阴病，饮食入口即吐：少阴阳衰，痰涎阻滞于胸膈，属实，所以饮食入口后就吐出来。

　　② 或心中温温欲吐，复不能吐：有的由于寒饮停聚于胸膈，属虚，

而伴心中泛泛欲吐，却呕吐不出来。

③ 始得之：开始得病的时候。

④ 手足寒：若病一开始"即吐"，兼见"手足寒"乃是实邪阻滞胸膈，胸阳为痰浊所阻，阳气被遏，不达四末，故手足寒冷。

⑤ 脉弦迟者：脉搏端直以长，挺然有力，脉来一息不足四至，弦脉主痰饮，弦而兼迟，是痰浊阻遏，阳气不布，血行缓慢之故。

⑥ 此胸中实：这是胸中有实邪壅滞。

⑦ 不可下也，当吐之：痰实阻滞的部位在上焦，不能使用下法，应该用吐法治疗。

⑧ 若膈上有寒饮：若病一开始"欲吐"，兼见干呕，此为少阴虚寒，中阳不振，失于温化，不能化气布津而停聚为饮，故因胸膈有寒饮。

⑨ 干呕者：乃为中阳虚衰，非为寒实，是胃气上逆所致。

⑩ 不可吐也，当温之：因其病位不在上焦，又不属实证，不能使用吐法，其病属寒，阳虚水气不化，以致寒饮内停，故应当用温法治疗。

⑪ 宜四逆汤：适合于四逆汤，使寒去饮消胃和，其病自愈。

讲析

本条两证虽皆与少阴阳衰有关，但一为痰浊实邪郁阻胸膈，为有形之邪，非吐之而不去，故用瓜蒂散涌吐；一为阳虚失运，寒饮之气弥漫胸中，则非温而不化，故用四逆汤温阳化饮。

原文

少阴病，下利，脉微涩，呕而汗出，必数更衣，反少者，当温其上，灸之。（664）

直释

① 少阴病，下利：本条首揭"少阴病，下利"，是指虚寒下利而言。

② 脉微涩：虚寒下利，理应脉沉微，现见"脉微涩"，即脉搏细软无力，往来涩滞，脉微为阳气虚衰，脉涩为阴血不足，故阴阳气血不充，脉呈微涩之象。

③ 呕而汗出：阳气虚衰，寒气上逆，则呕吐；卫外不固，肌疏液泄，则汗出。

④ 必数更衣，反少者：更衣，为排大便的雅称，古代权贵之人于大便时，必更衣而后入厕，故相传以更衣为解大便。阳虚不摄而气陷，津血虚少，化源不足，无物可下，故频频解大便而每次排出之物甚少。

⑤ 当温其上，灸之：应当温灸上部的穴位，以升阳举陷为急。

讲析

本证由于少阴阳衰，以致虚寒下利日久，进而致成阳气下陷，津血渐涸之重证，然而考虑到津伤因于阳衰，有形之阴液不能速生，无形之阳气必须急固。本证不仅是阳气阴津两虚，而且是阳气虚衰而下陷，阴邪盛而上逆，用温寒降逆之剂则有碍于下利，用温寒升阳之剂则有碍于呕逆，病机复杂，既有阳气虚衰，又有津血不足；既有虚寒下利，又有卫阳不固而汗；既有寒邪上逆，又有阳气下陷。归纳起来，还是以阳虚气陷为主，治当用温灸以急升其下陷之阳，然后方容煮服汤药以固阳摄阴，冀增疗效。

辨厥阴病脉证并治

第665—740条

原文

厥阴之为病，消渴，气上撞心，心中疼热，饥而不欲食，食则吐蛔，下之，利不止。（665）

直释

①厥阴之为病：厥阴为病，是足厥阴肝和手厥阴心包而为病的概括。肝属风木，心包属相火，在生理状态下相火通过三焦下达于肾，使肾脏得以温煦，肾温煦可以蒸腾肾水以滋养肝木，维持正常的生理功能。

②消渴：邪犯厥阴，则木火燔炽，耗伤胃津，饮水多而仍不解渴，是渴而能饮，饮而又渴的一种证候，故称消渴。这里的消渴，并非多饮的杂病之消渴病。

③气上撞心：相火不能下达而上炽，肝木失养而疏泄失职，肝气乘犯脾胃而上逆，故病人自觉腹中有一股气向上冲逆，撞击胸脘。

④心中疼热：厥阴之经脉挟胃贯膈，气火循经上扰，故见胃脘部疼痛并伴有灼热感，嘈杂似饥，此为上热。

⑤饥而不欲食：同时，因肝邪壅脾，脾虚失运，虽觉饥饿，却不想进食。

⑥食则吐蛔：蛔，即蛔虫。脾虚肠寒，若其人素有蛔虫，有时进食时还可能上泛吐出蛔虫，此为下寒。

⑦下之，利不止：厥阴肝邪乘脾犯胃所致的胃热肠寒的寒热错杂证，此种病情若只治其热而忽视其寒，误用苦寒清下之药，则必伤脾胃，使下寒更甚，而见下利不止；若只治其寒而忽视其热，误用辛热祛寒之剂，也会助上热以灼津，从而使消渴更甚。

431

讲析

病至厥阴，证情复杂，又易趋极端，因此，厥阴病的性质很难用一言概括之，但不管怎样复杂，总不离寒、热、寒热错杂等证情，根据证情不同，治法亦异，热者清之，寒者温之，寒热错杂者，治之则当寒温并用。需要引申的是，欲识厥阴病，必须将其放在特定的历史环境下，以原著本身充足的依据，用辨证的观点，重申对三阴三阳的认识问题，三阴三阳只能是划分病的概念，即太阳病、阳明病、少阳病、太阴病、少阴病、厥阴病，三阴三阳六病各有其特点，其原因与外界致病因素、体质差异、病邪的从化、治疗的当否皆有关系，不能只凭个人的臆断把厥阴病看作"最终阶段"，厥阴病也是一类"病"的概念，只有面对现实，按着原著面目进行客观分析，才能为厥阴病的研究奠定基础。应该明确，厥阴篇不都是厥阴病，厥阴病不都是厥，厥与厥阴病之间没有必然的联系，因为厥阴篇载条文共 76 条，从冠以"厥阴病"的第 665 条、第 667 条、第 668 条、第 731 条的四条中，均未提到厥的问题，未冠"厥阴病"的其余 72 条，可以看作是厥阴篇的内容，但不等于是厥阴病，这样认识比较客观，值得深思的是，为什么厥阴篇中绝大部分，不讲厥阴病而讲许多其他内容？笔者认为，厥阴篇为仲景六病的最后一篇，很可能仲景将一部分需要专题讨论的问题，放在这里讨论。如，厥的讨论，厥阴篇中厥证的内容十分丰富，可谓是研究"厥"的一篇好资料，关于厥阴篇呕哕下利诸条，客观上自成体系，与厥阴病无涉，辨厥、辨呕哕、辨下利，构成了厥阴篇中除厥阴病之外的三个专题资料，这样就形成了厥阴篇讨论厥阴病少、讨论其他问题多的特殊篇章，当然造成这种结构的框架是仲景之意，我们应该客观地对待它，属于厥的即按厥对待，属于呕哕、下利的即按呕哕下利对待，不要强拉向厥阴病而做一些费解的思考。仲景三阴三阳六病分类，是综合性的病理概括，每一类病中由于表现证候不一，可涉及多个不同脏腑经络的病变，应按脏象经络的理论，针对具体病证进行具体分析，全篇内容颇为清楚，仲景已明示厥阴病条文有四，余者是厥阴篇的内容，包括厥、呕哕、下利的分类归纳，不能人为地去制造不必要的争论。

厥阴中风，脉微浮，为欲愈；不浮，为未愈。（666）

直释

①厥阴中风：本条冠首"厥阴中风"四字，说明厥阴为风寒之邪所伤，为厥阴经自受风寒之邪所致的病证，而脉当呈沉微之象。

②脉微浮，为欲愈：若原来脉沉微，而转为脉微浮，脉微是轻柔和缓之象，为邪气不盛，脉浮是不须重沉，脉即应指，为正气抗邪于外，标志着阴寒之邪逐渐衰减，而阳气逐渐恢复，是正盛邪衰，说明病有外解之机，故脉呈微浮之象是将要痊愈的征兆。

③不浮，为未愈：若脉沉微而不浮起，则表明阴寒之邪未衰，而阳气尚未恢复，说明病无外解之机，故脉呈微而不浮之象，是尚未愈的表现。应注意的是，若脉象不是微浮而是但浮，按之无根；或脉象突然暴出，多为虚阳越脱之危候，对这些脉象应有深刻的认识，才能避免误治。

讲析

本条只举脉而未言证，仍然是以脉象释明厥阴中风的转归，从脉象勾画出厥阴中风的欲愈与未愈，笔者认为，临床还须综合其他症状进行分析，才能做出准确的结论。

原文

厥阴病，欲解时，从丑至卯上。（667）

直释

①厥阴病，欲解时："欲解时"，指有自解之趋势的有利时辰。"厥阴病，欲解时"，只是说在欲解的有利时辰范围内，人体阴阳气血的变化，有利于祛邪，病有自解的趋势，也有欲解的可能。邪轻病不重的患者，得到此时自然界隆盛的阳气之助，病邪有不药而解的可能；患者虽已服用对证的药物，但病邪未能尽解，待到欲解的有利时辰，由于外界阳气的资助，药效得到充分的发挥，就能祛邪外出而使病愈，用药后，邪气虽已渐

解，但仍然遗留一些不适之感，可在欲解的有利时辰彻底消除。疾病可随着一日中的不同时辰之异，则发生轻重变化，如果病后，正气逐渐恢复，邪气减退，正盛邪祛，再遇到该病欲解的有利时辰，机体正气受自然界阳气之助，疾病便可趋向欲解。

②从丑至卯上：丑：即在1时后至3时前的2个小时；卯，即在5时后至7时前的2个小时；上，表示在某范围以内。从丑到卯，是指丑、寅、卯，三个时辰，即在1时后至7时前的6个小时，三阴旺时皆在夜间，随着阳生阴长，有助于扶助正气，厥阴病欲解时较之少阳病欲解时只提前一个时辰，厥阴中见少阳，与少阳相表里，这是阴尽阳生之时，深夜已过，渐及旭日东升，厥阴得阳气相助，此乃天人同气相应，借天时阳升之助，为厥阴病在此时有欲解之良机。

讲析

人与自然界息息相关，天地之间稳定的调节规律，以维持阴阳消长的正常运行，人体才能适应自然界昼夜晨昏的往来与寒热温凉的变化，人体内环境与外界环境的对立统一，就是天人相应理论的物质基础。人与天地相应，自然界的邪气固可伤人，而自然界阴阳的消长也助人抗邪，一日之内，昼夜的阴阳盛衰序变，对人体气血阴阳变化有一定影响。在患病时，这种影响也同样起着某种作用，这就是本条预测厥阴病欲解有利时辰的立论依据。

原文

厥阴病，渴欲饮水者，少少与之愈。（668）

直释

①厥阴病，渴欲饮水者：厥阴病邪退阳复的渴欲饮水，因阳气初复，津液一时不能上承，故有微渴欲饮之象。

②少少与之：渴的程度不甚，所以在胃津暂时不能上承之时，少少与饮之，以滋助其津液。

③愈：阴液得充，阳自不亢，使阴阳自和，则不药而病可痊愈。若在阳气初复之时而大量饮水，阳气无力化气行水，会造成水饮内停，致生他变。

渴欲饮水，少少与饮之，是饮水调护必须遵循的一项原则，不可忽视，于此可见，仲景行文，皆具深意。

诸四逆厥者，不可下之，虚家亦然。（669）

① 诸四逆厥者：条首之"诸"字，为发语词，谓"之于"之意，仲景"四逆"与"厥"连用，其所指不同："四逆"指四逆汤证，"厥"指四肢厥逆。

② 不可下之：凡以"汤"之名"证"者，在不同的条文中省略"汤"或"证"字，是仲景的常用笔法，如，"诸四逆厥者，不可下之"，即有四逆汤证的四肢厥逆，不能攻下，以示"厥"有寒热之分，四逆汤是治疗寒厥的代表方剂，所以仲景本条的立论，意在指出寒厥禁下的原则。

③ 虚家亦然：所谓"虚家"，是泛指各种虚而言，虽非四逆汤证之厥，也不可用攻下法，以免犯虚虚之戒。

寒厥不可下，虚家亦不可下，这是一条共同的治疗禁忌，仲景为什么在此处为寒厥与虚家而论禁下呢？这是因为厥有寒热之分，治有温补与清下之别，第674条之厥而用下，第689条之厥而用清，则与本条迥异，示意对厥证要详辨寒热，因其治法殊异，不可不慎。

伤寒先厥，后发热，而利者必自止，见厥复利。（670）

① 伤寒：伤于寒邪入厥阴，肝邪乘脾，阳虚气陷，则下利。

② 先厥：阴盛阳虚，阳气不能温煦于外，则先四肢厥冷。

③ 后发热：厥阴内寄相火，阳气来复，阴邪消退，以后又转为发热。

④ 而利者必自止：阳复厥回，虽有下利也会自然停止，这是阴寒下利，厥回利止的转机。

⑤ 见厥复利：若阳复不及，阴邪复盛，则又转为四肢厥逆，就会再次发生下利。

讲析

本条运用时空观念来论述厥、热、利的辩证关系，从时间上来讲有先后复见之分，从空间存在的证候来讲，有厥、热、利之别，由于时间上的变化和空间上的变动，于是便有先与后、厥与热、利止与利复的不同转归，这就动态地辩证地阐明了厥、热、利的关系：阴气盛则厥逆，阳气盛则发热，而阴盛之厥逆又大多与下利伴见，厥回则利止，厥发则利作，寒利的止、作与厥、热的关系，对预测疾病的进退转归，具有重要的指导意义。

原文

伤寒始发热六日，厥反九日而利，凡厥利者，当不能食，今反能食者，恐为除中，食以素饼，不发热者，知胃气尚在，必愈；恐暴热来，出而复去也。后日脉之，其热续在者，期之旦日夜半愈。所以然者，本发热六日，厥反九日，复发热三日，并前六日，亦为九日，与厥相应，故期之旦日夜半愈。后三日脉之而脉数，其热不罢者，此为热气有余，必发痈脓也。（671）

直释

① 伤寒，始发热六日，厥反九日而利：病从伤寒而来，开始发热六天，随后四肢厥冷反而长达九天，并伴有下利，这种先热后厥、热少厥多的现象，说明此厥属阳气衰微，阴寒内盛，阳衰阴盛，阳虚不能温煦四肢而厥冷，清阳不升反而下陷，则阴寒下利，故云："伤寒，始发热六日，厥反九日而利"。

② 凡厥利者：凡是四肢厥冷和下利并见的阴寒内盛之证。

③ 当不能食，今反能食者：寒邪伤及脾胃，脾胃阳气受损，中焦受纳及运化失职，多为食欲减退之兆；而今却反能饮食。

④ 恐为除中：这恐怕是胃气将要衰败的"除中"现象，即，除，消除，中，中气，胃气。除中，指胃气衰败，其证当不能食，而反能突然求食，食后可能导致病情恶化，发生危候，犹如残灯复明、回光返照，见之者，必预后不良。

⑤ 食以素饼：于是试探给病人吃素，常用面粉做成的饼状食物。

⑥ 不发热者，知胃气尚在，必愈："食以素饼"后，病人安然不发热，或仅有微热，这是胃阳渐复，胃气尚存，病将愈之兆，不属于"除中"证，预后良好。

⑦ 恐暴热来，出而复去也：若"食以素饼"后，恐怕出现突然发生暴热，出现的暴热又迅速地消失，此暴热是胃气衰败，真阳尽露，是谓"回光返照"，其热须臾散去，即胃衰则胃气脱的"除中"的危候。

⑧ 后日脉之，其热续在者，期之旦日夜半愈：旦日，即明天；夜半，指半夜刚过。若"食以素饼"后，不发暴热，而是持续微微发热，说明胃阳渐复，之后再次诊察病人脉象，其热继续存在而不厥，这就证实不是暴热，而是阳气来复之热，可预料其病于第二天的半夜阳生之时将愈。因夜半少阳之气起，人得天阳之气相助，故有获愈之机。

⑨ 所以然者：所以这样推断的原因是……

⑩ 本发热六日，厥反九日，复发热三日，并前六日，亦为九日，与厥相应，故期之旦日夜半愈：因为本来发热六天，四肢厥冷反而持续九天，又发热三天，合前发热六天，也是发热九天，与四肢厥冷的天数相当，所以预测其病于厥热相等的第二天的半夜之时获愈。即，这是前述始发热六天，加上"食以素饼"后发热三天，发热共为九天，与厥之九天时间相等，厥热相应，阴阳将调，故预测病愈之期已到。

⑪ 后三日脉之而脉数，其热不罢者：假如又过数天后，再次诊察脉象，病人的脉搏仍然跳动很快，证明病人发热未退。

⑫ 此为热气有余，必发痈脓也：热气，指阳热之气；痈脓，即已成脓之痈。阳复太过，阳热之邪偏盛，必伤营血，营血被热灼蕴酿日久，会发生痈疮脓疡一类的变证。仲景未明言痈脓发自何处，是因为其热所聚不定，则痈脓所发之处亦不定。

讲析

"除中"乃为古代的一证候名，其含意是指胃气衰败，其证候的发生并不局限于外感疾病，久病正气虚之人亦可见到，但就厥阴篇来看，引起"除中"的成因是虚寒厥利，阴寒盛极，阳气衰微，致使胃气衰败；或阳气初复，误作热证，投以苦寒，以致胃气断绝。"除中"属于胃气垂危，由于人有胃气则生，无胃气则死，故仲景特将此证列为危候。本条以厥热盛复的变化辨病机转归，以饮食试探作为诊察手段，与病情变化巧妙结合辨厥热胜复，胃气存亡，最后又举出阳复太过之变，论述精详，辨证确切，对指导临床辨证颇有参考价值。

原文

伤寒六七日，脉迟，而反与黄芩汤彻其热，脉迟为寒，今与黄芩汤复除其热，腹中应冷，今反能食，此名除中，必死。（672）

直释

①伤寒，六七日：伤于寒邪，已经六七天，虽然为时间的约略之辞，说明此时病邪已入阴经，又示阳气初复之时。

②脉迟：脉迟是以脉寓证，说明病邪属阴主寒，病邪既入阴经，又有里寒的迟脉可凭，言脉迟，可能有厥逆之证。

③而反与黄芩汤彻其热：彻，除也，此处含有治疗之意。治疗时当扶阳抑阴，反而用黄芩汤清热，暗示厥、热、利之证俱存。

④脉迟为寒：脉迟本来主寒邪盛。

⑤今与黄芩汤复除其热：现在再次用寒凉之品，一误再误地用黄芩汤清热。

⑥腹中应冷：以寒治寒，更伤阳气，使阴寒益甚，中阳不足，则腹中应当更加寒冷。

⑦今反能食：现在虚寒甚，脾胃腐熟运化功能失职，故当不能食，而今服黄芩汤后却出现能食的反常现象，是胃气将绝前欲求食以自救之兆。

⑧此名除中：胃中真阳已薄，不可更与凉药，盖胃暖乃能纳食，今

胃冷而反能食，是胃之真气显露，借谷气之强食以自救的反映。

⑨ 必死：胃阳渐去而不能久存，故这种危候称为"回光返照"的"除中"，多会死亡。

鉴别

第 672 条承第 671 条，再论"除中"，两条反反复复共用五个"反"字立论，即第 671 条"厥反九日而利""今反能食者""厥反九日"，第 672 条"而反与黄芩汤彻其热""今反能食"；两条两用"除中"，第 671 条"恐为除中"，第 672 条"此名除中"，第 671 条疑似"除中"，尚需食以素饼试之；第 672 条证情明显，所以直接诊为"必死"。第 671 条言"必愈"，第 672 条言"必死"，这一愈一死，都在必然之中，两个结论，充分体现了辨证的内涵。

讲析

论述"除中"，仲景示意三点启示。

启示一：临床辨证要脉证合参，分清真假，透过现象看本质，不可为表象所惑，才能立法施方无误。虚寒下利，即使有发热现象，若不是阴寒旺盛而迫虚阳外越的真寒假热，便是阳气乍回之兆，有可能不用药厥回利止而愈，若误投寒凉之品，则会出现"除中"之"回光返照"。

启示二：治疗寒证，要注意先天肾阳的强弱，顾及后天脾胃阳气的盛衰，因为胃为水谷之海，气血化生之源，为后天之本，胃气之存亡，关系到人体的安危，胃气一衰败，百药难扶，所以保护脾胃的阳气，是治疗虚寒证的根本原则。

启示三：对"回光返照"要加深认识，凡久病垂危突然出现的反常现象，都应予以重视，除气色、语言、精神等反常外，饮食的反常也是一个重要方面，若把临危尚能食误认为病情好转，则会错过抢救机会而致大误，对于这类病人，应积极抢救，不能以古人判为"死证"而直作死证待之。

总而言之，第 671 条言"恐为除中"，是未经误治而发生在疾病过程中，第 672 条言"此名除中"，是用苦寒之品误治而成。其共同点都是在疾病发展过程中，在病久、病重的情况下，中寒不能纳谷，而突然思食纳谷，甚至出现求食之量较正常为增的反常现象，预示胃气将亡，病属危候。此为仲景从不同角度列举其病，加强对"除中"的认识，为后世预测疾病的吉凶提供了宝贵经验。

伤寒先厥后发热，下利必自止，而反汗出，咽中痛者，其喉为痹。发热无汗，而利必自止，若不止，必便脓血，便脓血者，其喉不痹。（673）

直释

① 伤寒先厥：伤寒，先四肢厥冷，伴有下利之意，这是阴寒内盛，阳气不足之象。

② 后发热：当阳复阴消之时，四肢厥冷可转为发热。

③ 下利必自止：阴寒内盛的下利，随阴盛厥逆而发作，亦随阳复发热，而下利自止。

④ 而反汗出：阳复太过，邪热向外，蒸迫津液从肌表而出，下利虽自止，停止后反而汗出。

⑤ 咽中痛者：阳复太过，邪热向上，熏蒸咽部，则咽中疼痛。

⑥ 其喉为痹：痹，通"闭"，其喉为痹，指热邪闭阻咽喉，发生的急性感染，当是白喉、猩红热之类。

⑦ 发热无汗，而利必自止：厥冷下利者，因阳复而发热，因津回而无汗，阳复津回，故下利必然自行停止。

⑧ 若不止，必便脓血：寒利虽可自止，却转变为热利，热邪灼伤下焦血络，则必定要便脓血。

⑨ 便脓血者，其喉不痹：便脓血，邪热在下而不熏蒸于上，故无喉痹之意。

讲析

一个厥、利证，在厥回发热后，可能自愈，也可能发生喉痹，又可能发生便脓血，其预测之指征是：厥回发热而利止，多为自愈之兆；厥回发热而利止，却见汗出咽痛的为发生喉痹之兆；厥回发热而利不止，却无汗出，则为便脓血之兆。

伤寒一二日至四五日，厥者必发热，前热者后必厥，厥深者热亦深，厥微者热亦微。厥应下之，而反发汗者，必口伤烂赤。（674）

直释

① 伤寒一二日至四五日：伤寒得病一两天至四五天，是说明病程的大概时间，非固定之辞。

② 厥者必发热：初病发热至四五日随热势渐增而出现肢厥，是热邪深伏，阳不外达所致，故出现四肢厥冷，必伴有发热。

③ 前热者后必厥：热厥者必发热，而发热后必见四肢厥冷，说明热厥是在高热的同时出现四肢厥冷，即热邪深伏于里，阻遏阳气运行，阳气内郁，不能通达于外，故见四肢厥冷。

④ 厥深者热亦深，厥微者热亦微：对于热厥，由于热邪深伏的程度不同，出现厥逆的程度也不同，内伏之热邪愈重，则四肢厥冷愈重；内伏之热邪愈轻，则四肢厥冷愈轻。

⑤ 厥应下之：邪热深伏于里形成的真热假寒，其治自应清下其里热。

⑥ 而反发汗者，必口伤烂赤：示意热厥禁用汗法，若误用辛温发汗，不当汗而强发之，汗出则损伤津液，热炽津伤，火势上炎必致口舌生疮，糜烂红肿，故热厥禁汗。

鉴别

第 669 条与第 674 条相对照，第 669 条言"诸四逆厥者，不可下之"，第 674 条言"厥应下之"，反映了寒厥与热厥治疗原则之异。

讲析

伤寒热厥，是阳热之邪直中于里，使阳气内郁，又逼迫阳气热之于表，致成厥自厥，热仍热，即四肢厥冷，身上却发热，甚则肢体皆厥，但胸腹却灼热。厥冷或起病即见，或过几日出现，其时间大都在四五天之前，如果四五天之前不发生厥冷，则多不会再出现厥冷，这和少阴的阳虚寒厥有显著之异，少阴阳虚寒厥虽可得病即厥，或病后数日见厥，却始终不会伴有发热，厥冷发生的时间也不限于一二日至四五日之间，而是在病程中的任何时间都可能发生，且常与恶寒蜷卧，吐利，脉微并见。

原文

伤寒病，厥五日，热亦五日，设六日当复厥，不厥者自愈，厥终不过五日，以热五日，知自愈。（675）

直释

①伤寒病，厥五日，热亦五日：伤寒病，四肢厥冷五天，周身发热亦五天，说明阴寒虽盛，而阳气犹存，处于正邪相争的相持阶段，厥与热为邪正相争的外在表现，阴盛则厥冷，阳复则发热，这是一条基本规律。

②设六日当复厥：六日，是从"热亦五日"之后算起，若从得病"厥五日"开始计算，则是第十一天。即，第十一天假使阴寒之邪胜于阳气，则当再次出现四肢厥冷。

③不厥者自愈：假使不变生四肢厥冷，病证就会趋向将愈。即，阴消阳复，正胜邪祛，只要厥与热的时间相持等同，而又不再发生四肢厥冷，这样太过不及，使之阴阳达到动态平衡，故可据此预测为自愈之候。

④厥终不过五日：因为厥五天，热亦五天，厥不能超过热，乃是阳气来复，阴寒之邪衰退之兆，故四肢厥冷终究没有超过五天。

⑤以热五日，知自愈：而发热却达到五天，当阳复阴退之时，故知其病当自愈。

讲析

至于为什么要举五日之期，是因五日为一候，病情变化的转换时间大多以一候为期，但病势的进退要受多种因素的影响，因而对日数不必拘执。这里通过厥、热的时间相等，或热后不复厥，表明邪正相争，正气具有抗邪、胜邪之力，是自愈的机理，不要机械地看待厥热时间的相等，并非厥热时间相等才为病愈之兆，即使厥五热四，未见复厥，病情转轻，也为将愈之兆，若厥回而热不除，则常见发生咽痛、喉痹，或便脓血之征。这说明厥、热相应持平，是阴阳自和的必要条件，而阴阳自和又是自愈的必然规律；反之若厥、热不相应，当复厥，阴胜于阳，则阴阳不能自和，也就不能自愈。示意治病不但要重视自和、自愈的机转，又要自觉地对不能自和，或难以自和的厥热之证，做出较好的治疗，这就必须调动机体自身的抗病功能，促使阴阳自和而愈。

凡厥者，阴阳气不相顺接，便为厥。厥者，手足逆冷是也。（676）

① 凡厥者：本条以"凡"字冠首论"厥"，是对一切厥证的概括，"厥"并不是一个独立的疾病，而是在许多疾病发生发展的过程中，出现的一个症状，致厥的原因很多，不外乎手足之气不能互为贯通之故。

② 阴阳气不相顺接：在外的阳气要不断得到在里的阴气之补充，才能行使卫外温煦之功，若在外的阳气，得不到在里的阴气之支持补充，阴气和阳气失去相对平衡，而不能贯通，称为阴阳气不相顺接，它概括各种厥证产生的总病机。

③ 便为厥：由于阳气和阴气的循环失却相互承接，便形成厥证，使阳气不能布达于四末。

④ 厥者：致成厥的原因，一是阳气虚衰，一是阳气被阻。

⑤ 手足逆冷是也：四肢为诸阳之本，阴阳气相互贯通，则四肢温和；阴阳气不相贯通，则手足逆冷。"厥"有"手足逆冷"与"四逆"之分，这里谈的仅是因"阴阳气不相顺接"而出现"手足逆冷"，若病情进一步发展，阴盛阳衰或阳盛阴竭，可导致"四逆"，即手足至肘膝皆逆冷，此时病情更加严重，所以理解"厥"的"手足逆冷"与"四逆"应有轻重之分。

① 寒厥：寒厥是寒邪内盛，阳气衰微，不达四末而致手足逆冷；② 热厥：热厥是热邪深伏于里，阳气被遏，阴气被逼于外，阳气不能布达四末而致手足逆冷；③ 蛔厥：蛔厥是因蛔虫内扰，气机紊乱，阳气运行失常，不能通达四末而致手足逆冷；④ 痰厥：痰厥是胸中有痰实之邪阻滞，阳气不得向外布达，故见手足逆冷；⑤ 水厥：水厥是因水气内停，阻碍阳气不

能通达四末而致手足逆冷；⑥气厥：气厥是因肝气郁结，疏泄失常，阳气被阻，不达四末而致手足逆冷。

厥证包括一切厥，这些厥，尽管成因不同，其病机总不外乎阳气不相顺接，由于阴阳气不相顺接，必然手足逆冷，逆冷是逆而不顺的表现，所以又称厥冷。随着人们认识的不断深入，目前关于"厥"病机的认识，在"阴阳气不相顺接"的指导下，从气与血的关系及临证分析，把"厥"与"瘀"的关系提升到一个重要位置，因为气为血帅，气行则血行，气寒则血凝，气有一息之不通，血则有一息之不行，热厥阳气郁结，寒厥阳气衰微，都会导致血行不畅而生瘀，即厥者必瘀。在古人实践的基础上，对"厥"的病理重新认识，目前对感染性休克等急症在抢救中，运用活血祛瘀之法，显著地提高了疗效。

伤寒，脉微而厥，至七八日肤冷，其人躁无暂安时者，此为脏厥，非蛔厥也。蛔厥者，其人当吐蛔。令病者静而复时烦，此为脏寒。蛔上入其膈，故烦，须臾复止，得食而呕又烦者，蛔闻食臭出，其人当自吐蛔。蛔厥者，乌梅丸主之，又主久利。（677）

①伤寒，脉微而厥：伤寒之邪入于厥阴，脉呈微象，且手足逆冷，当属阴盛阳衰之候。

②至七八日肤冷：到了第七八天的时候，不仅见手足逆冷，且周身肌肤发凉，低于正常体温。

③其人躁无暂安时者：病人躁扰得没有一刻安静的时间。

④此为脏厥：这是脏厥证，即，这是阴寒内盛，阳气衰败，内不能温养脏腑，外不能温煦肌肤，欲呈纯阴无阳之势，内脏阳气极虚引起手足逆冷及周身肌肤发凉。多属纯阴无阳的危候。

⑤非蛔厥也：这不是蛔厥证。

⑥蛔厥者：蛔虫证，是因蛔虫内扰气机紊乱，阳气不达四末而致的手足逆冷，虽有手足逆冷，但肌肤不凉，且手足逆冷与疼痛伴见。

⑦ 其人当吐蛔：病人应当素有吐蛔虫的既往史。

⑧ 令病者静而复时烦：现在病人时静时烦，虽然安静，但又时而一阵阵地发烦。

⑨ 此为脏寒：这是内脏有寒。

⑩ 蛔上入其膈，故烦：蛔虫上窜入膈，所以发烦。

⑪ 须臾复止：片刻过后，发烦自止。

⑫ 得食而呕又烦者：因肠中虚寒，蛔虫不安而窜扰，上胃入膈引起疼痛，当蛔虫安静时，疼痛减轻或停止，则心烦消失而安静，所以等进食的时候，随之就要呕吐且引起发烦。

⑬ 蛔闻食臭出：当进食时，蛔虫闻到食物的香味而开始窜动，于是发烦又作，胃气上逆，则可吐出蛔虫。

⑭ 其人当自吐蛔：病人应当有自行吐蛔虫的病史。

⑮ 蛔厥者：此厥由蛔虫窜动，气机紊乱，阳气不能通过四末而现厥冷，称为蛔厥。

⑯ 乌梅丸主之，又主久利：蛔厥证，治宜温清并用，安蛔止痛，应当用乌梅丸治疗，此方亦可治疗日久不愈的、寒热错杂的下利。

方释

（191方）乌梅丸方

方中重用乌梅，取其酸能收敛，制虫蠕动以安蛔，一经醋渍酸味愈浓，则安蛔之力愈加强；蜀椒、细辛，辛温，辛可伏虫，温能化寒；黄连、黄柏，苦寒，苦可下蛔，寒清上热；干姜、桂枝、附子，辛热，温脏以祛下寒；久病气血俱惫，用人参、当归益气养血，扶正有助于祛邪；以米饭蒸乌梅，沾其谷气以养胃，再和蜂蜜为丸缓图，且服量渐增，以益驱蛔之力。全方酸苦辛合用，寒热并施，温下清上，调平下寒上热，则虫自下行而伏，或排出体外，诸证悉解，故为温脏安蛔之要剂。再者，本方又治寒热错杂以寒为主的久利，因慢性长时间下利，正气已虚，邪气未尽，故宜扶正祛邪，乌梅酸涩固肠，连、柏清肠化温，附、姜、辛、椒温补脾肾，振奋中阳，参、归补气和血，综观全方，涩、精、温、补，则久利自止。

讲析

脏厥与蛔厥皆有腹痛、呕吐、烦躁、逆冷、脉微，但两者性质不同：

脏厥：是真阳虚极，纯阴无阳，烦躁无休止之时，并见一派虚衰之候。

蛔厥：为上热下寒，寒热错杂，虚实相因，而致蛔虫内扰，四肢虽厥，但肌肤不冷，并有吐蛔史、腹痛时发时止、得食而呕又烦为基本特征。

伤寒，热少微厥，指头寒，嘿嘿不欲食，烦躁，数日，小便利，色白者，此热除也，欲得食，其病为愈；若厥而呕，胸胁烦满者，其后必便血。（678）

热少微厥：本句采用错序文法，"热少"是主谓词组，而"微厥"却为倒置主谓，构成错序。所谓错序，含交错语序之意，把前后词语的顺序，故意安排得参差不一，以见文法之多变，语势之矫健，可见仲景设文之妙。

①伤寒，热少微厥：伤寒之邪入于厥阴，热象较轻，逆冷较微，厥热互见，是阳气内郁不甚，里热较轻，故发热与逆冷俱较轻微。

②指头寒，嘿嘿不欲食：手指稍微发凉，逆冷见于指，而不过于掌，神情沉默，没有食欲。

③烦躁，数日，小便利，色白者：心烦躁扰，不得安宁，时经数天以后，小便由短赤转见畅利，颜色清白，是随着邪正相争的转化，此乃气化通行，里热已去之故。

④此热除也：这是发热已退，热邪已衰，邪热已经消除。

⑤欲得食，其病为愈：不欲饮食转为欲得饮食，胃气转和，正胜邪祛，故觉得饥饿而想进食，这是其病将愈之征。

⑥若厥而呕，胸胁烦满者：由手指微凉转为手足逆冷，由嘿嘿不欲食转为呕吐，由心烦躁扰转为胸胁烦满，此乃热邪深入，郁阻气机，胃气不和，邪正相争转剧的表现。

⑦其后必便血：其后病势进一步发展，邪热损伤下焦血结，必然要形成大便下血。

热厥轻证是阳气内郁不甚，里热较轻，时经数日，随着邪正相争的转化，可发生不同转归：① 若正胜邪祛，则病转愈；② 随着病情变化，则病转剧。

原文

病者手足厥冷，不结胸，小腹满，按之痛者，此冷结在膀胱关元也。(679)

直释

① 病者手足厥冷：确定病人是厥证，病人手足厥冷，有寒热虚实之分，如，阳微阴盛，阳亢阴虚、热邪深伏、寒邪凝滞，皆能导致阴阳气不相顺接，故手足厥冷。

② 不结胸：是病人的主诉，说明无心下硬痛之苦。

③ 小腹满，按之痛者：小腹胀满，指病位在下；按压时疼痛，指病情属实。由于阴寒结聚，阳虚不得温通，故腹满而按之痛。

④ 此冷结在膀胱关元也：阴寒结于下焦，即"此冷结在膀胱关元也"，此处膀胱关元并提，概指小腹部位，而不能看作"膀胱腑"和"关元穴"，这里是部位概念，而不是脏器概念与穴位概念。

鉴别

小腹满，按之痛，小便自利，为血结膀胱；小便不利，为水结膀胱。手足热，小便赤涩，为热结膀胱，手足冷，小便自利，为冷结膀胱。这就把血结膀胱、水结膀胱、热结膀胱、冷结膀胱等少腹诸证鉴别清楚了。

讲析

本条采用内外托衬的文法，先言触诊"手足厥冷"之证；续言问诊"不结胸"，是病人的主诉，以排除邪结上焦之证；再言腹诊"小腹满，按之痛"，以述病位在下焦、病性冷结的病理症结。切不可一见"膀胱"二字，就立法用药去治膀胱，膀胱位于下焦，用不用治膀胱药，关键是以膀胱病变的见证为依据，膀胱部位之病，用以治膀胱部位之药；膀胱之病，用以治膀胱之药。

原文

伤寒发热四日，厥反三日，复热四日，厥少热多者，其病当愈；四日至七日，热不除者，必便脓血。（680）

直释

①伤寒发热四日，厥反三日，复热四日：伤寒之邪入于厥阴，先身体发热四天，手足逆冷反而三天，再身体发热四天，即身体发热时间长，而手足逆冷时间短，乃阳复阴衰之象。

②厥少热多者：先热四天，复热四天，合计热八天，而厥却反三天，对比之下，显然是热多厥少，即厥冷时间短而发热时间长。

③其病当愈：热多于厥，此乃阳复阴衰之兆，故"其病当愈"。"当愈"不等于"必愈"，要视病情的变化而定，若复热后不久，热退身和，故称"当愈"。

④四日至七日，热不除者：若复热，到第七天，发热持续时间长而热仍不消除，为阳复太过，病情已向阳热渐甚转化。

⑤必便脓血：阳复太过，不但可以汗出、咽痛喉痹，而且因邪热内陷，灼伤血络，必然致成大便脓血。

讲析

本条依据厥、热时间的长短，判定阳复，及阳复太过的变化，厥、热胜复，是邪正互盛，病势进退的标志。判断阳复太过不仅是热多厥少，而且还当注意观察其热是否持续不除，辨证方不致误，至于条文中对"便脓血"未出方治，但仍可以从厥阴篇中求治法，所以有的医家主张用白头翁汤治疗，是可以借鉴的。

原文

伤寒厥四日，热反三日，复厥五日，其病为进，寒多热少，阳气退，故为进也。（681）

① 伤寒厥四日，热反三日，复厥五日：伤寒之邪入于厥阴，先手足逆冷四天，身体发热反而三天，又再手足逆冷五天，即手足逆冷时间长，而身体发热时间短，乃阳气不振之象。

② 其病为进：因先厥四天，热反三天，已是阳复不及，又再厥五天，足见阳虚已甚，正不胜邪，病势必然转剧，故云，病情在持续进展。

③ 寒多热少：先厥四天，复厥五天，合计厥九天，而热却反三天，对比之下，显然是厥多热少，即厥冷时间长而发热时间短。

④ 阳气退：寒热不仅是反映病情和病性的客观表现，也是阴阳消长的结果，寒多则阴盛，热少则阳衰，反映阳气衰弱，阴寒内盛，故称阳气退。

⑤ 故为进也：伤寒以阳气为本，治疗应顾护阳气，若不及时治疗，就有转化成阳衰寒厥之虞，所以病情趋向加剧。

自第 669~681 条，谈的主要是厥、热、利，此厥、热、利是厥阴的三大主证，其中厥、热胜复，反映出阴阳消长，邪正相争的病势，因少阳与厥阴为表里，少阳为三阳之枢，出则与阳争，入则与阴争，故多寒热往来；厥阴为三阴之尽，阴尽则阳生，故多厥热胜复。少阳与厥阴虽多具有寒热错杂的共性规律，但却有本质的不同；少阳为寒热往来，反映邪正相争于表里之间；厥阴为厥热胜复，则反映阴阳消长进退之时，阴复不及则病进，阳复太过亦病进，厥、热持平则病愈。但应注意的是，既有厥、热之间作，与厥、热同时并见之不同，又有阳郁于内与阳格于外之分，即热厥和格阳，具有本质之异，应加细审。

伤寒六七日，脉微，手足厥冷，烦躁，灸厥阴，厥不还者，死。（682）

① 伤寒六七日：伤寒六七日当阳气来复之期，本应阳气当复，邪气当罢，为脉浮身热而欲解之时，现病不但不愈，反而有加重的趋势，这就

从时间上提供了病在厥阴的依据。

② 脉微：阴寒盛，阳气衰微，故脉呈微象。

③ 手足厥冷：阴盛阳衰，阳气不能外温四末，则手足厥冷。

④ 烦躁：虚阳上扰则生烦，阴寒盛生躁，烦躁乃虚阳与阴邪相争的表现。

⑤ 灸厥阴：病情已伏阴盛阳绝之机，此时若用汤剂，扶阳抑阴，恐缓不济急，当急用灸厥阴经的穴位，以温复阳气而散阴邪，以补汤剂之不逮，使之急救回阳消阴为急务。

⑥ 厥不还者，死：灸后，若阳气得复，手足转温，尚有生机；灸后若手足仍厥冷，阳气不得复还，则阳气已经垂危，故曰死候。

讲析

从第682条之阴盛阳衰、第683条之阴寒盛极、第684条之阴盛格阳、第685条之阴盛阳亡，仲景连续论述四条厥阴死证，示意揭示厥阴阴盛阳亡致成厥逆的发病规律。本条只出灸法，未及汤剂，不外乎温经回阳，如果烦躁欲死，可用吴茱萸汤；如果脉微欲绝，可用通脉四逆汤，应当尽可能在用灸法的同时，加服汤剂，以冀挽救于万一。

原文

伤寒发热，下利厥逆，躁不得卧者，死。（683）

直释

① 伤寒发热：伤寒邪入厥阴发热，一般多属阳气来复，但也有属于阴寒盛极，逼迫虚阳外越的。

② 下利厥逆：厥阴发热后，下利、厥逆依然存在，不符合阳复发热则利止厥回的规律，可见其发热是虚阳被迫外浮之故。

③ 躁不得卧者，死：此时病情严重，再见躁动不安而不能躺卧，属阴寒盛极，阳气衰败，神气外亡之候，故曰死候。

讲析

本条仲景对"发热"做具体分析：① 热证发热，不当有下利厥逆；

② 阳复发热，当利止厥回；③ 本条的发热，却下利不止，厥逆不回，又躁不得卧，此发热则为阴盛格阳所致，决不可被假象所惑。本条与第636条"少阴病，四逆，恶寒而身蜷，脉不至，心烦而躁者，死"是一致的，可以互参，但须指出"躁不得卧"尚未发生前，如能急投回阳救逆之剂，多可阻止病情恶化，这是不可忽视的。

原文

伤寒发热，下利至甚，厥不止者，死。（684）

直释

① 伤寒发热：伤寒邪入厥阴发热，也是不属阳复发热，是阴寒盛极而格阳于外的假热现象。

② 下利至甚：此时虽见发热，但下利却日趋严重，甚至发展至阴液将竭的程度，说明此种发热不是阳复之兆，乃是阴盛格阳之征。

③ 厥不止者，死：此时虽见发热，且四肢厥逆不止，说明此种发热不是阳复之兆，乃是残阳欲亡之征。此时如果治疗不当，或治不及时，会使病情继续恶化，所以四肢厥冷无休止之时，故为死候。

讲析

本条的辨证眼目在于"下利至甚，厥不止"两证，说明阴先竭而阳后绝，因为厥阴寒利，乃阴寒内盛，下利转甚，阳不固阴，阴液严重耗竭于下；再加厥逆不止，表明阴寒盛极，而阴液下泄；阳不能回复而脱绝，虽未见"躁不得卧"，亦主预后不良。

原文

伤寒六七日不利，便发热而利，其人汗出不止者，死，有阴无阳故也。（685）

直释

① 伤寒六七日不利：伤寒邪入厥阴，六七天尚未下利，说明原来

病情不重。

② 便发热而利：此时突然发热，下利并见，而是阴邪太盛，虚阳外越，病势在发展，病情在加重。

③ 其人汗出不止者，死：若稍失时机，病人同时又汗出不止，则阴竭阳亡，难以挽救，故为死候。

④ 有阴无阳故也：由于这一死候的发生关键在于里之阴寒太盛，阳气尽被逼迫随汗外亡，这是阴盛阳亡的缘故，称为"有阴无阳"。

讲析

厥阴对发热的辨证有阳复与阳亡之别，厥阴发热不死的辨证，应注意阳复病愈与阳复太过的不同：第 670 条、第 673 条言发热而下利自止，乃阳气回复、寒邪将散，其病欲愈之兆；第 671 条必发痈脓，第 680 条必便脓血，都是阳复太过所致。

至于厥阴发热必死的四条，都是阳亡：第 682 条言阴盛阳衰的"厥不还"；第 683 条言阴寒盛极的"躁不得卧"；第 684 条言阴盛格阳的"下利至甚，厥不止"；第 685 条言有阴无阳的"汗出不止"，只是辨证着重点不同，但反映阴盛阳亡的机转则一，故其病理均属阳脱、阴阳离绝，为预后凶险之危候。

原文

伤寒五六日，不结胸，腹濡，脉虚复厥者，不可下也，此为亡血，下之则死。（686）

直释

① 伤寒五六日：伤寒五六天，一般为邪传入里，化热成实，若病人素有痰饮，与内传之邪热相搏结，可形成结胸证，当见心下硬满而痛，甚至不可近，脉沉紧；若病人素有宿食，邪热入里可与肠间宿有糟粕相结，可形成阳明腑实证，当见腹满疼痛拒按，不大便，潮热谵语，脉沉实。

② 不结胸，腹濡：未见结胸的心下硬满，也未见胃肠的结实而腹部柔软，可知里无实邪结聚，说明既无邪热入里与痰水互结之结胸证，又无

热入胃肠而成实的承气汤证。

③脉虚：脉呈虚象，从文中此为阴血已伤可知，是阴血不足，脉道不充，故按之虚弱无力。

④复厥者：血虚不能营养四末，故见"复厥"，这里的复厥，既有别于阳气被郁的热厥，也有别于阳微阴盛的寒厥。

⑤不可下也：此时病人可能伴有大便秘结，是因血虚津少而大肠缺乏濡润，对此血虚致厥，治当养血，故不能误用攻下之剂。

⑥此为亡血：热厥必与腹满硬痛并见，寒厥又多与下利同存，而本条"脉虚"不见下利，"腹濡"并无所苦，故仲景称为"此为亡血"。

⑦下之则死：因为血虚肠燥易致不大便，误用攻下易虚其里，重伤津液，津血同源，液损血亏，使血液更伤，犯虚虚之戒，轻者病情增重，重者可达厥逆无可挽回的严重后果，故仲景称"下之则死"。

讲析

本条上承第669条"诸四逆，厥者，不可下之，虚家亦然"之禁忌，下接第758条"伤寒，脉微，而复利，利自止者，亡血也"之证情，在这之间本条为即将论述的第690条"伤寒，手足厥逆，脉细欲绝者"的血虚凝致厥之证，埋下伏笔，本条以排除法述"不结胸"，排除邪结在上焦的证变，以"腹濡"排除邪结在中焦与下焦的证变，以"脉虚，复厥者"为辨证眼目，于是仲景做出"此为亡血"的诊断，故血虚致厥的立法，治当养血也就明确了。

原文

伤寒，发热而厥，七日下利者，为难治。（687）

直释

①伤寒，发热而厥：伤寒邪入厥阴，周身发热而手足厥冷，邪正相争为阴盛之故。

②七日下利者：到第七天忽然下利，是阴寒之邪过盛的缘故。

③为难治：阳气外越，正衰邪进，正不胜邪，生死存亡在顷刻之间，故"证"为难治之候。

讲析

第 687 条与第 682—685 条，同为阴寒内盛，虚阳外浮，而呈现内真寒外假热的发热厥利证，但第 682—685 条为阴阳竭绝，故主死，第 687 条虽然也是真寒假热证，但尚未达到第 682—685 条的严重程度，故不言主死，而言难治。难治并非不治，仍可治之，使之转危为安，可选用回阳救逆之剂，以复生机。事实上，第 687 条原属阴盛阳越，七日见利为阴寒渐甚之象，自然更难康复，故称难治。

原文

伤寒脉促，手足厥逆，不可灸之。(688)

直释

① 伤寒：伤寒邪入厥阴。

② 脉促：脉促，为脉数而时一止复来，是阴阳气不相顺接，但脉促有寒热之分，脉促有力为阳盛，脉促无力为阳虚。本条脉促，不可用灸法，故脉促主阳盛。

③ 手足厥逆：脉促与手足厥逆相时并见，仲景指出：不可灸之，以法测证，当以热厥为妥。

④ 不可灸之：其厥为热厥而非寒厥，故不可用温经补虚的灸法以救其厥逆，但治热厥当用清下之法，非治虚寒的灸法所能胜任，否则必犯实实之戒。

讲析

厥阴阳盛之脉促，重按之指下有力，虽手足厥逆，亦是热厥，忌用火攻。然有阴盛之极，反假见数中一止之促脉，重按之指下无力。当然临证时，尚须结合其他见证，脉证合参，方可无误。

原文

伤寒脉滑而厥者，里有热也，白虎汤主之。(689)

① 伤寒：伤寒之邪入于厥阴。

② 脉滑而厥者："脉滑"之象呈动数流利之象，说明里有热，里热炽盛，热邪深伏之征；"而厥者"乃为伤寒郁热在里，无形邪热内伏，阳气郁滞不能布达四末，则四肢厥冷，仲景概括为"脉滑而厥者"。

③ 里有热也："脉滑而厥者"与"里有热也"承接，揭示本证热厥并未敛结成实，而是无形邪热内郁所致。

④ 白虎汤主之：其治宜清不宜下，宜白虎汤，既可清解郁热，又可生津养液，使里热清，则厥自解；若里热敛结成实，则非白虎汤所能胜任。

讲析

白虎汤治疗热厥，属于阳明无形之热内郁，既然是阳明之热，何以编在厥阴病篇？因其手足厥冷，遂撰入厥阴篇，各个病篇都有这种情况，通过许多相似证候的比较，启发其辨证方法。第688条言脉促而厥，是属里有虚热，其治不可灸；第689条言脉滑而厥，是属里热盛，其治当清，两条并列论述，实有相互补充之意。

原文

伤寒，手足厥逆，脉细欲绝者，当归四逆加人参附子汤主之；若其人内有久寒者，当归四逆加吴茱萸生姜附子汤主之。（690）

直释

① 伤寒，手足厥逆：本条之伤寒，手足厥逆，既不同于阳虚阴盛的寒厥，又不同于热邪深伏的热厥，而是素体血虚，复感寒邪，寒凝血滞，气血运行不畅，四末失其温养所致。

② 脉细欲绝者：脉搏细小无力，往来不续，有即将断绝之势，此由血虚寒凝所致，因血虚则脉道不充而细，寒凝则血流不畅而欲绝。再与手足厥逆互参，则血虚寒凝无疑。

③ 当归四逆加人参附子汤主之：本条除手足厥逆与脉细欲绝外，多

无明显里证，此种证情无疑当用养血散寒，温通经脉之法，宜当归四逆加人参附子汤治疗。

④ 若其人内有久寒者：如果病人素有阴寒之邪久留体内，则形成陈寒痼冷。

⑤ 当归四逆加吴茱萸生姜附子汤主之：应当用当归四逆加吴茱萸生姜附子汤治疗，以温中散寒、降逆和胃，并以水与清酒各半同煮，更助温中散寒之力，以取良效。

方释

（192 方）当归四逆加人参附子汤方

方中当归辛甘性温，为温补肝血之要药，养血和血，补而兼行；合芍药以补营血之虚；配桂枝、细辛、附子，温经散寒，以通血脉；木通通利阴阳，以利血脉；甘草、大枣、人参，益气健脾而资化源，既助当归、芍药益血，又助桂枝、细辛、附子助阳。诸药相伍，使营血充，阳气振，阴寒除，则手足自温，其脉自复。

（193 方）当归四逆加吴茱萸生姜附子汤

方中载于第 644 条的当归四逆汤七味药相伍，使营血充，阳气振；加入吴茱萸、生姜、附子，以温肝和胃，通阳散寒，并以清酒和水共煮，加强活血散寒之效，则陈寒痼冷可除，其病可愈，故本方确属散寒而不助火，养营血而不滞邪，诚为治疗厥阴营血不足，内有久寒之良方。

讲析

第 690 条以一脉一证之血虚寒凝立论，上承第 689 条厥阴转阳明的热厥，下接第 691 条复下利厥逆的寒厥，上、中、下三条合参，有加强辨证之意。本证之脉细欲绝与四逆汤之脉微欲绝不同，本证由血虚寒凝所致，四逆汤证为阳衰阴盛而成，然临床上只凭脉细欲绝或脉微欲绝，来分辨厥逆之属血虚或阳衰是不够的，因为脉细欲绝与脉微欲绝在理论上虽然可分，实际上都是难以辨别的。

原文

大汗出，热不去，内拘急，四肢疼，复下利厥逆而恶寒者，四逆汤主之。（691）

　　① 大汗出，热不去：阳虚不固，阴寒格阳于外，则大量出汗而发热不退。

　　② 内拘急，四肢疼：阴盛阳衰，大汗出，津液耗损，筋脉失于温煦濡养，则内见腹中挛急，外见四肢疼痛。

　　③ 复下利厥逆而恶寒者：又下利，厥逆，恶寒，即，脾肾阳衰，寒盛于内，运化失职，则下利；四肢为诸阳之本，阳虚不能敷布四末，则手足厥逆；大汗伤阳，复利伤阴，阳衰津亏，肌表失于温煦，故恶寒。

　　④ 四逆汤主之：对此阴盛阳衰之证，以四逆汤急救回阳，阳复阴消，其病乃愈。

鉴别

　　表证发热，汗出之后，其热当解；今大汗出而热不去，则知不是表证发热，然大汗出而热不去，又颇与阳明里热相似，但阳明里热伴有烦渴引饮；而本证却伴有腹中挛急，四肢疼痛，下利，手足厥逆，恶寒，可知不是阳明里热。综观全文叙证及使用四逆汤治疗，本证属阴寒内盛，格阳于外的真寒假热证。

讲析

　　综观第 690 条、第 691 条，可见仲景设文之精，两条均有厥逆一证，所异的是：当归四逆汤加味，治脉细血虚有寒之厥，无下利恶寒之证；四逆汤，治下利恶寒阳虚阴盛之厥，必有脉微欲绝之象。一在养血，一在温阳，主治各有侧重，故宜细审而用之。

原文

大汗，若大下利而厥逆冷者，四逆汤主之。（692）

直释

　　① 大汗，若大下利：本条之"大汗"，多由过用汗法，或虚人妄用汗法，即，汗而云大，则阳气亡于表；或者大下利，多由过用攻下及暴寒骤

中，即，下利云大，则阳气亡于里。

②而厥逆冷者：大量汗出阳亡于外，剧烈下利阳亡于内，耗液伤阳，阳气衰微，阴寒内盛，则手足厥逆；大汗伤阳，大利伤阴，阳衰津亏，肌表失于温煦，则恶寒。

③四逆汤主之：阴寒虽盛，但阳气初伤，故用四逆汤回阳救逆，服之而汗利止，厥逆回，犹可望生。

因本证之津液伤来自于阳虚，故可不必救阴，而以四逆汤温阳，阳气得复，则气化行，阴液自生。仲景曰："大汗，若大下利"，在这里既可看作是导致伤阳的原因，又可看作是阳虚不能固摄津液的机理，实含有双重意义。

病人手足厥冷，脉乍紧者，邪结在胸中，心下满而烦，饥不能食者，病在胸中，当须吐之，宜瓜蒂散。（693）

①病人手足厥冷：本证因属痰食阻滞，有形之邪随气机上下而痹阻胸中，痰浊上痹胸阳，胸阳被遏，阳气不达于四末，故病人手足厥冷。

②脉乍紧者：脉乍紧指脉搏忽然出现紧象，即含有有时血脉被邪阻为之不利，而见脉紧；痰浊之邪随气机而下行，不痹阻于胸阳，则脉又不见紧象。紧脉不但主寒、主痛、主实，而且主宿食不化。

③邪结在胸中：指痰食之邪滞结于膈肌以上的胸腔部位。

④心下满而烦：因痰食之邪阻塞胃脘，邪郁不伸，影响中焦气机的升降，故伴胃脘胀满而且心烦。

⑤饥不能食者：胸中有实邪阻滞，自觉饥饿，心中嘈杂，而又不能进食，食则不舒。

⑥病在胸中：痰食之邪结滞在胸腔部位。

⑦当须吐之，宜瓜蒂散：因病位偏上，病势有向上外越之机，故采

用瓜蒂散涌吐在上之实邪，使实邪去，胸阳得通，手足厥冷可回，而烦满之证自除，此乃因势利导之法。

　　仲景论述瓜蒂散的条文凡四见：① 第 475 条言 "此为胸有寒也，当吐之，宜瓜蒂散"；② 第 591 条言 "宿食在上脘者，法当吐之，宜瓜蒂散"；③ 第 693 条言 "病在胸中，当须吐之，宜瓜蒂散"；④ 第 746 条言 "此宿食在上故也，宜瓜蒂散"。此四条互参，方能得出本证概况：第 475 条 "胸有寒"、第 591 条 "宿食在上脘"、第 693 条之 "病在胸中"、第 746 条之 "宿食在上"，说明痰食停滞于胸胃，但痰食阻遏阳气的程度不同，皆为痰食痹阻于胸中，因病邪在上焦，且有上越之势，故皆宜瓜蒂散涌吐。不过，第 693 条非厥阴病，但侧重于痰食致厥之辨，亦非外受寒邪为患，故列在厥阴篇。

伤寒厥而心下悸者，宜先治水，当服茯苓甘草汤，却治其厥。不尔，水渍入胃，必作利也。（694）

　　① 伤寒厥而心下悸者：脾主四肢，若饮水多，寒饮之邪留于心下，水饮停聚中焦，脾阳被湿困而不得伸展，阳气被遏而不能通达四末；又因水饮停聚中焦，胃脘部悸动不安，故手足厥冷、心下悸动。

　　② 宜先治水：中焦停聚寒饮，故厥而心下悸，当责之于水。

　　③ 当服茯苓甘草汤：在治疗上，宜先治其水，水邪散，阳气通则四肢得温，心悸得止，适合服用茯苓甘草汤，温胃阳以散水，而不用其他治厥之剂，水去则厥自除，是治病求本的又一范例。

　　④ 不尔：尔，指这样之意。不尔，指不先治其水。

　　⑤ 水渍入胃：假使不先治水，违反治病求本的原则，不仅不会收效，反而会使寒饮之邪浸渍于胃肠。

　　⑥ 必作利也：若不治水而去治厥，则有舍本求末之误，其结果不但厥不回，反而使水饮渍渗于胃肠，必然发作下利而病情增重，所以先治水，不但水化厥除，而且能防止发生其他变证。

苓桂甘枣汤证　苓桂术甘汤证　茯苓甘草汤证

第 366 条之苓桂甘枣汤证、第 370 条之苓桂术甘汤证及第 694 条之茯苓甘草汤证，同属太阳病误治而致水饮内停的变证：

苓桂甘枣汤"脐下悸，欲作奔豚"之心阳虚欲作奔豚证，以心下悸，欲得按，叉手自冒心，脐下悸动，欲作奔豚为主证，治宜苓桂甘枣汤，重在温阳行水。

苓桂术甘汤主治"心下逆满，气上冲胸，起则头眩，脉沉紧"之脾虚水停证，治宜苓桂术甘汤，以健脾化气行水。

茯苓甘草汤主治"厥而心下悸"之胃虚水停证，以四肢厥冷，心下悸，口不渴为主证，治宜茯苓甘草汤，以温胃化饮。

三方皆用茯苓、桂枝、甘草，以化气行水为治，唯苓桂甘枣汤用大枣、苓桂术甘汤用白术、茯苓甘草汤用生姜，三方用药仅一味之别，但因用的药量有轻重，主治证候也各不相同。

讲析

第 693 条论胸中痰饮，阻遏胸阳，使阳气不能达于四末而致厥，伴有心下满而烦属邪实，且有上涌之势，当涌吐实邪，治以瓜蒂散涌吐，使实邪去，阳气达，厥逆随之而解；第 694 条为胃有寒饮，伴见手足厥冷与心下悸动，为阳气被遏不能外达四末所致，这类胃有寒饮致厥，不同于一般阴盛阳衰，更不同于热盛阳郁致厥，故治宜先温阳化水，水化则阳布，阳布则厥自回，用茯苓甘草汤治其水，俾水邪去，阳气通，其厥每易获愈。

原文

伤寒六七日，大下后，寸脉沉而迟，手足厥逆，下部脉不至，咽喉不利，唾脓血，泄利不止者，为难治，人参附子汤主之；不差，复以人参干姜汤与之。（695）

直释

①伤寒六七日，大下后：伤寒六七天，本为邪气内传之时，若表邪

未尽，仍应先解其表；若邪气入里，尚未敛结成实之时，也不能误服峻下之法。

②寸脉沉而迟：寸部脉轻取不应，重按始得，且脉象缓慢，一息不足四至。

③手足厥逆：误用攻下法，中气伤损，阴阳气不相顺接，阳气不能布达四末，则手足厥逆。

④下部脉不至：误用攻下法，严重亡失阴液，阳气也随之有所损伤，气血不能充盈鼓动脉道，故尺部脉摸不着。

⑤咽喉不利，唾脓血：峻下后，不但热邪未除，反而阴液大伤，无形邪热，乘虚内陷而郁于上焦，结于咽喉，腐血腐肉，故咽喉吞吐困难，唾脓血。

⑥泄利不止者：峻下后，糟粕虽去，而阴液随之腹泄内损，故下利不止。

⑦为难治：这种寒热错杂的证候，确实比较难治。

⑧人参附子汤主之：难治并非不治，应积极设法治疗，仲景用人参附子汤以育阴清热，温经回阳。

⑨不差，复以人参干姜汤与之：若病不愈，仲景又用人参干姜汤以增强回阳救逆之力度。

方释

（194方）人参附子汤方

方中人参、阿胶滋阴救液；附子、干姜温中回阳；半夏降逆以通液阻；柏叶清营而止血溢。诸药相合，回阳滋阴，水升火降，则上下得交而寒热错杂之证，得愈矣。

（195方）人参干姜汤方

方中人参、甘草，滋阴救液；干姜、附子、桂枝，救逆回阳，故人参干姜汤加桂枝、倍干姜之量，以增强人参附子汤的回阳救逆之力度。

讲析

如此寒盛于下，格阳于上的正虚邪实之证，攻之不可，补之无益，咽喉不利，唾脓血，此为格阳在上，泄利不止，为寒盛于下；阴阳气不相交接，则手足厥逆，下部脉不至，所以为难治。

伤寒四五日，腹中痛，若转气下趋少腹者，此欲自利也。（696）

① 伤寒四五日：本条以"伤寒四五日"冠首，点明邪气传里之时。

② 腹中痛：腹中疼痛有实热与虚寒之分，实热腹痛多为热聚成实而兼胀满；虚寒腹痛多有腹中时时转气，一直下行趋向少腹。即，阳邪传里，有燥屎，转矢气下趋肛门，直从肛门而出；阴寒在里，欲下利，转气下趋少腹，阴寒欲出，则下趋少腹而止。

③ 若转气下趋少腹者：寒邪传里，阳气不足，阴寒凝滞，则腹中转气下行趋向少腹。

④ 此欲自利也：阳虚气陷，水谷之气随之下泄，在腹泄将作之前，其腹中之气，必有下趋之势，且发辘辘之声，其腹痛随气所趋，而无定处，此为将欲作自利之证。

里虚寒，一旦发生下利，病情多转严重。若在未出现下利之前，及时采取相应措施，则能阻止病势的发展，因而掌握下利先兆，具有临床意义。第696条之"若转气下趋少腹者，此欲自利也"，与第694条之"不尔，水渍入胃，必作利也"两者病机，并不相同，第696条虚寒欲自利，宜温中散寒而收效；第694条水泛必作利，即水饮久停，势必渗渍胃肠而作利，宜先治水，不治水而利不止，厥不回。

本条以伤寒已经四五天冠首，点明邪气传里之时；再述属寒属热性质不明的"腹中痛"；三述便以"若转气下趋少腹者"，点明其性质为虚寒腹痛；终述"此欲自利也"，则以肯定的语气将要发生自利作结，阐明虚寒性自利的诊断。

伤寒本自寒，下医复吐下之，寒格，更逆吐下，麻黄升麻汤主之；若食入口即吐，干姜黄芩黄连人参汤主之。（697）

直释

① 伤寒本自寒：伤寒原本来自寒邪致病，说明病人素体中阳不足。

② 下医复吐下之：素体阳虚，感受寒邪，本当以温里和表为治，医术较差的医生不察证情的属虚属实，误用涌吐法致成呕吐，误用泻下法致成下利。

③ 寒格，更逆吐下：误用吐下，重虚其里，阳格于上，寒盛于下，使寒邪阻格，中焦阻滞，升降不利，致成上热下寒，寒热格柜，更加重了呕吐与腹泻。

④ 麻黄升麻汤主之：伤寒原本感自寒邪而成病，医者见其发热不食，误为宿食所致，复以苦寒涌泄之剂，吐下之，因伤中阳，寒格在中，阻其阴阳升降之机，更逆吐下，而成上热下寒之证，应当用麻黄升麻汤治疗。

⑤ 若食入口即吐：寒格为下寒上热格拒之证，医者误施吐下，致使脾胃更伤，寒热相格更甚，引起饮食入口即吐，因格柜则吐逆，故"食入口即吐"。

⑥ 干姜黄芩黄连人参汤主之：寒热错杂格拒，故治宜苦寒重于辛温的干姜黄芩黄连人参汤，从而体现苦寒泄降、辛温通阳之法。

鉴别

至于戴阳证，虽然属于下寒上热范围，但与寒格证的下寒上热，其病机不同：① 戴阳证为阴盛于下，格阳于上，是下真寒而上假热，以下利、面赤、脉数为主证，治宜白通汤以破阴回阳、宣通上下；② 寒格证是下真寒，而上亦真热，且以上热为主，治宜干姜黄芩黄连人参汤，以苦寒泄降，辛温通阳。可见两者的病机、主证及施治，各不相同，故不难区分。

方释

（196方）麻黄升麻汤方

方中麻黄、桂枝治其本寒；知母、黄芩清上焦之热；白术、甘草补中土之虚；而其功用，全借升麻以交通表里，启在下之阴，以上通于阳，俾阳气下行，阴气上升，阴阳和而吐利止。

（197方）干姜黄芩黄连人参汤方

方中并用黄芩、黄连之苦寒泻火以清上热，热清则吐自止；配干姜辛温以祛下寒，并有反佐作用，防止格拒之势，有助黄芩、黄连的苦寒泄降；佐人参甘温以补益中气，既能增强苦泄辛开作用，又可防止苦寒伤胃，可见如此配伍，便可清热祛寒各得其所，使热得清、寒得温、虚得补，更能发挥其治疗效果。

异同

第697条之干姜黄芩黄连人参汤，与第459条之半夏泻心汤两个方证，方的组成，均属寒热并用，补泻同施之剂；所治之证，均属寒热错杂、虚实互见之候。所异者：干姜黄芩黄连人参汤为"食入口即吐"、以上热剧吐为甚的寒格证，故以苦寒泄降、辛温通阳为治；半夏泻心汤为"呕而腹鸣""心下满而不痛"的痞证，故治宜寒热并用、苦降辛开之剂。

讲析

厥阴病篇的上热下寒证，有第677条之乌梅丸证、第697之麻黄升麻汤证与干姜黄芩黄连人参汤证的三个方证，这三个方证各有其不同之点：

乌梅丸证，又称蛔厥证，素有吐蛔史，因脏寒使蛔虫不安而向上窜扰，以四肢厥逆，时静时烦，得食而呕又烦为主证；由于乌梅是治蛔厥与上热下寒证的主方，凡久利与消渴，气上撞心，心中疼热，饥而不欲食，均可用之。

麻黄升麻汤证，又称寒格证，为素体阳虚，感受寒邪后，误用涌吐、泻下剂，使上热下寒格拒，致呕逆下利加重。

干姜黄芩黄连人参汤证，又称寒格重证，为下寒与上热相格拒，以食入口即吐、上热剧吐为甚为主证。三个方证，并不属于厥阴病，应列于太阴病篇，今列于厥阴病篇仅是为了相互鉴别，但是根据辨证的需要，故列在厥阴病篇也有一定意义。

下利有微热而渴，脉弱者，令自愈。(698)

①下利：厥阴虚寒，阴已伤，故下利。

②有微热而渴：里气渐和，阳气渐复，故微热；虽阳气渐复，但因下利伤阴，津液一时不能上承，故只有微渴才是阳气渐复之兆。

③脉弱者：正气不足，胃气尚存，但邪气已衰，故脉呈弱象。

④令自愈：脉弱与微热微渴伴存，为阳复邪退之候，故其病不治自愈。

厥阴下利，有大热而渴，脉强，乃邪热盛；今下利有微热而渴，脉弱为邪热衰，邪热已衰，故这是将要自愈的征兆。但自愈的关键在于阳复，阳复邪退则病可愈，示意动态观察疾病邪正斗争的变化，以判断疾病的转归。若阳复太过则可生他变，临床不可不察。

下利脉数有微热，汗出者，为欲愈；脉紧者，为未解。(699)

①下利脉数：虚寒下利，脉呈数象，是阴病见阳脉，示阴邪退而阳热来复之征。

②有微热，汗出者，为欲愈：同时有微热汗出，病为由阴转阳之象，说明阳气通达，而又非阳热太过之征，故为疾病向愈之候。

③脉紧者，为未解：若虚寒下利而又见紧脉，脉紧主寒，为邪气盛，说明寒邪势盛而未衰，正气不能祛邪外出，此时虽有微热汗出，是阳复未及而阴寒复盛之候，故病证仍未解除。

关于脉数，必数而无力，方为阴寒下利的邪衰阳复之象，为利欲自止；若脉数而有力，多为病邪尚盛，病势在发展中；设脉紧，则邪尚盛，必能与正气相争，故为未解。从本条文来看，临床诊断，必须脉证合参，若单纯据脉定证是不可靠的。

原文

下利手足厥逆，无脉者，灸之，不温，若脉不还，反微喘者，死。少阴负跗阳者，为顺也。（700）

直释

① 下利：阴寒盛极，阳气虚陷，阴盛阳衰，寒盛于里，则下利。

② 手足厥逆：阳气虚衰，不能布达四末，则手足厥逆。

③ 无脉者：阳气虚衰，无力推动血行，故摸不到脉搏。

④ 灸之：救治之法，当回阳救逆，以挽回将脱之阳，犹恐汤药不济，故用艾灸急救，以回阳复脉，使阳气得复，脉搏复出。

⑤ 不温，若脉不还，反微喘者：经艾灸施治，手足厥逆仍不能转温，摸不到脉搏仍不恢复，反而出现微喘，则为肾阳衰于下，肺气脱于上的表现。

⑥ 死：本条的下利，手足厥逆，无脉，反微喘，客观地反映病情由衰而绝的发展过程，病情已危在顷刻，难以挽救，故诊为死候。

⑦ 少阴负跗阳者：负，被克制之意。病势危重者，可诊少阴脉与跗阳脉，以决安危，少阴脉在足内踝后跟骨上动脉陷中太溪穴，跗阳脉在足大趾次趾间上行五寸冲阳穴，少阴为肾脉，属水，以候肾气；跗阳为胃脉属土，以候胃气，病至手部无脉，复诊足部少阴脉与跗阳脉，以做生机的进一步诊察，即灸后，少阴脉弱于跗阳脉。

⑧ 为顺也：跗阳盛于少阴，土克水，说明胃气尚存，可制肾水，其病虽危，正气尚有欲复之机，病势有化险为夷之势，预后尚有生机，故称"顺也"。

讲析

"少阴负跗阳者，为顺也"一语，是用以补充说明"下利，手足厥逆，无脉者"这一危重证候，在用灸法急救过程中，是观察是否还存有生机的一种诊法。由于这种病情经过灸法治疗，征象未见好转，仲景又提出从足部的少阴脉与趺阳脉的关系，做一对比，少阴是指肾经的太溪穴，趺阳是指胃经的冲阳穴，一主先天，一主后天，两脉都在足部，除诊其生机之有无；可以判断其气是否竭绝外，同时还可进一步诊其两脉有无异同，来判断证情的顺逆吉凶，若冲阳脉比太溪脉明显，土能制水，病人胃气尚在，后天未绝，生化有源，仍有抢救余地，所谓有胃气则生，故称为"顺"；若太溪脉盛于冲阳脉，土不胜水，胃气败绝，预后不良。总之，当上部无脉的时候，诊察足部脉搏，特别是趺阳脉，以诊生危，对危重病人的预后具有普遍的诊察吉凶之意义。

原文

下利，寸脉反浮数，尺中自涩者，必圊脓血，柏叶阿胶汤主之。（701）

直释

①下利：下利多属里证，脉当沉而不浮，若属寒证，脉当沉迟。

②寸脉反浮数，尺中自涩者：今下利脉不沉迟而反浮数，说明不是阴寒下利，而是阳盛气热的热利之候。因为寸脉属阳以候气，尺脉属阴以候血，所以寸脉浮数为阳热气盛，尺脉自涩乃为阴血虚损。

③必圊脓血：阳热气盛兼夹阴血不足，势必热灼营血，血为热蒸，灼伤血络，腐化为脓，所以必定要便脓血。

④柏叶阿胶汤主之：用清营凉血和络之法，应当用柏叶阿胶汤治疗。

方释

（198方）柏叶阿胶汤方

方中柏叶敛营气之溢；阿胶滋水以润燥；干姜温脾而止血；牡丹皮通血痹之阻。通方相伍，体秉上盛，又呈下虚，热乘虚凑，内燔阴络，令营气枯燥，而转为便脓血之变，乃上病之下移也。

讲析

本条借助寸部脉反呈浮数，尺部脉却出现独自涩滞，来论述热利为阳热气盛之证，里热炽盛，灼伤营血，若素体阴血虚损不足，势必导致热盛血腐而下利脓血。

467

原文

下利清谷，不可攻表，汗出必胀满。(702)

直释

①下利清谷：虚寒下利，伴见排出不消化的食物，虽有表证，当先温其里，后攻其表，这是一条基本法则。

②不可攻表：误行发汗解表，使阳气随汗外泄，里阳更虚，阴寒更盛，必然引起变证。

③汗出必胀满：脾肾虚寒下利兼表证，不先温其里而反攻其表，汗后不但下利不愈，反而使里之阳气更虚，阴寒凝滞不化，所以必然腹中胀满。

讲析

第702条之"下利清谷，不可攻表，汗出必胀满"，虽未出示治法，自当选用四逆汤之类以温其里；第369条之"发汗后，腹胀满者，厚朴生姜半夏甘草人参汤主之"之腹胀满，是因太阳病发汗太过，损伤脾阳，或脾阳素虚，一经发汗，脾阳更伤，致脾之运化失职，湿浊壅阻气机，而致腹胀满，属于虚中夹实之征，其证汗前汗后均无下利，故治宜厚朴生姜半夏甘草人参汤健脾温中以除满。两者同属于汗后引起的腹胀满，如果临床上不注意误汗前的病情，便轻率地投方用药，那就容易发生误治，因此必须全面分析，同中求异，方不致误。本条通过虚寒下利不可攻表发汗的治疗禁忌，又进一步阐明标本缓急的论治原则，同时也体现顾护人体阳气的重要精神。

原文

下利，脉沉弦者，下重也；脉大者，为未止；脉微弱数者，为欲自止，虽发热，不死。(703)

直释

①下利：本条首举"下利"与"下重"并见，当属热利。

② 脉沉弦者：脉呈沉弦之象，脉沉主里，脉弦主痛主急，是邪气入里，湿热交结，阻滞气机，为里气壅滞之象。

③ 下重也：大肠气机滞塞，腑气不畅，传导不利，秽浊之物不得出，故里急后重，滞下不爽，腹痛不舒，是热利的特征。

④ 脉大者，为未止：若热利而脉呈大象，为邪势方张，邪气尚盛，是热利还不能自止的表现。

⑤ 脉微弱数者，为欲自止：若热利而脉呈微弱数之象，为一息脉来超过五至，按之细软无力，脉微弱为正气不足而邪气已衰，脉数为阳气渐复之兆，邪衰正常，故脉微弱而数，为热利将愈之候。

⑥ 虽发热，不死：虽然热利最忌发热，此时余热未清，尚可发微热，故虽然有发热，也不至于危及生命，言外之意，若下利脉大兼发热不止，为邪热亢盛，病势在进展中，预后不良。

讲析

本条首举的"下利"与"下重"并见，当属热利，从脉象以推测热利的轻重，有一定的临床参考价值，当然临床之时还须结合具体证候，四诊合参，方较全面，但这发热，必是微热或虚热，与大热、实热不同，应予明辨。

原文

下利，脉沉而迟，其人面少赤，身有微热，下利清谷者，必郁冒，汗出而解，病人必微厥。所以然者，其面戴阳，下虚故也。（704）

直释

① 下利，脉沉而迟：厥阴虚寒下利，脉来迟滞，轻取不应，按之始得，一息不足四至，故脉呈沉迟之象，显系脾肾之阳不足，阴寒内盛之候。

② 其人面少赤：病人的颜面较正常人面色稍红，两颧嫩红如妆，为寒盛于下，虚阳浮越所致，故"其人面少赤"。

③ 身有微热：阴寒内盛，格阳于外，则身体轻微发热。

④ 下利清谷者：里虚阳微，不能腐熟水谷，故泻下稀薄不消化的食物。

⑤ 必郁冒：虚阳尚能振奋，进而与阴邪相争，必然会出现头目昏沉，眼前蒙黑，一时不能视物，还伴有郁郁烦闷感觉。

⑥ 汗出而解：随后多会汗出而病邪得以解除，这种邪正交争，正胜邪祛，阴阳相和，则周身津津汗出，头目清爽，周身舒适而病愈。但这种"汗出"，并不是大汗淋漓之亡阳汗出，也不是孤阳上越的"但头汗出"，而是阴阳相和的周身微微汗出，亦称病欲愈而遍体津津有汗之貌。

⑦ 病人必微厥：病人也会出现轻微的手足发凉的感觉，由于虚阳奋力抗邪，阳虚不得温养于外，而一时阳气未达四末，故手足厥冷较轻。

⑧ 所以然者：所以会发生这种现象，是由于虚寒不甚严重，阳气尚有祛邪之势所致。

⑨ 其面戴阳：是病人面戴浮阳，即，颜面潮红如微醉状。戴阳与格阳同为阳气浮越，阳越于上者，称为戴阳；阳越于外者，称为格阳。

⑩ 下虚故也：戴阳是阳浮于上，而下焦虚寒之故。戴阳的"面少赤"，与阳郁于表的面赤是有区分的：阴证虚阳上泛的戴阳证，虽面赤而足胫必冷，这种面赤为假热；阳邪怫郁于表，面色亦赤，但足胫自温，此为热也。

讲析

第704条与第656条的病机相似，但病势的轻重却有较大差异：

第656条下利肢厥，身热面赤，脉微欲绝，病情较重；

第704条脉沉迟，面少赤，身微热，微厥，病情较轻，阳气尚能与阴寒相争，所以出现郁冒汗解之象；"其面戴阳"，表明非实热为患；"下虚故也"，说明病机为肾阳虚衰，下虚则下无其阳，其阳反在上与在外，故云"虚"。

原文

下利，脉数而渴者，令自愈。设不差，必清脓血，以有热故也。（705）

直释

① 下利，脉数而渴者：厥阴虚寒下利，脉呈数象，而且口渴，是阳

气来复而寒邪消退的表现。这里的脉数而口渴，当是脉微数、口微渴，才是阳复阴衰之兆。

②令自愈：病已由阴转阳，利必自止，故下利将会自行痊愈。

③设不差：虚寒下利，最喜阳复，但阳复不能太过，如果阳复太过，又会发生新的病变。

④必清脓血：阳复太过，热盛于里，邪热甚，必灼伤下焦阴络，熏蒸营血，化腐成脓，病则不会自愈，而且还会引起大便下脓血的变证。可见此脉数，势必脉数有力，而且口渴必喜凉饮，方有此热灼营血之大便下脓血的病变。

⑤以有热故也：这是因为邪热有余的缘故。

讲析

本条有一点值得注意，就是下利脉数，口渴的程度，脉微数、口微渴，方是阳复愈候；若脉数甚，口渴甚，则是阳复太过。说明虚寒下利，若见"脉数而渴者"，有两种不同转归：一为阳复寒祛，疾病向愈；一为阳复太过，邪热有余反有便脓血之变。笔者认为本条不是由一般的腹泻转化为便脓血，而是本来就属肠辟滞下（即今之痢疾），只不过痢疾之初泻出物尚无肉眼可见之脓血而已。

原文

下利后脉绝，手足厥冷，晬时脉还，手足温者生，脉不还者死。（706）

直释

①下利后脉绝：本条下利为暴寒卒中引起的急性剧烈暴泻，脉搏沉伏不见，触摸不到。

②手足厥冷：暴泻则津液大伤，阳气随之外脱，故手足厥冷。

③晬时脉还：在一定时间内，阳虚渐复，脉搏逐渐恢复。

④手足温者生：四肢逐渐转温，是阳气来复而无太过，意味着生机未息之象，故主尚可救治。

⑤脉不还者死：若经一定时间的抢救观察，脉搏仍沉伏不起，手足仍然不温，则是阳气脱绝之危候，故预后不良。

本条暴泻的安危，取决于晬时之后，通过急救：① 若在一昼夜后，脉搏复出，手足转温，为生机未绝，阳气来复之兆，故主"生"；② 若在一昼夜后，脉搏仍沉伏不起，手足不温，则是阳气脱绝，生机已灭之危候，故主"死"。之所以要以晬时后做出判断，是因人之气血一时脱绝，脉搏伏匿不见，经过晬时，其气尚有重新来复，而鼓动气血运行之可能；若久病脉绝肢厥，乃阳气日耗殆尽，危险立至，难有阳复脉还之机，不可能延长到一昼夜之后。

笔者认为：综观上述，与急性腹泻脱水酸中毒周围循环衰竭颇似，要采取积极措施进行抢救，虽然病情危急，但实践证明，只要抢救及时，也有康复之可能。

原文

伤寒下利，日十余行，脉反实者，死。（707）

直释

① 伤寒下利，日十余行：伤寒之邪入于厥阴，肝邪乘脾，致气血津液大伤而下泄，阳气虚陷，故下利每日十余次之多。

② 脉反实者，死：大虚之证，脉象反呈现实象，实际是脉体坚实有力而无柔和疏缓之象，虚证见实脉，为真脏之气外露，为正气将亡之前的虚性亢奋，犹如残灯复明，示意胃气衰败，故谓危候，难以救治。

讲析

太阴下利多自利不渴之征；少阴下利多阴寒内盛之象；厥阴下利多阴盛阳复之兆，可见三阴下利多以虚寒之证居多，所异者：① 太阴属脾，脾滞则腐秽不去而呈虚中夹实；② 少阴下利而渴，阴盛乃致格阳；③ 唯厥阴属肝，肝主疏泄，肝木横逆太过，日久必克脾土，致成土败脾虚而下利。

下利清谷，里寒外热，汗出而厥者，通脉四逆汤主之。（708）

直释

① 下利清谷：阴寒内盛，肾阳衰微不能温煦脾阳，脾阳衰微而无力腐熟食物，致脾肾阳衰，则腹泻夹有不消化的食物。

② 里寒外热：下利清谷，因伴有阳虚不温四末的手足厥逆，故里真寒益著；身微热因伴有虚阳外越的汗出，故外假热愈彰。此之外热并非表热，亦非阳复之热，而是阴盛格阳，阳气欲亡的表现。

③ 汗出而厥者：里寒是真，外热是假，实属真寒假热之候，阴从下利而欲下竭，阳从汗出而欲外脱，阴阳气不相顺接，故有汗出而厥的危重之象。

④ 通脉四逆汤主之：本条病情危重，呈阴阳离决之势，非四逆之力所能挽回，若不急用大温之剂，难以招纳外亡之阳于顷刻，故其治当以通脉四逆汤回阳救逆以挽回欲脱之阳，本方即四逆汤倍加干姜之量，以增强温经回阳之力。

异同

第708条证情描述，与第761条之"既吐且利，小便复利而大汗出，下利清谷，内寒外热，脉微欲绝者，四逆汤主之"相似，为何第761条却治以四逆汤？虽然两者病机一致，但是病情轻重有所不同，第761条病情较轻，故姜附用量较小，主以四逆汤。

讲析

第708条应与第656条互参，第656条之"少阴病，下利清谷，里寒外热，手足厥逆，脉微欲绝，身反不恶寒，其人面色赤，或腹痛，或干呕，或咽痛，或利止脉不出者，通脉四逆汤主之"，两条合参，既有联系，又有区别，两条皆属阴寒内盛，虚阳被格于外的真寒假热证，故仲景同样用"里寒外热"来概括两者的病机和证候特点，并皆用通脉四逆汤治疗，但两者的临床表现仍有所区别，因为阳气大虚，阴寒内盛，既可反映为第708条之逼迫虚阳外亡而呈汗出亡阳证，又可表现为

第656条的阴盛格阳证。第708条证情为阴寒逼迫虚阳外亡，虚阳将脱，病情十分危险，内真寒外假热的现象虽然存在，但汗出而厥则是其主要临床表现，治宜通脉四逆汤，以破阴回阳，招纳亡阳于顷刻；第656条证情为虚阳被阴寒所格，病情较重，内真寒外假热的表现，不但很典型，而且或然证较多，治宜破阴回阳，通达内外的通脉四逆汤，并可根据不同的或然证予以随证加减。此等之不同处，若不加鉴别，则难以掌握其正确施治。

原文

热利下重者，白头翁汤主之。（709）

直释

①热利下重者：本条热利、下重并提，"热利"点明痢疾的性质，湿热下迫大肠，故称属湿热的下利为热利；"下重"则点出痢疾的特征，秽浊之物郁滞壅塞魂门，欲出不得，故腹中急迫而肛门坠重；由于湿热之邪郁滞于大肠，损伤脉络，则利下脓血。

②白头翁汤主之：治宜白头翁汤以清热解毒、凉血止痢，只要是属于湿热下利而里急后重、便脓血者，无论病程长短，用本汤方施治，均能取得满意的疗效。但虚寒下利或寒湿下利，皆属禁忌；对于温病伤阴的阴虚下利，见舌红无苔，或舌中有裂痕者，则非本汤方之所宜。本汤方所含药物能促进非特异性免疫功能，抗炎、抗毒、止泻、镇痛和抑制肠运动，既能消灭引起湿热下利之病原微生物，又能抑制或缓解肠道感染的局部之炎证及不适，还能促进抗感染的免疫功能，从而取得良好疗效。

鉴别

白头翁汤证　黄芩汤证　葛根黄连黄芩甘草汤证

第709条白头翁汤证、第481条之黄芩汤证、第335条之葛根黄连黄芩甘草汤证，均属热利范围，三方皆有清热治利作用，三证皆有下利及不同程度的里急后重、腹痛、肛门灼热，所异者：

白头翁汤证是湿热下迫，肠络受损，气滞血瘀，故以下利便脓血，里

474

急后重为特点，使用该汤方的目的在于清热解毒、凉血止利；

黄芩汤证乃胆火下迫，下利为黏液样便，兼见口苦，咽干，目眩，使用该汤方的目的在于清热止利，该证虽然也属于热利，但较白头翁汤证为轻；

葛根黄连黄芩甘草汤证为阳热下迫，表里俱热，泻下以恶臭水样便为主，伴见喘而汗出，使用该汤方的目的在于清热止利，表里双解。

因此，尽管三汤方均具有清热止利作用，但各有特点和侧重，只有同中求异，才能掌握要领，有效地用于临床。

方释

（199方）白头翁汤方

方中白头翁清热凉血；秦皮泄热涩肠；黄连、黄柏清热燥湿，坚阴厚肠。共奏清热解毒、凉血止利之功。

异同

白头翁汤　桃花汤

第709条之白头翁汤与第645条之桃花汤均治下利便脓血，但两者有实热与虚寒之异：白头翁汤用于湿热蕴结、气机阻滞之初利，其证以里急后重，滞下不爽，所便脓血色泽鲜明为特征；桃花汤用于虚寒滑脱，气血下陷之久利，以下利不止，滑脱不禁，所下脓血色泽黯晦为特征，故白头翁汤清热凉血以止利，桃花汤温中涩肠以固脱。

讲析

值得指出的是，由于本条在厥阴篇中，一些注家在注释和方解中，与肝联系起来。笔者认为，厥阴篇并非都是厥阴病，厥阴病并非都是肝的病变，本条文仲景不冠以厥阴病，并未涉及肝，该汤方药性均苦寒，同入大肠经，所异者，仅秦皮兼入肝胆经，黄连兼入心、肝、胆、胃经，黄芩兼入心、肺、胆、小肠经，白头翁兼入胃经，若言此汤方治肝，则不能解释。本条热利，就是指大肠湿热痢疾，硬要加上"厥阴"和"肝"，不但造成了概念上的混乱，同时也曲解了仲景的原意，这说明白头翁汤证在事实上，不必受伤寒厥阴之限，应参合杂病相关条文阐述，不仅能给我们以启发，而且又弥补仲景之未备。

下利，其人虚极者，白头翁加阿胶甘草汤主之。（710）

直释

① 下利，其人虚极者：病人素体已虚，又兼湿热下利伤阴，故称"其人虚极"。

② 白头翁加阿胶甘草汤主之：本证应当用白头翁加阿胶甘草汤治疗，即，用白头翁汤大清湿热，祛邪存正，以间接补虚；加阿胶滋润冲任之血，加甘草滋养脾胃之阴，以直接补虚，即虚极可复，标本皆瘥。

方释

（200方）白头翁加阿胶甘草汤方

方中白头翁、秦皮、黄连、黄芩合用，清热解毒，凉血止利，治湿热下利；加阿胶以滋阴养血；加甘草补中以化生津液，故本汤方具有清热解毒、养血止利之功。

异同

第710条之白头翁加阿胶甘草汤证，与第709条之白头翁汤证，同属湿热下利，白头翁加阿胶甘草汤为阴虚气弱，湿热下注于肠，属虚实夹杂，以下利赤白黏冻，发热腹满，里急后重，气短乏力为主；白头翁汤为湿热下注于肠，属实，以下利赤白黏冻，肛门灼热，里急后重为主。

讲析

应用白头翁加阿胶甘草汤须具备两个条件：一是湿热下利，二是阴液损伤，两者缺一不可，如仅为湿热下利，则不可加阿胶、甘草，因两药乃甘缓滋腻之品，有滞邪之弊；如仅为血虚阴伤，又不宜用苦寒之白头翁汤，因苦能化燥，则更损其阴。若两者兼顾，宜白头翁加阿胶甘草汤施治。

原文

下利腹胀满，身体疼痛者，先温其里，乃攻其表。温里宜四逆汤，攻表宜

桂枝汤。（711）

①下利腹胀满：脾肾阳虚，中阳不运，阴寒内盛，浊阴不化，寒邪凝滞而内阻，则虚寒下利，腹中胀满。

②身体疼痛者：风寒之邪束于肌表，则身体疼痛。

③先温其里，乃攻其表：今虚寒下利、腹中胀满，又身体疼痛，属表里同病，为里有虚寒，外有表邪，两者相比，当以里虚寒为急，故当先温其里寒，然后再发散表邪。

④温里宜四逆汤：里有寒，里气不充，中气无力，阳气外泄，则里寒转增，故先用四逆汤温其里，俟里之阳气恢复，下利自止，胀满自消，清便自调，则可收到里和之效。

⑤攻表宜桂枝汤：若里证已罢，而表证仍在者，再用桂枝汤调和营卫，以解散表邪。

讲析

凡表里同病，治有先后缓急之分，如正气实者，应先解其表，后治其里；若正气虚者，则应先温其里，后治其表。本条论述先里后表，应是里虚寒兼外表邪的治疗原则，里虚居于主导地位，表证居其次，故当先救其里；若先解表，由于中阳已虚，无力抗邪于表，不但表邪不能解除，反而因汗出而更伤其阳，必然会加重病情，使里证更急。仲景以理论联系实际，示范于后人。

原文

下利欲饮水者，以有热故也，白头翁汤主之。（712）

直释

①下利欲饮水者：下利除必有下重的主证以外，因为热邪必然伤津，所以又提出渴欲饮水，作为辨热利的旁证。

②以有热故也：这是因为里有热的缘故。

③白头翁汤主之：本条是热利的补充说明，以下利，渴欲饮水，为

有热，故当伴有里急后重、便脓血，所以用白头翁汤治疗，以清热解毒、凉血止利。

讲析

第712条与第698条"下利，有微热而渴，脉弱者，令自愈"，再与第705条"下利，脉数而渴者，令自愈"，三条相参：第698条与第705条皆属阳气来复，所以下利、口渴为自愈；第712条是热利的补充说明，以下利、欲饮水，为有热。上述条文互参，示意热利的三大见证：欲饮水、下重、便脓血。

原文

下利谵语者，有燥屎也，宜小承气汤。（713）

直释

① 下利谵语者：下利与谵语并见，是因肠中有燥屎阻结，邪热逼迫清水从旁流下，故称"下利"；因有燥屎阻结，浊热熏蒸，扰乱心神，则谵语。

② 有燥屎也：燥热内结阳明，腑实热阻结实，故有燥屎。

③ 宜小承气汤：本条虽属阳明腑实，仍未达到大实程度，不需大承气汤峻下，只需以通因通用的方法小承气汤缓下。

讲析

第713条之"下利谵语者，有燥屎也，宜小承气汤"，与第660条之"少阴病，自利清水，色纯青，心下必痛，口干燥者，可下之，宜大承气汤"的病机基本相似：① 第713条证情轻，为燥热迫津下夺，故结者自结，利者自利，其治轻者用小承气汤；② 第660条证情重，为燥屎搏结，阻塞肠道，其治重者用大承气汤。

原文

下利后更烦，按之心下濡者，为虚烦也，宜栀子豉汤。（714）

①下利后更烦：下利后胃中空虚而余热内扰，利已止而心烦更为突出，说明下利前前就有心烦。

②按之心下濡者：用手触按胃脘柔软，说明不是痰、水、食物之有形之实邪结聚，而是无形邪热内扰胸膈。

③为虚烦也：虚，不是虚弱之虚，而是空虚之虚，是针对有形之"实"邪而言，触按胃脘部无阻滞感，说明里无实邪，乃无形邪热郁结所致，故为虚烦。

④宜栀子豉汤：本条不言"栀子豉汤主之"，而言"宜栀子豉汤"，说明本条更烦，按之心下濡，不是下利后的必见证，所以语意也不绝对肯定，而是用"宜"字来酌定其分量，按之胃脘部柔软，说明里无实邪，乃无形邪热郁结所致，故做出虚烦的结论，所谓虚烦，并非虚证，而是无形邪热留扰胸膈，故治以栀子豉汤清宣郁热，使余热得除，虚烦自解。

讲析

本条根据仲景三换"更""为""宜"语意所析：①凡未经汗吐下的心烦，属于实烦；②已经汗吐下的心烦，属于虚烦，这是一般规律。今下利后更烦，示意未经过汗吐下，已有心烦，下利后心更烦，系指里有热邪扰心，又下利津伤液泄，邪热更烦的缘故，并不等于里无实邪，如热结旁流，证见下利，便是举例，为了辨明这个问题，仲景明示："按之心下濡者，为虚烦也。"

原文

下利腹痛，若胸痛者，紫参汤主之。（715）

直释

①下利腹痛：湿浊热邪郁滞于胃肠，气机不畅，升降失常，湿浊迫于下，则下利腹痛。

②若胸痛者：湿热之气上逆，壅塞胸膈，因肺居胸中，与大肠互为表里，大肠不利，则肺气失和，可以有胸部闷痛不舒的表现。

③紫参汤主之：治以紫参汤清利湿热，使湿热去，大肠和，肺气利，则下利愈，诸证止。

（201方）紫参汤方

方中紫参苦辛寒，可除心腹积聚，通窍清热以降肺浊而去胸痛，通利肠道以除肠垢而止下利；甘草和中调气，缓中定痛，又制紫参之苦寒，以顾护脾胃之液。两药相须，使郁滞消除，气机宣扬，气通则痛愈，积去而利止。

讲析

紫参汤，紫参清肺金而破瘀，甘草补中而缓急，瘀去气调，复肺肠升降之属，故痛定而利止。

原文

气利，诃黎勒散主之。（716）

直释

①气利：气利，指下利滑脱，气味不臭秽，泄物不稠黏，稀便随矢气而流出，多由中气下陷，气虚不固所致。

②诃黎勒散主之：用温涩固脱的诃黎勒散治疗，或佐以益气升提之品，以增强疗效。

方释

（202方）诃黎勒散方

诃黎勒，即诃子肉，苦温酸涩，有敛肺涩肠，止利固脱之效。

讲析

气利，与屎俱失也，诃黎勒涩肠止泻而利气，煨后为散则专以温涩固脱，并用粥饮和服，取其安中益胃肠而健运中气，顿服之，补下，治下，滑泄止，则矢气除。

呕家有痈脓者，不可治呕，脓尽自愈。（717）

① 呕家：素患呕吐的人。

② 有痈脓者：因内在痈脓而呕吐，显然是内痈破溃，其痈脓秽浊通过呕吐排出体外，这是人体自行逐邪外出的反应，热聚于胃而不行，故胃脘为痈，痈脓在胃无疑。

③ 不可治呕：胃内有痈，痈溃为脓，痈脓秽浊，胃失和降，故呕吐脓液，所以呕只是现象，痈脓才是致呕的实质，一旦呕吐物中混有脓液，要察其因，辨其证，不可见呕治呕。

④ 脓尽自愈：这种病情只有因势利导，脓腐排尽则呕不治自止，如果见呕治呕，而不辨证，止呕不但无效，因痈脓不得排出，反而留邪酿成他变，增重病情。

本证之呕，其呕吐为标，痈脓为本，仲景言"不可治呕"，并非不治，只是以解毒排脓为治，其脓腐随呕吐而出，本身就是自然疗法。若呕出痈脓，本身就是排除有害物质，当脓尽呕自止，若强止其呕，则脓不得出，反会增重病情。

呕而胸满者，吴茱萸汤主之。（718）

① 呕而胸满者：以方测证，本条属于虚寒，胃中虚寒，胸阳不足，寒气上逆，则干呕，即有声无物之干呕；阴寒之邪弥散胸间，则胸满，说明干呕的形成与胸中阳气不足有密切关系。

② 吴茱萸汤主之：其治应温胃补虚，散寒止呕，宜吴茱萸汤治疗，方中吴茱萸辛烈苦降，配生姜辛温以温胸中之阳，散胃中之寒邪，人参、

大枣补虚和中，诸药同用，使气虚得补，阴寒得消，胃气得和，则呕而胸满可止。

讲析

既言干呕，为何涉及胸满，胸为阳位，呕为阴邪，若胸中阳气充足以御寒，则不呕；若呕逆之气上冲于胸，胸中气实，不受邪扰，故不胸满。若胸中气虚，客寒之阴邪乘虚得以留连已虚的胸阳之位，则呕而胸满。

原文

干呕，吐涎沫，头痛者，吴茱萸汤主之。（719）

直释

① 干呕：厥阴寒邪夹浊阴之气横逆犯胃，胃失和降，浊阴之气上逆，则干呕。

② 吐涎沫：胃寒则浊饮不化，胃中清涎冷沫随干呕而吐出。

③ 头痛者：足厥阴肝经之脉属肝、挟胃、上贯膈与督脉会于颠顶，浊阴之邪循经上犯，阴寒上逆，清阳被扰，故头痛以颠顶部位为甚。

④ 吴茱萸汤主之：寒伤厥阴，肝寒犯胃，胃寒生浊，浊阴之邪上逆，故用吴茱萸汤温肝暖胃，散寒降浊为治。

鉴别

吴茱萸汤在厥阴病篇凡两见：① 第718条为"呕而胸满者，吴茱萸汤主之"；② 第719条为"干呕，吐涎沫，头痛者，吴茱萸汤主之"。此两条都以干呕为主证，第718条伴有胸满，第719条伴有头痛，主证同而兼证异，第718条稍轻，第719条稍重，两条表现虽不尽相同，但阴寒内盛，胃气失降，浊阴上逆的病机是一致的，故皆以吴茱萸汤同治。

讲析

吴茱萸汤凡六见：① 太阳病篇第434条为"脉沉弦而结者"；② 阳明病篇第550条为"食谷欲呕"，第580条为"此为虚寒"；③ 少阴病篇第648条为"吐利，手足逆冷，烦躁欲死"；④ 厥阴病篇第718条为"呕而胸满",第719条为"干呕,吐涎沫,头痛"。六见分属太阳、阳明、少阴、厥阴四篇,临床表现不尽相同,均属阴寒内盛,中阳不足,升降失权,寒浊犯胃,浊阴上逆所致,体现异病同治的辨证论治思想,太阳病篇、阳明病篇、少阴病篇所列吴茱萸汤条文为借用之方;厥阴病篇所列吴茱萸汤条文为正治方证,故具有鉴别价值。

原文

呕而发热者,小柴胡汤主之。(720)

直释

①呕而发热者:以方测证,并非胃寒所致呕,而是热邪犯胃,胃气上逆所致"呕";"发热"是因郁热不解而充斥内外,故"呕而发热"。

②小柴胡汤主之:呕与发热并见,故用小柴胡汤清热利胃,则呕止而热除。

讲析

第720条之"呕而发热",是太阳病篇第400条之"喜呕"、第400条或然证之"微热"的进一步整理,故同用小柴胡汤主之。仲景把"呕而发热",列入厥阴病篇,是为了辨证的需要。不少注家把第720条释为厥阴转出少阳,是没有根据的,注家多释为里病达表、阴病出阳之证,谓厥阴与少阳相表里,故由厥阴转出少阳。按六经辨证,厥阴病为六经传变的最后阶段,乃外感病最重之时,人体正气已虚衰到极点,如此严重的病情,岂能不药而由重转轻,焉能阴病复转为阳病,这种注释是不能成立的。

原文

呕而脉弱,小便复利,身有微热,见厥者,难治。四逆汤主之。(721)

直释

①呕而脉弱:阳衰阴盛,阴寒上逆,则呕吐;呕吐已伤胃气,化源

不足，气血虚弱，则脉道鼓动乏力，故脉呈弱象。

② 小便复利：小便复利，寓有小便当有已不利，因呕吐而小便反而增多，故称为"小便复利"，这是因脾肾阳虚不能运化，下焦阳气虚衰，肾失气化，不能固摄所致。

③ 身有微热：身有微热而手足温者，是阳气来复之兆；今身有微热而手足厥冷，说明非为阳复，而是阳不胜阴，阴寒之邪内盛而格阳于外的表现。

④ 见厥者：更表明阳气衰微，不能温养四末，为阳衰欲脱之象，故称"见厥者"。

⑤ 难治：由于胃气逆于上，肾阳衰于下，虚阳浮于外，阴寒盛于内，病情十分严重，为难治之证候。

⑥ 四逆汤主之：但难治并非不治，故本条用四逆汤温经散寒以止呕，急救回阳以救逆。

讲析

本证既然是正虚气逆，何以不用第718条之吴茱萸汤，这是因为阳虚的程度较重，吴茱萸汤长于温降，而阳复之力不足，所以不用；第721条之四逆汤虽无降逆止呕作用，但呕由阴盛阳衰，阳回阴消则呕自止。第721条四逆汤与第720条之小柴胡汤虽然都治呕吐，但具体病情大异；① 四逆汤：为阴寒内盛，主治呕而身有微热，见厥者，属假热，病情较重，故宜回阳救逆为治；② 小柴胡汤：为郁热犯胃，主治呕而发热，不厥者，属真热，病情较轻，故宜清热和胃为治。两者虚实寒热迥然有异，故病机、主治、法则皆有明显的区别。

原文

干呕、吐逆、吐涎沫，半夏干姜散主之。（722）

直释

① 干呕、吐逆：胃有寒邪郁遏，不能降浊，失于和降，则呕时有声无物，气上冲时则呕吐。

② 吐涎沫：寒邪郁遏，胃阳不伸，使津液不能布散而凝聚为清稀涎

沫，随寒邪上逆而吐出，呕吐物为黏液和白沫。

③半夏干姜散主之：应当用半夏干姜散治疗，以温胃降逆止呕。

鉴别

第722条之半夏干姜散，即第550条之小半夏汤以干姜易生姜而成，二汤方均治呕吐，但第722条为胃寒，第550条为停饮，所以两者均用半夏降逆止呕，第722条配干姜以温中散寒，第550条配生姜以宣散化饮。因为干姜重在温阳之守而不走，生姜重在散寒之走而不守，故半夏干姜散主治中阳不足的寒饮呕逆，而小半夏汤主治饮盛抑阳的呕吐，所以二汤方均是以半夏为主的化饮止呕之剂。第722条之半夏干姜散与第719条之吴茱萸汤同治干呕、吐涎沫，但半夏干姜散证仅是中阳不足、寒饮上逆，故专治于胃；而吴茱萸汤证为胃寒停饮兼夹肝气上逆，故肝胃同治。两者皆属寒饮证，但有侧重肝胃之别，虚实程度之异，治法亦有所别。

方释

（203方）半夏干姜散方

方中半夏辛燥，降逆止呕；干姜辛热，温中祛寒，两药合用，温胃降逆。以浆水煮服，取其甘酸调中止呕；"顿服之"的目的在于集中药力，速取温中止呕之效。

讲析

干呕、吐逆、吐涎沫三证，既能同时发生，亦可单独出现，故虽症状不同，皆由于中阳不足，胃中虚寒，胃气上逆所致。

原文

伤寒大吐大下之，极虚，复极汗者，以其人外气怫郁，复与之水，以发其汗，因得哕，所以然者，胃中寒冷故也。（723）

直释

①伤寒大吐大下之：因为伤寒应用吐下之法不当，剧烈涌吐、攻下，

最易损伤胃气，故吐下称之"大"。

②极虚：必然会使胃中阳气严重受损，故称为胃气极度虚弱。

③复极汗者：是再次用峻汗法误治，导致阳气被邪气郁遏，不得外越，故体表无汗。

④以其人外气怫郁：误施汗吐下之法，使之胃中阳气更虚，胃中虚阳随之外浮，病人面色发红，此时颇似外邪怫郁于表未解，故体表无汗而有郁热感。

⑤复与之水：医生未加详察，再次给予病人洗浴以发汗。

⑥以发其汗：直接洗浴，大量出汗，使胃阳更虚。

⑦因得哕：经吐、下、汗之误治，胃阳重伤，胃阳不足加剧而出现"哕"的见证。

⑧所以然者：所以这样。

⑨胃中寒冷故也：是由于胃阳不足，寒邪内踞的缘故。

讲析

本条是讲误治经过及其后果，胃中寒冷是对伤寒误治致哕做出病机的概括。因大吐大下而致虚，又因大汗伤其阳，复以洗浴发其汗，诸多误治，中阳伤损至甚，阳虚则寒自中生，故称"胃中寒冷"。

原文

伤寒哕而腹满，视其前后，知何部不利，利之则愈。（724）

直释

①伤寒哕而腹满：由于伤寒未经过吐下发汗，大多胃气未虚，胃气上逆则哕逆，胃中壅滞则腹满，哕逆与腹满并见，一般都属于实证，哕逆为实邪所致，则腹满为辨证里有实邪的依据。

②视其前后："前"，为小便；"后"为大便。应当察看病人的大小便情况。

③知何部不利，利之则愈：因致实的病情各异，只要结合大小二便的情况进行具体分析，辨清是哪一方面不通利，采用因势利导的治法，即可痊愈。

本条前后不利为什么会"哕而腹满"？

第一，因为前部不利，水液不能排出，水气停留则腹满，水气上逆，胃失和降则哕逆，由于前部不利之哕逆的原因，在于小便不利，因此治疗应分利小便，当小便一通，水去则哕逆腹满即愈。

第二，若后部不利，大便不通，糟粕内停则腹满，浊腐之气上逆，胃气失和则哕逆，后部不利之哕逆的关键是大便不通，故治宜通下大便，导气下行，当腑气一通，则哕逆腹满即愈。

讲析

应当指出：哕逆治以通利，仅用于实证，不可用于虚证，尤其久病、重病的虚证哕逆，特别是病到后期的哕逆，多为胃气衰败之兆，纵有腹满或二便不利，也不可用通利之法。可见本条着重指出在临床治病，必须遵循审证求因、辨证论治的原则，才能掌握病之症结所在，而真正达到治病求本的目的。

原文

病人胸中似喘不喘，似呕不呕，似哕不哕，彻心中愦愦然无奈者，生姜半夏汤主之。（725）

直释

①病人胸中似喘不喘：寒饮及肺，则清气不布，肺气被郁，肺的宣肃功能间接受到影响，并不是肺脏自病之喘，故称"似喘不喘"。

②似呕不呕：寒饮及胃，胃气受阻，但并非胃腑自病，只有欲呕之势，故称"似呕不呕"。

③似哕不哕：寒饮上逆至胸，胸阳不布，气机升降不利，故称"似哕不哕"。

④彻心中愦愦然无奈者：胸中阳气受阻，逼迫于心，心阳被郁，气血不能温通畅行，心中感到烦闷懊恼，有难于忍受之苦，所以"心中愦愦然无奈"。

⑤生姜半夏汤主之：寒饮搏结胸胃，影响于肺，凌迫于心，治当辛温化饮，开郁散结，所以用生姜半夏汤治疗，以舒胸阳，则诸证自解。

（204方）生姜半夏汤方

方中生姜汁力猛，宣通阳气，开郁散结，以散饮为长，降逆次之，是为饮阻胸阳，气机不畅而设；半夏以降逆为长，对于饮阻阳气，胸烦愦愦然无奈者，实属至捷之品。然姜汁辛烈之气较强，且用量较大，为了避免寒饮固结于中，拒热药而不纳，反致呕逆，所以需热药冷服，待药下咽之后，冷气即消，药性便发，以免格拒之势。

第725条之生姜半夏汤与第722条之半夏干姜散略同，半夏干姜散温中气，故用干姜，因呕吐上逆，顿服，药效峻，足以止逆降气，故呕吐立止；生姜半夏汤散停饮，故用姜汁，因寒饮内结，难以骤消，故多次服用，以持续发挥药效，使胸中邪气缓缓消散。

本条之"胸中"与"心中"，包括心肺与胃在内，胸为气海，是清气升降出入之路，由于寒饮搏结胸中，气机升降出入受阻，影响于肺胃，凌迫于心，故有诸多症状。

干呕哕，若手足厥者，橘皮汤主之。（726）

①干呕：胃气本以和降为顺，寒邪袭胃，其气上逆，则干呕。

②哕：寒气触膈，吸气不能下达，气触膈间而逆作声，称为哕逆。

③若手足厥者：胃为寒邪所阻，胃阳被遏，阳气不能温煦通达于四末，则手足厥冷，但手足厥冷的程度，仅轻度的寒冷感，说明厥冷是暂时性的胃寒气闭，则气不能达于四末，并非阳气虚衰所致。

④ 橘皮汤主之：这种厥冷是暂时性的，待寒消则厥止，不属于阴盛阳衰，故治用橘皮汤以通阳和胃，胃阳宣通，寒邪得散，胃气和顺，则干呕、哕逆、厥冷诸证自愈。

方释

（205方）橘皮汤方

方中橘皮理胸膈间壅滞之逆气，并通胃络以和胃；生姜散寒气而宣阳气，促使上焦之阳气开朗，气机调达，而呕逆可平，合而用之，通阳和胃，则呕、哕、厥诸证自愈。

讲析

干呕与哕，既是两个症状，又是两个病证，均是有声无物，但有区分，干呕为气上逆而呕，出气有声；哕乃吸气不能下达，气触膈间而作响，干呕、哕两证虽不同，然寒气搏于膈间则一也。由于上焦阳气阻滞，阳气不能布达，故手足厥。其病理为寒气滞于膈间，胸阳不能伸展，寒气上逆则呕，膈气横逆则哕，此为寒气滞膈之呕哕证，所以用理气散寒之法治疗。

需要重申的是，仲景云"若手足厥者"，有虚实之分：① 虚者，宜温阳而祛厥冷，如四逆汤证；② 实者，宜祛邪而使阳通，如橘皮汤证。

原文

哕逆，其人虚者，橘皮竹茹汤主之。(727)

直释

① 哕逆，其人虚者：哕逆，病人素体虚弱，因胃虚有寒，胃失和降，虚寒动膈，气逆上冲所致。

② 橘皮竹茹汤主之：故用橘皮竹茹汤治疗，以补虚祛寒，降逆和胃。若属于胃中实热，或胃中湿热，所致之哕逆，皆非本汤方之所宜。

方释

（206方）橘皮竹茹汤方

方中橘皮，理气和胃；竹茹，止呕除烦；佐以生姜降逆开胃；使之人参、甘草、大枣补虚和中。诸药合用，组成补虚祛寒，降逆和胃之方，使之虚寒得除，胃气得和，则哕逆自愈。

第 727 条之"逆"字，与第 726 条之"哕"字为互词，兼逆气上冲之意。第 726 条与第 727 条之两汤方胃寒证颇似，只是第 727 条之橘皮竹茹汤证，比第 726 条之橘皮汤证为甚，尤多增胃虚一证而已。

原文

诸呕，谷不得下者，小半夏汤主之。（728）

直释

①诸呕，谷不得下者：胃主纳谷，以降为顺，水饮停于胃，非寒非热，中焦停饮，气结而上，胃失和降，胃气上逆，故呕吐而不能进食，呕吐出不消化的宿食之物。

②小半夏汤主之：治用小半夏汤，汤方中半夏、生姜两味既属化痰涤饮之药，又为降逆止呕之品，合用散饮降逆，和胃止呕，故用于停饮致呕者效果颇著。若属热性呕吐，又当别论。

讲析

小半夏汤　生姜半夏汤　半夏干姜散

第 728 条之小半夏汤、第 725 条之生姜半夏汤、第 722 条之半夏干姜散，三汤方皆由半夏与姜组成，都具化饮降逆之功。三证均治饮邪为患；所不同者，因剂型不同，炮制有别，分量差异，服法各有特点，故作用各有侧重。

小半夏汤中半夏之量倍于生姜，功能化饮降逆，主治胃饮上逆所致的呕吐痰涎，食少不渴，心下痞满。

生姜半夏汤中生姜汁之量倍于半夏，功能辛散寒饮，化饮降逆，擅治饮寒交阻，搏结中、上二焦而在"胸中似喘不喘，似呕不呕……彻心中愦愦然无奈"。

半夏干姜散中半夏、干姜用量相等，功能温中化饮，降逆止呕，可治寒饮上逆而引起的"干呕，吐逆，吐涎沫"。因此三汤方用药虽然相似，但病机、主证、功效迥然不同。

原文

便脓血，相传为病，此名疫利。其原因于夏，而发于秋，热燥相搏，遂伤气血，流于肠间，其后乃重，脉洪变数，黄连茯苓汤主之。（729）

直释

① 便脓血，相传为病，此名疫利：大便脓血，相互传染为病，这种病称为疫利。

② 其原因于夏：得疫利的原因在于夏季。

③ 而发于秋：夏季热时过食生冷，热邪潜伏于里，到了秋天才发作。

④ 热燥相搏：到了秋天，夏季潜伏的热邪与秋天当令的燥邪，相互搏结。

⑤ 遂伤气血：燥热之邪灼伤气血。

⑥ 流于肠间：气血被灼伤，直犯胃肠，腐浊瘀秽的气血注入肠间。

⑦ 其后乃重：疫利之后仍然里急后重。

⑧ 脉洪变数：热势由夏季的潜伏，到秋天搏结于燥邪，热势渐缓，故脉由洪转变为数之象。

⑨ 黄连茯苓汤主之：应当用黄连茯苓汤治疗，以清热润燥，则疫利当愈。

方释

（207方）黄连茯苓汤方

方中黄连清脏热，坚肠而止利；茯苓利水道以通三焦之气；阿胶、黄芩滋阴而润血燥；芍药清热祛瘀而行气血；半夏通液而降胃逆。诸药配伍，以清热润燥。

加减

胸中热甚者，心火甚也，加黄连之量以泻心火。

腹满，脾气结也，加厚朴以行气滞。

虚者，正气亏虚也，加甘草以补中益气。

渴者，津液耗也，去半夏之燥，加瓜蒌根以生津止渴，此治疫利之大法也。

讲析

所谓疫利者，属于中医痢疾范围，疫利一般是指感受暑热疫毒之病邪引起的疫毒痢，具有强烈的传染性，颇似现代之中毒性菌痢。

原文

病人呕吐涎沫，心痛，若腹痛，发作有时，其脉反洪大者，此虫之为病也，甘草粉蜜汤主之。（730）

直释

① 病人呕吐涎沫：仲景认为虫动则胃气弛缓，胃缓则廉泉开，所谓廉泉，即舌下孔，通涎道，人若神守，则涎道不开，若为好味所感，神者失守，则其孔开涎出也，因胃热虫动，廉泉开，涎因出，故病人干呕而口吐涎沫。

② 心痛：由于寄生于肠的蛔虫，窜扰于肠胃，气机逆乱，则上腹部疼痛。

③ 若腹痛：若，连词，含"或者"之意。蛔虫窜扰脘腹，则嘈杂且脘腹疼痛。

④ 发作有时：空腹时则蛔虫欲食而扰动，故痛时多在清晨或空腹饥饿时，蛔虫得食稍安，因而食后痛减，故蛔虫上窜时则心腹疼痛发作，蛔虫下伏时期心腹疼痛休止，故仲景称为"发作有时"。

⑤ 其脉反洪大者：蛔虫窜扰骚动气血，热浮于外，故其脉不显沉弦反呈洪大之象。

⑥ 此虫之为病也：这就是蛔虫为病的缘故。

⑦ 甘草粉蜜汤主之：对于使用一般杀虫药物无效的蛔虫腹痛，宜选用甘草粉蜜汤，乃是用甘草药投虫所好于先，继之铅粉杀虫于后，况甘草、白蜜又能养胃和中，缓急止痛，以防止铅粉中毒，铅粉毒性甚剧，用时宜慎，不宜多服，故方后注云："差，止后服"。

（208 方）甘草粉蜜汤方

方中用铅粉峻药杀虫，铅粉不溶于水，含有毒性，用铅粉杀虫时，尚应注意方中药物的用量及煮服法，以避免中毒；蛔喜甘，故用甘草、白蜜之甘，随蛔的所欲而攻之，蛔得甘则头向上而喜食，与甘草、白蜜同时煮服，诱使蛔食，甘味尽食，药性旋发，而蛔患乃除。

本方的用量和煮服法：甘草 6g，铅粉 1.5g，白蜜 30g。煮时，先煮甘草，取汁去渣，后纳铅粉、白蜜，再合煮 10 分钟左右即可；宜空腹一次服，不可一日再服，由此可见，使用本方驱蛔时，应该严格掌握药物剂量，及其比例与煮服法。

讲析

腹痛是蛔虫病的主要症状，但腹痛一证，又为多种病证所共有，蛔虫为有形之物，若蛔虫过多，虫动而扭结成团，梗阻肠道，则腹是剧痛；若蛔虫钻入胆腑，可突然发生上腹偏右处有钻顶样绞痛，呈阵发性加剧，疼痛难忍；若蛔虫窜入阑门，右下腹疼痛拒按，痛时筋脉拘挛，牵引右下肢，则右下肢屈而不欲伸。再者蛔虫病腹痛可见脉洪大，但因积热，腹痛亦可见洪大脉，所以临床时，对于腹痛病人，不可一见洪大之脉，便断言有蛔虫，也不能因不是洪大之脉而否定有蛔虫，应结合其他征象进行辨别，最好结合检查粪便有无虫卵，才可得出比较确实的诊断。

原文

厥阴病，脉弦而紧，弦则卫气不行，紧则不欲食，邪正相搏，即为寒疝。绕脐而痛，手足厥冷，是其候也，脉沉紧者，大乌头煎主之。（731）

直释

① 厥阴病，脉弦而紧：厥阴病，脉呈弦紧之象，为寒邪凝结，主寒主痛之兆，而两者有内寒，外寒之异。

② 弦则卫气不行：脉弦主寒，为寒自内生，卫阳不能运行于外而有

怕冷的感觉，阳虚无力外达，皮肤失于温煦，故曰："弦则卫气不行"。

③ 紧则不欲食：脉紧主寒，为寒自外来，寒邪入内，损伤脾胃，影响脾胃运化功能，故曰："紧则不欲食"。

④ 邪正相搏，即为寒疝：内外寒邪凝结于足厥阴经脉所过之脐部，里阳虚而阳气不行，邪气与人体正气相互搏结，则形成寒疝。

⑤ 绕脐而痛：由于寒疝是发作性阳虚阴盛，致成阴寒性的腹中疼痛证，每因寒邪而触发，寒气搏结不散，故围绕脐部周围疼痛。

⑥ 手足厥冷：阳气不能达于四末，故发作剧烈时，则手足厥冷。

⑦ 是其候也：是病人的证候，这种发作性的寒厥证候，正是寒疝的一个主要特征，寒疝是一种阴寒性的腹中疼痛，素体阳虚阴盛是发病的根据，外感寒邪是发病的诱因，其特点为内外皆寒，由于阳虚寒盛，脏腑失煦，气机凝聚，因而腹中疼痛，称为寒疝。

⑧ 脉沉紧者：寒疝见微弦之脉，是阳虚内寒，病证较轻；如果寒疝见弦紧之脉，因为脉弦为里阳不足，阴寒偏盛，脉紧为外邪风冷，里阳不足，御邪无力，风寒直中，两寒相搏，则脉见弦紧；如果邪正相搏，寒邪凝聚不散，阳虚寒甚，不足之阳气内闭，故脉沉紧。

⑨ 大乌头煎主之：寒疝虽以弦脉为主，但随阳气的盛衰，寒邪的微甚，而渐次出现微弦、弦紧、沉紧的不同脉象，脉象由弦紧转为沉紧之象，治宜大乌头煎以温阳散寒解痛。

方释

（209方）大乌头煎方

"煎"之意，是将药物加水，用火反复熬煮，去渣浓缩后，加炼蜜或炼糖，已成半液体，再熬干或部分熬干，称为"煎"，具有体积小、含量高、便于服用等优点。方中乌头壮阳以驱阴寒，用蜜煎煮，缓急以止疼痛，令水尽，则已成膏状，乌头气味尽入蜜中，既可减轻乌头之毒性，又可延长乌头之药效。本方药性猛烈，应用时宜根据病人体质的强弱，给予不同的用量服用，可见用药之慎。

讲析

大乌头煎大辛大热有毒，为复阳散阴之峻剂，治寒疝，只用乌头一味，令其气味入蜜中，重用专用，变辛为甘，变急为缓，实为治寒疝之主方，治下焦之药味不宜多，多则气不专，此沉寒痼冷，故以一味单行，则其力大而厚，甘能解药毒，故纳蜜煎制乌头之大热大毒。

原文

寒疝腹中痛，若胁痛里急者，当归生姜羊肉汤主之。（732）

直释

① 寒疝腹中痛，若胁痛里急者：因血虚引起腹胁疼痛的寒疝，两胁属肝，肝主藏血，血不足则气亦虚，气虚则寒自内生，气不足便是寒，腹胁部缺少血的濡养和气的温煦，则寒邪凝滞，因而腹胁部呈牵引性拘急疼痛。

② 当归生姜羊肉汤主之：应当用当归生姜羊肉汤治疗。

方释

（210方）当归生姜羊肉汤方

方中当归辛甘温润，养血行滞；生姜辛温走散，可温经散寒；羊肉为血肉有情之品，养血补虚。三品合用，共成养血温经，散寒行滞之剂。

加减

方后注云："寒多者，加生姜成一斤；痛多而呕者，加橘皮二两、白术一两。"即：寒邪偏盛，重用生姜以增强温散止痛之效；呕吐加橘皮、白术以健脾和胃，理气止呕为宜。

异同

第732条之当归生姜羊肉汤与第731条之大乌头煎的不同之处在于一虚一实。第732条寒疝之虚者，以养血祛寒为主，第731条寒疝之实者，以驱寒散结为要。病情不同，治法亦异，第731条说明寒疝的病因、主证、脉象，第732条又提出发病的部位不同，故其治有别。凡寒疝之疼痛，必有脉络不通之变与血脉不充之征，故大乌头煎润通之以白蜜，当归生姜羊肉汤滋养之以羊肉，其药虽异，其理不殊。

第732条因寒而得，以痛为特征，故有寒疝之称，与第731条相比，病名虽同，而虚实轻重有别：

第731条偏重于寒盛，因于沉寒痼冷，肠之挛急扭结，围绕脐腹疼痛，证偏于实，病情较重。

第732条亦与寒有关，偏重于血虚，因血虚易寒，痛位于胁腹，证偏于虚，病情较轻。

寒疝，腹中痛，手足不仁，若逆冷，若身疼痛，灸刺诸药不能治者，乌头桂枝汤主之。（733）

① 寒疝，腹中痛：阳气虚衰，寒气内结，故寒疝，腹中疼痛。

② 手足不仁：阳虚鼓动四末血行之力不足，血行滞涩，阴寒阻于四末，故手足麻木，知觉不灵敏，称为手足不仁。

③ 若逆冷：阴寒内结，阳衰于内，不能外达，四肢失于温煦，故逆冷。

④ 若身疼痛：寒邪外束肌表，营卫不和，则身体疼痛。

⑤ 灸刺诸药不能治者：阳气虚衰，寒邪凝滞，内外俱寒，故艾灸，针刺及一般药物治疗无效。

⑥ 乌头桂枝汤主之：起于寒疝腹痛而至逆冷，手足不仁，则阳气大衰；加之身体疼痛，则荣卫俱不和，更灸、刺、诸药治之无效，故以乌头桂枝汤峻猛之剂，两解表里之寒而施治。

（211方）乌头桂枝汤方

方中乌头大辛大热，温经散寒止痛，以祛沉寒痼冷；合用桂枝汤调和营卫，以解肌表之寒邪。

因乌头猛烈，不宜大剂量服用，以中病即止为宜。必须指出乌头贵在久煮，否则易于发生乌头碱中毒；乌头与蜜同煮，可减轻毒性，并延长药效；服量由小到大逐步递增，摸索加量，以知为度。在服药期间，一旦出现呼吸急促，心跳加快，脉搏间歇，甚至神志昏迷，这是中毒反应，应立即停止服用，速服绿豆汤解之，并急当抢救。

异同

大乌头煎汤证　当归生姜羊肉汤证　乌头桂枝汤证

第731条之大乌头煎汤证、第732条之当归生姜羊肉汤证、第733条之乌头桂枝汤证，皆属寒疝，所异者：①第731条之大乌头煎证沉寒痼冷，绕脐疼痛，手足厥冷，治宜散寒止痛；②第732条之当归生姜羊肉汤证，内寒兼有血虚，胁腹疼痛，喜温喜按，治宜养血散寒；③第733条之乌头桂枝汤，内寒兼夹表寒，手足不仁，逆冷，身疼痛，治宜温里解表。服大乌头煎或乌头桂枝汤后，病情缓解，均可服用当归生姜羊肉汤作为差后调理。

讲析

第731条之大乌头煎是里寒证；第733条之乌头桂枝汤是表里皆寒证，其中以里寒为主，表寒次之，即形成里寒重于表寒之证。

原文

病人睾丸偏有大小，时有上下，此为狐疝，宜先刺厥阴之俞，后与蜘蛛散。（734）

直释

①病人睾丸：病人睾丸是指代阴囊之形态，不是指现代睾丸本体的名称。

②偏有大小：病人阴囊两侧有时偏大，有时偏小。

③时有上下：起立走动时，坠入阴囊，平卧时缩入腹内，即病发时而坠下，病息时而缩回。

④此为狐疝：这种病，称为狐疝，轻者仅有重坠感，重者则有阴囊牵引少腹剧痛之状。即，阴囊偏大偏小，时上时下，像狐狸之出没无常，故称狐疝。

⑤ 宜先刺厥阴之俞：宜先针刺厥阴经的俞穴。

⑥ 后与蜘蛛散：然后服蜘蛛散以辛温通利为治。

鉴别

蜘蛛散证　大乌头煎证

第734条之蜘蛛散证，与第731条之大乌头煎证在名称上虽皆冠一"疝"字，但含义不同：① 蜘蛛散证名为狐疝，为肝经有寒，气机郁滞，病有阴囊，涉及少腹，以阴囊偏有大小，时有上下为特征；② 大乌头煎证名为寒疝，为阴寒较甚，病变在腹中，以绕脐冷痛为特征，两者不可混淆。

方释

（212方）蜘蛛散方

方中蜘蛛捷于破结通利，泄下焦结气，消散肝经之邪；桂枝辛温，以温散厥阴风寒之邪。故两药配伍，温散风寒，通利血气，用以治狐疝。方后注云："蜜丸亦可"，即病急则用"散"，病缓则用"丸"，但蜘蛛有毒，用时宜慎，用量不宜过大，必须炙用，以减轻毒性。最好选用屋檐下大蜘蛛网上的大黑蜘蛛，每个约大拇指头大，去掉头足，置瓷瓦上焙黄干燥后，研为细末，若误服花蜘蛛，则有中毒之虞。

讲析

本条所述之狐疝，即今之小肠脱出，临床所见，多因负重太过，或努力呼叫，以致腹内压力增加，小肠自腹股沟脱出，实非睾丸本体受病，又狐疝甚者，则成肠嵌顿，须外科手术治疗。

原文

寸口脉浮而迟，浮则为虚，迟则为劳；虚则卫气不足，劳则荣气竭。趺阳脉浮而数，浮则为气，数则消谷而大便坚。气盛则溲数，溲数则坚，坚数相搏，即为消渴。（735）

直释

① 寸口脉浮而迟：寸口部位的脉象浮而兼迟，其脉浮并非外邪在表，

其脉迟并非里寒。今脉象浮迟并见，当属营卫气血俱不足，卫虚气浮不敛，营虚燥热内生，脏腑柔弱易受邪侵，指出热亢是消渴病主因。

②浮则为虚，迟则为劳：脉浮属虚的象征，脉迟为劳伤使然。

③虚则卫气不足，劳则荣气竭：虚证乃为卫气不足的表现，劳伤乃为营血耗竭的征兆。

④趺阳脉浮而数：趺阳脉以候胃，正常脉象应沉而和缓。再诊趺阳部位的脉象浮而兼数，胃中浊气盛而上鼓，所以趺阳脉呈浮象；胃中热邪炽盛而不熄，所以趺阳脉呈数象。

⑤浮则为气：胃中热气熏蒸上鼓而脉浮，所以趺阳脉浮是胃气盛。

⑥数则消谷而大便坚：趺阳脉数为胃炽热的表现，脉数为胃热亢盛，热能消谷，又能耗津，故腐熟功能太过而易消谷善饥；耗伤津液，则肠道失于濡润而大便坚硬。

⑦气盛则溲数：胃气盛又会导致小便频数，所谓"气盛"，乃胃中之火盛，气有余便是火，火热太盛，胃中燥坚，饮入之水不能浸润胃肠，但从旁下转，又被火气所迫而不留，偏渗于膀胱，致使小便频数而量多。

⑧溲数则坚：热盛逼迫津液，偏渗于膀胱而小便频数，肠道再次失润，故加剧大便坚硬难解。

⑨坚数相搏，即为消渴：胃热太盛，则肠燥便硬，溲数津亏，则阳亢无制，大便坚硬与小数频数，两者如此相互制约，同时共存，相互影响，互为因果，就会形成消渴病。

讲析

"消渴"包含"病"与"证"两种含义：①消渴病：以多饮、多食、多尿，形体消瘦，为特征，第735条以脉象论述消渴病的病理机制，条文中的"消渴"，即消渴病；②消渴证：是指口渴引饮的症状，此证多见于热性的病程中，第374条"若脉浮，小便不利，微热，消渴者，五苓散主之"，其中"消渴"是指口渴引饮的症状，因为表邪未解，热不得泄，膀胱气化失职，气不布津，故形成消渴证。

原文

消渴，小便多，饮一斗，小便亦一斗者，肾气丸主之。（736）

① 消渴：消渴病，后世医家根据发病部位及机理分为三消：上消在肺；中消在胃；下消在肾。上消与中消同属燥热病变，唯下消病有寒热之分，因肾主封藏，为水火之宅，内寓真阴真阳，阴虚则热，阳虚则寒之故。本条论述肾阳虚衰的下消病，其病男子易患，女人亦不例外。

② 小便多：下消病以小便异常多为特点，水入之量与排出之尿量相等，体内毫无留蓄，说明饮水多而溲也多，饮多少则溲多少，此乃肾中阳气虚衰所致。

③ 饮一斗，小便亦一斗者：消渴病与肾有关，色欲过度，房劳伤肾，导致精气耗伤，精气耗伤则精液内耗，精液内耗则失却滋润濡泽作用；精气耗伤则气化不行，失却蒸腾输布作用，精液伤则精气伤，阴损及阳，使之津液无以升布，水液无以蒸腾，故成此饮多溲多之证情。

④ 肾气丸主之：治宜用肾气丸助阳之弱以化水，滋阴之虚以生气，使肾气振奋，则病愈。

肾气丸，既治第 736 条之"消渴，小便多，饮一斗，小便亦一斗者"，又治第 814 条之"虚劳腰痛，少腹拘急，小便不利者"，其理由为：肾主水，司气化，为胃之关，气化正常，则"开""合"有度，小便排泄正常。

消渴病，因肾虚阳衰，不得化气摄水，失其"合"之职，故小便多，投用肾气丸，以助肾脏化气摄水。

虚劳腰痛，因肾阳不足，肾气虚弱，膀胱气化不利，失其"开"之职，故小便不利，投用肾气丸，以助肾脏化气行水。

两者表现不同，但病机则同，悉为肾阳虚衰，气化失司，"开""合"异常所致，肾气丸功擅振奋肾气，可恢复肾脏气化之"开""合"，因此均为肾气丸的适应证。

肾气丸，方中以地黄、山药、山茱萸滋补肾阴，阴生则阳长，阳有依附，不得外浮；并用附子、桂枝温阳暖肾，补水中之火，鼓舞肾气，通过水火并补，使得水火相济，阴阳协调；本病肾气虚衰，小便量多，何以反佐茯苓、泽泻以利尿，牡丹皮以活血？因为肾司二便，二便畅通，本是肾气功能正常的一种表现，故肾气丸中以适量之利尿，活血药配伍滋阴补阳药使用，自有相佐相承之力，以"通"促"补"之妙，恢复其蒸津、摄水之功，而多饮多尿的症状必然随之而解。

原文

消渴脉浮，有微热，小便不利者，五苓散主之。（737）

直释

① 消渴：膀胱为津液之腑，气化正常，上达则毛窍和润，下出则小便通畅。邪袭太阳经，风寒之邪随太阳经入里，膀胱气化受阻，气不化津，津液不能蒸腾于上，故消渴。这种口渴引饮的消渴，是由寒、水互结膀胱致成，所以渴而饮水不多，且多喜热饮。

② 脉浮：脉浮，乃风寒束表之象。

③ 有微热：大部分表邪循经入腑，小部分表邪仍留肌表，卫气与不甚的表邪相抗，故有微热之感。

④ 小便不利者：风寒之邪不从外解，太阳经邪进入膀胱腑，影响膀胱气化功能，水道失调，以致寒与水结，膀胱气化失职而致水停于下，故小便不通畅，且小便时无灼热疼痛感。

⑤ 五苓散主之：根据上述证情，属太阳经腑同病，而以腑病为重，故治宜发汗、利小便，利小便则去蓄结之水，发汗则散束表之邪，方用五苓散分清表里，外可发汗解表，内可利尿降逆，合而成方，具有利水健脾，解表通阳之功。服药多饮暖水，可助其利尿发汗之药力。

鉴别

五苓散同治小便不利之消渴证，与脐下悸动之头眩证：

第737条之"消渴，脉浮，有微热，小便不利者，五苓散主之"，为表邪循经入腑，寒、水互结于下焦，膀胱气化不利，则小便不利，津不上布，则消渴。

第860条之"病人脐下悸，吐涎沫而头眩者，此有水也，五苓散主之"，为饮停下焦，水动于下则脐下悸动，饮邪逆上则吐涎沫而头眩。以上两证，关键在于气化不行，故以五苓散化气行水则愈。此虽有消渴，但属于外感过程中的一个症状，并非消渴病，列于此，意在消渴证与消渴病当须鉴别。

异同

五苓散证与猪苓汤证俱有小便不利、渴欲饮水、发热脉浮的证候。

第 737 条之"消渴，脉浮，有微热，小便不利者，五苓散主之"。

第 530 条之"阳明病，脉浮发热，渴欲饮水，小便不利者，猪苓汤主之"。

两者病机不同：五苓散证是表邪未尽，寒邪初入与水相结，虽为蓄水，但未伤及阴分，其治以化气利水为主；猪苓汤证则属邪入阴分，与水互结而成蓄水，而且阴分已伤，其治则以滋阴利水为重。

讲析

脉浮，病生于外；微热，热在表；小便不利，则水停于中；水停，则不化津液，故消渴。发表利水、止渴生津，唯五苓散之效也。

原文

消渴欲饮水，胃反而吐者，茯苓泽泻汤主之。（738）

直释

① 消渴欲饮水：脾虚失运，转输不利，胃虚停饮，水饮不能化生津液，胃中虚燥，则渴欲饮水以滋其燥。

② 胃反而吐者：饮邪上泛，呕吐频作，因而渴而复饮，水入又不能转输，因而使胃中停饮更多，饮邪增加，则呕吐加重，使之愈吐愈渴，愈渴欲饮，愈饮愈吐，如此循环，反复发作，致成饮水不止与呕吐不止并见的胃反现象。

③ 茯苓泽泻汤主之：本证系饮阻气逆，故宜以健脾利水、化气散饮的茯苓泽泻汤治疗。据方测证，在茯苓泽泻汤方中，无止呕吐和生津止渴之品，均为渗利逐水之品，可知此渴、吐并见的胃反证，系由水饮之"去""留"所决定。若不属胃反之吐、渴，非本方所宜。

第 738 条之证为胃有停饮而吐，颇似第 728 条之小半夏汤证，但小半夏汤证之呕吐而不渴，而茯苓泽泻汤证之呕吐，则渴欲饮水，渴、吐并见。又似五苓散证，第 738 条之"消渴，欲饮水，胃反而吐"与第 377 条之"渴欲饮水，水入则吐"有相似之处，都因饮邪为患，但有部位和主证之异：第 738 条为脾虚不运，胃有停饮，以渴、吐并见为主证，治宜重在健脾利水，化气散饮；第 377 条为膀胱气化不行，水停下焦，以小便不利为主证，治宜重在化气行水，通利小便。

方释

（213方）茯苓泽泻汤方

方中重用淡渗的茯苓以利水行津；甘淡的泽泻通利水湿之滞；苦温的白术健脾燥湿，以制水湿之邪；甘平的甘草益胃生津。故四药为伍，脾胃双补，中气再建，自然吐、渴皆止；犹恐下焦气化不宣，茯苓、泽泻力缓，难进通利之效，中焦遗寒未散，白术、甘草性平，不尽温行妙用，故加桂枝宣气化以助通利；加生姜散遗寒以复温行。诸药合用，使气化水行则饮邪得解，而渴、吐自止。

讲析

本条"胃反"，有反复呕吐之意，欲称胃翻，它与脾胃虚寒之朝食暮吐，暮食朝吐，宿食不化之"胃反"之别，更与后世以饮食难下为主证的噎膈不同。本条所述的"胃反"，多是一时性停饮所引起，实为反复呕吐的互辞，仅是一个症状；而朝食暮吐，暮食朝吐，宿食不化的"胃反"，则是病名，两者名同实异，应予区别。

原文

消渴欲得水，而贪饮不休者，文蛤汤主之。（739）

直释

① 消渴欲得水：渴欲饮水，为生津不足的正常现象。

② 而贪饮不休者：渴而饮水不止，水停为饮，津液不布，饮郁化热、津液又伤，则属病理变化，因为里有热，热则灼耗水液，故多饮不止。

③ 文蛤汤主之：治用文蛤汤以发散祛邪，清热止渴为宜。

鉴别

第 739 条之文蛤汤证，与第 738 条之茯苓泽泻汤证不同：① 茯苓泽泻汤证为饮停无热，饮逆则呕，水津不布则渴，以饮盛为重，故治疗重在温化利水；② 文蛤汤证乃饮郁化热，里热内存则贪饮，因此治疗以清热生津，透表散饮为主，临证当加审辨。

方释

（214 方）文蛤汤方

方中文蛤咸寒，泄热生津，利水消饮；麻黄、杏仁、生姜宣肺散饮；石膏清泄郁热；甘草、大枣和胃调中，化饮生津。诸药相伍，外能发越水气，使邪热从汗得以透出，解表而调和营卫；内能利肺和胃，水饮从表得以宣散，清热而生津止渴，故口渴自解。

讲析

本条病人不仅渴欲得水，且贪饮无度，较第 738 条之茯苓泽泻汤证渴欲饮水为甚，依方测证，文蛤汤必用于外证未除，而内热已甚之证，始可用之，若无外邪之郁遏，纵然渴甚，也不可用，故方后注云："汗出即愈，若不汗再服"，则知文蛤汤重在宣肺气，清肺热，疏解表邪而止渴，故无表邪之渴当禁用。

原文

小便痛阂，下如粟状，少腹弦急，痛引脐中，其名曰淋，此热结在下焦也，小柴胡加茯苓汤主之。（740）

直释

① 小便痛阂，下如粟状：热邪在肾与膀胱而热盛，热邪煎熬膀胱水腑，尿液为热邪所灼，日久凝聚，结成固体物质，小者如沙、如米之状，

令小便排出不畅，而淋漓涩痛，或溺出如粟米状结石，所以仲景称为，小便时尿道疼痛且有阻塞感，并排出粟米状之物。

② 少腹弦急，痛引脐中：膀胱被火热燔灼，水液结为滓质，凝结之物梗阻于中，热郁气结于下焦，或停于肾脏，或阻塞尿道，或滞于胞中，无论在何部位，都会牵引少腹弦紧拘急且疼痛牵引脐中。

③ 其名曰淋：其名称为淋病，即，以小便频数短涩，淋漓不爽，尿道刺痛为主证的疾病。

讲析

淋病，仲景列于厥阴篇之终，主之以小柴胡加茯苓汤，以厥阴与少阳相表里，即所谓导水清热之法。淋病多属湿热蕴结膀胱，治当以清热利湿，通淋排石为宜，即使兼有表邪，亦不可纯用辛温发汗之法，误汗则伤阴助热，膀胱热炽，迫血妄行，易引起尿血的症状。

辨霍乱吐利病脉证并治
第741—763条

原文

问曰：病有霍乱者何？答曰：呕吐而利，此名霍乱。（741）

直释

① 病有霍乱者何：称作霍乱的病证，其症状怎样？

② 呕吐而利，此名霍乱：呕吐与腹泻骤然急剧同时并作，这就称作霍乱。

讲析

本条以问答形式，论述霍乱病的主要症状。霍乱病是指骤然上吐下泻同时并作，发病突然变化迅速，病势急剧，大有挥霍撩乱之势的一种暴发性胃肠疾病，多因饮食生冷不洁，或感受六淫之邪，表里之邪相搏，寒热错杂混乱于中焦，使胃肠功能突然紊乱，变化于顷刻之间，清阳不升则泻，浊阴不降则吐，升清降浊失职，吐泻并作。

原文

师曰：霍乱属太阴，霍乱必吐利，吐利不必尽霍乱。霍乱者，由寒热杂合混乱于中也，热气上逆故吐，寒气下注故利。其有饮食不节，壅滞于中，上者竟上则吐，下者竟下则利，此名吐利，非霍乱也。（742）

直释

① 霍乱属太阴，霍乱必吐利：霍乱属于脾太阴，霍乱必然于顷刻之间呕吐、腹泻骤然同时并作。

506

②吐利不必尽霍乱：但呕吐、腹泻并不一定尽属霍乱。

③霍乱者，由寒热杂合混乱于中也，热气上逆故吐，寒气下注故利：霍乱，是由于寒热之气杂合，混乱于中焦的缘故，热气上逆则呕吐，寒气下注则腹泻。

④其有饮食不节，壅滞于中：亦有饮食不节，壅滞于中焦。

⑤上者竟上则吐，下者竟下则利：上逆者逆于上则呕吐，下注者注于下则腹泻。

⑥此名吐利，非霍乱也：这就称作吐利，不能称为霍乱。

讲析

霍乱属脾太阴，霍乱之气混乱于胃肠，必然急速呕吐、腹泻，故曰"霍乱必吐利"，然吐利之因不同，故又曰"吐利不必尽霍乱"。霍乱病，是由于寒热之气杂合混乱于中焦，病势急而变化快，顷刻之间挥霍撩乱热气上逆呕吐，寒气下注则腹泻。至于脾胃寒湿，饮食不节，壅滞于中焦，谷气不行，升清降浊失职，其气上逆下注，是吐利证，自无挥霍撩乱之势，不是霍乱病。

原文

问曰：病有发热，头痛，身疼，恶寒，吐利者，此属何病？答曰：此非霍乱，霍乱自吐下，今恶寒，身疼，复更发热，故知非霍乱也。（743）

直释

①病有发热，头痛，身疼，恶寒，吐利者，此属何病：有发热头痛，身体疼痛，恶寒，呕吐腹泻，这属于什么病？

②此非霍乱：这不是霍乱病。

③霍乱自吐下：霍乱病本自顷刻之间吐泻并作。

④今恶寒，身疼，复更发热，故知非霍乱也：现在恶寒，身体疼痛，复又发热，所以知道不是霍乱。

讲析

本条辨析霍乱病不兼太阳之义，霍乱之邪由口鼻而入，乱于胃肠之间，寒热杂合，混乱于中焦；太阳位列皮腠之表，不连于胃肠，"霍乱必吐利"，发热、头痛、身疼、恶寒之证属太阳之表，不当复兼吐利，今竟兼吐利，乃伤寒表里两急之候，不是霍乱病。霍乱病自吐下，必不兼太阳恶寒发热之表，今恶寒，身疼，复更与发热并见，故知病属伤寒，而不是霍乱病。

原文

霍乱呕吐下利，无寒热，脉濡弱者，理中汤主之。（744）

直释

① 霍乱呕吐下利：霍乱病，呕吐与腹泻骤然急剧同时并作。

② 无寒热，脉濡弱者：无发热恶寒症状，脉呈濡弱之象。

③ 理中汤主之：应当用理中汤治疗。

鉴别

腹满而痛，有虚实之分，理中汤证之腹满而痛，时发时止，喜温喜按，舌淡脉弱，证属脾胃虚寒；大承气汤证之腹满而痛，持续不减而拒按，舌苔黄，脉沉实，证属胃肠实热。

方释

（216方）理中汤方

该方配方严谨，疗效卓著，主治脾胃虚寒所致的多种病证。

方中人参、甘草补脾益气，使气充而阳生；干姜辛热，温中散寒，与甘草相配，则具有甘草干姜汤之义，为温中复阳的基本方；白术健脾燥湿，助运化之功，与干姜相伍，温化寒湿的作用更强。四药相协，使中焦得温，寒邪得去，腹痛自除，脾胃健运，升降复而吐泻止矣。

异同

理中汤与四逆汤相比较，四逆汤证为心肾阳衰，全身性功能衰竭，有困倦嗜卧，心中温温欲吐，小便清利，大汗出，脉微欲绝等证；理中汤证病在脾胃而未及心肾，以下利为主，并与腹满，时腹自痛并见，无上述困倦嗜卧，脉微欲绝等证。

本条句首言霍乱，则病情瞀乱，不言可知，外无寒热，脉象濡弱，脾寒之为病明矣。理中者，理中焦，理中汤温运脾阳，升转大气之妙剂，升降后则吐利止，而霍乱愈矣。

原文

先吐后利，腹中满痛，无寒热，脉濡弱而涩者，此宿食也，白术茯苓半夏枳实汤主之。（745）

直释

① 先吐后利，腹中满痛，无寒热：首先呕吐，然后腹泻，腹中胀满疼痛，未有恶寒发热症状。

② 脉濡弱而涩者：脉呈现濡弱而涩滞之象。

③ 此宿食也：这是有宿食的缘故。

④ 白术茯苓半夏枳实汤主之：应当用白术茯苓半夏枳实汤治疗。

方释

（217 方）白术茯苓半夏枳实汤方

本汤方四味药物皆入脾经：白术健脾燥湿；茯苓健脾渗湿；半夏降逆止呕；枳实消积除痞。四药配伍乃不外使之脾阳转运，兼理气结，复其升降运化之常，必客气无所容而病解。

讲析

先吐后利，知邪始于胃气之逆，浊阴不降则吐，清阳不升则泻；即吐利，复腹中满痛，知脾气结而谷气之不行也，吐利之后，宜谷气空虚，仍满痛不去，故知此伤于食，无寒热者，明其无外邪也；脉濡弱为太阴本象，按之而涩，故知谷气之阻，治以白术茯苓半夏枳实汤，复其升降之职，则其证得愈。

胸中满，欲吐不吐，下利时疏，无寒热，腹中绞痛，寸口脉弱而结者，此宿食在上故也，宜瓜蒂散。(746)

直释

①胸中满，欲吐不吐，下利时疏，无寒热，腹中绞痛：胸中满闷，想吐吐不出，时有少量的腹泻，没有恶寒发热症状，腹中绞痛。

②寸口脉弱而结者：寸口脉呈现弱而结之象。

③此宿食在上故也：这是宿食在上脘的缘故。

④宜瓜蒂散：适合用瓜蒂散治疗。

讲析

胸中满而欲吐不吐，乃中焦气结，上焦闭塞之证；胃气郁而不能上达，阻其升降之用，则浊升而清陷，清气下陷，则时有少量的腹泻；不关客邪之感，则无寒热；腹中绞痛，乃中焦寒凝气滞所致，脉象关尺俱弱，唯寸口脉见结塞之象，此为食停上脘；邪实在上，用药亦力难下达，其高者当因而越之，宜用吐法，以宣胃脘之阳，故施治瓜蒂散，引吐不伤胃气，将宿食吐出，则胃中谷气空虚，则宿食除而病自愈。

原文

霍乱呕吐，下利清谷，手足厥冷，脉沉而迟者，四逆汤主之。(747)

直释

①霍乱呕吐，下利清谷，手足厥冷：霍乱病，呕吐，下利清谷，手足厥冷。

②脉沉而迟者：脉呈现沉迟之象。

③四逆汤主之：应当用四逆汤治疗。

讲析

霍乱急骤吐利并作，乃病之本象；清谷，手足厥冷，为土失命火之温，少阴水寒之气盛也；脉呈沉迟之象，为阳微阴阻之征。治宜四逆汤峻温其下，救少阴即以治霍乱也。

原文

吐利发热，脉濡弱而大者，白术石膏半夏干姜汤主之。（748）

直释

① 吐利，发热：呕吐，腹泻发热。

② 脉濡弱而大者：脉呈现濡弱兼大之象。

③ 白术石膏半夏干姜汤主之：应当用白术石膏半夏干姜汤治疗。

方释

（218方）白术石膏半夏干姜汤方

方中姜、术温脾以化湿，膏、夏降逆而清热，化裁之奇，温凉并用而已。

讲析

霍乱吐下而复发热，此外证"发热"为阳明之象，内证"吐利"为太阴之象；脉濡弱为霍乱本脉，兼大脉乃阳明之征。病人体秉异常，脾湿胃燥，脾湿则下寒而利，胃燥则上热而吐，故本条为霍乱兼证阳明也，治宜白术石膏半夏干姜汤。

原文

呕吐甚则蛔出，下利时密时疏，身微热，手足厥冷，面色青，脉沉弦而紧者，四逆加吴茱萸黄连汤主之。（749）

直释

① 呕吐甚则蛔出：呕吐，甚则吐出蛔虫。

② 下利时密时疏：腹泻时重时轻。

③ 身微热，手足厥冷，面色青：身体微热，手足厥冷，面色青。

④ 脉沉弦而紧者：脉呈现沉弦而紧之象。

⑤ 四逆加吴茱萸黄连汤主之：应当用四逆加吴茱萸黄连汤治疗。

方释

（219方）四逆加吴茱萸黄连汤方

方中四逆峻温其下；加吴茱萸以暖肝阳；佐黄连而清心火。

讲析

霍乱吐利，病之本象，吐甚蛔出，病兼厥阴；腹泻时重时轻，肝气之乍泄乍郁；身体微热，手足厥冷，乃厥阴厥热并见之征；面色青者，为肝气内寒，络色外露之象；脉沉弦而紧者，沉弦为肝气内郁，紧者肾寒而气结也，此为霍乱病兼厥阴寒热错杂之候。

原文

霍乱吐利，口渴，汗出短气，脉弱而濡者，理中加人参瓜蒌根汤主之。（750）

直释

① 霍乱吐利，口渴，汗出短气：霍乱病，呕吐，腹泻，口渴，汗出，短气。

② 脉弱而濡者：脉呈现弱而兼濡之象。

③ 理中加人参瓜蒌根汤主之：应当用理中加人参瓜蒌根汤治疗。

方释

（220方）理中加人参瓜蒌根汤方

方中理中汤，为理中焦、和阴阳之剂，治吐泻之专药也；加重人参量以益气滋阴；加瓜蒌根以清肺生津。

讲析

暑气霍乱唯发于夏秋季节，其他季节无伤暑之候，暑熏分腠，壮火食气，故见吐利，口渴，汗出，短气之征；脉弱而濡者，脉弱为霍乱本脉，脉兼濡象为兼暑气。本条霍乱病兼伤暑之候，寓活法，有其证便用其药，不论其暑不暑也。

饮水即吐，食谷则利，脉迟而弱者，理中加附子汤主之。（751）

直释

①饮水即吐，食谷则利：饮水则吐出，食谷则腹泻。

②脉迟而弱者：脉呈现迟而弱之象。

③理中加附子汤主之：应当用理中加附子汤治疗。

方释

（221方）理中加附子汤方

理中汤加一味大辛大热的附子而成，具有温阳散寒之效，故用治脾胃阳虚，阴寒内盛重证更为适宜。

讲析

霍乱之吐利，由寒热二气混乱于中，热气上逆则吐，寒气下注则利，不必待纳谷饮水，亦自作吐利不休。今病者，饮水即吐，食谷则利，说明不饮则吐亦不作，不食则利亦自疏，且无挥霍撩乱之情，此为胃中寒冷，非霍乱之为病也。脉来迟而按弱，为胃中寒冷，故治之理中加附子汤为宜。

原文

腹中胀满而痛，时时上下，痛气上则吐，痛气下则利，脉濡而涩者，理中汤主之。（752）

直释

①腹中胀满而痛，时时上下，痛气上则吐，痛气下则利：腹中胀满而疼痛，疼痛时上时下，痛气上则呕吐，痛气下则腹泻。

②脉濡而涩者：脉呈现濡而涩之象。

③理中汤主之：应当用理中汤治疗。

讲析

本条脾湿中寒之吐利，非霍乱之候。霍乱之候，自吐利而无腹痛胀满，今"腹中胀满而痛"，属脾湿中寒，谷气不化，脾气结而升降失常，故痛气"时时上下"；胃欲降而下格，则反而上逆，痛气上则胃逆为吐，脾欲升而上阻，则却而下趋，痛气下则脾陷而利。

原文

霍乱证有虚实，因其人本有虚实，证随本变故也。虚者脉濡而弱，宜理中汤；实者脉急而促，宜葛根黄连黄芩甘草汤。（753）

直释

①霍乱证有虚实：霍乱证有虚实之分。

②因其人本有虚实：因人的体质虚实而异。

③证随本变故也：病证随人的体质而转变。

④虚者脉濡而弱，宜理中汤：虚者脉象濡弱，适合用理中汤治疗。

⑤实者脉急而促，宜葛根黄连黄芩甘草汤：实者脉象急促，适合用葛根黄连黄芩甘草汤治疗。

讲析

霍乱证有虚实之分，因人的体质虚实有异，病证随人的体质之异而不同。虚者脉濡弱，太阴脏寒之本脉也；实者脉急促，邪实脉势之上击也。虚则化寒，实则多热，霍乱为寒热二气相杂，有纯寒之证，无但热之因，故虚者宜理中汤温运脾阳，实者宜葛根黄连黄芩甘草汤温清并投。

原文

霍乱转筋，必先其时已有寒邪留于筋间，伤其荣气，随证而发，脉当濡弱，反见弦急，厥逆者，理中加附子汤主之。（754）

①霍乱转筋，必先其时已有寒邪留于筋间：霍乱转筋者，必然首先已有寒邪留于筋间。

②伤其荣气，随证而发：伤其营气，随霍乱吐泻而发作。

③脉当濡弱，反见弦急：脉呈现濡弱，而时有弦急之象。

④厥逆者，理中加附子汤主之：手足逆冷者，应当用理中加附子汤治疗。

讲析

霍乱转筋，由冷气入于筋间，则手足转筋；诸寒收引，随霍乱之吐泻而发作。脉当濡弱，乃吐泻之后，正气虚之象，脉兼"时一弦急，厥逆者"，乃寒邪盛之候。故用理中汤治霍乱之吐泻，加附子以温散转筋厥逆之寒邪。

原文

霍乱已，头痛，发热，身疼痛，热多欲饮水者，五苓散主之；寒多不饮水者，理中丸主之。（755）

直释

①霍乱已，头痛，发热，身疼痛：由于人的体质和感邪轻重不同，同一霍乱病病愈后，余邪未尽，仍有头痛、发热、身体疼痛等症状。

②热多欲饮水者，五苓散主之："热多"是指伴见的热象明显，表明其人正气较强；"欲饮水"并非里热，乃是中焦升降失常，呕吐腹泻，清浊不分，水液偏走于胃肠，不能渗泄于膀胱，气化失司，津液不能上承所致，此时必见小便不利，当治以五苓散外疏内利，使汗出、小便利，表里通达，则热去，吐利止。

③寒多不饮水者，理中丸主之："寒多"是指伴见的寒象明显，表明其人寒湿内盛；"不饮水"源于脾胃虚寒，胃气不降，脾气不升，则上吐下泻并作，腹中冷疼是其必见症状，虽有表证，但以里证为急，理其中焦，阴阳以复其升降，脾升胃降之气自顺，故治宜理中丸以温中散寒，此亦里解表自和之义也。

（222方）理中丸方

中焦为脾胃所主，脾主升，胃主降，中气失守，升降无权，清浊混乱，故吐泻并作。方中人参益气补中；干姜温中胜寒；白术补脾燥湿；甘草坐镇中州。四药相伍，为温中补益之品，则中焦理，清浊分，吐泻自止。蜜丸者，缓理中焦，但不如用汤剂之效速。

讲析

本条所用的五苓散与理中丸两个方，是根据里寒轻重而设的，里寒轻者用五苓散，里寒重者用理中丸，皆是治脾胃寒湿之剂，前者外疏内利，温阳化气兼和表，小便利，则大便自实；后者温中祛寒，温补中阳，阳复寒消，则吐泻自除。总之，霍乱之证，皆由寒热之气不和所致，五苓散以分其清浊，理中丸以壮其阳气，皆中焦之治法也。

原文

伤寒，其脉微涩者，本是霍乱，今是伤寒，却四五日至阴经上，若转入阴者，必利；若欲似大便而反失气，仍不利者，此属阳明也，便必硬，十三日愈。所以然者，经尽故也。（756）

句法

"伤寒，其脉微涩者，本是霍乱，今是伤寒"，此为并列复句。即"其脉微涩者，本是霍乱"；"伤寒……今是伤寒"。霍乱，不言其典型症状"呕吐而利"，而言其点睛之处，其脉微涩者。"伤寒"，为伤寒证。此句之义为：发热恶寒，头痛身疼，其脉微涩者，是曾患霍乱病，又患伤寒证。

直释

① 伤寒，其脉微涩者，本是霍乱，今是伤寒：先患霍乱病，吐泻并作，正气已虚，津液亦损，今又感伤寒，出现发热恶寒，头痛身疼的症状，故称"本是霍乱，今是伤寒"；伤寒的脉象应见浮紧，今脉呈现微涩

之象，脉微为气虚，脉涩为津伤，故出现微涩之脉。这是由于吐泻后，正气虚弱，脉搏鼓动无力所致。

② 却四五日至阴经上，若转入阴者，必利：伤寒为病，在四五日之后，则为病邪转入阴经之时，若病邪转入阴经，必然出现腹泻。

③ 若欲似大便而反失气，仍不利者：伤寒为病，在四五日之后，病邪未转入阴经，想大便，登厕后仅矢气，却不见腹泻。

④ 此属阳明也，便必硬：津伤化燥，胃肠失润，则便硬。乃邪未入阴而转属阳明，当胃气来复，为正胜邪却的良好转归。

⑤ 十三日愈：因其邪转属阳明，经行两周再过一日，即十三日，十三日是经气再周之期，当胃气来复，津液得以恢复之时，则病可自愈。

⑥ 所以然者，经尽故也：所以这样，是因为邪气在本经的自然病程已经结束的缘故。

鉴别

霍乱之腹泻与伤寒之腹泻不同，霍乱之腹泻，得病之初，病势急骤，顷刻之间便吐泻暴作；伤寒之腹泻，却经四五日病邪转入太阴，方见腹泻，两者同有腹泻一证，不可等因。

讲析

本条点睛之处为"若转入阴者""若欲似大便"二语，曾患霍乱病，又感伤寒证，以腹泻与否，说明其病变转属太阴或阳明。病邪随其人虚实而有入脏入腑之异，以大便之利、硬，验其证之阴、阳也。

原文

下利后，便当硬，硬则能食者愈。今反不能食，到后经中颇能食，复过一经亦能食，过之一日当愈。不愈者，不属阳明也。（757）

直释

① 下利后，便当硬，硬则能食者愈：腹泻后，津伤肠燥，应当大便干硬，大便干硬能进饮食，说明胃气恢复，为病证将自愈之征兆。"便当

"硬"为"下利后"津伤，不属阳明胃家实证，大便虽硬，但腑气尚通，胃气尚和，故能食而有自愈的转机，仲景称"硬则能食者愈"。

②今反不能食，到后经中颇能食：若便硬而暂时不能食，说明胃气弱，为胃气尚未完全恢复，过几日而稍稍能进饮食，是胃气逐渐趋向恢复之兆。

③复过一经亦能食：再过几日胃肠功能恢复，邪气渐退，饮食正常，说明胃气完整恢复。

④过之一日当愈：再过一日，则其病当痊愈。

⑤不愈者，不属阳明也：若能食而其病不愈者，这就与胃气渐复的"能食者愈"不同，说明"不属阳明也"，必有其他原因可考，当另作别论。

霍乱病多是六淫与饮食杂揉之邪干于胃肠，脾胃升降失常，清浊相干，胃肠功能紊乱，其病由内而外，初起即见吐利并作，脉搏微涩；伤寒则是邪客于表，由皮毛而入，逐渐传里，即皮毛受邪，营卫失和，其病从外而内，病初起，邪在表，脉来浮紧，时过几日，邪转入阴，方见下利。下利后因津伤肠燥，故大便干硬，这时依"能食""不能食""颇能食""亦能食"的食欲变化情况，说明伤寒之邪转属了阳明后，胃气恢复的详细过程，同时也说明有"愈"与"不愈"的两种可能。

伤寒脉微而复利，利自止者，亡血也，四逆加人参汤主之。（758）

①伤寒，脉微而复利："伤寒，脉微"本为阳虚，"而复利"是阴盛之象，必见下利清谷。若利止而见烦热、手足温，脉数者是阳复趋愈之征。

②利自止者，亡血也：今利止而不见阳复之脉证，可知并非阳复阴退，而是津液随下利而耗竭，已无物可下，故称"利自止者，亡血也"。

③四逆加人参汤主之：此时不但阳虚，而且液脱，故用四逆加人参汤回阳益阴。

（223方）四逆加人参汤方

四逆加人参汤由四逆汤加人参组成，方中附子温经回阳；干姜温中散寒；甘草调中补虚；加重人参量以补气生津养血。即，四逆汤回阳救逆，加人参益气固脱，生津滋液，为挽救亡阳液脱急证的代表方。

讲析

本条仅 22 字，首述阳虚之证在前，续述液脱之证在后，再出方治作结。本条是阳虚液脱之"利自止"，与阳回之利止不同，本条虽见"利自止"，但恶寒脉微仍存，并伴有四肢厥冷，躁扰不宁，眼眶凹陷，为亡阳脱液之征；阳回之利止，阴寒随之渐退，故利止的同时，伴有脉象转和，手足转温，为阳回欲复的佳兆。

原文

吐利止而身痛不休者，当消息和解其外，宜桂枝汤。（759）

直释

①吐利止而身痛不休者：呕吐，腹泻皆止，升清降浊复常，里气已和，主证解除，病自向愈。唯其兼证"身痛不休"尚存，轻微之表邪未尽，营卫不和，故当解表。

②当消息和解其外：由于经过急剧的吐泻，伤津劫液，势在难免，阳气阴液皆损，脾胃之气虚弱，表虽未解，邪已不甚，宜调和营卫，表邪自解，所以正确的治疗原则"当消息和解其外"。所谓"消息"，犹言斟酌，寓有灵活变通、随证选方用药之意。

③宜桂枝汤：应当斟酌病情，运用解散表邪的方剂，适合用桂枝汤。

讲析

吐利后，正气已虚，虽有表邪，邪气已衰，不需峻汗，故不说"发汗"，而言"和解其外"。所谓"和解其外"，是指滋阳和阳，调和营卫的桂枝汤而言。仲景言"当消息和解其外，宜桂枝汤"，却反映了仲景此时用桂枝汤的慎重，桂枝汤并非迅猛之剂，为何仲景如此慎重，这是从病人的体质出发，本是中焦虚寒，吐泻后中阳大伤，虽然吐泻已止，然其阳虚尚未全复，若用之不当可汗出亡阳，故嘱和解以解在表之余邪。但该方毕竟具有解肌发汗作用，所以宜用温服，更不需啜热稀粥和温覆以取暖。一切都是防止太过，务在中病即止，缓调营卫，尚有不令发汗之意，使表邪去而身痛自愈，故在"桂枝汤"之前冠一"宜"字，可见"消息和解其外"，一语寓意颇深，值得认真领悟。

原文

吐利，汗出，发热，恶寒，四肢拘急，手足厥冷者，四逆汤主之。（760）

直释

①吐利：本条揭首"吐利"两证，乃中焦脾胃寒甚，清浊不分，升降失职，津液外泄所致，即呕吐则津液耗于上矣，腹泻则津液耗于下矣。

②汗出，发热，恶寒：津液耗损，虽有风寒之邪束表，则表气亦虚，故有汗出、发热、恶寒之状。

③四肢拘急：吐泻后，津液耗损，不能濡养筋脉，则四肢拘急。

④手足厥冷者：阳气衰微而不充于四肢，手足失去温煦而厥冷。

⑤四逆汤主之：应当用四逆汤治疗。

讲析

本条与第755条"霍乱已，头痛，发热，身疼痛……寒多不饮水者，理中丸主之"相比较，皆属表里同病，本条之里寒较之为重，理中丸之力尚未能及，故用四逆汤以急救其理。

原文

既吐且利，小便复利而大汗出，下利清谷，内寒外热，脉微欲绝者，四逆汤主之。（761）

① 既吐且利：呕吐、腹泻并作，一时津液大量耗损，本应小便不利而短少，今小便频数清利而长，说明并非都为津亏，乃是阳亡。

② 小便复利：阳气随吐泻伤亡，少阴阳虚，固摄无权，阴津随之下泄，小便复利，乃是阳气将亡之先兆。

③ 而大汗出：阳虚不能固护肌表，腠理开泄，阴津外脱，因而大汗出。

④ 下利清谷：少阴肾阳即虚，中焦脾胃之气亦衰，阴寒内盛，脾肾阳微不能腐熟水谷，以致下利完谷不化而澄澈清冷。

⑤ 内寒外热：阴寒内盛，虚阳外越，阳愈虚，阴愈盛，阴盛格阳于外，则外见有身反不恶寒，面色赤等假热症状。

⑥ 脉微欲绝者：阳气虚衰，阴液耗伤，无力鼓动充盈血脉，则脉微欲绝。

⑦ 四逆汤主之：本证虽有津液之伤耗，但仍以阳亡为主，故以四逆汤救逆回阳为急务。

鉴别

四逆汤在本书中凡 12 见：

太阳病篇论及四逆汤有两条，第 330 条表证兼阴阳俱虚误治后，出现阴阳两虚证，仲景在救逆时以扶阳为主，先用甘草干姜汤温暖脾阳，误治，又伤及少阴肾阳，治宜四逆汤，说明太阳病误治容易向少阴阳虚转化。第 396 条确立太阳与少阴同病时的治疗原则，太阳与少阴同病，以救里为急，治宜四逆汤，说明太阳与少阴互为阴阳表里的密切关系，邪传少阴是太阳病转变的重要途径之一。

阳明病篇第 532 条曰："阳明病，脉浮而迟，表热里寒，下利清谷者，四逆汤主之。"本条真寒假热证，出现在阳明病篇具有鉴别意义，本汤证的脉迟与大承气汤证的脉迟应注意鉴别，说明阳明实热证也可能会转化为少阴虚寒证。

太阴病篇第 606 条曰："自利不渴者，属太阴，以其藏有寒故也，当温之，宜服理中四逆辈"。"四逆辈"含四逆汤，太阴病的主方本是理中汤，又提出宜服"四逆辈"，说明太阴与少阴下利有联系，太阴病严重时可病及少阴，出现太少同病；同时说明脾肾密切相关，施治时补脾常须补肾，而补肾阳离不开补脾阳。

少阴病篇第 662 条曰："少阴病，脉沉者，急温之，宜四逆汤。"说明四逆汤是少阴病寒化证的主方，只要露出少阴虚寒之象，便可主治四逆汤以防微杜渐，而其余少阴寒化证，治以四逆汤自在不言之中。第 663 条少阴阳虚兼膈上有寒饮，也宜四逆汤温之，乃治病求本之义。

厥阴病篇第 691 条、第 692 条、第 711 条、第 721 条，均为阳虚阴盛或阴盛格阳之重证，阴阳胜复不定，其中寒化证多较少阴为严重，主治四逆汤，说明其寒化证多由少阴进一步发展而成，在本质上与少阴寒化证并无区别。

霍乱病篇第 760 条、第 761 条的主治证，均是由于大吐大泻造成的阳亡液脱或阴盛阳亡，其病虽与少阴不同，其病机则与少阴寒化证无异，根据异病同治的原则，治宜四逆汤回阳救逆。

讲析

本条冠首"既吐且利"，言其津液亡于上下矣，续述"小便复利而大汗出"，言其津液亡于表里矣。由于吐、泻、小便复利、大汗出，四条途径伤津耗液，阳亡液脱，如果服四逆汤效果不著，则可考虑服用通脉四逆汤。本条与第 656 条"少阴病，下利清谷，里寒外热，手足厥逆，脉微欲绝，身反不恶寒，其人面色赤……通脉四逆汤主之"，与第 708 条"下利清谷，里寒外热，汗出而厥者，通脉四逆汤主之"相比较，当用通脉四逆汤疗效为著。

原文

吐已下断，汗出而厥，四肢拘急不解，脉微欲绝者，通脉四逆加猪胆汁汤主之。（762）

直释

①吐已下断：吐泻太过，导致阳气衰亡，津液俱耗，使之阳亡阴竭，以致无物可吐而自止，无物可下而自断，故曰"吐已下断"。

②汗出而厥：阳气外亡，津液不摄，故使汗出淋漓，筋脉失于阳气

的温煦，则手足厥冷。

③ 四肢拘急不解：筋脉失去阴液的濡养，使之四肢拘挛骤急不得缓解。

④ 脉微欲绝者：脉微欲绝，则为阳气衰微欲绝，阴液严重涸竭之征。

⑤ 通脉四逆加猪胆汁汤主之：本证"吐已下断"不仅阳亡势急，而且阴液涸竭，阴阳离绝之势已见，病情相当严重，此时救治已非四逆汤所能胜任，若用第656条之通脉四逆汤，亦恐辛温躁动浮阳，反有损阴耗液之弊，故于通脉四逆汤中加入猪胆汁，即通脉四逆加猪胆汁汤，俾在回阳救逆之中，既制约阴寒之邪对辛热药物的格拒，又兼有益阴和阳之用，而更能切中病情。

方释

（224方）通脉四逆加猪胆汁汤方

通脉四逆加猪胆汁汤是由通脉四逆汤加猪胆汁而成，通脉四逆汤具有破阴回阳，通达内外之功，是治疗阴盛格阳的主方。

由于通脉四逆汤为回阳之剂，将其用于霍乱吐泻后所致的阳亡阴竭并不完全适宜，为此于方中加入猪胆汁的作用有二：① 因其性寒，能引大辛大热之姜附入阴，可减少或制约阴寒太盛对辛热药物的格拒不受，此为反佐之法；② 借猪胆汁之苦润，以益阴滋液，既可补益吐泻之液竭，又能制约姜附燥热劫阴之弊，此即所谓益阴和阳之法。可见于通脉四逆汤中加入猪胆汁，则具有回阳救逆，益阴和阳之功。

异同

四逆汤证　通脉四逆汤证　通脉四逆加猪胆汁汤证

四逆汤证、通脉四逆汤证与通脉四逆加猪胆汁汤证，均属阳虚阴盛之证，但四逆汤证属于一般阳虚阴盛证，以肢厥、下利、脉沉为多见，通脉四逆汤证为阳虚阴盛，虚阳外越证，除有阳虚阴盛的症状外，伴有汗出，反不恶寒，或面赤、咽痛等虚阳外越的症状；通脉四逆加猪胆汁汤证则是在通脉四逆汤证的基础上，更加吐利俱停，四肢拘急不解，脉不出等阴液耗竭之候，病变程度更为严重。

白通加猪胆汁汤证与通脉四逆加猪胆汁汤证

白通加猪胆汁汤证为阴盛戴阳证，服用白通汤后，不但下利不止，反而出现厥逆无脉，干呕烦等现象，此并非药不对证，而是病重药轻，过盛之阴与辛热之药发生格拒而成，由于病情较急，使用白通加猪胆汁的目的在于以白通汤破阴回阳，通达上下，加人尿、猪胆汁，意在取其咸寒苦降，引阳入阴，使热药不致被寒邪所格拒，以利于发挥白通汤的回阳救逆作用；通脉四逆加猪胆汁汤证，是以"吐已，下断，汗出而厥，四肢拘急不解，脉微欲绝"为主要临床表现，其证缘于霍乱吐泻之后，致使阳亡阴竭而成，因其阳亡势急，阴竭亦甚，阴阳离绝之势已见，或有阴阳格拒现象，病情十分危急，使用通脉四逆加猪胆汁汤的目的，在于回阳救逆，益阴和阳。可见两个方证虽然同属阴盛阳微之证，但前者以阳气被格拒为主，阴竭的表现并不突出；后者重在阳亡阴竭，格拒之势不甚，两者同中有异，应予辨别。

讲析

本条承第 761 条而来，以区别内寒外热与阳亡阴竭的证治。第 761 条内寒外热是第 762 条阳亡阴竭的前兆症状，阳亡阴竭是内寒外热的进一步发展。第 761 条"既吐且利"，是上吐下泻甚为严重，但吐泻尚存；本条"吐已，下断"，是已经发展到无物可吐，无物可下的程度。第 761 条之大汗出，脉微欲绝与本条之汗出而厥，脉微欲绝，虽然有轻重之分，但反映阳虚的实质则一，均为阳虚已极之象。两条比较，第 761 条下利清谷兼见外有假热，本条吐泻皆断，汗出而厥，四肢拘急不解，是阳亡阴竭之征，可见本条亡阳亡阴同时存在，均曰阳亡阴竭之证。

原文

吐利后汗出，脉平，小烦者，以新虚不胜谷气故也。（763）

直释

①吐利后汗出，脉平：吐利后汗出，胃气必伤，脉平，脉搏平和之义。说明大邪已去，阴阳调和，津液已复，病已向愈之征。

②小烦者：小烦，即微烦。为病后新愈，脾胃尚弱，进食多又不易消化，故呈微烦之感。

③以新虚不胜谷气故也：新虚，即大病初愈，不胜谷气，即胃气尚弱，而不能运化过多的水谷之谓。

讲析

急性的上吐下泻，经过适当的治疗，脾胃升降复常，里气已和，吐泻欲止。但毕竟是病后新愈，脾胃之气尚弱，若饮食不慎，会引起脾胃不和，又生新的变端，故节其饮食，小烦自可向愈。重申保胃气，存津液的重大意义，但若给以适当的药物来帮助消化，亦未尝不可。

辨痉阴阳易差后劳复病脉证并治

第764—784条

第764—784条

原文

太阳病，发热，无汗，而恶寒者，若脉沉迟，名刚痉。（764）

直释

① 太阳病：人体之表，为太阳所主，太阳是人体外表的屏障，以抵御外邪，固护人体，如果邪气侵袭人体，则太阳首当其冲，外邪致病，必然不离人体之表，称为太阳病。

② 发热：外感风寒之邪，邪气外来，伤于人体之表，卫阳抗邪，邪正相搏，故发热。

③ 无汗：邪气外束，毛窍闭塞不通，故无汗。

④ 而恶寒者：风寒外袭，腠理闭郁，卫阳不通于表，则恶寒。

⑤ 若脉沉迟：风寒束表，经脉气血运行不利，则脉呈沉迟之象。

⑥ 名刚痉：风寒之邪，干忤太阳筋脉，影响津液的输布，遂致筋脉失养而挛急，称为痉病。因为本证是痉病兼见太阳表实，故称为刚痉。

鉴别

痉证与霍乱转筋同属筋脉失养所致，但两者的临床表现则异，痉证以项背强急，脚挛急，齘齿，甚至角弓反张为主证；霍乱转筋，则以两腿挛缩，腹部拘急，囊缩舌卷为特征。

本条痉病与温病发痉是不同的，本条所言痉病常发于外感病初期，病因是外感风寒，病机是邪阻津伤，筋脉不利，症状以强急而不神昏，初起多有太阳表证为特征，一般宗六经辨证治当祛邪止痉为宜；温病发痉多见于外感热病中、后期，病因是外感风热，病机是热盛津伤；筋脉失养，症状以强急与神昏交替出现为特征，来势多急骤，宗卫气营血辨证，治以养阴息风为宜。

讲析

本条冠首"太阳病"三字，其含义与发热、恶寒、无汗之伤寒表实症状相同，说明此病的发生为风寒之邪外袭所诱发，初起即有短暂的外感表实症状。既然属表实，何以不曰太阳伤寒，而曰刚痉？殊不知痉病初起，外感风寒虽与太阳伤寒相同，而内在津液不足或津液输布障碍，筋脉失于濡养，则筋脉拘急强直，表证未解，即可拘挛，却与伤寒表实相异也。临床所见，六淫之邪可单独致痉，而且亦能相合为患而致痉，相伴为患的邪气也会有主次、重轻、多少之分，这是外感痉证所以有刚、柔之分的病因基础。

原文

太阳病，发热，汗出，不恶寒者，若脉浮数，名柔痉。（765）

直释

①太阳病：太阳是人体外表的屏障，邪气侵袭人体，必然不离人体之表为病，称太阳病。

②发热：外感风邪，束于人体之表，卫阳抗邪，邪正相争，则发热。

③汗出：表虚，腠理疏松，则汗出。

④不恶寒者，若脉浮数：表虚肌疏，卫阳抗邪，则不恶寒，脉呈浮数之象。

⑤名柔痉：风阳之邪干忤太阳筋脉，影响津液输布，遂致筋脉失养而挛缩，所以呈现筋脉拘急状态，称为痉病。因为本证是痉病兼见太阳表虚，故称为柔痉。

讲析

仲景将痉病分为刚痉、柔痉两类，两者都由风寒之邪引起，病机皆为邪阻津伤，筋脉失养；主证皆可出现外感表证以及筋脉拘急的津液损伤证候；治疗原则均为微汗祛邪，生津缓急。所异者：刚痉寒邪偏胜，表实而卫阳闭束，证见发热无汗而恶寒，脉沉迟，治疗时麻、桂同用，以发汗而开泄腠理；柔痉风邪偏胜，表虚而腠理疏松，证见发热汗出，不恶寒，脉浮数，治疗时以桂、芍为主，解肌而调和营卫。

原文

太阳病，发热，脉沉而细者，名曰痉，为难治。（766）

直释

①太阳病，发热：太阳之邪郁于外，故病发热。

②脉沉而细者：少阴之邪凝于内，故脉沉细。

③名曰痉：太阳病而见少阴病之脉，此时若见项背强直的证候，则名曰痉。

④为难治：邪之甚而病之至，乃难治危恶之证。

鉴别

痉病与伤寒不同，伤寒发热，脉沉而细者，为麻黄附子细辛汤、麻黄附子甘草汤所主，并不认为是难治之证；今痉证发热，脉沉而细者，是精血已虚，若发散在表之邪气，可损伤少阴血精，若补养精血之虚，又碍太阳之表，而恐有留邪之弊，故属难治之证。

讲析

本条"脉沉而细者"是辨证的点睛之处，一般来说，痉病初起虽见太阳病证，脉多弦紧或沉迟有力，今脉象反见沉而细，为邪壅正虚之征，示意以痉病脉见沉细者为预后不良，从中可以揭示出一点，痉病的发生，津虚血少，筋脉失养是其主因，而痉病的转剧，津枯血涸，不足以鼓邪外出，更是其关键所在，所以对于本证，应处处以照顾津液为主。

原文

太阳病，发汗太多，因致痉。（767）

太阳病，发汗太多：太阳病，属于表证，本应发汗解表，以微似汗出者为得法，仲景对于发汗，每谆谆告诫，用桂枝汤治中风宜"遍身漐漐微似有汗者益佳，不可令如水流漓"，用麻黄汤治伤寒宜"覆取微似汗"，说明治太阳表证宜汗，但不宜过分发汗。

因致痉：发汗太多，必然耗伤津血，津血亏损，不能濡养筋脉，筋脉失去濡润，变柔和为劲急而拘挛，就可发生项背强急的痉病。

讲析

太阳病，当发汗，若发汗太过，腠理大开，表气不固，邪风乘虚而入，致成痉证，宜固表温经，以桂枝加附子汤主治。

原文

风家，下之则痉，复发汗，必拘急。（768）

直释

① 风家：素体虚弱之人，久罹风邪为患，称为风家。

② 下之则痉：风邪为病，肌腠开泄，常有汗出之候，易于汗出伤津，津伤肠道失润，可以引起大便秘结，治当生津增液，濡润肠道，医者未查，认为里实，误施下法，伤津耗液，阴液下夺，筋脉失其濡养而病痉。

③ 复发汗，必拘急：医者见下之不当，认为肌表风邪未解，再发其汗，疏其卫阳，津液更受到耗损，筋脉失于温煦，促成四肢肌肉拘急挛缩状态。

讲析

凡风家，素体本虚，易于汗出，误攻下而液亡于内，使筋脉得不到阴血的濡养，而致痉；复发汗而津失于外，四肢得不到阳气的温煦，因而四肢呈现拘急挛缩状态。

疮家，不可发汗，汗出则痉。（769）

① 疮家：久患皮肤疮疡而流脓血的人。

② 不可发汗：平素患有皮肤疮疡，痈脓已溃，常流脓血，血损津亏，虽有表证，不可单独使用汗法，可酌情扶正解肌，以微汗解表，避免伤正。

③ 汗出则痉：《灵枢·营卫生会》篇指出："夺血者无汗，夺汗者无血"，汗血同源，若强发其汗，则重伤津血，筋脉失其濡养温煦而呈现拘急挛缩状态，其结果必然酿成痉病。

上述三条（第767条、第768条、第769条），均为误治而病痉，其原发病与误治的经过虽异，然误汗、误下伤津耗液，筋脉失养，致成痉病之理则一，但病情轻重有别：一为太阳病，本应发汗，误在发汗太过，伤损津液，其病较轻；一为风家误下，复发其汗，重伤津液，其病稍重；一为疮家津血本已亏损，误发其汗，耗血伤阴，其病最重。

病者，身热足寒，颈项强急，恶寒，时头热，面赤目赤，独头动摇，卒口噤，背反张者，痉病也。若发其汗，寒湿相得，其表益虚，则恶寒甚；发其汗已，其脉如蛇，暴腹胀大者，为未解；其脉如故，及伏弦者，痉。（770）

① 病者：痉病是一个阵发性发作的疾患，发作时颈项强急，口噤、背反张之症状明显，发作过后其症状暂时减缓。

② 身热足寒：风寒之邪侵袭人体之表，卫阳闭束，郁而为身热；邪郁化热，阳气壅上，而不能下行，阳盛于上，阴盛于下，则足寒。

③ 颈项强急：邪伤太阳经脉，热盛灼津，筋脉失濡，拘急不舒，则颈项强急。

④ 恶寒：风寒束表，卫阳闭塞，则恶寒。

⑤ 时头热，面赤目赤：表邪未解，传变极速，入里化热，邪热上行熏蒸于头面，故时头热，面赤目赤。

⑥ 独头动摇：风为阳邪，其气上行而主动，风阳煽动于上，则独头动摇。

⑦ 卒口噤，背反张者：热盛灼津，筋脉拘紧挛缩，则突然牙关紧闭，角弓反张。

⑧ 痉病也：具备上述诸证，则可确诊为痉病。

⑨ 若发其汗：若发汗得法，微似汗出，汗后热退，其脉趋缓者，为痉病向解之象；若发汗不得法，汗出过多，风邪虽去，但阳气被伤，则使表虚加重。

⑩ 寒湿相得，其表益虚，则恶寒甚：汗出沾濡衣服则为湿，湿气不除则生寒，汗液之寒湿与外邪之风寒相搏不解，卫阳因过汗而愈虚，外邪因汗出而转增，则汗液之湿与外寒之邪相互搏结，导致恶寒加重。

⑪ 发其汗已，其脉如蛇：汗出之后，正气虚而邪未去，脉象坚劲，起伏屈曲如蛇状。

⑫ 暴腹胀大者，为未解：仲景言"暴腹胀大"，初看起来，似乎难以理解。"暴"字，显露之意，"腹胀大"乃"背反张"之互辞。痉病发作，筋脉拘挛，而致角弓反张，当背反张之时，势必腹部有似舟底状向前突出之势，故显露腹部好似胀大貌，形象地说明背反张的症状尚未缓解。

⑬ 其脉如故，及伏弦者，痉：其脉象依然起伏屈曲如蛇状不变，或脉更现伏弦之象（脉沉而着骨曰伏；形如琴弦，手指下挺然，曰弦）。这种脉象，是邪气深入，病情又有所进展，说明痉病仍无好转，尚有发作的可能。

讲析

本条仲景云："时""卒""暴"三字，皆有发作有时，突然急骤，显露形象之意。所以条文用"时头热"说明症状的时有时无，用"卒口噤"表明症状的发作性，用"暴腹胀大"从反面言明"背反张"的形态，可见本条对痉病症状的描述是形象而具体，逼真而生动。仲景又指出："其脉如蛇……其脉如故，及伏弦者，痉"，三种脉象均表明筋脉拘急挛缩之势未解，为邪气未衰，津伤未复之象。痉病用汗法有两种转归：得其法，则脉证趋向好转；不得其法，则病情恶化。对于疾病的预后，应当脉证合参，一般而言，如果脉证均有改观，是为佳兆，属病愈之象；若证无多大变化，但脉有好转，亦属病有转机之征；如果证虽有减轻，但脉无改善，甚至反而转剧，病情必有变端，常为病情恶化之兆。不独痉病如此，诸病皆然。

原文

夫痉脉，按之紧而弦，直上下行。（771）

直释

①夫痉脉，按之紧而弦：痉病的脉象，沉取感到紧而弦，紧脉状如转索，强劲有力；弦脉如张弓弦，端直以长。紧而弦，是指劲急强直的脉象，筋脉的柔和尽失，毫无曲缓之势。

②直上下行："上下"指脉的寸部和尺部，沉取寸关尺三部的脉象搏动，呈现笔直般的劲急硬直之象，故仲景称为"直上下行"。

讲析

上条（第770条）提出痉病的主要症状，本条又提出痉病的主要脉象，说明痉病是由筋脉拘急挛缩所致，故不但出现强直拘挛的症状，而且同时还显现类似绞索的紧，如张弓弦的劲急脉象。

原文

痉病有灸疮者，难治。（772）

句法

从"痉病有灸疮者"一句的语法分析，"痉病"为主语，"有"字为谓语，"灸疮"为宾语，说明本条先有痉病，后有灸疮，灸疮属于痉病误用火灸之变。仲景立此一条，示意痉病不可轻易用灸法。

① 痉病有灸疮者：痉病本为热盛伤津之证，病虽有表证，治宜微发其汗，兼保津液，切忌以火攻邪。痉病误灸法发汗，强发其汗，必使津液耗伤，加重病情；同时又因艾火灸治而生疮疡，破溃不愈，脓浊久渍，疮口常流脓血，耗损营阴，则津血耗伤更甚。

② 难治：津血一伤再伤，势必血枯津竭，致正气益虚，热邪愈甚，故痉病用艾灸治疗生灸疮者不易治疗。

痉病由风热燥急其筋骨，不当复灸以火，且助火深入，风热得之愈固而不散，故痉病过用艾灸生疮者难治。

太阳病，其证备，身体强几几然，脉反沉迟，此为痉，瓜蒌桂枝汤主之。（773）

① 太阳病，其证备：是指具有发热恶风，汗出等症状之太阳中风表虚证具备。

② 身体强几几然：津气耗伤，不足濡养筋脉，筋脉失养，则身体强直，俯仰转侧不能自如。

③ 脉反沉迟：脉沉，表明病邪已由太阳之表进而痹阻其筋脉，脉迟，为津液不足，营卫运行不畅之征，故其脉必于沉迟之中带有紧弦之象，示意不但风邪侵袭，且有津液受伤之患。

④ 瓜蒌桂枝汤主之：宜用瓜蒌桂枝汤治疗，以解肌祛邪，生津滋液，以舒缓筋脉。

本条（第 773 条）瓜蒌桂枝汤证与第 315 条桂枝加葛根汤证，颇为类似，瓜蒌桂枝汤证为"身体强，几几然"是风淫于外，津伤于内；桂枝加葛根汤证为"项背强几几"，是感受风邪，邪盛于表，经气不舒，阻滞津液运行，经脉失去濡养。故两者用桂枝汤则同，而相异者为：一加瓜蒌根以滋其内，生养津液；二加葛根以助其散，解肌升津。

方释

（225方）瓜蒌桂枝汤方

瓜蒌桂枝汤由桂枝汤加瓜蒌根组成，方中瓜蒌根味苦入阴，生营血益津液，舒润筋脉；桂枝辛温，宣通卫阳，祛风于外，且能舒通筋脉；芍药酸苦微寒，收敛阴液和营于内；生姜辛散，佐桂枝以祛风；炙甘草，大枣益气调中，助芍药等以和营。合而用之，外散风邪，内滋津液，使经气流畅，筋脉得养，达到舒缓筋脉的目的。本汤方仲景不曰桂枝加瓜蒌根汤，是因为本汤方以瓜蒌根滋养津液为主，合桂枝汤解肌祛邪，以舒缓筋脉。

讲析

本条脉系沉，本痉之脉，脉迟非内寒，乃津液少而营卫之行不利也，脉反沉迟者，为风淫于外而津伤于内，故用桂枝汤，加一瓜蒌根兼滋其内，以解肌舒缓筋脉。

原文

太阳病，无汗而小便反少，气上冲胸，口噤不得语，欲作刚痉者，葛根汤主之。（774）

直释

① 太阳病：本条所言之"太阳病"，是指具有头项强痛，发热恶寒，无汗等症状的太阳表实证。

② 无汗：无汗属太阳表实之征，由风寒外束，肌腠郁闭所致。

③ 而小便反少：外感表实，邪束于肺，肺失宣肃，肺为水上源，通调水道功能不健，津液转输不利，又因太阳内合膀胱，表气郁闭，腑气不行，因而小便反少。

④ 气上冲胸：表实无汗则病邪不能从汗外泄，小便反少则病邪又不

得从尿下行，邪正相搏，气机不利，势必逆而上冲，出现气上冲胸的症状，说明邪气有外达之机。

⑤ 口噤不得语：邪气痹阻太阳，波及阳明，阳明之筋脉内结胃口，过人迎环口，邪并阳明，筋脉牵引，则口噤不得语。

⑥ 欲作刚痉者："欲作"二字为本条应加注意之点，是突出本证为痉病欲作之初，邪气方盛于表，并趋阳明之时，并非痉病已成之候；随着病情的继续发展可能出现第777条的"卧不着席，脚挛急，必齘齿"之证候，所以说"欲作刚痉"。

⑦ 葛根汤主之：宜用葛根汤开发腠理，微汗祛邪，升阴养津，舒缓筋脉。

上述第773条、第774条两条皆属太阳痉病证治，俱有太阳表证和筋脉拘急症状，都有津液不足或输布障碍之筋脉失养的病机存在。所以治疗上均用解表散邪、舒缓筋脉之法。然而瓜蒌桂枝汤证是风邪偏胜，属表虚之柔痉，故治疗侧重于调和营卫、滋生津液；葛根汤证是寒邪偏胜，属表实之刚痉，故治疗侧重于发汗解肌，升发津液。临证时应详审脉证，随证选用。汗法虽然可以解表散邪，但又有伤津之弊，所以仲景于两方之后，分别强调"微取汗"或"覆取微似汗"，示意治痉不可过汗，免致津液再伤，痉病难愈，此确为治疗痉病的一个重要原则。

痉病，手足厥冷，发热间作，唇青目陷，脉沉弦者，风邪入厥阴也，桂枝加附子当归细辛人参干姜汤主之。（775）

① 痉病，手足厥冷，发热间作，唇青目陷，脉沉弦者：痉病，手足逆冷，一阵阵发热，口唇发青，目眶凹陷，脉呈沉弦之象。

② 风邪入厥阴也：这是风邪入厥阴之征。

③ 桂枝加附子当归细辛人参干姜汤主之：应当用桂枝加附子当归细辛人参干姜汤治疗。

（226方）桂枝加附子当归细辛人参干姜汤方

本方桂枝汤加附子、干姜入厥阴；佐使当归、人参、细辛，可以展气血旁充之力。诸药为伍，温脾固肾，以御病邪之传；益气养荣，而启风木之陷，养血濡筋，则陷举风止矣。

讲析

痉病，外因之发，起于太阳，内因之发，属于木脏，以外风伤筋，内风动脏，内外合邪，故病发。即见厥阴直中之象，手足厥冷，发热间作，唇青目陷，皆厥阴脏气外应之候；脉呈沉弦之象，痉病之脉。

原文

痉病本属太阳，若发热汗出，脉弦而实者，转属阳明也，宜承气辈与之。（776）

直释

① 痉病本属太阳：痉病，本来系属太阳。

② 若发热汗出，脉弦而实者，转属阳明也：如果发热汗出，脉呈弦而实之象，这是转属阳明之兆。

③ 宜承气辈与之：适合承气之类的汤方，酌情选用。

讲析

示意外因成痉，必始太阳之义，痉邪内发于督脉，督脉外合太阳，故曰痉病本属太阳；若其人胃腑阳盛，转阳明发热汗出，不恶寒之外证者，便知邪已过经，转属阳明之腑；脉弦而实者，举弦为风发之诊，按之脉实为胃实之象。邪既入腑，于法当下，此言先具症状，再加阳明外证之谓，非阳明本经之自发痉也，曰"宜承气辈与之"者，示意于三承气汤中随证选用。

痉病，胸满口噤，卧不着席，脚挛急，必龂齿，宜大承气汤。(777)

直释

痉病，胸满口噤：痉病具备的症状，邪热炽盛，热壅于上，则胸部胀满，手足阳明经入上下齿，挟口环唇，阳明热盛，邪热上壅，则牙关紧闭。

卧不着席：热盛耗灼津液，筋脉失于濡养而拘急挛缩，则身躯反折如弓，以致仰卧床上，背部不能接触床面。

脚挛急：热盛灼津，筋脉失养，两下肢肌肉拘挛。

必龂齿：阳明热盛，邪热上壅则上下牙齿紧咬，甚至牙齿切磋有声。

宜大承气汤：本条综其要：在上则为口噤龂齿；在中则为胸满卧不着席；在下则为脚挛急。此时若阳明里热不除，则津液难存，其筋脉亦难舒缓，治当急泄里热救其阴，故以大承气汤通腑泄热，急下存阴。本条为热甚伤津，病变不在胃腑，而在筋脉，由于里热炽盛，耗灼津液，其治宜下其热，救其津，因此痉病使用大承气汤，非下阳明之实，而是泄阳明之热，达到泄热存阴的目的。因此应用大承气汤泄热存阴，使炎势得折，津液得保，痉挛自止。但攻下之法，虽可泄热，亦可伤阴，应用时应做到适可而止，不可通利太过，以免耗伤阴液。

异同

瓜蒌桂枝汤　葛根汤　大承气汤

瓜蒌桂枝汤、葛根汤、大承气汤三个汤方，前两者为病在太阳之表，故以解表散邪为主，使病从外解，并加瓜蒌根、葛根滋液生津；后者病在阳明，则应使邪从内除，故宜泄热存阴。汗、下两法，祛邪途径虽然不同，但均有保津救阴之义，因病邪不去，则津液难复，所以采用因势利导的治则，祛邪以扶正。但须注意汗、下两法本身就有耗伤津液之弊，故在应用时应审慎适当，适可而止。

讲析

第773条瓜蒌桂枝汤证与第714条葛根汤证，一为表虚，一为表实，病变均在太阳，本条（第777条）病变则在阳明。第773条以"身体强，几几然"，为柔痉的见证；第774条以"口噤不得语"为欲作刚痉的征兆；本条（第777条）则以"口噤，卧不着席，脚挛急，必齘齿"为里热成痉的主证。这些症状的发生，多因感受外邪，虽然发汗解表，未能祛邪外出；或表证失于疏泄，邪气内传，郁于阳明，化热灼筋，亦可因素体阳气偏盛，感受外邪，迅速入里化热，耗伤阴液，形成里热壅遏，热盛灼筋而致痉。

原文

伤寒，阴阳易之为病，其人身体重，少气，少腹里急，或引阴中拘挛，热上冲胸，头重不欲举，眼中生花，膝胫拘急者，烧裩散主之。（778）

直释

①伤寒，阴阳易之为病：患伤寒，余邪未尽，正气未复，即行房事，耗其阴精，动其阳气，邪火随之而动，使病复发，病情有所改变，称之为阴阳易病。

②其人身体重，少气：乃精气耗伤之兆。

③少腹里急，或引阴中拘挛：乃男性精室空虚，或女性胞脉空虚，阴液受损，筋脉失养之候。

④热上冲胸，头重不欲举，眼中生花：乃精亏火动，余邪向上冲逆之征。

⑤膝胫拘急者：阴液耗损，筋脉失养，则膝和小腿发生挛急。

⑥烧裩散主之：应当用烧裩散治疗。

方释

（227方）烧裩散方

裩，即取近隐处之裤裆，男病取女人裤裆，女病取男人裤裆，剪下所用裤裆烧灰服用。烧灰用者，取其通散而又取其火净，有同气相求而引邪从阴窍外出之义。从此方方后注云："小便即利，阴头微肿则愈"来看，似有清虚热，利小便，使余邪从阴窍而出之疗效，阴头微肿，是余邪从阴窍而出的见证。

关于阴阳易病之解释，大体有三种见解：一谓伤寒病患者性交，传染对方；二说伤寒初感，病尚轻浅，由于性交，致精气大虚，病由太阳陷少阴；一云伤寒大病初愈，正气尚虚，因性交而变生他证，即女劳复。笔者认为三说之中以后者比较符合事理，其理由是：① 文中所述的病证表现，皆为一般性症状，既非传染病候，又无少阴见证；② 仲景其与"差后劳复病"合之而论，则其属劳复之病自明。学习本条的目的，一为伤寒大病瘥后，正气未复，余邪未尽，应忌房事；二为病后慎养之法，不可等闲视之，以防患于未然；三为对病后的调养予以足够的重视，防止复发，巩固疗效，具有重要意义。

原文

大病差后劳复者，枳实栀子豉汤主之；若有宿食者，加大黄如博棋子大五六枚。（779）

直释

① 大病差后：大病，是指伤寒热病而言，当其新愈，正气尚虚，气血未复，脾胃未和，余热未清，必慎起居，调节饮食，以防病瘥复发。

② 劳复者，枳实栀子豉汤主之：疾病新愈，因劳累而复发，称劳复。病后新瘥，稍有不慎，不很好静养，如远行、久立、久坐，或饮食不节等，妄动作劳，则阳气因劳累而弛张，余热随之复动，证见虚热烦闷，懊恼不爽，胃脘痞塞等，用枳实栀子豉汤轻清宣透郁热，宽中行气消痞，则病可愈。

③ 若有宿食者，加大黄如博棋子大五六枚：如果兼有宿食停滞不化，脘腹胀满，大便不爽，可在方中加入适量大黄，以荡涤肠胃，推陈致新，其病则愈。

方释

（228方）枳实栀子豉汤方

枳实栀子豉汤由栀子豉汤加重香豉用量，复加枳实而成，因劳复之热自内而发，用小量枳实微寒下气，使气降则火降，具有宽中消痞作用；栀子功擅清热除烦，重用香豉，以宣散透邪，两药相伍，乃栀子豉汤之意，为清宣邪热，解郁除烦之剂；更用清浆水（又名酸浆水，即浸米水置久发酵变酸而未腐败者）煮药以开胃调中，如此为方，既能助脾胃气机升降，又可使劳复之热由内清外透而解。但应注意，清浆水必须先煮，空煮一些时间，以防腐败物质伤人，而香豉亦不宜久煮，以取其宣透，故方后注云："覆取微似汗"，意在宣散余邪。

讲析

仲景治病瘥余邪，其用药之法，总以临床见证为依据，依之病的寒热虚实，有其证则用其药，因证施治，充分体现出仲景辨证施治的严谨性。

原文

伤寒差已后，更发热者，小柴胡汤主之；脉浮者，以汗解之；脉沉实者，以下解之。（780）

直释

① 伤寒差已后：伤寒瘥后，尚有余邪未尽者。

② 更发热者，小柴胡汤主之：有调摄失宜，而复感外邪者；有饮食不慎，而宿食停滞者，都会引起再次发热，余邪未尽，而邪又有外出之机，治宜小柴胡汤，使邪从外而解。

③ 脉浮者，以汗解之：如果脉浮，属营卫不和，在表的余邪未尽，可用桂枝汤解肌发汗。

④ 脉沉实者，以下解之：如果脉沉实，属余热留滞胃肠，里有实邪，可用调胃承气汤微和胃气，则病可愈。

讲析

本条仲景举和、汗、下三法以应变伤寒瘥后更发热的辨证，这无非是仲景示意医者对于伤寒瘥后更发热应根据具体脉证，随证施治，因势利导，才能取得预期治疗，而不能只拘泥于小柴胡汤一法。综上所述，一为和法，一为汗法，一为下法，只是举例而言，并不能囊括瘥后发热的全部证治，故学习本条时不能拘泥于文字的描述，应深入体会其辨证方法和论治精神，以有效地指导临床实践。

原文

大病差后，从腰以下有水气者，牡蛎泽泻散主之。（781）

直释

①大病差后：无论伤寒、温病、杂病之后，正气已虚，余邪仍存，因有余邪未尽，湿热壅滞，气化不行，膀胱不泻，水蓄于下焦而成实性水肿。

②从腰以下有水气者：病位在腰下，病邪为水邪，腰为肾之府，腰以下有水气，自然有水肿、腹水、小便不利，水气结聚壅积，脉多沉实有力。

③牡蛎泽泻散主之：根据仲景"诸有水者，腰以下肿，当利小便"的治疗原则，故治用牡蛎泽泻散逐水清热，利水消肿。

方释

（229方）牡蛎泽泻散方

方中牡蛎、海藻咸寒软坚，入肝肾泄热行水；泽泻、葶苈性寒，入肺与膀胱，导水之源，泻水之流；蜀漆、商陆根苦寒，开凝逐饮，利水消肿；瓜蒌根苦寒，清热生津而利血脉之滞。综观七药皆性寒，具咸苦二味，无一补益之品，汇集成方，清热利湿，逐水消肿，对湿热壅滞下焦之实热性水肿者尤宜。

使用本方时注意四点：

一是，宜散剂而不宜汤剂，急药缓用，意在取其不助水气；

二是，本方逐水力较猛，故方后注云与"白饮和服"，意在保胃存津而不伤正；

三是，方后注又云"小便利，止后服"，意在中病即止，以防过剂伤正；

四是，毒性反应：蜀漆为常山的嫩枝叶，本品涌吐作用强烈，能伤正气，体虚者慎用。商陆有赤、白两种，白者入药用，赤者甚有毒，内服多用白商陆。用商陆过量可引起中毒，出现恶心呕吐，腹泻，头痛，语言不清，躁动，肌肉抽搐，严重者血压下降，昏迷，瞳孔散大，心脏和呼吸中枢麻痹而死亡。

总之，大病瘥后，若有实邪，固然当用攻法，才不致贻误病机，但终因病后体虚，又不可攻之过猛，再伤正气，反致不愈，甚或引起他变。本方为峻泻之品，故体内停水，体质壮实者可试之，病后或体质虚弱者可暂服，不宜多服与久服，或与补剂交替服用，方不至于发生不良后果。

异同

牡蛎泽泻散贵在泻水而利小便，较十枣汤逐水而大小便俱通，具有不同功效，作用有大小之别。但本方治疗实证水肿，是无异议的，本方施之于形实者，其肿可随之而愈，若病后土虚不能制水，肾虚不能行水，则又当别论，慎不可服也。

讲析

仲景例举"大病差后，腰以下有水气者"之实性水肿，应与气虚、脾虚、肾虚之虚性水肿相鉴别，本条文字甚简，只介绍了两个条件，一是"大病差后"，一是"腰以下有水气者"，此乃病后余邪未尽，湿热壅滞，膀胱气化失常，水湿内停所致，故但从腰以下水气壅积，膝胫足跗皆肿重也。

原文

大病差后，喜唾，久不了了，胸上有寒也，当以丸药温之，宜理中丸。（782）

直释

①大病差后：大病初愈，大部分症状消失。

②喜唾：中焦虚寒，脾失健运，津液不布，上焦虚寒，肺失宣肃，津液凝聚，手足太阴俱虚，津液不化，聚而为饮，则时时泛吐唾沫或痰涎。

③久不了了：脾肺虚寒，阳虚不运，则喜唾为时日久，延绵不已，久久不愈。

④ 胸上有寒也：脾肺阳虚，寒饮聚于胸膈。

⑤ 当以丸药温之：选用温中散寒的丸药温运脾肺，以敛摄津液为宜，之所以用"丸"而不用"汤"者，是因证属虚寒，治疗宜缓而不宜急，应当注意的是本证病变的重点仍然在中焦。

⑥ 宜理中丸：理中丸为温补中焦脾胃之剂，为什么能治"胸上有寒"之喜唾涎沫，究其原因所在一是本证属于中焦阳虚所致；二是方中的人参、干姜不仅能温补足太阴脾，亦能温补手太阴肺，脾肺得温则阳气得伸，津液得以布化，胸上之寒自能解除，而喜唾之证随之而愈。

鉴别

喜唾多涎一证引起的原因很多，一般可见如下四种。

虚寒喜唾：缘于中焦阳虚，脾失健运，以致水津停聚，寒饮内生，上犯胸膈，影响及肺，而成脾肺虚寒之吐清冷涎沫，治当温运脾肺，以敛摄津液。

肾虚喜唾：肾虚不能摄纳涎沫者，常自觉涎、饮自下焦上泛而生，法当温阳摄纳。

胃热喜唾：所吐涎沫多见稠黏，伴有臭味，且有里热见证，当治以清热和胃之法。

肝寒喜唾：肝寒犯胃，浊阴上逆而致吐涎沫者，又必伴见干呕、头痛，当治以散寒降逆，泄浊通阳。

总之，喜唾多涎一证，寒热虚实俱有，其治各不相同，而不应只囿于脾肺虚寒之一端。

讲析

本证见于大病瘥后，脾肺阳虚，以致运化失常，水津凝聚，寒饮内生，而上泛胸膈所致。"胸上有寒"，是辨证眼目，既是对寒饮停聚于胸膈所做的病理概括，又表明其证必伴见涎沫稀薄，口中不渴，喜温畏寒，小便清白，舌苔白滑等虚寒征象。

原文

伤寒解后，虚羸少气，气逆欲吐者，竹叶石膏汤主之。(783)

① 伤寒解后：大病虽解，气液两伤，并有余热未尽。

② 虚羸少气：伤寒化热入里病解之后，气液两伤，津液不足以滋润形体，则身体虚弱消瘦，气伤不足以息则呼吸短促。

③ 气逆欲吐者：余邪未尽，留扰胃中，胃失和降，则气逆欲吐。因余热未尽，伴见低热，心烦，口渴，少寐，舌红少苔，脉细数。

④ 竹叶石膏汤主之：其治因余热未尽，当清泄邪热，气液已伤，当益气养液，竹叶石膏汤最为相宜。本方所治之证乃热病后期，大病虽解，余邪留恋，里热未清，气津已伤，胃气不和，其治若只清热而不益气生津，则气津难复；若只益气养阴而不清热，则邪热尚存。唯有清补并行，方为两全，故以清热生津、益气和胃立法，使热清烦除，气津两复，胃气和降，诸证自愈。

鉴别

白虎汤证　白虎加人参汤证　竹叶石膏汤证

白虎汤证、白虎加人参汤证、竹叶石膏汤证，均是胃热之证，但由于胃中邪热和伤津耗气轻重程度不同，因此各证的病机、证候、治则各异。

白虎汤证：为胃热炽盛，里热外发，故证见壮热、汗出、口渴、脉洪大等，因邪实正盛，治宜辛寒清热，以祛邪为主。

白虎加人参汤证：为白虎汤证出现津伤及气，再伴见大烦渴不解，舌上干燥，时时恶风，或背微恶寒，因邪实正虚，治宜清热益气生津，于白虎汤中加一味人参，以祛邪为主，兼以扶正。

竹叶石膏汤证：若至热病后期或劳复，津气两伤，余热未清，证见虚羸少气，气逆欲吐，发热心烦，舌红干燥少苔，脉虚数，因邪衰正虚，治宜清热和胃，益气生津，以扶正与祛邪并举。

上述三汤证是阳明病胃热炽盛的实热外发的不同阶段的不同表现，只要抓住胃热和伤津耗气的孰轻孰重，不难做出鉴别。

方释

（230 方）竹叶石膏汤方

竹叶石膏汤，为白虎加人参汤化裁组成，方中竹叶甘寒，隆冬不凋，禀阴气最盛，善于清热除烦；石膏大寒，清肺胃气分之热；人参甘温，益气生津而补虚；麦门冬滋液润燥以清热；甘草、粳米，补中益气以养胃；半夏辛温开结，既能和胃降逆止呕，又可防补药之滞，但配入清热生津药中，则温燥之性除，而降逆之用存，且有助于输转津液，使人参、麦门冬补而不滞，避免燥津之弊。如此配伍为汤方，则能共奏清热生津、益气和胃之功。

异同

竹叶石膏汤　白虎汤

竹叶石膏汤与白虎汤相比较，以大寒之剂，易为清补之方，两方均能清热生津，主治气分热证，但白虎汤功专力猛，重在清热保津，主治阳明热盛或气分实热，其辨证要点为大热，大汗，大烦渴，脉洪大；竹叶石膏汤则清热之力稍逊，并能益气养阴，和胃止呕，主治热病后期，气津已伤，余热未尽，其辨证要点为低热汗多，烦渴喜饮，口干少气，舌红而干，脉虚数。

白虎汤用于热之极期，其热为实热，故用大寒之剂；竹叶石膏汤用于热病后期，其热为虚热，故用清补之剂。

竹叶石膏汤　白虎加人参汤

竹叶石膏汤与白虎加人参汤相比较，竹叶石膏汤用麦门冬而不用知母，因竹叶石膏汤证乃大病后，余热未尽，则虚羸少气，其治以扶正为要，麦门冬补液有余而清热不足，故用麦门冬而不用知母，以免更伤正气而使病难愈；白虎加人参汤用知母而不用麦门冬，因白虎加人参汤证乃阳明气分大热，虽有气阴两伤，但仍以热盛为主，其治以祛邪为要，知母与麦门冬虽均为生津养液之品，但知母清热之力胜于麦门冬，故用知母而不用麦门冬。二汤方证同是热伤津气，但白虎加人参汤证热盛津伤较甚，故"大汗出，大烦渴"；而竹叶石膏汤证津气皆伤，且有气逆，故"虚羸少气，气逆欲吐"，两者不难鉴别。

竹叶石膏汤　附子粳米汤

竹叶石膏汤与附子粳米汤相比较，竹叶石膏汤，治胃热而饮逆者之剂；附子粳米汤，治胃寒而饮逆者之剂。病之寒热之别，药之温凉之异，而其病情则同，夫以石膏清胃中之热，以附子温胃中之寒；均以半夏降上逆之饮；前方之竹叶、人参、麦门冬、甘草、粳米，与后方之大枣、甘草、粳米，均滋养胃气。徒见石膏、附子之两味，知其寒热有异，但扶持胃气之意则同。

本条只用"伤寒解后，虚羸少气，气逆欲吐者"十三字，而定"竹叶石膏汤主之"，未免有叙证过简之嫌，但仍有规律可循，即"虚羸少气，气逆欲吐者"，则是本证的辨证要点，本条冠首"伤寒解后"，标明本证出现在热病后期，大病虽解，但气液两伤，并有余热未尽，以致形成本证。

原文

大病已解，而日暮微烦者，以病新差，人强与谷，脾胃之气尚弱，不能消谷，故令微烦，损谷则愈。（784）

直释

①大病已解：得病的症状已经解除，外邪已去，正气已复，其病已经告愈。

②而日暮微烦者：而每天傍晚之时，病人感到轻微烦闷，此乃因人与自然界相应，中午阳气隆而傍晚阳气衰，脾胃阳气亦随之衰弱，难以消谷，致胃气生郁，食滞生热所致。

③以病新差，人强与谷，脾胃之气尚弱，不能消谷，故令微烦：由于病人初愈，胃气尚弱，强让其多食而不能消化，胃气与食物搏结，所以微烦。

④损谷则愈：这样的微烦，非宿食积滞之变，乃用食量不当所致，这种情况，无需药物治疗，只要控制饮食，减少进食量，减轻胃肠负担，即可自愈，此即"损谷则愈"之意。

讲析

大病初愈，脾胃功能尚弱，要注意病后的饮食调节，根据病人的胃气恢复情况逐渐增加食量，才能使病人身体逐渐康复，如果强行多进饮食，无益于病人的身体康复，相反还会使谷食难化，而见胃气不和之证；同时

546

要给予流质、半流质富于营养而又易于消化的食物，否则轻则微烦，重则食复。对病后出现的轻微症状，要做认真分析，不可乱投药物，以免非药而药，或药过病所，反致其害。全条结以"损谷则愈"，从而突出病后必须注意饮食调摄，应以胃气为本的重要性。

辨百合狐惑阴阳毒病脉证并治

第785—796条

原文

百合病者，百脉一宗，悉致其病也，意欲食复不能食，常默默，欲卧不能卧，欲行不能行，饮食或有美时，或有不欲闻食臭时，如寒无寒，如热无热，口苦，小便赤，诸药不能治，得药则剧吐利，如有神灵者，身形如和，其脉微数。每溺时头痛者，六十日乃愈；若溺时头不痛，淅淅然者，四十日愈；若溺时快然，但头眩者，二十日愈。其证或未病而预见，或病四五日始见，或病至二十日，或一月后见者，各随其证，依法治之。（785）

直释

① 百合病者：百合病是心肺阴虚内热为主的病变，因用百合为主药可以治疗此病，故命名为百合病。

② 百脉一宗：指人体血脉，分之有百，合之则同出一源。即，百脉指全身所有的脉络，一宗是统辖百脉总枢之心肺，百脉一宗是说周身之脉同出一源，皆归心肺所主。

③ 悉致其病也：指百合病的发病和脉络有关，这种病易影响整体功能，似乎全身都感到不舒服。即，其源有病，则百脉皆病。

④ 意欲食复不能食：想进食又吃不下。

⑤ 常默默：经常感觉精神不振而沉默不语。

⑥ 欲卧不能卧：想睡觉又睡不着。

⑦ 欲行不能行：想走路又走不动。

⑧ 饮食或有美时，或有不欲闻食臭时：有时食欲很好，有时却连食物的气味也不愿意闻到。

⑨ 如寒无寒：似乎怕冷，又没有凉意。

548

⑩ 如热无热：似乎发热但又无热状。

⑪ 口苦，小便赤：唯独口苦，小便黄赤，实际已经透露了本病的实质，因为苦是火的本味，赤是火的本色，由此可知阴虚是本病的病因。

⑫ 诸药不能治：因为本病"如寒无寒，如热无热"，不是表证，汗法治之无效；又，"饮食或有美时，或有不欲闻食臭时"，病既不在上，又不在里，故吐、下之法均非所宜，致使一般药物皆难收效。

⑬ 得药则剧吐利：若逆而施之，损伤中气，可引起吐泻之变，即，有时服药后反而出现剧烈的呕吐或腹泻。

⑭ 如有神灵者：该病这些神志恍惚、变幻无常的症状。

⑮ 身形如和：虽然症状百出，但从形体上观察，并没有显著的病态。

⑯ 其脉微数：只见无力的微脉和多至的数脉，象征水不济火，虚而有热。

⑰ 每溺时头痛者，六十日乃愈：本病为心肺阴虚内热，肺居上，为水之上源，肺主通调水道，使津液下输膀胱，膀胱为之水府，膀胱属足太阳经，外应于皮毛，主表，其经脉循行背部，上行至头而内入络脑。头为诸阳之会，小便时太阳之经气下施而不能上行，故头痛，其病情较重，病程较长。

⑱ 若溺时头不痛，淅淅然者，四十日愈：如果解小便时头不痛，说明太阳之经气下施虽虚而不甚，卫气不能卫外，仅畏风寒而已，其病情尚轻，病程较短。

⑲ 若溺时快然，但头眩者，二十日愈：假如解小便时畅快通利，无任何不适，只稍微觉得有些头目眩晕，说明太阳之经气虽弱，其邪尚浅，因而证情更轻，容易痊愈。由于解小便时所伴见的症状有重有轻，向愈的时间有长有短，至于仲景言"六十日乃愈""四十日愈""二十日愈"，只是约计的日数，表明病情的轻重和向愈的快慢，并非绝对的时间，亦非定数，不可拘泥。

⑳ 其证或未病而预见：百合病的证候有的是在未得伤寒热病前就已显露，这说明百合病不是继发在他病之后，而是一种原发病，其形成原因，多由体质柔弱，平素多思善虑，事不遂愿，日久情志郁结化火，消灼阴液所致。

㉑ 或病四五日始见，或病至二十日，或一月后见者：百合病的证候，有的是在得了伤寒热病四五天后发生，有的是在得了伤寒热病二十天，甚

至一个月后逐渐显露，句中的两个"或病"，是指伤寒热病而言，从这里可以看出，百合病有的是继发在伤寒热病之后，这是因为伤寒余热未清，阴液耗伤所致。

㉒ 各随其证，依法治之：根据不同的证情，按照不同的方法，随证施治。即是说，百合病发病原因不同，证候表现不一，证情轻重有异，所以在治疗时应根据具体情况，因证制宜，着眼于心肺阴虚内热为主，不可妄施汗吐下之法，以免更伤阴液，故仲景铭言"各随其证依法治之"。

鉴别

百合病与脏躁均为情志因素所引起的疾病，但两者病机不同，故所见证候及治疗原则亦有区别，百合病多因病后余热未尽，消烁津液，或情志不遂，气郁化火，心肺阴虚内热所致，故除见精神恍惚症状外，还可见到阴虚内热证，故治以百合地黄汤养阴清热为主。脏躁是因思虑过度或情志抑郁，肝郁化火，以致阴液不足，以善悲伤欲哭为主证，所以用甘麦大枣汤养心安神，和中缓急为主。

讲析

本条揭示百合病的病位在心肺，人身的血脉分之虽众，实则同出一源，心主神明而主血脉，肺主治节而朝百脉，在正常情况下，心肺气血充足，则百脉皆得其养，人即安和；若心肺气血不充或环境有变，则累及百脉，影响神明与治节，因而致成本病。本病的形成，主要有两大原因：一是发生在伤寒热病之后，余热未尽，邪热耗伤心肺阴液所引起；二是由于情志不遂，郁热化火，耗津烁液，灼伤心肺之阴所形成。即，两者皆可导致阴虚内热，消烁津液，百脉失养，形成本病。本病可分为主观症状和客观症状两部分，在主观症状中，一组为神志异常的症状，如"常默默""如有神灵者"；一组为感觉异常的症状，如"如寒无寒，如热无热"；一组为饮食失常的症状，如"意欲食复不能食"，"饮食或有美时，或有不欲闻食臭时"；一组为行动失常的症状，如"欲卧不能卧，欲行不能行"。在客观症状中，有"口苦，小便赤"，"其脉微数"等阴虚内热症状。总之，百合病以自觉症状为多，变化迅速，客观症状较少，既不能仅凭一些变幻莫测、捉摸不定的征象，亦不能只凭口苦、小便赤、脉微数为依据，而确诊为百合病应具备阴虚内热和兼具神志恍惚所表现的体征，才能确诊。其治疗以养阴清热为法，以清养心肺为主，文中"各随其证依法治之"一语，示意不可拘泥于发病过程，必须审证求因，辨证施治。若系伤寒热病之后阴虚内热者，则侧重于清养心肺；若系情志郁结，化火伤阴者，则侧重于疏解郁结。再者，心理疗法在本病的防治中亦占有重要地位，除用药物治疗的同时，尚应辅以语言开导，使之心胸舒畅，方可收到较好的疗效。

原文

百合病，见于发汗之后者，百合知母汤主之。（786）

直释

① 百合病，见于发汗之后者：百合病，误用汗法治疗。
② 百合知母汤主之：应当用百合知母汤治疗。

方释

（231方）百合知母汤方

方中百合清心润肺，安神益志；知母滋阴清热，生津润燥；并以甘凉之泉水助其引热下行。泉水藏于地下阴暗之处。颇似阴血藏于五脏血脉之中，用泉水煮药，藏于阴而现于阳，犹如营出于阴而和于卫，致阴得滋而阳得补。两药分煮合服，共奏补虚，清热养阴、润燥之功。

讲析

百合病以心肺阴虚内热、虚多邪少为特点，不能使用汗法，如果误将百合病"如寒无寒，如热无热"等表面现象，误认为外感表实证，妄施辛温发汗，一方面汗出更伤阴液，加重心肺阴虚；另一方面辛温助热，则燥热尤甚，故本证除具备百合病的基本症状外，尚可出现津伤燥热的心烦少寐、口干而渴，午后潮热，小便短少等症状，治宜养阴清热，润燥除烦，用百合知母汤治疗。

原文

百合病，见于下之后者，百合滑石代赭汤主之。（787）

① 百合病，见于下之后者：百合病，误用下法治疗。

② 百合滑石代赭汤主之：应当用百合滑石代赭汤治疗。

方释

（232方）百合滑石代赭汤方

方中百合清肺金以净水源，润心肺以顾其本；滑石导热气而通水府，清热利尿，使热邪从小便而出；更佐重镇之代赭石，以奏降逆和胃止呕之效，滑石、代赭石协同救误下之标；仍取泉水煮药，协滑石清利小便。诸药相伍，共成养阴清热，和胃降逆之用，使阴液复，虚热除，胃气和，而收标本同治之功。

讲析

百合病以心肺阴虚内热，虚多邪少为特点，不能使用下法，如果误将"意欲食复不能食"，"口苦，小便赤"，"其脉微数"等症状，视为邪热入里之证而用下法，妄施下法，一方面是津液耗伤，内热加重，由于一部分阴液从大便泄出，所以小便反而减少，表现为尿短赤而涩；另一方面是攻下之药多为苦寒之品，下后损伤胃气，则胃失和降，其气上逆则出现呕吐、呃逆，故当以养阴泄热，和胃降逆为法，宜用百合滑石代赭汤治疗。

原文

百合病，见于吐之后者，百合鸡子黄汤主之。（788）

直释

① 百合病，见于吐之后者：百合病，误用吐法治疗。

② 百合鸡子黄汤主之：应当用百合鸡子黄汤治疗。

鉴别

百合知母汤证　百合滑石代赭汤证　百合鸡子黄汤证

第786条百合知母汤证、第787条百合滑石代赭汤证、第788条百合鸡子黄汤证均为百合病误治的变证，其中百合知母汤证为百合病误汗的变证，因汗后伤津化燥，以心烦口渴、小便短赤为特征；百合滑石代赭汤证为百合病误下的变证，因下后阴虚气逆，以呕吐呃逆、小便不利为特征；百合鸡子黄汤证为百合病误吐的变证，因吐后胃气失和，以虚烦难寐，嘈杂、干呕为特征。以上三条均为百合病误治后的救治法，因百合病主证仍在，故诸方仍以百合、泉水为基础，对新增病证随证加入相应药物以救治，属"各随其证依法治之"之例。以上方药虽为救治而设，其不经误治而见有此证者，亦可酌情应用。

方释

（233方）百合鸡子黄汤方

方中仍用百合益阴清热，润养心肺；配以血肉有情之品鸡子黄，既能滋阴养血宁神，又可补中以安胃。两药相伍，共奏养阴清热，安神益胃之功。

讲析

百合病以心肺阴虚内热、虚多邪少为特点，不能使用吐法，如果误将"或有不欲闻食臭时""常默默"等不可凭据的表面现象，视为宿食郁滞或痰涎壅盛而妄施吐法，虚作实治，势必重亡津液，不仅损伤脾胃之阴，而且扰乱肺胃和降之气，阴液愈损而燥热愈增，心神不宁，则心悸、虚烦难寐，胃气失和，尚可出现胃脘嘈杂，干呕。治宜百合鸡子黄汤以滋养肺胃，生津降逆，安神和胃为法。

原文

百合病，不经发汗、吐、下，病形如初者，百合地黄汤主之。（789）

直释

①百合病，不经发汗、吐、下：说明本病没有误用发汗、涌吐、攻下之法治疗。

②病形如初者：表示发病后虽然已经经过一段时间，但脉证仍与发病当初所述症状相同。

③百合地黄汤主之：治宜益阴清热，润养心肺，故以百合地黄汤治疗。

方释

（234方）百合地黄汤方

方中百合润养心肺，清气分之虚热；生地黄汁滋养心阴，清血分之虚热。服药后，大便呈黑色，为地黄本色，是正常现象；取泉水煮药，以清凉助阴，引邪热从小便下行。两药相伍，心肺皆治，则阴液充足，邪热自退，百脉得养，诸证自解。

讲析

百合病的症状分两方面：一是阴血不足而影响神明，出现的神志恍惚不定，语言、行动、饮食和感觉等失调现象；二是阴虚内热所致的口苦，小便赤，脉微数。意味着百合病是一种慢性虚热性疾病，病情发展变化缓慢，若不妄施针药，一般不会有急剧变化，多表现缠绵不愈，不容易在短时间内治愈，服药见效，应以守方服之为宜，不宜立即停服。

以上治百合病诸方，皆采取先分、后合的煮法，示意协调阴阳，以防偏颇。对方后注"中病，勿更服"有两种看法：一种认为服该方获效后，不要更换方药，宜守方续服；一种认为服该方获效后，则剩下之药不必再服。前者是从本病多呈慢性，其势缠绵难愈的角度提出；后者是从生地黄汁甘寒而润，更服可致泄泻立论。似乎两者各有所据，但笔者认为，前者之论较符合仲景原意。至于"大便当如漆"是服生地黄汁所致，为地黄之本色，并非大便下血，停药后即可消失，不必惊恐。

原文

百合病，一月不解，变成渴者，百合洗方主之；不差，瓜蒌牡蛎散主之。（790）

直释

①百合病，一月不解：本条承第789条而来，百合病不经发汗、涌吐、攻下，病情可以像开始一样，但也可以发生变化，如病程迁延时日，

则经久不愈。

② 变成渴者：病程经久不愈，阴虚内热加重，伤及胃津，则口渴。

③ 百合洗方主之：仅用百合地黄汤治疗，药力有所不及，可辅以百合洗方，用百合渍水洗身，内外同治，因为肺合皮毛，其气相通，洗其外，可通其内，以收清热养阴之效，通过内外合治，增强药效，以促进疾病痊愈。

④ 不差：百合病变渴经内外兼治仍然不愈者，这是因为病程已久，阴液更伤，虚热加重的缘故。

⑤ 瓜蒌牡蛎散主之：用上法治疗，病重药轻，药不胜病，所以口渴不解，由于阴伤热燥，口渴不止，因而改用清热生津，润燥止渴的瓜蒌牡蛎散治疗。

方释

（235方）百合洗方

百合洗方仅百合一味药物，仲景虽未明言百合病口渴应结合内服药，但观前百合病诸误治证均以百合为主药，此则决不会病增反而药减之理，所以内仍以百合地黄汤养阴清热，外则用百合洗方，渍水洗身。由于肺与皮毛相合，其气相通，用百合渍水洗身，洗其外则通其内，达到滋润止渴的目的，同时注意饮食调理，洗后须食素淡饮食，即"洗已，食煮饼"，意在借小麦益胃生津之助，咸味多食则能伤津助渴，故戒之曰："勿以盐豉"。体现了对五脏病的护理要注意近其所喜，远其所恶的原则，这是有指导意义的。

（236方）瓜蒌牡蛎散方

方中瓜蒌根甘寒，长于生津止渴，并能清肺胃之热；牡蛎咸寒，生津潜降，引上浮之虚热下行而不上烁阴津。两者相伍，津生热降，渴证自解。再者，本方"捣为散，白饮和服方寸匕"，匕，曲柄浅斗，状如今之羹匙。方寸匕，古代量取药末之器具，犹今之药匙。一方寸匕的量，为体积正方一寸之容量，其重量因药品的质量而异。

讲析

本条百合洗方证与瓜蒌牡蛎散证均属百合病后的变证，皆以口渴为甚，百合洗方为百合病经久变渴，其见证病情较轻，病程较短；瓜蒌牡蛎散证为百合病久渴不瘥，病情较重，病程较长，热盛伤津较甚。

原文

百合病，变发热者，百合滑石散主之。（791）

直释

① 百合病，变发热者：本证已在原有病情的基础上发生变化，即虚热游走于百脉，神志异常，气血逆乱于表，出现似寒非寒，似热非热的征兆，发展成明显的发热征象，诸如手足心热，午后身热，小便赤涩短少不利，这是百合病经久未解，虚热久郁内酝，虚热越为壅盛，遂显露于外，蒸腾肌肤则发热。

② 百合滑石散主之：用养阴泄热的百合滑石散治疗，以清其虚热而利其小便，使邪热从小便而出，内热去，则外热自解。

方释

（237方）百合滑石散方

方中百合滋润肺阴，清其上源；滑石利尿清热，通利前阴，使邪热自小便而除；然而阴虚不可过用分消，以免重伤津液，故小便畅利，虚热自解即当停药，所以仲景云："当微利，热除则止后服"。

讲析

第790条瓜蒌牡蛎散证与第791条百合滑石散证，均用于百合病变证的治疗，但两者之间有所不同，前者是内热津伤，虚热上浮，表现口渴较甚，所以用瓜蒌牡蛎散甘寒与咸寒并用，清热生津，以止其渴；后者只是虚热壅盛，蒸热肌表，发热较突出，则用百合滑石散养阴清热，使热从小便排出，里热除而表热自解。前者内热尚未外达，故用牡蛎引热下行；后者内热已达肌表，说明虚热较重，故用滑石清热利尿，使蓄热从小便排出。

原文

百合病，见于阴者，以阳法救之；见于阳者，以阴法救之；见阳攻阴，复发其汗，此为逆，见阴攻阳，乃复下之，此亦为逆。（792）

① 百合病，见于阴者：见于阴，表现出里证。百合病"变成渴"的阴虚内热较甚的里证。

② 以阳法救之：阳法，指从表治的方法。使用"百合洗方"渍水洗身，洗其外以通其内，养阴清热，从表治之，则里证之渴得解。

③ 见于阳者：见于阳，表现出表证。百合病"变发热"的里热达表之表证。

④ 以阴法救之：阴法，指从里治的方法。使用"百合滑石散"，以百合复肺阴，滑石清气热，使其小便通利，热随小便而出，从里治之，则表证之发热得除。

⑤ 见阳攻阴：攻阴，误用攻下法。见阳之表证，不用清里的方法解救表热，却认为是实热而用攻下法攻伐其里，则并伤其阴液。

⑥ 复发其汗：又见其下之不愈，复发其汗，是重伤其阴液。

⑦ 此为逆：逆，乱也，反也，意为治法与病情不符。这是治疗上的错误，以虚为实，逆施下、汗之法，故言"此为逆"。

⑧ 见阴攻阳：攻阳，误用发汗法。见阴之里证，不用清表的方法解救其里虚，却认为是外感而用发汗法攻伐其表，则并伤其阴液。

⑨ 乃复下之：又见其汗之不愈，乃复攻下，是重伤其阴液。

⑩ 此亦为逆：这是治疗上的错误，以虚为实，妄用汗，下之法，故云"此亦为逆"。

百合病本为虚多邪少之证，其治法当用平剂调补，不可妄用汗、下之法，这是治疗百合病的宗旨，百合病见证在于里，"变成渴者"，应该以清表的方法解救其里虚，如百合洗方之类；百合病见证在于表，"变发热者"，应该以清里的方法解救其表热，如百合滑石散之类。若见表证不用清里的方法解救表热，误把虚热证看作里实热证，攻伐其里，耗伤阴液，病不愈，再误作表热证而发其汗，阴液愈伤，这种治法是错误的；或见里证不用清表的方法解救里虚，误把里虚看作表实证，攻伐其表，易伤其阴液，病不愈，再误作里实证而再泻下，重伤津液，这种治法也是错误的。

本条论述百合病，表证治里、里证治表的方法及误治情况，但是未明确指出症状与方药，又由于历代注家对"阴""阳""救""攻"四字的理解各自独颇见树，故笔者认为仲景论脉，所谓阴阳多指寸尺而言；仲景论证，所谓阴阳多指表里而言。本条所言，必须注意"阴""阳"二字之所指，分清"救""攻"二字之含义，此处"阴""阳"指"里""表"，"救"指解救，"攻"指攻伐。就本条而言，"百合病"至"以阴法救之"为正确治法；"见阳攻阴"至"此亦为逆"为误治治法。

原文

狐惑之为病，状如伤寒，默默欲眠，目不得闭，卧起不安。蚀于喉为惑，蚀于阴为狐，不欲饮食，恶闻食臭，其面目乍赤，乍黑，乍白。蚀于上部则声嗄，甘草泻心汤主之；蚀于下部则咽干，苦参汤洗之；蚀于肛者，雄黄熏之。（793）

直释

①狐惑之为病：狐惑病，谓有狐疑惑乱不定的症状，故名。

②状如伤寒：某些症状与伤寒相类似，即狐惑病初起，发热恶寒与伤寒类似，但实非伤寒，说明本病系由湿热郁遏而成，湿为阴邪，可有恶寒，热为阳邪，可发低热，故其表现状如伤寒。由于湿热郁蒸，正邪相搏，故见发冷发热，因正邪相争互有胜负，故其冷热不甚规则；邪不在肌表，虽有发冷发热象似表证，但不是伤寒表证，故云"状如伤寒"。

③默默欲眠，目不得闭，卧起不安：湿热蕴郁，扰及心神，虽病人沉默思睡，但又不能闭目安寐，呈现坐卧不宁之状，故曰"默默欲眠，目不得闭，卧起不安"。

④蚀于喉为惑，蚀于阴为狐：狐惑病的病位在"喉"与"阴"，因为咽喉与前后二阴是人体幽隐潮湿之处，易于湿热虫毒所侵袭，渐致腐蚀溃烂而成本病。湿热虫毒蕴郁于上为惑，其特征是咽喉腐蚀溃烂；湿热虫毒流注于下为狐，其特征是前后二阴腐蚀溃烂。即咽喉部溃烂的称为惑，前后二阴溃烂的称为狐。

⑤不欲饮食，恶闻食臭：湿热虫毒内扰于胃，胃气不得和降，故不思饮食，甚至连食物的气味都不愿意闻。

⑥其面目乍赤，乍黑，乍白：狐惑病有面色变幻无常的特点，由于

湿热久郁，正气渐虚，每当形体动作或情绪波动之时，正气动，邪气扰，正邪相搏，湿热漫散，若热偏甚而上蒸，则面目会出现潮红的现象；若湿偏甚而上遏，则面目会出现暗黑的现象；若湿热下行，阻滞营卫，气血不能上荣，则面目会出现㿠白的现象。这三种现象，都是邪气与正气相互交争所表现的一种外在反映，说明病人面目可随病情轻重有所变化。

⑦ 蚀于上部则声嗄：湿热虫毒，腐蚀上部咽喉，伤及声门，致使声音嘶哑。

⑧ 甘草泻心汤主之：治宜清热解毒，化湿安中的甘草泻心汤，方中苦辛相合，通常认为是治痞常法，唯此处用之，取其苦以清热，燥以化湿，辛以杀虫之意，不仅能使中焦健运，湿热清化，且有杀虫解毒之功效。

⑨ 蚀于下部则咽干：湿热虫毒，腐蚀下部前阴，前阴为足少阴肾经所主、足厥阴肝经所过之处，肝肾两经经脉均上行通于咽喉，蕴积于前阴之湿热虫毒循经上冲，且津液不能上承，所以前阴部溃烂的就会出现咽喉干燥。

⑩ 苦参汤洗之：用除湿热虫毒的苦参汤外洗前阴部患处，起到清热燥湿，解毒杀虫的作用，湿热一清，诸证自解。

⑪ 蚀于肛者：湿热虫毒腐蚀后阴，致肛门溃烂，此幽隐之处多潮湿，容易被湿热之邪所侵袭，及虫毒所腐蚀。

⑫ 雄黄熏之：仲景使用"雄黄熏之"的外治法，从近治中。雄黄用火烧之，其烟熏肛门溃烂处，则驱秽燥湿，杀虫解毒之效更著。苦参汤与雄黄散相比，两者皆可燥湿杀虫，但苦参汤清热之力大于雄黄散，而雄黄散解毒之力胜于苦参汤。

方释

（238方）苦参汤方

苦参汤方仅苦参一味药物，用此方煮汤趁热外用熏洗患处，取其苦寒之性味，清热、燥湿、祛风、杀虫，一药四效具备。苦参有小毒，口服量为3～10g，外用适量。量大可引起中枢神经抑制，因呼吸麻痹而死亡，一般剂量可引起恶心、呕吐、便秘、头昏等轻微的不良反应。

（239方）雄黄散方

雄黄散方仅雄黄一味药物，药用雄黄以色红黄如鸡冠、块大、质松、无石性者为佳，具有清热解毒燥湿杀虫之功。现多以雄黄少许，置于瓦或铁器上，火烧加热，以烟熏肛，治狐惑病之蚀于肛门者。雄黄外用适量，研末敷，调搽或烧烟熏，内服 0.15～0.30g，入丸散。雄黄为含砷药，对人体有毒，皮肤可以吸收，故局部外用不宜大面积涂搽或长期持续使用；内服易积蓄中毒，故不能过量与久服；忌火煅，因煅烧后，可分解氧化为三氧化二砷与硫，前者即砒霜的主要成分，有剧毒；中毒症状为上吐下泻，轻者可用生甘草、绿豆煮浓汁频服，严重者，立即送医院抢救。

讲析

狐惑病是由于湿热之邪内蕴，腐败气血而为瘀浊，变生之虫毒内扰，则营卫运行不利，使之精神魂魄不宁，则出现心神不安，神志恍惚；这种不被人之肉眼所见的虫毒，往往腐蚀于人体幽隐晦暗潮湿之处，使其溃烂。仲景之于湿热虫毒窜走上下，竟用一"蚀"字，其用词是有斟酌意义的，在仲景所在的年代，不可能认识到近代所说的微生物，仲景依据自己的推想，已认定湿热虫毒具有溃烂力量，其中必有活动能力的毒质隐伏于气血之中，上下走窜为患。但不能说之为"虫"，如果说为"虫"，则应该归类于蛔虫篇，而它又确有走窜活动和腐蚀溃烂能力，当时仲景也只好用一"蚀"字来表示自己的推想，启发后代进一步探讨。

狐惑病是以咽喉部及前后二阴溃烂为特征的一种疾病，湿热虫毒蕴蒸于上，则口腔、咽喉、口唇溃烂，称为"惑"；湿热虫毒瘀腐于下，则二阴或累及会阴溃烂，称为"狐"。狐惑病因湿热虫毒引起，论其部位，有上下前后之分，论其治疗，有内外之异，虽具体运用不同，而清热燥湿、杀虫解毒的作用则一。

原文

病者，脉数，无热，微烦，默默但欲卧，汗出，初得之三四日，目赤如鸠眼；七八日，目四眦黑。若能食者，脓已成也，赤豆当归散主之。（794）

直释

① 病者：患狐惑病的人。
② 脉数：里热已盛，故脉呈数象。

③无热：湿热已蕴结成毒，侵及血分，里热内郁未蒸于外，肌表无发热恶寒之象，没有表证，故曰"无热"。

④微烦，默默但欲卧：里热炽盛，湿热郁而不宣，故稍有心烦，神情沉默，只想躺着。

⑤汗出：热扰营阴，迫津外泄，则汗出。

⑥初得之三四日，目赤如鸠眼：开始得病的三四天，两目珠红得像鸠眼一样，这是蕴热不解，热毒内扰血分，循肝经上熏于目，湿毒不化，为将化脓的征象。

⑦七八日，目四眦黑：到七八日时，热毒已经蕴结血分，壅遏不解，蓄热血腐，瘀血内积，两眼内外眦呈现黑色，此为瘀血被蒸腐成脓的标志。

⑧若能食者，脓已成也：假使狐惑病者食欲转好，胃纳增加，说明病邪已不散漫，而是集中于局部，这是脓已成的特征，所以仲景说："若能食者，脓已成也"。

⑨赤豆当归散主之：宜赤豆当归散治疗，以渗湿清热，解毒排脓。

方释

（240方）赤豆当归散方

方中赤小豆渗湿清热，排脓解毒；当归活血化瘀，浆水清凉解毒。两药相合，以浆水送服，共奏清热解毒、活血排脓之功。

异同

第793条甘草泻心汤与第794条赤豆当归散均可治狐惑病，但两者的病机与治疗作用则有所不同；前者是治狐惑病发病未久，尚未蕴酿成脓，用之以清热化湿，安中解毒；后者是治狐惑病已蕴酿成脓，用之以渗湿清热，解毒排脓。

讲析

狐惑酿脓为湿热久郁而不宣，深入血分之证，有即将化脓和已经化脓两种不同的临床表现。脓成的部位似在眼部，亦可在大肠下端的肛门处，虽然两者的部位一上一下，但其成脓的机理则同。仲景对狐惑病的成脓与否，除从其鸠眼、眦黑的外观推测外，主要以病人食欲方面来进一步地分析判断。如果病人不欲饮食或恶闻食臭，说明湿热之邪内蕴，胃纳受到影响，所以有厌食现象，这是由于湿热散漫于脏腑而未成脓所致。假使狐惑病者食欲转好，胃纳增加，说明病邪已不散漫，而是集中于局部，这是脓已成的特征。临床所见，狐惑病的眼部症状，多是反复发作以后，才可见到，很少初起即见眼部症状，故对条文中"初得之三四日""七八日"等语，应当活看。眼部的症状最初表现为黑睛红赤，并可兼见畏光肿痛，视力逐渐减退，续则反复发作，形成前房积脓，甚则致盲，应抓紧治疗。

原文

阳毒之为病，面赤斑斑如锦纹，咽喉痛，唾脓血，五日可治，七日不可治，升麻鳖甲汤主之。（795）

直释

① 阳毒之为病：阳毒病，是因感染时邪疫毒伤及营分所引起的疾病，病邪偏表，故称阳毒。

② 面赤斑斑如锦纹：疫毒邪热上壅于颜面，所以面部出现赤色斑块，犹如华丽的花纹。

③ 咽喉痛：疫毒上蒸，结聚咽喉，局部气血瘀滞，所以咽喉疼痛。

④ 唾脓血：疫毒壅盛，导致血肉腐败成脓，唾出带脓和血的黏物，称为唾脓血。

⑤ 五日可治：是说病变时间短，疫毒之邪尚有外达之机，病邪较浅，病情较轻，此时邪虽盛而正未衰，祛邪犹易，易于治愈，故云"五日可治"。

⑥ 七日不可治：迁延失治时间已久，病邪转盛，病情深重，病邪深入，难以祛邪外出，邪盛正虚，疫毒难逐，难以治愈，故云"七日不可治"。

⑦ 升麻鳖甲汤主之：应当用升麻鳖甲汤治疗。

方释

（241方）升麻鳖甲汤方

方中升麻、雄黄、甘草清热解毒；当归、鳖甲滋阴散瘀；蜀椒禀纯阳之气，引火归元，以降上壅之热。全方功在清热解毒，散瘀疗斑，是治疗阳毒之主方。

讲析

毒者，邪气蕴蓄不解之谓，阳毒非必极热，阴毒非必极寒，邪在阳者为阳毒，邪在阴者为阴毒。阳毒、阴毒是同一种疾病，只是人体阴阳偏盛偏衰不同，抗病能力强弱不一，表现证情各异。一般病人素体强，或里有积热者，发为阳毒；病人素体虚，或里有虚寒者，发为阴毒。病人体质强，正邪相争激烈，初起即症状明显且发为阳毒者多；病人体质弱，正邪相争之势缓，可逐渐出现阴毒的症状。本证所谓阴阳，不是指寒热和表里而言，而是一种疾病出现的两种不同外候，阴阳毒的辨证，是以病邪的深浅及面部颜色的鲜明与隐晦来划分，阳毒与阴毒两者虽然病变所在的部位，感邪的轻重、表现证候都不尽相同，但同属时邪疫毒伤及营血所引起的病证。

原文

阴毒之为病，面目青，身痛如被杖，咽喉痛。五日可治，七日不可治，升麻鳖甲汤去雄黄、蜀椒主之。（796）

直释

① 阴毒之为病：阴毒病，是因感染时邪疫毒伤及血分所引起的疾病，病邪隐入里，故称阴毒。

② 面目青：病邪内伏，毒滞血凝，阻于脉络，脉络不通，瘀热搏结凝滞，血不能上荣于面目，所以颜面及眼眶发青。

③ 身痛如被杖：疫毒侵及脉络，瘀血凝滞不通，周身经脉不利，所以身体如同受到棍棒拷打一样疼痛难忍。

④ 咽喉痛：疫毒上蒸，结聚咽喉，局部气血瘀滞，所以咽喉疼痛。

⑤ 五日可治：是说病变时间短，疫毒之邪尚有外达之机，病邪较浅，病情较轻，此时邪虽盛而正未衰，祛邪犹易，易于治愈，故云"五日可治"。

⑥ 七日不可治：迁延失治时间已久，病邪转盛，病情深重，病邪深

入，难以祛邪外出，邪盛正虚，疫毒难逐，难以治愈，故云："七日不可治"。

⑦升麻鳖甲汤去雄黄、蜀椒主之：应当用升麻鳖甲汤去雄黄、蜀椒治疗。

鉴别

升麻鳖甲汤证与升麻鳖甲去雄黄蜀椒汤证的病理变化有相似之处，前者为阳毒，乃因感染疫毒侵入营血，疫毒邪热上壅于颜面所致，以面赤斑斑和锦纹，咽喉痛，唾脓血为主证；后者为阴毒，乃因感染疫毒侵袭血脉，瘀血凝滞而成，以面目青，身痛如被杖，咽喉痛为主证。

方释

（242方）升麻鳖甲去雄黄蜀椒汤方

方中升麻配甘草清热解毒，以祛疫毒之邪；鳖甲与当归滋阴行血，以散血中之瘀。四药相伍，共奏清热解毒，散瘀疗斑之功。

讲析

阴阳毒由时邪疫毒侵及营血所致，以发斑、咽喉肿痛为主证。古人认为阴毒、阳毒为一病两证，其邪毒偏表，病在营分，斑块色泽鲜明者为阳毒；邪毒内伏，深入血分，斑块黯晦者为阴毒。阴阳毒虽有病邪深浅轻重之分，但同为一种疫毒，故其治疗均以升麻鳖甲汤为主方，阳毒用原方，阴毒则以升麻鳖甲去雄黄蜀椒汤主之。

辨疟病脉证并治
第 797 — 801 条

原文

师曰：疟病，其脉弦数者，热多寒少；其脉弦迟者，寒多热少。脉弦而小紧者，可下之；弦迟者，可温之；弦紧者，可汗之，针之，灸之；浮大者，可吐之；弦数者，风发也，当于少阳中求之。（797）

直释

①疟病：疟病是多发于夏秋季节以寒战壮热，头痛，汗出，休作有时，发作时先寒后热，继之汗出热退，脉弦为临床特征的一种疾病。

②其脉弦数者，热多寒少：脉象弦数，为里热炽盛，是热偏盛而寒偏少。

③其脉弦迟者，寒多热少：脉象弦迟，为里寒，是寒偏盛而热偏少。

④脉弦而小紧者，可下之：如果弦脉兼见小紧，为内有实邪，病偏于里，多兼夹食滞，可以用下法治疗。

⑤弦迟者，可温之：如果脉象弦迟，为内有寒邪，病属里寒，可以用温法治疗。

⑥弦紧者，可汗之，针之，灸之：如果脉象弦紧，为表有寒邪，病偏于表，多兼感风寒，可施汗法，或结合针刺、艾灸疗法。

⑦浮大者，可吐之：如果脉象浮大，病偏于上，可以用吐法治疗。

⑧弦数者，风发也：如果脉象弦数，多因风邪化热所致。

⑨当于少阳中求之：应当按少阳病治疗。

讲析

疟病是内有痰涎留滞，外感风寒暑湿之气，疟邪伏于少阳，以弦脉为主脉，然而感邪之轻重与兼夹的不同，病邪有偏热偏寒之分，则脉有弦数，弦迟之异。迟、紧之脉同属主寒，但有表里之别，脉弦紧为病偏于表，多为风寒束表所致，可用汗法，既可服药，亦可针刺，艾灸，使邪从表解；脉弦迟为寒偏于里，可用温法治疗，即治寒以热之意。由于病者素体禀赋的不同，感邪兼夹的不同，故其病情变化，则有偏表偏里，在上在下，属寒属热之别，所以采用相应的治法治疗。疟病的病变部位虽在半表半里，但往往夹有伏邪为病，故与一般的少阳病证有所不同，一般少阳病禁用汗吐下之法，而疟疾的治疗可以用汗吐下之法，其治疗应以和解截疟为原则，在和解截疟的基础上，根据具体病情可分别采用汗、吐、下、温、清、针刺、艾灸诸法。伤寒少阳病多由太阳外邪不解，内传而来，因邪在半表半里，邪欲入而正拒之，正被邪敛则寒，因邪气已离太阳，故禁用发汗之法；其少阳经气郁滞所致之"胸中满而烦"，并非有形实邪，故又禁用吐、下之法。

原文

问曰：疟病以月一日发者，当以十五日愈，甚者当月尽解，如其不差，当云何？师曰：此结为癥瘕，必有疟母，急治之，宜鳖甲煎丸。（798）

直释

① 疟病以月一日发者：如果从某月某日得病的第一天计算病程。

② 当以十五日愈：经过治疗，一般在十五天左右就应痊愈。

③ 甚者当月尽解：因为自然气候的变化，随着时间的更移，人身的卫气营血随之不断地更新、充沛，正气旺盛则可祛邪外出，如果十五天左右还未愈，大约经过三十天也会痊愈。

④ 如其不差，当云何：假如经过三十天治疗疟病仍然未愈，又应当如何解释呢？

⑤ 此结为癥瘕，必有疟母：假如由于疟病治疗不及时，或治疗不彻底，以致疟邪久居少阳，正气日衰，疟邪未去，影响气血的运行，疟邪与人体的气血、痰浊搏结不散，日久形成块状物居于胁下，称为"此结为癥瘕"，包括疟母。可见疟母的形成，与疟病日久不愈，病久正衰，疟邪不解有关。一旦成为疟母，则疟病往往迁延时间很长，并且反复发作，疟母不消，疟病很难获愈。

⑥急治之：疟母是正虚邪实之证，若不及时治疗，则疟邪与痰瘀锢结难解，正气日损，恐有他变，所以应当抓紧时间治疗。

⑦宜鳖甲煎丸：可选用鳖甲煎丸扶正祛邪，软坚化痰，活血化瘀。这样疟邪得以祛，正气得以补，则疟病可愈。

方释

（243方）鳖甲煎丸方

方中鳖甲软坚散结，并除寒热；柴胡、黄芩调解寒热；大黄、牡丹皮、䗪虫活血逐瘀；阿胶补益气血；清酒能活血脉。诸药合用，使痰瘀消散，正气渐复，疟邪自无留恋之所，故其病可愈。但本方毕竟是以攻邪为主，对体质虚弱较甚者，应慎用，或在具体运用时多配伍一些补益之品。

讲析

任何疾病，当它发展到一定阶段，都有其一定的转归，或向好的方面转化，或向坏的方面转化。疾病的治疗应以早治为好，这样可以防止疾病的进一步发展和转变，否则，疾病发展或传变，邪气进一步深入，以致病情更加复杂，治疗也不太容易，还会产生更为严重的后果。

原文

师曰：阴气孤绝，阳气独发，则热而少气烦悗，手足热而欲呕，此名瘅疟，白虎加桂枝人参汤主之。（799）

直释

①阴气孤绝："阴气"指津液；"孤"是单独唯独的意思；"绝"是断绝，这里形容极虚。阴气孤绝，即，唯独阴液极虚。

②阳气独发："阳气"指邪热；"独"与"孤"相对，即单独的意思；"发"是发达、亢盛。阳气独发，即，邪热亢盛。

③则热而少气烦悗：邪热耗灼，阴液愈竭则邪热愈亢，邪热炽盛则伤气，故短气；邪热侵扰胸中，则有烦闷不舒之感。

④手足热而欲呕：四肢为诸阳之本，阳热亢盛，则手足发热；邪热扰胃，胃失和降，则时时欲呕。

⑤此名瘅疟：此名称谓瘅疟，即，邪热炽盛，但热不寒的一种疟病。

⑥白虎加桂枝人参汤主之：应当用白虎加桂枝人参汤治疗。

（244方）白虎加桂枝人参汤方

方中白虎汤清热；桂枝解肌；人参生津。共奏清泄表里之热，兼以生津养阴。

本条仲景首先用"孤""独"二字形容阴阳失偶而出现的阴液亏虚，阳热亢盛的病理机转，且名其疟病为"瘅"，"瘅"为热极之称。瘅疟为热疟之一，指邪热炽盛，但热不寒的一种疟病，亦是阳盛则热的具体体现。

疟病，其脉如平，身无寒但热，骨节疼烦，时作呕，此名温疟，宜白虎加桂枝汤。（800）

①疟病，其脉如平：疟病发作的人，尽管脉象和平常患疟病的脉象差不多。

②身无寒但热：身体不恶寒，只觉发热。

③骨节疼烦：内热欲出而外有所束，邪热留着于筋骨关节之间，故"骨节疼烦"。

④时作呕：邪热内窜扰犯中州，故有时烦闷恶心欲吐。

⑤此名温疟：此名称谓温疟，即，里热炽盛，表寒未解，以多热少寒为特征的一类疟病，称之温疟。

⑥宜白虎加桂枝汤：宜用白虎加桂枝汤治疗。

（245方）白虎加桂枝汤方

方中白虎汤清热；桂枝解肌，以少量桂枝加于白虎汤中，寓有表里兼顾之意，使里热清，表寒解，则温疟自愈。

讲析

本条温疟脉象仲景言"其脉如平"，既有"身无寒但热，骨节疼烦，时作呕"的症状，又"宜白虎加桂枝汤"治疗，其脉象却如同平常人的脉象一样，是不符合仲景原意的，况"如平"的"如"字，已揭示"好像"的意思。笔者认为，温疟为热疟之一，仲景论疟病脉象不是说过"弦数者，热多"吗？既然有了这句话提示，应据此假定温疟的脉象必弦数，但仲景于此，何以不直接言温疟脉弦数呢？大抵此证阴虚热极，血气伤残，脉来衰弱，失却弦数本来面貌，弄成似弦非弦、似数非数，亦弦亦数，好像和平常的脉象似乎差不多，实不"平常"，故仲景用"如平"来形容这种脉象，意指温疟的脉象和平时常见的疟病脉象一样，多呈弦数之象。

原文

疟病多寒，或但寒不热者，此名牡疟，蜀漆散主之，柴胡桂姜汤亦主之。（801）

直释

①疟病多寒：疟病发作时，由于素体阳虚，阳气难以外达，故恶寒程度重，而时间长，发热程度轻，而时间短。

②或但寒不热者："或"，即，"有的"意思。疟病发作时，有的素有痰饮，阳气为阴邪所遏，不能外达于肌表，则只恶寒不发热。

③此名牡疟：此名称谓牡疟，即，疟邪留于阴分者多，并于阳分者少，浊阴痰涎，深伏于内，则寒多热少，或但寒不热，仲景称谓牡疟。

④蜀漆散主之，柴胡桂姜汤亦主之：应当用蜀漆散治疗，柴胡桂姜汤亦可治疗。

方释

（246方）蜀漆散方

方中蜀漆乃常山幼苗，祛痰截疟，涌吐痰浊，发越阳气，为治疗疟病之专药；龙骨镇静安神，收敛津液，以制蜀漆上越猛悍之性；云母在蜀漆散中具有扶正与祛邪的双重功效。浆水和胃，又助蜀漆以吐顽痰。四者相伍，共奏祛痰、助阳、截疟、散寒之功。

异同

蜀漆散与柴胡桂姜汤治寒多热少之疟，但柴胡桂姜汤为疟邪伏于营分，少阳受邪兼水饮内停之证，以胸胁满微结、心烦、口渴、不呕、小便不利为其别；而蜀漆散则为疟邪深伏阴分，复感风寒而发，以发作有时，头项腰脊疼痛，无汗等症状为之异。

讲析

瘅疟、温疟、牡疟三证在病机、症状、治疗三方面有着显著之别：

瘅疟的病机为表里俱热，津液耗伤，症状为但热不寒，休作有时，发作时伴见少气烦悗，手足热而欲呕，治宜清热生津，方用白虎加桂枝人参汤。

温疟的病机为里热表寒，内热炽盛，外兼表寒，症状为无寒但热，发作时身微寒，发热程度重而时间长，骨节疼烦，时作呕，脉象弦数，治宜清泄里热，兼解表寒，方用白虎加桂枝汤。

牡疟的病机为素体阳虚，痰饮阻滞，症状多寒，或但寒不热为特征，治宜祛痰截疟，助阳镇逆，方用蜀漆散，或柴胡桂姜汤。

辨血痹虚劳病脉证并治

第802—817条

第802—817条

原文

问曰：血痹之病从何得之？师曰：夫尊荣之人，骨弱肌肤盛，重因疲劳汗出，卧不时动摇，加被微风，遂得之。但以脉寸口微涩，关上小紧，宜针引阳气，令脉和紧去则愈。（802）

直释

① 血痹之病从何得之：血痹病是怎样得的？

② 夫尊荣之人：平时好逸恶劳，养尊处优的人。

③ 骨弱肌肤盛：生活优裕，常饮食肥甘厚味，却又安居少动，缺乏适当的锻炼和劳动，抵抗外邪的能力薄弱，形成筋骨脆弱而外形肌肤丰满的体质。

④ 重因疲劳汗出：体质虚弱，容易感受风邪，稍事劳动，腠理开泄，卫阳不固，故疲劳汗出。

⑤ 卧不时动摇：由于无事多思，因而卧后难以入睡，辗转反侧，体位变动频繁，故称卧不时动摇。

⑥ 加被微风：再加之被微风乘虚侵袭。

⑦ 遂得之：于是就得了这种病。

⑧ 但以脉寸口微涩：寸部脉分属心肺，肺主气，心主血，脉微提示阳气虚，脉涩表示血行涩。仅凭诊脉，寸部脉呈微弱而往来艰涩之象，故主卫阳不足，血行涩滞。

⑨ 关上小紧：关部脉稍露紧象，表明微感风寒，邪入尚浅，故血痹是因卫阳不足，外受风寒，导致阳气不通，血行不畅。其关键当责之于阳气，即因阳气虚而受邪，阳气痹而血滞。

⑩ 宜针引阳气：阳气，指正气。用针刺疗法的刺激引动人体的正气恢复。

⑪ 令脉和紧去则愈：使其气血畅行，祛邪外出，紧脉复归于平和，而血痹自然获愈。

血痹的形成，主要为营卫气血涩滞，筋骨脆弱，腠理不固，感受风寒之邪，凝滞于局部肌表，以致卫气不行，营气痹阻，气血涩滞，局部血脉运行不利，血凝于肤者为痹。即血痹的形成是以气血涩滞为内因，感受风邪为诱因，与正虚受邪有关。由此可知，血分凝滞之病，不当独治血分，而应当先引阳气，即气行则血行之意。

血痹阴阳俱微，或寸口关上微，尺中小紧，外证身体不仁，如风痹状，黄芪桂枝五物汤主之。（803）

① 血痹阴阳俱微，或寸口关上微，尺中小紧：血痹病，寸、关、尺三部脉象皆微弱，或寸、关部脉微弱，尺部脉稍现紧象，显属血痹重证，示意阳气虚，阴血不足，外风侵袭，导致血脉痹阻不行而成血痹。

② 外证身体不仁：阳气痹阻，血行不畅，肌肤失于温养，故局部肌肤麻木不知痛痒。

③ 如风痹状：风痹，以肌肉麻木与疼痛为主。血痹或兼有轻微的疼痛感，如风痹的症状。血痹以麻木为主，受邪较重者除可兼有轻微的疼痛感外，一般无疼痛，而风痹则以疼痛为主。

④ 黄芪桂枝五物汤主之：因受邪较深，病情较重，必须内服方药，用黄芪桂枝五物汤益气温经、和营通痹以治之。

血痹病前后两条条文（第802条、第803条）对脉象的描述比较详细，如果将原文的脉象对照起来看，则说明血痹病有轻重的不同，其轻者脉象关上小紧，为邪浅病轻；其重者脉象尺中小紧，为邪深病重。

（247方）黄芪桂枝五物汤方

黄芪桂枝五物汤，由桂枝汤去甘草，倍生姜，加黄芪组成。方中黄芪，桂枝益气通阳；芍药养血和营；生姜、大枣调和营卫。五药相合，温、补、通、调并用，共奏益气温阳、和营通痹之效。本方旨在温通阳气、调畅营血，故去甘草之缓，倍生姜之散，使微邪去则血痹自通。

血痹病其病之本为气血不足，其病之标为邪气侵袭，在治疗则应标本兼顾。血痹的治疗因病情而异，轻证针刺局部，引动阳气，使阳通营运而血痹自愈；重证当服黄芪桂枝五物汤，温阳行痹，其效益彰。

血痹病机为气血不足，导致外邪侵袭，既然气血不足，为什么不用气血双补法扶正祛邪？血痹乃形气不足之症状，虽病机属于血行涩滞，但究其主因，则由气虚感邪之后而致血行不畅，此时若用滋柔之品，气血并补，一则碍邪，一则滞气，不但不能通痹，反而使血滞加剧，故宜补气以行血，气行则血行，用温煦以补虚，如果气血双补，不但不能达到补气行血之用，而且会使气血更加痹阻。

男子平人，脉大为劳，极虚亦为劳。（804）

①男子平人："男子"，古人认为肾为先天之本，主藏精，精气耗损是导致虚劳的主因，故称男子，"平人"，外表好像无病，其实内脏气血已经虚损之人。男子平人，是指男人外貌平和无病态。

②脉大为劳：脉大的脉象是脉体粗大而无力，为有形于外而不足于内的脉象，多因恣情纵欲，阴精耗损，阴不潜阳，虚阳上浮所致。

③极虚亦为劳：脉极虚，是轻按则软，重按则极无力，是因精气亏损，阳气内虚，鼓动无力所致。

讲析

本条以脉大、脉极虚概括虚劳病的主要脉象，作为论述虚劳病的开端。脉大与脉极虚，虽然脉象不同，都是虚劳病的脉象。从生理差异而言，男子以精气为主，女子以阴血为重，故以房劳、劳倦等内伤精气为主的虚劳病，在男子居多，此是大略之词，不可拘泥。平人，本意是健康之人，但这里示意内损之病早期可无明显外兆，提示脉象对于虚劳诊断的重要性。由于古代病所谓以房劳伤肾者居多，故以"男子"二字冠首，并非虚劳全是男子为患，女子亦然。

原文

男子面色薄者，主渴及亡血，卒喘悸，脉浮者，里虚也。（805）

直释

①男子面色薄者：男子面色薄是阴精营血亏损不能外荣于面而见面色淡白无华之象。

②主渴及亡血：主，着重的意思；渴，即失津，失津者肌肉枯瘦；亡血，即失血，失血者颜面萎黄或淡白，两者统称阴虚。

③卒喘悸：肾阴虚则肾精亏损而不能纳气，心阴虚则心血亏耗而不能养心，所以稍一活动，突然气喘心悸，此为气不摄纳、阴血损耗的缘故。

④脉浮者：脉呈浮象，为阴精耗于内，阳气浮于外的脉象。

⑤里虚也：此脉浮为脉浮大无力，为精血内夺、阴虚阳浮之象，故仲景曰"里虚也"。

讲析

本条望色"面色薄"是虚劳病常见的面色，"卒喘悸"是虚劳病常见的症状，"脉浮"是虚劳病常见的脉象。这些色、证、脉发生在失津、失血所致的久病或大病未复之后，属于虚劳病；若见于新病、急病之中，比如突然大出血之后，出现面色白、卒喘悸、脉浮则不属虚劳的范围，因此临床与病史合参，才能做出准确的诊断。

原文

男子脉虚沉弦，无寒热，短气里急，小便不利，面色白，时目瞑，兼衄，少腹满，此为劳使之然。（806）

直释

① 男子脉虚沉弦：男人脉呈沉弦无力之象，乃气血两虚之征。

② 无寒热：既不兼有恶寒发热的外感证，又不兼有阴虚内热、阳虚外寒的内伤证，故没有恶寒发热的症状。

③ 短气里急：肾气虚不能纳气深入，则呼吸短促，腹中拘急不舒。

④ 小便不利：肾气虚不能化气，膀胱气化不行，水湿蓄结于膀胱，故小便不利。

⑤ 面色白，时目瞑：气血不足，内不得濡养，外不得营润，所以面色淡白无华，时而两目视物不清。

⑥ 兼衄：气虚不能统摄血液，血溢出于络脉，故兼鼻孔出血。

⑦ 少腹满：水湿蓄结于膀胱，则少腹胀满。

⑧ 此为劳使之然：上述脉证因虚所致，因劳而得，故属于虚劳病的脉证。

讲析

本条画龙点睛之处在于"无寒热"一证，不仅指无恶寒发热的表证，亦指无阴虚内热、阳虚外寒的内伤证，因为本条脉证与表证相似之处少，却与阴阳两虚证相似者多，故本条脉证属于气血两虚证。

原文

劳之为病，其脉浮大，手足烦，春夏剧，秋冬差，阴寒精自出，酸削不能行。（807）

① 劳之为病：劳损所致的病证。

② 其脉浮大：人身的阳气，若在频繁过度疲劳的情况下，使阳气不内敛而外张，虚阳亢盛，导致阴精耗损，肾精虚损，阴虚则失去维系阳气的功能，阳气不复潜藏，势必浮张，而外鼓于脉道，故脉呈虚浮阔大无力之象，仲景称为"其脉浮大"。

③ 手足烦：心主阴血，肾藏阴精，手足心分别为手厥阴心包经、足少阴肾经所过，阴虚生内热，内热循心包经的劳宫穴而热灼于手心，循肾经的涌泉穴而热灼于足心，故手足心时感灼热，甚则烦恼亦可兼见。

④ 春夏剧：遇到春夏生发季节，阳气泄越的时候，阳气外浮则阴愈虚，阴虚内热之体，遇气候温热则增剧，故仲景曰"春夏剧"。

⑤ 秋冬差：遇到秋冬收藏季节，阳气伏敛的时候，阳气潜藏而阴得助，阴虚内热之体，遇气候寒冷则减轻，故仲景曰"秋冬差"。

⑥ 阴寒精自出：肾阳虚弱，不能温煦，精关不固，肾精不能内守，故前阴部觉冷，每每不必交媾而精液不由自主地流出。

⑦ 酸削不能行：肾藏精而主骨，精虚则肾虚，肾虚则骨弱，故两下肢逐渐酸楚消瘦，行走艰难。

本条冠首"劳之为病"，指出劳损为本证的病因，属于阴虚，其转归，或增剧，或减轻，与季节有关，说明疾病与自然气候转变的密切关系，即气候的变化，关系到疾病的转归与预后，因此临床实践须注意到这一点。

男子脉浮弱涩，为无子，精气清冷。（808）

① 男子脉浮弱涩：本条以男子脉浮弱开端，即，浮脉呈浮大无力，为虚阳不潜，精气不敛之象；弱脉柔软无力，乃肾阳不足，阳衰不振之兆；涩脉往来涩滞而不流利，为阴精衰少，气血亏耗之征。见此诸脉者为

内衰的肾阳不能温养已损的精血所致。

②为无子：遗泄频繁，为失于摄养而因虚成劳之候，阴阳精气皆为不足，故虽能交合而无生育能力。

③精气清冷：这是因为阳衰而生机不足，精液稀薄而清冷的缘故。

脉虚软无力而涩滞，精液稀薄而清冷，为不能种子授胎之证，临床所见，女子两尺脉微涩者，亦属无子之象，故不独男子为然。

失精家，少阴脉弦急，阴头寒，目眩，发落，脉极虚芤迟者，为清谷，亡血，失精；脉得诸芤动微紧者，男子则失精，女子则梦交，桂枝龙骨牡蛎汤主之，天雄散亦主之。（809）

①失精家：不因性生活而精液遗泄，称为"遗精"，其中因梦淫而精液遗泄，名为"梦遗"，女子又称"梦交"；无梦而精液遗泄，甚至清醒时精液滑泄，名为"滑精"，两者时或兼见，由于精液耗损太过，不仅阴虚，阳气亦因久泄而亏损，阴损及阳，阳失去阴的涵养，浮而不敛，阴失去阳的固摄，走而不守，阴阳不能相互维系，久泄不愈，故仲景统称为失精家。

②少阴脉弦急：少阴脉指足少阴肾脉而言，位于太溪穴处。太溪，太，大也；溪，指山间之流水。穴为足少阴之原穴，在足内踝后跟骨上动脉陷者中，为气血所注之处。足少阴经脉气出于"涌泉"，流经"然谷"，至此聚留而成大溪，故以为名。脉弦急，其脉的指感为脉管紧缩，挺然指下，绷直不移。少阴脉弦急，即肾脏阴精耗损，肾阳虚衰，阴不敛阳之候。

③阴头寒：由于房室过度，遗泄频繁，精液耗损太甚，渐渐阴耗及阳，肾阳亦随阴精亏虚而耗损，致成阴阳两虚，不能相互维系，下焦失去了气的温煦，故龟头发凉。

④目眩，发落：肝之窍为目，为五脏六腑之精气所注，肾之华在发，

发乃血之余，精衰血少而不能上荣头目，则两目昏花、头发脱落。

⑤脉极虚芤迟者：寸口脉象为极虚芤迟，即其脉象轻取浮大虚软无力，按之中空虚极而缓慢，揭示了阴阳两虚。

⑥为清谷，亡血，失精：这种脉象既可见于下利清谷，亡失血液，又可见于精液遗泄。因为下利清谷为阳虚不运，利久则可伤阴；亡血可使阴血消亡，日久也可伤阳，最后都可使阴阳两虚，因此也可同失精一样，都会出现极虚芤迟之脉。

⑦脉得诸芤动微紧者：仲景言"脉得诸芤动微紧者"，是重申失精家的寸口脉象，其脉象轻取浮大，虚弱关上如豆动摇，按之无力而稍微拘急，这种脉象不仅男子可见，女子亦可见，同样揭示阴阳两虚。

⑧男子则失精：精液久泄，不仅阴虚，阳气亦因久泄而亏损，阴失阳固，走而不守，所以称"男子则失精"。

⑨女子则梦交：阳失阴涵，浮而不敛，则女子睡梦中与人性交。

⑩桂枝龙骨牡蛎汤主之，天雄散亦主之：轻者应当用桂枝龙骨牡蛎汤治疗，重者应当用天雄散治疗。

方释

（248方）桂枝龙骨牡蛎汤方

桂枝龙骨牡蛎汤由桂枝汤加龙骨、牡蛎组成，方中桂枝、芍药辛通酸敛，调和阴阳；生姜、大枣、甘草同用，能调营卫、和脾胃，助气血之资生；龙骨、牡蛎能镇浮阳，敛阴精，固摄止遗。

异同

本证属阴阳俱虚，用养阴之法，则有增寒之害；用助阳之法，则有助火之弊。故仲景从调和阴阳入手，而用桂枝龙骨牡蛎汤以调谐阴阳，交通心肾。对卫表虚者，桂枝汤能调和营卫；气血虚者，桂枝汤能健中养血；阴阳虚者，桂枝汤能通阳和阴。盖桂枝汤辛甘能化阳，酸甘能化阴，故能调营卫、益气血、和阴阳；加龙骨、牡蛎以潜镇摄纳，使阳得固摄，阴得内守，则精不遗泄，失精乃愈。

第803条黄芪桂枝五物汤证与第809条桂枝龙骨牡蛎汤证，均属桂枝汤类方证：前者属阳气不足，阴血凝滞之证，以局部肌肉麻木不仁，甚至可有酸楚微痛的感觉为主证；后者属阴伤及阳的阴阳两虚证，以遗精，滑精，亡血，少寐多梦，心悸目眩，头发脱落，下利清谷，汗出，少腹拘急，前阴寒冷为主证。

方释

（249方）天雄散方

天雄散是补阳摄阴之方，方中：① 天雄为大热纯阳之品，能壮命门之阳；② 配桂枝助天雄壮阳补虚，以鼓动肾阳之气；③ 白术健脾培土以资精气化生之源；④ 龙骨收敛浮阳以固摄阴精。四药配伍，共奏壮阳摄阴，固精止遗之效。但方中天雄与桂枝为辛热温散之品，非阴阳两虚之失精者，均勿轻易使用。

异同

桂枝龙骨牡蛎汤证与天雄散证均属阴阳两虚证，前者为阴阳两虚，心肾不交，以失精、梦交、阴头寒为主证；后者为肾阳虚衰，精关不固，以失精、腰痛为主证，但阳虚程度较前者为重。

讲析

本条寸口脉极虚芤迟，说明不同病证，虽然症状不同，因病机相同，故可见相同的脉象，因此临证不可一见某脉便言某证；仲景并引出脉芤动微紧，示意同一种病证，可见不同的脉象，如失精，既可见少阴脉弦急，又可见寸口脉极虚芤迟，或寸口脉芤动微紧，因此临证不可一见某证便言是某脉。

原文

男子平人，脉虚弱细微者，喜盗汗也。（810）

直释

① 男子平人：男子外貌无明显病态，其实内脏气血已经虚损的人。

② 脉虚弱细微者：此处仲景将虚弱细微四脉并举：虚脉无力之甚者为弱脉，弱脉无力之甚者为微，皆为按之无力而言，细脉脉道狭小细软，软弱无力不如弱脉微脉之甚。即，脉象浮大无力，不任重按者，为虚脉；

脉象沉细而软，重按之乃得，为弱脉；脉细如线，应指明显者，为细脉；脉象极细而软，似有似无，为微脉。在临床中不一定同时出现四脉，意在揭示阴阳俱虚的病机。

③ 喜盗汗也：喜，容易的意思；盗汗，睡后汗出，醒来汗止，有如偷盗之行止，称盗汗。此为阳虚失于外固，阴虚不能内守，卫外之阳气不交于内守之阴分，以致外泄而不敛，所以容易盗汗。

`讲析`

本不是虚劳，但若失治也可以转成虚劳，仲景在此提出虚弱细微并见的脉象，易于盗汗，予意及早调治，以免发展成劳，也是预防疾病于早期治疗的一个很好的提示。

`原文`

人年五六十，其脉大者，病痹挟背行，若肠鸣，马刀挟瘿者，皆为劳得之也。其脉小沉迟者，病脱气，疾行则喘喝，手足逆寒者，亦劳之为病也。（811）

`直释`

① 人年五六十：当人到了五六十岁的时候，阳气与阴血已衰，其脉本应缓弱反而呈浮大无力之象。

② 其脉大者：如果诊其脉大，浮取无论有力无力，都是病态反映。

③ 病痹挟背行：病痹，指麻木感；挟背行，沿着脊柱两旁而行。人到五六十岁，肾气已衰，脉应缓弱，如果见脉大，则是劳伤精气所致。由于精气虚衰，虚阳外浮，故脉浮大无力，多系虚损之兆，但必伴有虚劳之征，督脉行身之后，精气不足而渐衰，气虚不能温煦，血少失于濡养，则督脉失养，其脊柱两旁感觉麻木不适，仲景称为"病痹，挟背行"。

④ 若肠鸣：若，连词，或者之意；肠鸣，本是胃肠道的一个症状。人到五六十岁，其脉大而迟软无力，是脾肾阳虚失于温运，寒湿内盛，搏击于肠壁而沥沥作响声，若伴见劳损之征兆者，乃属于虚劳的范畴。

⑤ 马刀挟瘿者：马刀，长形蚌名，因形似马刀，故名；瘿，同缨，缨帽而有带，结于项间，颈旁因是结缨之处，故名挟瘿。马刀挟瘿与年龄

老幼无关，多见于儿童或青年人，若人到五六十岁，患马刀挟瘿，为肝肾不足，阴虚火旺，火热灼津，炼津成痰，痰火搏结所致，是虚劳病的症状之一。结核生于腋下名马刀，结核生于颈旁名挟瘿，两者相互联系，统称瘰疬，即现代医学所称的颈腋部淋巴结结核。

⑥ 皆为劳得之也：都是因为虚损劳伤所致。

⑦ 其脉小沉迟者：如果诊其脉小、沉取缓慢者亦是病态反映。

⑧ 病脱气：当人到了五六十岁的时候，阳气极度虚衰所致的气损欲脱的病证，仲景称为"脱气"。

⑨ 疾行则喘喝：肾阳虚衰，肾不纳气，肾气不足，摄纳无权，动则耗气，所以稍一动作或行走略快，便气喘吁吁，张口呼吸。

⑩ 手足逆寒者：阳虚则寒，四肢为诸阳之末，阳气不能达于四末，四肢失去阳气的温煦，则手足逆冷。

⑪ 亦劳之为病也：这也都是由于劳伤精气所致。

讲析

本条画龙点睛之处在于两个"其脉"、两个"病"字，列举"其脉大者""其脉小沉迟者"；列举四证为病痹侠背行，肠鸣，马刀挟瘿，脱气。四证主要责之于脾肾两虚，但亦与肺有关，且从仲景描述的病证特点来看，其发病过程是由肾虚累及于脾，并波及于肺，可见诸脏之间不仅生理上相互资生，而且病理上亦相互影响。这些症状虽然表现不一，但皆因劳伤精气所致，仲景言"皆为劳得之也""亦劳之为病也"，所以临床应当全面审察疾病病机，针对病机而正确辨证治疗。

原文

虚劳里急，悸，衄，腹中痛，梦失精，四肢酸疼，手足烦热，咽干口燥者，小建中汤主之。（812）

直释

① 虚劳里急：冠首"虚劳"二字，乃阳损及阴，阴阳两虚的虚劳病；里急指自觉腹部拘急不适，但按之不硬，多由阳虚不能温煦经脉所致。即，虚劳病人，腹部拘急不适。

②悸：阴阳俱不足，气血皆亏乏，心营不足而心失养，则心悸。

③衄：阴虚不能与阳协调，阴虚生热，虚热上炎外浮，灼伤络脉，则衄血。

④腹中痛：阳虚不能与阴协调，阳虚生寒，内脏失于温煦，则腹中痛。

⑤梦失精：阳虚不能摄阴，阴虚不能内守，精关不固，加之虚热扰动心神，故梦失精。

⑥四肢酸疼：气血虚衰，肌体失去阳气阴血的充养则四肢酸疼。

⑦手足烦热：阳热外泛，则手足烦热。

⑧咽干口燥者：灼津耗液，则咽干口燥。

⑨小建中汤主之：应当用小建中汤治疗。小建中汤证为阴阳两虚，寒热错杂之证，属于阳虚累及于阴，故其多偏重于脾胃虚弱的症状，小建中汤虽用于阴阳两虚之证，但该方总属甘温之剂，对于中气不建，阳虚偏重者，用之较为适宜；如果阴阳两虚而偏重于阴虚，虚热征象突出者，则不宜使用本方。

异同

第812条小建中汤证与第248条桂枝龙骨牡蛎汤证相比，均属阴阳两虚，皆用甘温之品，以调和阴阳，然小建中汤证为阳损及阴，而桂枝龙骨牡蛎汤证是阴损及阳，两者各有侧重，但偏于阳虚则相同；假若偏于阴虚，而见舌红、脉细数者，则甘温一法非所宜也。

第812条小建中汤证、第584条大建中汤均属中焦虚寒证，小建中汤证由阴阳两虚、寒热错杂而成，以里急、腹中痛等阳虚内寒之象，以及手足烦热、咽干口燥等阴虚内热之象为主证；大建中汤证属脾胃阳衰，中焦寒盛，以腹中寒痛，呕不能食，有物突起，如见头足，痛不可近为主证。

讲析

人生有形体，离不开阴阳的变化，人体的阴阳相互维系，在生理上相互依存，在病理上相互影响，阴阳协调，则安然无恙，阴阳失调，则百病生焉。由于人体阴阳的偏盛偏衰，可以产生偏寒偏热的病理变化，当阴阳两虚时，就会出现寒热错杂之象。虚劳的发生，有阴虚、阳虚的不同，其发展变化，往往阴虚及阳，或阳虚及阴，从而导致阴阳两虚之候。

本条症状的产生，究其原因，皆源于脾胃虚损，因为脾为后天之本，气血生化之源，以恢复斡旋阴阳升降之机，俾寒热错杂之证渐平，阴阳趋于和调。对于脾胃虚衰，气血不足，内生寒热，阴阳失调的虚象，若补阳气有损阴血之生，若滋阴血又有碍阳气之长；祛寒又恐助虚热，清热又惧敛寒，在此阴阳两虚之际，攻补两难。须用甘温之品，振奋脾胃阳气，待到阳气恢复气血生化有源，则气血充足，阴阳两虚就能得到补充而达到协调，当阴阳协调之后，寒热错杂之象就可以随之自愈，故仲景以调和阴阳为治，制小建中汤甘温建中，调补脾胃，因为辛甘合以养阳，酸甘化合以育阴，建运中气，平调阴阳，恢复脾胃的健运功能，脾胃得健，则营养增加，化源充足，气血自生，中气恢复，则偏寒偏热诸证除矣。

原文

虚劳里急，诸不足者，黄芪建中汤主之。（813）

直释

① 虚劳里急：虚劳病人，腹部拘急不适。

② 诸不足者：概括了本证的病机为气血阴阳皆不足。

③ 黄芪建中汤主之：用小建中汤加补中益气的黄芪，体现了本证不仅阴阳两虚，而且以气虚为甚的特点，所以本证必具有少气、自汗、身重体倦、脉虚等气虚偏重的表现，故于甘温建中，调补阴阳的小建中汤中再加黄芪，以增强其补益中气、甘温缓急之功，使中气恢复，脾胃健运，气血充足，阴阳自然调和，各种症状自除。

鉴别

属阴阳两虚者，计有第 809 条桂枝龙骨牡蛎汤证、第 812 条小建中汤证、第 813 条黄芪建中汤证三证：

桂枝龙骨牡蛎汤证为肾阴不足，阴损及阳的阴阳两虚，故临床以目眩发落，阴头寒，失精、梦交为主证，用桂枝龙骨牡蛎汤调和阴阳，潜镇摄纳。

小建中汤证为中阳不足，阳损及阴的阴阳两虚，故临床以里急腹痛，悸衄，梦失精，四肢酸痛，手足烦热，咽干口燥为主证，用小建中汤温中补脾，调和阴阳。

黄芪建中汤由小建中汤加黄芪组成，本证除属气血阴阳皆不足，尤以气虚为甚，除可见到小建中汤证的症状外，尚具少气自汗，倦怠乏力，身重，或不仁，脉虚大等气虚症状，用黄芪建中汤益气温中，调和阴阳。

复言之，桂枝汤加味治虚劳病者有三：① 桂枝汤加龙骨、牡蛎，为桂枝龙骨牡蛎汤；② 桂枝汤加胶饴，为小建中汤；③ 桂枝汤加胶饴、黄芪为黄芪建中汤。

桂枝汤本为辛甘以化阳、酸甘以化阴，调和营卫之剂；加龙骨、牡蛎，取其潜镇摄纳，以治阴损及阳的虚劳病；加胶饴，取其建立中气，以治阳损及阴的虚劳病；加胶饴、黄芪取其调补中外两虚，以治诸不足的虚劳病。仲景以桂枝汤加味，意在增强甘温补中缓急之效。

方释

（250方）黄芪建中汤方

黄芪建中汤，由小建中汤加黄芪组成，若诸虚之候，泄阴则阳脱，补阳则阴竭，当用甘温之剂，建立中气，以调内外之虚损，而缓其里急，因急者缓之必以甘，虚者补之必以温，故用小建中汤加黄芪，以补其不足，缓其拘急。

方中黄芪为补气扶弱之品，具有收、散的两重性，为益气的首选药物，黄芪得胶饴，则甘温以益气；黄芪得桂枝，则温阳以化气；黄芪得芍药，又有益气和营之效；芍药、胶饴甘温酸相合，扶阳和阴，不极于偏；桂枝、甘草、芍药相合，调和全身之营卫；生姜、大枣和胃中之阴阳。七药相互配伍，既能生化气血，源泉不竭，又能从阴引阳，从阳引阴，使阴阳恢复到阴平阳秘的有序状态，而令"虚劳里急，诸不足"之各证悉除。

加减

黄芪建中汤建立中气而治中外两虚，其功优于小建中汤，故仲景为"诸不足"而设，但重点也是调理脾胃。方后注加减者为：

若因阴气不能温煦，寒饮上逆，聚湿生痰，致成呼吸短促，胸部满闷，加生姜以散寒饮而宣阳气。

若湿滞中焦，运化失常，致成腹部胀满，去大枣之滞腻，加茯苓以淡渗利湿，则腹满消矣。

若脾胃虚弱，肠道失润，致成大便秘结，去大枣之滞腻，加苦泄辛散的枳实，宽中消痞，则虚秘除矣。

若肺虚不能布津而生痰者，加半夏以燥湿化痰，使痰湿去，而肺气不足得以渐复矣。

讲析

本条叙证过简，仅言里急一证，未言具体脉证，但根据所用方剂黄芪建中汤系由小建中汤加黄芪组成，可以推测，其症状除"里急"外，必具有小建中汤的各种见证："悸，衄，腹中痛，梦失精，四肢酸疼，手足烦热，咽干口燥"。仲景用"诸不足者"一语概括之，此是以方略证省文法。

原文

虚劳腰痛，少腹拘急，小便不利者，肾气丸主之。（814）

直释

① 虚劳腰痛：久虚劳损，耗伤肾阴肾阳所致，非外感风寒湿所致的实证腰痛，所以肾虚是产生虚劳腰痛的原因所在。

② 少腹拘急：肾阳虚弱、温煦不足，内生虚寒，寒性收引，故少腹拘急。

③ 小便不利者：肾与膀胱相表里，肾阳虚衰，不能正常化气行水，膀胱之气不化，水停于内，则小便不利。

④ 肾气丸主之：用肾气丸助阳之弱以化水，滋阴之虚以生气，阳生阴化，气化以行，肾阳振奋，气化复常，则诸证自愈。

鉴别

第814条"少腹拘急"一证与第812条小建中汤证"虚劳里急"、第813条黄芪建中汤证"虚劳里急"，三者虽颇相近似，但病变部位不同，小建中汤证、黄芪建中汤证的"里急"在大腹，重点在脾；本证的"拘急"在少腹，主要在肾。三者皆有腹部症状，因为病变部位不同，故治法亦各有侧重。

方释

（251方）肾气丸

方名肾气，即温肾化气之意，本方用少量的温阳药于滋阴药中，取其从阴引阳，少火生气之意。仲景立此方之意，不在峻补，而在微微生火，使其阴阳协调，肾气自健，故以"肾气"名之。方中地黄滋阴补肾，益髓填精，为补益阴血之上品，乃补肾之要药；薯蓣（山药）健脾气，益肾精；山茱萸补肝肾，涩精气；加入少量桂枝、附子辛热之品，意不在峻补肾火，而在于温肾助阳，鼓舞肾气，桂附与地黄相伍，一阳一阴，阳得阴生，阴得阳化，阴阳相济，则生化无穷。泽泻、茯苓渗湿泄浊，通调水道，并防滋阴药之腻滞；牡丹皮清泄肝火，既监桂附之燥热，又制虚阳之浮动。

泽泻、茯苓、牡丹皮三药与地黄、薯蓣、山茱萸三药配伍，补中寓泄，温而不燥，滋而不腻，补而不滞，具有阴阳并补，侧重于补阳的特点，肾阳为阴中之阳，欲补肾阳，必于阴中求阳，才能生生不息，阴阳兼顾，相互为用，使肾之阴阳水火各得其平，而无偏盛之候也。本方将滋阴药与温阳药配伍，体现了滋阴化气，温阳利水的治疗方法，即，肾阳有亏则益火之源以消阴翳，肾阴内夺则壮水之主以制阳光。

讲析

腰痛为肾病的主证，肾居于腰部左右各一，所以腰为肾之府。肾为水火之脏，为先天之本，为真阴真阳寄托之所，若肾发生病变，外应于腰部，故腰痛多属肾病。腰痛出现在多种疾病的病变过程中，是指腰部疼痛为主要症状的一类病证，腰痛可表现腰部之一侧，或两侧，或腰脊当中疼痛，也可与背、腿之部位疼痛交叉合并出现，称为腰背痛，腰腿痛等。

原文

虚劳，虚烦不得眠，酸枣仁汤主之。（815）

直释

① 虚劳：肝阴不足所致的虚劳病。

②虚烦不得眠：所谓虚烦，是相对于内热烦躁而言，即，指非有形之实邪为患，而是无热而烦，虽烦扰不安，但审其无口渴，发热等证，心中扰乱，郁郁而不宁也；不得眠是不能合目入睡，或睡后恍惚而易醒，这是肝阴不足，心血亏虚所致。

③酸枣仁汤主之：治当滋阴补虚，养血安神，清热除烦，方用酸枣仁汤。

鉴别

第815条酸枣仁汤与第381条栀子干姜汤同治"虚烦不得眠"之证，但其兼证及其病机有异，故仲景言前者主治"虚劳，虚烦不得眠"，兼见情绪激动，头目晕眩，舌红少苔，但病机为肝阴不足，心血亏虚，虚热内生所致的虚证；后者主治"发汗吐下后，虚烦不得眠，若剧者，必反复颠倒，心中懊憹"，兼见胸脘痞塞而按之濡软，其病机为外感热病汗吐下后，有形之实邪已去，而余热留恋未尽，留扰胸膈所致的虚证。故两者不能相提并论，临床宜注意辨别。

方释

（252方）酸枣仁汤方

方中酸枣仁味酸色赤入肝心两经，补肝阴养心神，重用之为主药；辅以川芎辛温芳香，性善走散，开气郁，行气活血，条达肝气，与酸枣仁相伍，酸收辛散，相反相成，养血调肝，疏达肝气安心神；知母滋阴清热，润燥除烦，且能缓和川芎之燥；茯苓健脾宁心，协助酸枣仁安神；甘草既能补益中气，助气血生化之源，又能缓急，与酸枣仁酸甘合化，养肝阴，敛浮阳，并能和缓川芎之辛燥，防其疏肝泄气。全方具有养血安神，清热除烦之效。

讲析

合目曰眠，眠而无知曰寐。人寐则魂藏于肝，肝阴充足，魂归其宅则能寐，若肝阴不足，魂不归于宅或不安于宅，则不得眠。肝阴虚则心血亦亏，阴虚生内热，虚热内扰心神，心神被扰，神难守舍，亦不得眠，所以本条不得眠的主因在肝，亦涉及于心，皆由阴虚所致。

原文

五劳虚极羸瘦，腹满不能饮食，食伤、忧伤、饮伤、房室伤、饥伤、劳伤、经络荣卫气伤，内有干血，肌肤甲错，两目黯黑。缓中补虚，大黄䗪虫丸主之。（816）

直释

① 五劳：五种过度的疲劳对人体的损伤：过度的目视可以伤血，过度的卧眠可以伤气，过度的坐着可以伤肉，过度的站立可以伤骨，过度的行走可以伤筋，这就是所谓五劳所伤，即过度的目视、卧眠、坐着、站立、行走可以损伤血、气、肉、骨、筋。

② 虚极：五种劳伤虚到严重程度，气血亏损，形体失养，则出现一定体征。

③ 羸瘦：由于劳伤虚极，气血亏损，血亏无以营养肌肉，虚弱到极点，则形体羸弱瘦削。

④ 腹满不能饮食：久病脾胃运化失常，脾气衰则腹满，胃气竭则不能饮食。

⑤ 食伤、忧伤、饮伤、房室伤、饥伤、劳伤：形成这些症状的原因，多由饮食不节，忧伤过度，饮酒过量，房室过度，过度饥饿，过度疲劳所致。

⑥ 经络荣卫气伤：由于饮食、情志、房室、劳倦等各种伤害，导致五脏气血亏损，久虚未复，经络的营养，营卫的循行，气血的运行，皆受到影响而壅遏，因而产生瘀血内停。

⑦ 内有干血：内停的瘀血，日久瘀积已甚，瘀血不去则新血不生，如此交互为用，则五劳虚极，内有干血之证即成。

⑧ 肌肤甲错：虚劳日久不愈，脏腑虚损，精血内夺，营卫气血运行不畅，气机郁滞，血行障碍，渐致形成瘀血，瘀血内停，影响新血的生成，肌肤失其营养，则肌肤粗糙干枯，如鱼鳞交错之状，又似龟甲之皱纹。

⑨ 两目黯黑：血结于内，不能上濡于目，则两眼眶周围颜色黯黑。

⑩ 缓中补虚：是虚劳夹瘀证候的一种治法，对虚中夹实的虚劳病，采取攻补兼施，峻剂缓服，以祛瘀为主，佐以扶正之品，达到扶正不留

588

瘀，祛瘀不伤正的目的。

⑪ 大黄䗪虫丸主之：治宜祛瘀生新，缓中补虚的大黄䗪虫丸。

鉴别

第816条大黄䗪虫丸证与第429条抵当汤证均属瘀血内结证，前者是属五劳虚极，瘀血内停，为虚中夹瘀，证以羸瘦腹满，肌肤甲错，两目黯黑为主证；后者是瘀热郁蒸，邪气固结，正气未损，属实热证，以发狂，少腹硬满，健忘，便硬而黑，或秘结不通，消谷善饥，身黄为主证。

方释

（253方）大黄䗪虫丸方

方中大黄苦寒活血通经，有逐瘀生新之功；䗪虫咸寒能搜剔通络，有开瘀散结之效，故以两药为主；伍虫类吸血之物的水蛭、虻虫、蛴螬以助䗪虫活血搜络化瘀；合消癥散瘕的干漆、桃仁以增强大黄祛瘀阻、通血闭之力；地黄、芍药、甘草滋阴养血，益气和中，可佐破血之药而使正气不伤；使之杏仁利气润燥，以利瘀血之消散；配黄芩以清其郁热；酒服以行其药势，丸则药效徐缓。诸药相合，消中有补，寓补于消，药虽猛峻，以丸缓治，使瘀去新生，气血渐复，为治干血劳之良剂，缓图以冀获效。虽然本方总属破血逐瘀之剂，无瘀者忌用；若属妇女子宫肌瘤，在出血时，暂停服用；再则服药期间可有稀便，但服之日久，即可消失；长期服用，无明显副作用。

讲析

本条为虚劳兼夹干血证，仲景言病因为："食伤、忧伤、饮伤、房室伤、饥伤、劳伤"；仲景言病机为："五劳虚极""经络荣卫气伤，内有干血"；仲景言症状为："羸瘦，腹满，不能饮食"，"肌肤甲错，两目黯黑"；仲景言治法为："缓中补虚"；仲景言汤方为："大黄䗪虫丸"，本方祛瘀诸药，既有大黄、桃仁等植物药通腑行瘀，又集多种虫类药于一方，盖死血凝于隧络，非虫类搜剔难除，这对后世虫类药的应用有一定启发。

女劳，膀胱急，少腹满，身尽黄，额上黑，足下热，其腹胀如水状，大便溏而黑，腹满者难治，硝石矾石散主之。（817）

直释

① 女劳：与女性纵欲过度，即房劳太过致成的劳伤。

② 膀胱急：房劳过度，肾精亏虚，阴损及阳，阳虚于内，膀胱失于温养，则膀胱拘急。

③ 少腹满：肾虚，膀胱之气不利，湿浊蓄留，导致少腹胀满。

④ 身尽黄：湿浊不得外泄，泛溢外渗肌肤，则全身发黄。

⑤ 额上黑：肾虚，虚火循膀胱经脉上炎，虚火熏蒸，与血相搏，气血不能外荣，瘀血凝滞于额部，则额部呈黑色。

⑥ 足下热：阴虚不能潜阳，虚阳外浮，则足心发热。

⑦ 其腹胀如水状：脾虚生湿，湿浊与瘀血交相阻滞，但并非有水积聚，即，水气引起的腹胀满，是腹皮按之如囊；女劳引起的腹胀满，是腹皮按之绷急，"如水状"，是指其外形似水气，其实不是水气，而是瘀血所引起，故腹部胀满如腹水之状。

⑧ 大便溏而黑：纵欲伤肾，阴精亏损，久耗及脾，脾不健运，则时见大便稀溏；肾虚生热，虚热灼伤脉络，阴络被伤，血液内溢而渗于肠腑，故大便色黑。

⑨ 腹满者：腹满者是对"其腹胀如水状"的重申，表示病至后期，肾不主水，脾不运湿，湿浊与瘀血搏结停聚，故令腹部胀满。

⑩ 难治：女劳兼夹瘀血，乃为肾虚及瘀浊阻滞之候，此时正亏邪盛之时，扶正则助邪，使腹部胀满加重，祛邪则伤正，使正气不支，此属脾肾俱败之兆，故较为难治。

⑪ 硝石矾石散主之："难治"不等于不能治，故用硝石矾石散消瘀逐浊，以观后效。

鉴别

第817条硝石矾石散证与第572条大黄硝石汤证，均有身黄或腹满，或便溏，但大黄硝石汤证的身黄是色泽鲜明而面目皆黄，病属瘀热内结，热盛里实的湿热证，故腹满，便秘；而硝石矾石散证是属脾肾亏虚，色欲伤肾与瘀血互结日久所形成的女劳证，故膀胱急，手足心发热，身黄，便溏而色黑，并有额上黑的特点。

方释

（254方）硝石矾石散方

方中硝石苦咸性寒，入血分消瘀滞；矾石味酸性寒，入血分泄湿浊。两药合用共成逐瘀消浊之剂，使瘀滞从大便排泄，故大便色黑，使湿浊从膀胱通利，故小便色黄，即二石同用，导湿浊、泄瘀滞，从二便出。但因二石易伤脾肾，特别是体虚胃弱之人，服之易吐，所以用大麦粥汁送服，以减缓二石对胃黏膜的刺激，调养胃气，运行药力。

讲析

女劳之为病，乃色欲纵情过度，房劳伤肾耗精，兼夹瘀浊阻滞之谓也，证属虚中夹实。其见证仲景曰："膀胱急，少腹满，身尽黄，额上黑，足下热，其腹胀如水状，大便溏而黑"，其中以"额上黑""大便溏而黑"为其特有症状。

辨咳嗽水饮黄汗历节病脉证并治
第818—894条

原文

师曰：咳嗽发于肺，不专属于肺病也。五脏六腑感受客邪，皆能致咳。所以然者，邪气上逆，必干于肺，肺为气动，发声为咳。欲知其源，必察脉息。为子条记，传与后贤。（818）

直释

① 咳嗽发于肺：咳嗽发生于肺脏。

② 不专属于肺病也：不专属于肺病。

③ 五脏六腑感受客邪：五脏六腑淫受客邪。

④ 皆能致咳：都能引起咳嗽。

⑤ 所以然者：所以会这样。

⑥ 邪气上逆：客邪往上冲逆。

⑦ 必干于肺：必然干涉于肺脏。

⑧ 肺为气动：肺脏受邪可以动气。

⑨ 发声为咳：肺气冲逆作声而发为咳嗽。

⑩ 欲知其源：要想知道其病因。

⑪ 必察脉息：必须诊察其脉象。

⑫ 为子条记：老师为弟子记述其法。

⑬ 传与后贤：以传示后世学医的人。

讲析

咳嗽为肺系疾病常见的主要证候之一，指肺气上逆作声，咯吐痰液而言。咳嗽一证，虽属肺病，但五脏六腑功能失调，都能引起咳嗽，并且表现不同特征，为辨证奠定了理论基础。明代张景岳在总结前人经验的基础上，结合自己的临床实践，将咳嗽分为外感咳嗽与内伤咳嗽两类，这种分类方法，阐明了外感咳嗽与内伤咳嗽的病理过程，至今仍为临床所遵循。

原文

肺咳，脉短而涩。假令浮短而涩，知受风邪；紧短而涩，知受寒邪；数短而涩，知受热邪；急短而涩，知受燥邪；濡短而涩，知受湿邪，此肺咳之因也。其状则喘息有音，甚则唾血。（819）

直释

① 肺咳：肺咳证。

② 脉短而涩：脉象短涩，为气伤血阻。

③ 假令浮短而涩：若脉浮而短涩。

④ 知受风邪：知肺受风邪，因为肺咳之本脉，兼脉浮，浮则为风，故知风邪为患。

⑤ 紧短而涩：若脉紧而短涩。

⑥ 知受寒邪：知肺受寒邪，因为肺咳之本脉，兼脉紧，紧则为寒，故知寒邪为患。

⑦ 数短而涩：若脉数而短涩。

⑧ 知受热邪：知肺受热邪，因为肺咳之本脉，兼脉数，数则为热，故知热邪为患。

⑨ 急短而涩：若脉急而短涩。

⑩ 知受燥邪：知肺受燥邪，因为肺咳之本脉，兼脉急，急则为燥，故知燥邪为患。

⑪ 濡短而涩：若脉濡而短涩。

⑫ 知受湿邪：知肺受湿邪，因为肺咳之本脉，兼脉濡，濡则为湿，故知湿邪为患。

⑬ 此肺咳之因也：这就是致成肺咳的病因。

⑭ 其状则喘息有音：肺咳的症状为咳嗽气喘，呼吸有声。

⑮ 甚则唾血：甚至唾血。

肺咳治疗原则为：风邪宜解而祛之，寒邪宜温而散之，热邪宜凉而清之，燥邪宜滋而润之，湿邪宜燥而渗之。

原文

心咳，脉大而散。假令浮大而散，知受风邪；紧大而散，知受寒邪；数大而散，知受热邪；急大而散，知受燥邪；濡大而散，知受湿邪；此心咳之因也。其状则心痛，喉中介介如梗，甚则咽肿喉痹。（820）

直释

① 心咳：心咳证。

② 脉大而散：脉象大散，为气血俱衰。

③ 假令浮大而散：若脉浮而大散。

④ 知受风邪：知心受风邪，因为心咳之本脉，兼脉浮，浮则为风，故知风邪为患。

⑤ 紧大而散：若脉紧而大散。

⑥ 知受寒邪：知心受寒邪，因为心咳之本脉，兼脉紧，紧则为寒，故知寒邪为患。

⑦ 数大而散：若脉数而大散。

⑧ 知受热邪：知心受热邪，因为心咳之本脉，兼脉数，数则为热，故知热邪为患。

⑨ 急大而散：若脉急而大散。

⑩ 知受燥邪：知心受燥邪，因为心咳之本脉，兼脉急，急则为燥，故知燥邪为患。

⑪ 濡大而散：若脉濡而大散。

⑫ 知受湿邪：知心受湿邪，因为心咳之本脉，兼脉濡，濡则为湿，故知湿邪为患。

⑬ 此心咳之因也：这就是致成心咳的病因。

⑭ 其状则心痛：心咳的症状为咳嗽心痛。

⑮ 喉中介介如梗：咽喉像有物梗塞。

⑯ 甚则咽肿喉痹：甚至咽喉肿痛闭塞。

讲析

心咳治疗原则为：风邪宜解而祛之，寒邪宜温而散之，热邪宜凉而清之，燥邪宜滋而润之。湿邪宜燥而渗之。

原文

肝咳，脉弦而涩。假令浮弦而涩，知受风邪；弦紧而涩，知受寒邪；弦数而涩，知受热邪；弦急而涩，知受燥邪；弦濡而涩，知受湿邪；此肝咳之因也。其状则两胁下痛，甚则不可以转，转则两胠下满。（821）

直释

① 肝咳：肝咳证。

② 脉弦而涩：脉象弦涩，为气血俱阻。

③ 假令浮弦而涩：若脉浮而弦涩。

④ 知受风邪：知肝受风邪，因为肝咳之本脉，兼脉浮，浮则为风，故知风邪为患。

⑤ 弦紧而涩：若脉紧而弦涩。

⑥ 知受寒邪：知肝受寒邪，因为肝咳之本脉，兼脉紧，紧则为寒，故知寒邪为患。

⑦ 弦数而涩：若脉数而弦涩。

⑧ 知受热邪：知肝受热邪，因为肝咳之本脉，兼脉数，数则为热，故知热邪为患。

⑨ 弦急而涩：若脉急而弦涩。

⑩ 知受燥邪：知肝受燥邪，因为肝咳之本脉，兼脉急，急则为燥，故知燥邪为患。

⑪ 弦濡而涩：若脉濡而弦涩。

⑫ 知受湿邪：知肝受湿邪，因为肝咳之本脉，兼脉濡，濡则为湿，故知湿邪为患。

⑬ 此肝咳之因也：这就是致成肝咳的病因。

⑭ 其状则两胁下痛：肝咳的症状为咳嗽则两侧胁肋下疼痛。

⑮ 甚则不可以转：甚至痛得不能转侧。

⑯ 转则两胠下满：转侧则两胁下胀满。

讲析

肝咳治疗原则为：风邪宜解而祛之，寒邪宜温而散之，热邪宜凉而清之，燥邪宜滋而润之。湿邪宜燥而渗之。

原文

脾咳，脉濡而涩。假令浮濡而涩，知受风邪；沉濡而涩，知受寒邪；数濡而涩，知受热邪；急濡而涩，知受燥邪；迟濡而涩，知受湿邪；此脾咳之因也。其状则右肋下痛，隐隐引背，甚则不可以动，动则咳剧。（822）

直释

① 脾咳：脾咳证。

② 脉濡而涩：脉象濡涩，为湿滞血阻。

③ 假令浮濡而涩：若脉浮而濡涩。

④ 知受风邪：知脾受风邪，因为脾咳之本脉，兼脉浮，浮则为风，故知风邪为患。

⑤ 沉濡而涩：若脉沉而濡涩。

⑥ 知受寒邪：知脾受寒邪，因为脾咳之本脉，兼脉沉，沉则为寒，故知寒邪为患。

⑦ 数濡而涩：若脉数而濡涩。

⑧ 知受热邪：知脾受热邪，因为脾咳之本脉，兼脉数，数则为热，故知热邪为患。

⑨ 急濡而涩：若脉急而濡涩。

⑩ 知受燥邪：知脾受燥邪，因为脾咳之本脉，兼脉急，急则为燥，故知燥邪为患。

⑪ 迟濡而涩：若脉迟而濡涩。

⑫ 知受湿邪：知脾受湿邪，因为脾咳之本脉，兼脉迟，迟则为湿，故知湿邪为患。

⑬ 此脾咳之因也：这就是致成脾咳的病因。

⑭ 其状则右肋下痛：脾咳的症状为咳嗽则右侧肋下疼痛。

⑮ 隐隐引背：隐隐作痛，牵引肩背。

⑯ 甚则不可以动：甚至不可以转动。

⑰ 动则咳剧：一转动就会使咳嗽增剧。

讲析

脾咳治疗原则为：风邪宜解而祛之，寒邪宜温而散之，热邪宜凉而清之，燥邪宜滋而润之。湿邪宜燥而渗之。

原文

肾咳，脉沉而濡。假令沉弦而濡，知受风邪；沉紧而濡，知受寒邪；沉数而濡，知受热邪；沉急而濡，知受燥邪；沉滞而濡，知受湿邪；此肾咳之因也。其状则肩背相引而痛，甚则咳涎。（823）

直释

① 肾咳：肾咳证。

② 脉沉而濡：脉象沉濡，为湿阻水脏。

③ 假令沉弦而濡：若脉弦而沉濡。

④ 知受风邪：知肾受风邪，因为肾咳之本脉，兼脉弦，弦则为风，故知风邪为患。

⑤ 沉紧而濡：若脉紧而沉濡。

⑥ 知受寒邪：知肾受寒邪，因为肾咳之本脉，兼脉紧，紧则为寒，故知寒邪为患。

⑦ 沉数而濡：若脉数而沉濡。

⑧ 知受热邪：知肾受热邪，因为肾咳之本脉，兼脉数，数则为热，故知热邪为患。

⑨ 沉急而濡：若脉急而沉濡。

⑩ 知受燥邪：知肾受燥邪，因为肾咳之本脉，兼脉急，急则为燥，故知燥邪为患。

⑪ 沉滞而濡：若脉滞而沉濡。

⑫ 知受湿邪：知肾受湿邪，因为肾咳之本脉，兼脉滞，滞则为湿，故知湿邪为患。

⑬ 此肾咳之因也：这就是致成肾咳的病因。

⑭ 其状则肩背相引而痛：肾咳的症状为咳嗽则肩背互相牵引作痛。

⑮ 甚则咳涎：甚至咳吐痰涎。

讲析

肾咳治疗原则为：风邪宜解而祛之，寒邪宜温而散之，热邪宜凉而清之，燥邪宜滋而润之。湿邪宜燥而渗之。

原文

肺咳不已，则流于大肠，脉与肺同，其状则咳而遗矢也。（824）

直释

① 肺咳不已：肺咳日久不愈。

② 则流于大肠：大肠者，肺之腑，故肺咳日久不愈，则大肠受之。

③ 脉与肺同：大肠咳的脉象与肺咳的脉象相同。

④ 其状则咳而遗矢也：大肠咳的症状为咳嗽时粪便自遗。

讲析

凡病皆由阳入阴，由腑及脏，为病邪由浅至深之次第也。但大肠咳独云先脏后腑，以入腑为剧。五脏主血，六腑主气，外感之咳虽动气而气分未伤，入脏则气分之邪已伤血分，即成五脏之咳，久之乃正、邪二气交急，复自血分外出气分，气动作咳，其邪随气动而外攻，脏邪出腑，因成气血两伤之证，即五脏咳嗽日久不愈，就要传移于六腑，故咳嗽以入腑为剧。

原文

心咳不已，则流于小肠，脉与心同，其状则咳而失气，气与咳俱失也。（825）

① 心咳不已：心咳日久不愈。

② 则流于小肠：小肠者，心之腑，故心咳日久不愈，则小肠受之。

③ 脉与心同：小肠咳的脉象与心咳的脉象相同。

④ 其状则咳而失气：小肠咳的症状为咳嗽时排气。

⑤ 气与咳俱失也：排气与咳嗽同时发作。

讲析

凡病皆由阳入阴，由腑及脏，为病邪由浅至深之次第也。但小肠咳独云先脏后腑，以入腑为剧，五脏主血，六腑主气，外感之咳虽动气而气分未伤，入脏则气分之邪已伤血分，即成五脏之咳，久之乃正、邪二气交争，复自血分外出气分，气动作咳，其邪随气动而外攻，脏邪出腑，因成气血两伤之证，即五脏咳嗽日久不愈，就要传移于六腑，故咳嗽以入腑为剧。

原文

肝咳不已，则流于胆，脉与肝同，其状则呕苦汁也。（826）

直释

① 肝咳不已：肝咳日久不愈。

② 则流于胆：胆者，肝之腑，故肝咳日久不愈，则胆受之。

③ 脉与肝同：胆咳的脉象与肝咳的脉象相同。

④ 其状则呕苦汁也：胆咳的症状为咳嗽时呕吐胆汁。

讲析

凡病皆由阳入阴，由腑及脏，为病邪由浅至深之次第也。但胆咳的症状独云先脏后腑，以入腑为剧。五脏主血，六腑主气，外感之咳虽动气而气分未伤，入脏则气分之邪已伤血分，即成五脏之咳，久之乃正、邪二气交争，复自血分外出气分，气动作咳，其邪随气动而外攻，脏邪出腑，因成气血两伤之证，即五脏咳嗽日久不愈，就要传移于六腑，故咳嗽以入腑为剧。

脾咳不已，则流于胃，脉与脾同，其状则呕，呕甚则长虫出也。（827）

直释

① 脾咳不已：脾咳日久不愈。

② 则流于胃：胃者，脾之腑，故脾咳日久不愈，则胃受之。

③ 脉与脾同：胃咳的脉象与脾咳的脉象相同。

④ 其状则呕：胃咳的症状为咳嗽时呕吐。

⑤ 呕甚则长虫出也：呕甚则吐出蛔虫。

讲析

凡病皆由阳入阴，由腑及脏，为病邪由浅至深之次第也。但胃咳的症状独云先脏后腑，以入腑为剧，五脏主血，六腑主气，外感之咳虽动气而气分未伤，入脏则气分之邪已伤血分，即成五脏之咳，久之乃正、邪二气交争，复自血分外出气分，气动作咳，其邪随气动而外攻，脏病出腑，因成气血两伤之证，即五脏咳嗽日久不愈，就会传移于六腑，故咳嗽以入腑为剧。

原文

肾咳不已，则流于膀胱，脉与肾同，其状则咳而遗溺也。（828）

直释

① 肾咳不已：肾咳日久不愈。

② 则流于膀胱：膀胱者，肾之腑，故肾咳日久不愈，则膀胱受之。

③ 脉与肾同：膀胱咳的脉象与肾咳的脉象相同。

④ 其状则咳而遗溺也：膀胱咳的症状为咳嗽时同时遗尿。

讲析

凡病皆由阳入阴，由腑及脏，为病邪由浅至深之次第也。但膀胱咳的症状独云先脏后腑，以入腑为剧，五脏主血，六腑主气，外感之咳虽动气而气分未伤，入脏则气分之邪已伤血分，即成五脏之咳，久之乃正、邪二气交争，复自血分外出气分，气动作咳，其邪随气动而外攻，脏病出腑，因成气血两伤之证，即五脏咳嗽日久不愈，就会传移于六腑，故咳病以入腑为剧。

原文

久咳不已，则移于三焦，脉随证易，其状则咳而腹满，不欲食饮也。（829）

直释

① 久咳不已：各种咳嗽经久不愈。

② 则移于三焦：各种咳嗽，如经久不愈，则使三焦受病。

③ 脉随证易：其脉象随着证情而更易。

④ 其状则咳而腹满，不欲食饮也：三焦咳的症状为咳嗽，腹部胀满，不思饮食。

讲析

凡病皆由阳入阴，由腑及脏，为病邪由浅至深之次第也。但三焦咳的症状独云先脏后腑，以入腑为剧。五脏主血，六腑主气，外感之咳虽动气而气分未伤，入脏则气分之邪已伤血分，即成五脏之咳，久之乃正、邪二气交争，复自血分外出气分，气动作咳，其邪随气动而外攻，脏病出腑，因成气血两伤之证，即五脏咳嗽日久不愈，就会传移于六腑，故咳嗽以入腑为剧。

原文

咳而有饮者，咳不得卧，卧则气急，此为实；咳不能言，言则气短，此为虚；咳病多端，治各异法，谨守其道，庶可万全。（830）

直释

① 咳而有饮者：饮邪致成的咳嗽。

② 咳不得卧：咳嗽不得安卧。

③ 卧则气急：卧则气息急促。

④ 此为实：这是实证。

⑤ 咳不能言：咳嗽不能言语。

⑥ 言则气短：说话则气息短促。

⑦ 此为虚：这是虚证。

⑧ 咳病多端：咳嗽的病因多种。

⑨ 治各异法：其治法各不相同。

⑩ 谨守其道：遵循这个辨证施治道理。

⑪ 庶可万全：自可痊愈。

讲析

本条仅举以痰饮为致咳之因，示意论证要权衡其虚实之辨，咳病多端，治无定法，邪异脉变，以意揣之，随证施治，自可万全。

原文

咳家，其脉弦者，此为有水，十枣汤主之。（831）

直释

① 咳家："咳家"之咳，既不同于所谓形寒饮冷则伤肺的外感风寒之咳，又不同于所谓阴虚内热、木火刑金的内伤虚损之咳，因咳嗽病程迁延日久，故称为"咳家"。

② 其脉弦者：水饮渍于肺，逆气上冲则咳嗽，故其脉必弦。

③ 此为有水：外感之咳，其脉必浮，内伤之咳，其脉多数，本条之脉不浮不数而呈弦象，脉弦为水，故知为水饮内阻所致。

④ 十枣汤主之：宜用十枣汤以峻下其水，汤方中甘遂善行经隧水湿，大戟善泄脏腑水湿，芫花善攻胸胁癖饮，三药皆有毒，且性峻烈，其逐水虽同，而药的作用部位则异，合而用之，直达水饮结聚之处而攻之，其攻逐经隧脏腑积水之力甚著，但峻下之剂，多损伤正气，故又佐以大枣十枚，益气健脾，使脾旺可以制水，并能缓解峻药之毒，减少药后副作用，使积水去而不伤正。

至于咳家其他兼证，仲景何以不做具体说明？因为咳家的兼证不一，颇难肯定且亦不必肯定，故只提出可以肯定的脉象，其余有待于临床灵活结合。

原文

咳而气逆，喉中作水鸡声者，射干麻黄汤主之。（832）

直释

① 咳而气逆：由于风寒外束肌表，寒饮郁肺，肺失宣降，故咳而气逆。

② 喉中作水鸡声者：寒饮随逆气上壅喉中，喉中痰涎壅盛，痰阻气道，与呼吸之气相搏，痰阻其气，气触其痰，痰气相击，则喉中发出辘辘痰鸣如青蛙的鸣叫声。

③ 射干麻黄汤主之：应当用射干麻黄汤治疗。

鉴别

哮以声响言，喘以气息言，后世医家鉴于哮必兼喘，故一般统称哮喘。哮喘的病理因素以痰为主，痰的产生是在脏腑阴阳失调的基础上，每因气候、饮食、情志、劳倦等因素而诱发，这些诱因每多相互关连，其中尤以气候变化为主。痰的产生责之于肺不能布散津液，脾不能运输水精，肾不能蒸化水液，以致津液停蓄凝聚而成，伏藏于肺，成为发病的潜在因素，每遇诱因触及即可发作。由于肺脾肾脏气虚弱，因虚生痰，因痰发病，以致愈发愈虚，如肺虚不能纳气，肃降无权，气不化津，痰浊内蕴，且肺虚卫外不固，更易受外邪侵袭而诱发；脾虚不能化水谷为精微，反而蓄湿生痰，上贮于肺，影响肺气的升降；肾虚精气亏乏，摄纳失常，则阳虚水泛为痰，或阴虚虚火灼津成痰，皆上干于肺，而致肺气出纳失司。由于三脏之间的交互影响，故可合伴为病。

（255方）射干麻黄汤方

方中射干祛痰利咽；麻黄散寒宣肺平喘，以麻黄之辛温配伍射干之苦寒，共收辛开苦降之功；半夏降逆气，化痰湿，以助射干降逆化痰；细辛散寒化饮，以助麻黄宣肺平喘；五味子收敛肺气，与麻黄、半夏、细辛诸辛散之品同用，使散中有收，不致耗散正气；生姜温肺止咳，既助麻黄平喘，又助细辛化饮；大枣尚可和胃安中，使邪除而正不伤。诸药同用，散寒宣肺，祛痰平喘，为治寒饮哮喘常用有效之方。

异同

射干麻黄汤与小青龙汤证同属寒饮犯肺证，前者为寒饮内停，肺气不利，以咳嗽喘息、喉中痰鸣为主证；后者风寒客表，饮邪内停，以发热恶寒，咳嗽喘息为主证，两证同中有异，应当细辨。

讲析

哮证之发作，为内伏之痰，遇感触发，发时痰随气升，气因痰阻，痰气搏结，壅塞气道，肺管狭窄，通气不利，肺气升降失常，同时气体的呼吸出入，又引动停蓄之痰，致成痰鸣辘辘有声，气急短促。复言之，膈有胶固之痰，外有非时之感，内有壅塞之气，三者相合，闭拒气道，搏击有声，发为哮病。

原文

咳逆上气，时唾浊痰，但坐不得眠者，皂荚丸主之。（833）

直释

①咳逆上气：由于浊痰壅盛，阻塞于肺，肺失清肃，气道为之不利，所以咳嗽、气逆、喘息。

②时唾浊痰：稠浊黏滞之痰，不断随喘息而频频吐出，时时吐出黏稠的痰涎。

③但坐不得眠者：因浊痰为胶状液体，随体位的变化而移动，当卧

位时，气道顺畅度降低，浊痰壅聚，难以咳唾排出；坐立位时，气道通畅，痰浊容易排出，故只能端坐，不能平卧睡觉。

④ 皂荚丸主之：因本证"时唾浊痰"而不减，说明浊痰壅盛；"但坐不得眠"，又表明喘息殊甚，邪实证急，故治疗应以涤痰峻剂为急务，方宜皂荚丸宣壅导滞，涤痰祛浊为治，俟浊痰渐平，再以降气化痰之剂调之。

方释

（256方）皂荚丸方

皂荚丸仅皂荚一味，皂荚辛咸，宣壅导滞，涤痰祛浊之力颇著，由于性烈、力猛、有毒，故使用时酥炙、蜜丸、枣膏调服，以缓和其峻烈之性，并固护脾胃之气，除痰而不伤正；本证有浊痰壅盛、痰壅气闭之危，不用汤剂之荡涤而用丸剂者，取其峻药缓攻之意也；所谓酥炙，指用牛奶或羊奶制成的黄油，涂于刮去皮的皂荚上，再用火烤的一种制法，经炮制后，其药质地较干脆，易研成末，同时制其燥烈之性。现代药理研究证明，皂荚有较好的祛痰作用，但镇咳作用不理想，现用剂量，皂荚不拘量，去子，酥炙，研细末，炼蜜为小丸，每服 3g，枣汤送下，日二服，甚至日三夜一服，是峻药轻投之意。本方仅适用于形气俱实者，若气虚体弱者，纵有浊痰内阻，亦不可轻试。

异同

皂荚丸与射干麻黄汤均治痰饮壅肺之咳喘之证，前者以时唾浊痰，但坐不得眠为临床特征，可知其痰质黏稠，难于咯出，虽时时吐浊，浊痰壅肺之机无减缓之势，故仍但坐不得眠，可见此证较射干麻黄汤证病势为重，治疗以峻猛的皂荚丸宣壅导滞，涤痰祛浊为宜，由于本方药力峻猛，故有酥炙、蜜丸、枣膏调服等特殊要求，以防伤正之弊；后者以喉间痰鸣有青蛙的叫声为临床特征，可知其痰质清稀，病情较轻，故射干麻黄汤以散寒宣肺，降逆化痰为治，因该方药性平和，故煮服无特殊要求。

讲析

一般情况下，肺中黏稠浊痰若能时时吐出，咳逆喘息之势理应得到缓解，但今虽频频吐出黏稠浊痰，而咳逆喘息之势依然不减，卧则咳喘更甚，此乃肃降无权，胸中壅塞之浊痰过盛，肺中胶固之痰难拔所致，故仲景云："咳逆上气，时唾浊痰，但坐不得眠"。

原文

咳而脉浮者，厚朴麻黄汤主之。（834）

直释

①咳而脉浮者：本条仅用一"咳"字冠首，当是咳逆喘息，肺气不利则咳；邪由内出，病邪趋向于表而邪盛于上，故脉浮。

②厚朴麻黄汤主之：因饮邪化热，尚有烦躁之征，故治宜厚朴麻黄汤以散饮降逆，止咳平喘。

方释

（257方）厚朴麻黄汤方

方中厚朴宽胸利气善消满；麻黄宣肺降逆善平喘；石膏寒凉，宣泄肺中郁热，以除烦；杏仁止咳降气；半夏降逆化痰；五味子敛肺止喘。合而成为散饮降逆，止咳平喘之剂。

讲析

本条除"咳而脉浮者"外，以方测证，尚应伴见喘逆胸满，咽喉不利，痰鸣辘辘，但头汗出，倚息难卧，即，饮邪兼夹郁热，病热有向上、向外倾向之肺系疾患，皆宜厚朴麻黄汤化裁运用。

原文

咳而脉沉者，泽漆汤主之。（835）

直释

①咳而脉沉者：本条仅用一"咳"字冠首，当是病邪在里，为有水之兆，水饮内停，上迫于肺，则为咳喘；水饮内停，聚结不化，则脉呈沉象。

②泽漆汤主之：治宜泽漆汤以逐水通阳，止咳平喘。

（258方）泽漆汤方

方中：① 泽漆有较强的利水消肿作用，并能化痰止咳散结；② 紫参有活血逐水消肿之功；③ 半夏降逆化饮；④ 生姜通阳化水；⑤ 人参补气而增强化饮之效；⑥ 甘草调和诸药以缓和泽漆之峻。诸药合用，为逐水饮，止咳喘之方。

异同

泽漆汤证　厚朴麻黄汤证

泽漆汤证与厚朴麻黄汤证，叙证过简，皆略于证而详于方，以方测之，应辨其异同；其相似之处，皆以咳喘为主证，都以饮邪为主，兼夹郁热的病情，治疗都以祛邪安正、标本兼顾为原则；根据脉象浮、沉之异，可推测其病邪有偏表、偏里之不同，饮邪偏于上而近于表者，宜厚朴麻黄汤宣肺化饮，饮邪偏于里而结于胸胁，宜泽漆汤逐饮降逆。

讲析

饮邪的治疗，应因势利导，脉浮者，邪气多居表，故驱之使其从外出为易；脉沉者，邪气多居里，故驱之使其从下出为易，两者皆因势利导之法。

原文

咳而上气，咽喉不利，脉数者，麦门冬汤主之。（836）

直释

① 咳而上气：因为津伤则阴虚，阴虚则火旺，火旺则上炎，上炎则灼肺，灼肺则气逆，气逆则咳喘。

② 咽喉不利：咽喉乃肺胃之门户，由于肺胃津液耗损，津不上承，肺胃虚火上灼咽喉，则咽喉失润，所以咽喉燥痒不利，或咽中似物梗塞。

③ 脉数者：肺胃津液损伤，阴虚亢盛，故脉呈数而无力之象。

④ 麦门冬汤主之：本病见证在肺，而其源在胃，土为金母，胃主津

液，治宜麦门冬汤，清养肺胃，胃土健运，津液充足，上承于肺金，则虚火自敛，诸证随之消解。

（259方）麦门冬汤方

方中重用甘寒滋润的麦门冬滋养肺胃之阴液，清降肺胃之虚热；少佐半夏降肺胃之气，化痰止呕，但半夏乃辛温燥烈之品，与虚热及津伤皆不相宜，但用量很轻，仅系麦门冬的七分之一，在麦门冬量重的情况下，可除半夏的辛燥之弊，而独具降逆之功，又不能损伤肺胃之阴津，同时半夏辛温散结之性又可减缓麦门冬阴凝之弊；津液源于胃，故以人参、甘草、粳米、大枣相伍，养胃益气，以资化源，使津液得继，虚热自熄，有益肺胃气阴之复。

异同

麦门冬汤证与甘草干姜汤证皆属病在肺而源于胃之证，前者属肺胃津亏，虚火上炎，以咳喘、咽喉干燥、咯痰不爽、呕吐为主证；后者属肺胃虚寒，以吐涎沫、吐逆、目眩、溲数或遗尿为主证。

讲析

麦门冬汤方无镇咳药物，通过什么途径达到止咳目的呢？因为"咳而上气"为肺胃津伤，津不上承，虚热上逆所致，欲下其气，必止其逆，欲止其逆，必养肺胃之阴，只要滋养肺胃，阴津得复，虚热得熄，逆气得降，不镇咳降逆而咳喘自止，逆气自平，是治本之良法也。

原文

咳逆倚息不得卧，脉浮弦者，小青龙汤主之。（837）

直释

① 咳逆倚息不得卧：倚息，倚支撑物而喘息，能俯而不能仰。由于胸中素有停饮，招邪内入，壅逆肺气，则咳喘气逆，端坐呼吸，不得平卧。

② 脉浮弦者：由于胸中素有停饮，肺气壅塞，一旦起居不慎，外感

风寒，外寒引动内饮则脉浮弦。

③ 小青龙汤主之：饮邪滞于内，寒邪束于外，内饮外寒壅遏肺气，形成外寒引动内饮的咳喘证，应当用小青龙汤治疗，以温饮散寒为宜。

鉴别

"不得卧"一证凡三见：

"肺痈，喘不得卧"，乃风热病毒、浊唾涎沫壅塞于肺所致，以"咳即胸中隐隐痛"为特点，故用葶苈大枣泻肺汤泻肺逐邪。

"胸痹不得卧"，乃阳虚阴盛所致，以"心痛彻背"为特征，故用瓜蒌薤白半夏汤通阳散结，逐饮降逆。

"咳逆倚息不得卧"属外寒内饮相搏击所成，以恶寒、发热、咳喘为主证，故治宜小青龙汤外解表而内涤饮。

异同

小青龙汤证与大青龙汤证，同属表里俱病之证，但所异者，大青龙汤证热闭于里，表证为多，以不汗出而烦躁为特点；小青龙汤证是饮伏于内，里证为重，以咳逆倚息不得卧为特征。

小青龙汤证与麻黄汤证同属表寒证，但麻黄汤证以表实为主，其咳喘为寒束肌表，毛窍闭塞，肺气不降所致，故咳吐痰涎清稀，但量较少；小青龙汤重在寒饮犯肺，肺气不降，故其咳喘痰涎清稀而量多。

讲析

若起居如常而呼吸有声音，这是肺的络脉不相通畅，络脉之气不能随着经脉之气上下相互贯通，其气留着于络脉而不行于经脉，但络脉的病比较轻，所以虽然呼吸不畅有声，但起居仍然如平时一样；若不能卧，卧时就会呼吸喘促，是水气侵犯于肺的缘故，水气是循着津液流行的道路而流走，肾是水脏，主司津液，若水气上泛而侵肺，所以气喘而不能平卧。

原文

咳而胸满，振寒脉数，咽干不渴，时出浊唾腥臭，久久吐脓如米粥者，此为肺痈，桔梗汤主之。（838）

① 咳而胸满：郁热壅肺，灼津炼痰，痰热郁遏，肺气壅滞，则咳而胸满。

② 振寒脉数：热入营血，邪正交争于里，邪热内盛，卫阳不宣达于表，则寒战、脉数。

③ 咽干不渴：热伤血分，热蒸血液，津液足以上承，故咽干不渴。

④ 时出浊唾腥臭：邪热郁遏于内，熏蒸痰涎，故时常吐出黏浊腥臭的痰涎。

⑤ 久久吐脓如米粥者：邪热郁蒸，灼伤肺络，浊瘀腐败，化而为脓，拖延日久，则吐出如米粥状的脓痰。

⑥ 此为肺痈：这是肺痈。

⑦ 桔梗汤主之：此证病程缠绵不愈，又患肺痈已成，病势逐渐转虚，故用苦甘性寒的桔梗汤，以扶正解毒，清热排脓，徐图缓解。此汤方若桔梗倍于甘草，不仅失去缓解之效，反而招致升提之险，故甘草倍于桔梗，才能疗效卓著。

讲析

前人提出验痰法：咳唾脓血腥臭，置之水中即沉。今观肺脓肿病人之痰，留置后可分层，上层为泡沫，中层为清淡液体，下层为坏死组织，与前人所言基本吻合。

原文

咳而气喘，目如脱状，脉浮大者，此为肺胀，越婢加半夏汤主之，小青龙加石膏汤亦主之。（839）

直释

① 咳而气喘：平素饮邪壅郁，外感风寒之邪郁而化热，或外感风热之邪，诱发内饮，饮热交阻而上蒸，壅塞肺气，逆而不降，致肺气胀满，故咳嗽、气逆、喘促不得息。

② 目如脱状：由于肺气壅郁，肺中饮热而内不得降、外不得泄，咳

喘越急而肺气壅郁越剧，致眼内压增高，眼球向外突出，故目睛胀突如欲脱落之状。

③脉浮大者：其脉浮大者，脉浮主在表，亦主在上，脉大主有热，亦主邪实，为外邪、饮热盛于表里之征，病势且急，故脉象浮大有力。

④此为肺胀：这是肺胀。

⑤越婢加半夏汤主之：若郁热甚于饮邪，喘甚于咳者，宜越婢加半夏汤泄热平喘，兼以发越水气。

⑥小青龙加石膏汤亦主之：若饮邪甚于郁热，咳喘并重者，宜小青龙加石膏汤疏散饮邪，兼以清热降逆。

鉴别

越婢加半夏汤证　小青龙加石膏汤证　射干麻黄汤证　厚朴麻黄汤证

越婢加半夏汤证、小青龙加石膏汤证、射干麻黄汤证、厚朴麻黄汤证，四者之病因病机，均为内有饮邪，外邪诱发，内外合邪，肺气上逆，皆有咳逆喘促、咳吐痰涎的证候特征。由于发病因素不尽相同，因此在症状表现上也就互有差异。①病因病机：越婢加半夏汤是内有停饮，外感风热，饮热迫肺，热重于饮；小青龙汤加石膏汤证是外寒内饮，内外合邪，寒饮夹热，饮重于热；射干麻黄汤证是内有停饮，外感风寒，寒饮郁肺，肺失宣肃；厚朴麻黄汤证是内有饮邪，微感风寒，饮邪夹热上迫于肺。②证候特征：越婢加半夏汤证为咳而气喘，目如脱状，脉浮大，喘甚于咳；小青龙加石膏汤证为咳而气喘，目如脱状，脉浮大，咳喘并重；射干麻黄汤证为咳而气逆，喉中作水鸡声；厚朴麻黄汤证为咳而脉浮。③治疗原则：越婢加半夏汤证宜宣肺泄热，降逆平喘；小青龙加石膏汤证宜解表化饮，止咳平喘；射干麻黄汤证宜温肺化饮，降逆化痰；厚朴麻黄汤证宜散饮降逆，止咳平喘。诸证同中有异，同异之间，应当细辨。

方释

（260方）越婢加半夏汤方

方中麻黄辛温开肺气郁闭以止咳；石膏大寒清泄肺热以平喘，麻黄、石膏重用为伍，以发越饮热之邪；半夏降逆化饮除痰；更以生姜之辛散，既助麻黄发越水气，又助半夏降逆化饮；大枣补脾制水，姜枣同用，培补脾胃，尤能调和营卫；甘草调和诸药，且缓麻黄之散，亦缓石膏之寒，并促其健运以杜绝饮邪之源。全方共奏宣肺泄热，降逆化饮之功。

（261 方）小青龙加石膏汤方

方中麻黄、桂枝相伍，解外束之风寒而宣肺平喘；干姜、细辛、半夏相配，散内停之水饮而温寒降逆；芍药、五味子之酸收而防肺气之耗散太过；石膏清泄肺热以止咳，与麻黄同用尚可发越水气；甘草调和诸药，全方共奏发表化饮，清热平喘之效。

异同

第 839 条小青龙加石膏汤与第 834 条厚朴麻黄汤均治寒饮化热之证，但厚朴麻黄汤证是因饮邪夹热，上迫于肺所致，故咳喘烦热较重；而小青龙加石膏汤证为外寒内饮，内外合邪之证，故有寒热表证，但烦喘较轻。

讲析

肺胀一病，西医为之肺气肿、慢性肺源性心脏病，临床表现与本病颇为相似。肺胀一病，先后病理演变复杂多端，应与咳嗽、喘证、痰饮、肺痿等疾病互参。综考历代医籍，大多将肺胀病附载于喘嗽、痰饮、肺痿等门，近年来，大多学者认为肺胀与上述病证不尽相同，它是一个具有相对独立性的临床表现的老年性疾病，故应专篇论述。肺胀的形成，多因长期慢性咳嗽损伤了肺气，肺气伤则宣降不利，饮停气滞，相互交阻，壅遏于肺，郁结不得发越，致肺气壅滞而胀满，外不得合皮毛以固护肌表，故常易反复感受外邪，内不得宣发肃降以通调水道，故加重了水饮内停，两者互为因果，相互影响。总之，肺胀在慢性发展过程中，常因复感外邪而使病情增剧。由于体质和所感病邪性质的不同，故肺胀发作时有热甚于饮、饮甚于热之别，充分体现了同病异治的治疗原则。

原文

咳而气逆，喘鸣迫塞，胸满而胀，一身、面、目浮肿，鼻出清涕，不闻香臭，此为肺胀，葶苈大枣泻肺汤主之。（840）

① 咳而气逆：浊涎壅滞，气机被阻，肃降失常，则咳嗽，并有气向上冲逆。

② 喘鸣迫塞：因痰涎壅滞于咽喉，呼吸痰鸣而有窘迫感。

③ 胸满而胀：肺居胸中，饮邪壅塞于肺，肺气不能敷布，气机不利，则胸中满胀。

④ 一身、面、目浮肿：肺合于皮毛，为水之上源，通调水道，饮邪壅肺，肺气壅滞，宣降失常，通调失职，水气泛溢于外，浸渍于皮肤，则全身及颜面眼睑浮肿。

⑤ 鼻出清涕：肺开窍于鼻，饮邪壅肺，肺失宣降，不摄津液，则鼻流清涕。

⑥ 不闻香臭：肺开窍于鼻，饮邪壅肺，肺气失和，清窍不利，则嗅不出香臭气味。

⑦ 此为肺胀：这是肺胀。

⑧ 葶苈大枣泻肺汤主之：治应开通肺气，逐邪除饮，当肺气宣通，饮邪蠲除，则肺胀可愈，故应当用葶苈大枣泻肺汤治疗，以泄气闭而逐饮邪。

（262 方）葶苈大枣泻肺汤方

方中葶苈苦寒滑利，开泄肺气，具有泻肺逐饮之功；恐其葶苈峻猛伤正，佐使大枣甘温安中补正，以缓和药性，两药相伍，以收泻肺逐饮而不伤正气之效，兼可益脾制水，扶正固本。

本条补述肺胀的主证，素患饮邪，填塞胸中，肺气满胀，仲景称为肺胀，其主证为："咳而气逆，喘鸣迫塞，胸满而胀，一身面目浮肿，鼻出清涕，不闻香臭"。

似咳非咳，唾多涎沫，其人不渴，此为肺冷，甘草干姜汤主之。（841）

① 似咳非咳：肺居胸中，上焦阳虚，肺中虚冷，无气上逆，故似咳非咳。

② 唾多涎沫，其人不渴：上焦阳虚而不能化气，气虚既不能布津，又不能摄津，肺失其敷布津液之用，津液蓄聚而化涎沫，故唾多涎沫，而口不渴。

③ 此为肺冷：这是肺冷。

④ 甘草干姜汤主之：肺冷证，治宜以甘草干姜汤温复肺气，炙甘草甘温补益脾气，炮干姜辛温复阳温中，辛甘化阳，可以温复阳气，肺气得温，治节有权，气化复常，诸证可愈。

讲析

导致肺冷的原因，大病或久病后，损伤脾阳，阳虚生寒，或阴虚日久，阴损及阳，以致或逐渐导致脾阳虚不能温肺，致成肺气虚冷，仲景称为"肺冷"。

原文

咳而唾涎沫不止，咽燥口渴，其脉浮细而数者，此为肺痿，炙甘草汤主之。（842）

直释

① 咳而唾涎沫不止：因热在上焦，虚热伤肺，耗损津液，津枯肺燥，清肃之令不行，脾胃上输之津液不能敷布，煎熬成涎沫，涎沫愈蓄积愈多，肺气不利，故咳嗽而唾涎沫不止。

② 咽燥口渴：津枯热燥，阴虚内热，咽喉无津液滋润，则咽喉干燥；津液不能上承，则口渴。

③ 其脉浮细而数者：阴虚生内热，故其脉呈浮细而数之象。

④ 此为肺痿：这是肺痿。

⑤ 炙甘草汤主之：治宜炙甘草汤益气生津润燥，使津生热熄，肺气振奋，则肺痿可愈。方中桂枝、生姜，乃辛温之品，不嫌其燥者，在大队

滋润药中稍佐之，取其温通阳气以行津液，具有阳生阴长之意。

炙甘草汤，仲景于第484条治心悸，于第842条治肺痿，两者皆是燥淫津涸之证，燥淫于内，金气不足，治以甘草，药味不从心肺而主治肝脾，是阳从脾以致津，阴从肺以致液，各从心肺之母以补之。人参、麻仁以润脾津；生地黄、阿胶以滋肝液；重用生地黄、麦门冬浊味，恐其不能上升，故主药以炙甘草之气厚，桂枝之轻扬，载引生地黄、麦门冬上承肺燥；佐以清酒芳香入血，引领生地黄、麦门冬归心复脉；仍使以生姜、大枣调和营卫，则津液上承，以供心肺之需。

问曰：饮病奈何？师曰：饮病有四，曰痰饮，曰悬饮，曰溢饮，曰支饮。其人素盛今瘦，水走肠间，沥沥有声，为痰饮；水流胁下，咳唾引痛，为悬饮；水归四肢，当汗不汗，身体疼重，为溢饮；水停膈下，咳逆倚息，短气不得卧，其形如肿，为支饮。（843）

① 饮病奈何：水饮病有哪些？

② 饮病有四：水饮病有四种。

③ 曰痰饮，曰悬饮，曰溢饮，曰支饮：有痰饮，有悬饮，有溢饮，有支饮。

④ 其人素盛今瘦：患者未病之前，身体健康，脾胃受纳运化正常，饮食后，能化生精微物质以充养肌体，因而形体丰满；既病之后，脾胃虚弱，运化不及，饮食后，不能化生精微物质以充养形体，形体得不到充足的营养而逐渐消瘦。

⑤ 水走肠间：脾胃虚弱，运化不及，饮食后，不能化生精微物质，反而停聚为饮邪，下趋流注于肠间。

⑥ 沥沥有声：水饮在肠间流动时发出声音。

⑦ 为痰饮：称为痰饮，即，痰者，流动之意，此指饮邪流动，流注胃肠，称之痰饮。

⑧ 水流胁下：肝居胁下，肺居胸中，人体水液代谢与三焦密切相关，若三焦水谷之道路失于通调，不能把水液全部下输膀胱，则水液流注于胁下。

⑨ 咳唾引痛：肝的支脉，贯膈注肺，两胁为肝肺气机升降出入必经之路，今水饮聚积胁下，悬结不散，肝肺气机受阻，饮邪上逆射肺，则咳唾痰涎；咳唾时，肝肺逆气与停饮相互搏击，故咳嗽唾痰涎时牵引胸胁作痛。

⑩ 为悬饮：称为悬饮，即悬者，吊挂之意，此指水饮悬聚于胁下，悬结不散，称之悬饮。

⑪ 水归四肢：肺合皮毛，能通调水道，下输膀胱，脾主四肢，运化水湿，若肺失宣发不能通调水道，脾气虚弱而运化不及，则水液流散于四肢，渗溢肌表。

⑫ 当汗不汗：若肺气宣通，卫阳温煦，汗孔开张，水饮当能化汗而解；当四肢肌表水湿过盛，阻遏卫阳，汗孔闭塞，则水饮不能化汗排出体外，故本当应汗出而不汗出。

⑬ 身体疼重：卫外的阳气不能宣散水饮，营卫运行不畅而身体疼痛，水饮停留肌肤而身体沉重，故统称为身体疼痛深重。

⑭ 为溢饮：称为溢饮，即，溢者，盈满之意，率指饮邪渍肌肤，旁溢于四肢，称之溢饮。

⑮ 水停膈下：水液留聚于膈下。

⑯ 咳逆倚息：饮邪停积于胸膈，支撑于心肺之间，侵凌心肺，致肺气失于宣肃而心气不宁，则咳嗽气逆而倚支撑物呼吸。

⑰ 短气不得卧：气息短促，不能平卧，只能倚物坐息。

⑱ 其形如肿：饮邪浸淫躯体内外，阳气不运，因肺合皮毛，饮邪犯肺而渗趋肌表，气逆水亦逆，形体象似浮肿。

⑲ 为支饮；称为支饮，即，支者，支撑之意，指饮邪支撑于胸膈，称之支饮。

鉴别

痰饮指饮邪停留于胃肠的病变，因脾虚不能为胃行其津液，则水饮停留胃肠，其证较轻；悬饮是因三焦决渎失常，饮停胁下，其证较深；溢饮是因肺气失宣，脾气不运，不能通调水道，水饮泛溢四肢肌肤，其证较重；支饮是因胸阳不足，水饮停聚膈间，凌射于心肺，肺失肃降，心气不宁，其证最重，这是四饮的大体病情。

水饮的形成：人体水液的正常运行，需要依靠肺的宣发肃降，脾的运化转输，肾的蒸腾气化，即，水液进入于胃，流动的精气进一步输送于脾，脾气散布精微，向上输送到肺，肺气通调水道下行输入膀胱，水精四布，流注于脏腑、经脉，并随着四时寒暑的变化和五脏阴阳的规律，做出相适应的调节，这是正常的生理现象，说明人体水液的运行，是经过脾气的运化，则津液上行，濡养心肺；肺气的宣化，通调水道，则水湿下行，渗入膀胱；肾气的温化，既能助脾运化水湿，又可加强膀胱的气化。在正常情况下，所饮入的水液，全赖脾的运化，肺的宣化，肾的温化，才能升清泌浊，生化不息；在病理情况下，或因脾阳不振，运化失司，或因肺失宣降，肺气不利，或因肾失温化，开合失职，水饮随着人体所虚之处停聚为患，所以水饮的形成与人体水液代谢失常密切相关，由于脾肺肾气化失常，脾失运化，肺失宣化，肾失温化，导致三焦水道通调失职，影响体内水液的运化，敷布与排泄，尤以脾气虚不能为胃游溢精气为主，使所虚之处停留水津而致病。水饮是一个总的病名，指体内水液输布运化失常，停积于某些部位的一类病证。凡肺脾肾三脏任何一环节发生功能障碍，皆可导致水液停积而为饮。凡水津停留于局部，谓之饮；凡水津泛滥于全身，谓之水气。溢饮可见四肢微肿，支饮可见其形如肿，两者与水气之必肿，有主次之分。再则，稠黏浓浊的水津为痰，清稀淡薄的水津为饮，可见仲景对痰与饮不甚详分。

水在心，则心下坚筑，短气，恶水不欲饮；水在肺，必吐涎沫，欲饮水；水在脾，则少气身重；水在肝，则胁下支满，嚏则胁痛；水在肾，则心下悸。（844）

① 水在心，则心下坚筑："心下"，指胃脘，水，即水饮之谓，饮邪

停积在胃脘，聚而澹荡动摇，饮邪上凌于心包，心胃之阳被郁遏而不伸，不能运化阴寒水饮，复遭水饮之气的搏击，心阳被饮邪所遏，则心胃之间痞坚，筑筑然悸动不安。

②短气：心阳被抑，肺气虚弱，往来之气受阻，则呼吸短促，其状呼吸频数，不相接续，似喘而不摇肩，似呻吟而无疼痛象。

③恶水不欲饮：饮邪停留心下，心胃阳气被水饮所困，则厌恶水而不想喝水。

④水在肺，必吐涎沫：肺主气，布津液，饮邪凌渍于肺，肺气被遏，失于肃降，则肺中壅遏之气夹饮邪上逆，肺气与饮邪相搏击，饮随气泛，则吐出涎沫。

⑤欲饮水：肺气被饮邪困遏，肺失清肃之令，肺气不能布散津液，而且多吐涎沫而又耗损津液，故想喝水。

⑥水在脾，则少气身重：水饮属湿性，而脾主运化水湿，若脾阳不运，则湿聚成饮，水饮即成，则困遏脾气，中气不足，则倦怠少气而乏力；脾主四肢肌肉，脾气虚少，不能外达，脾为湿困，中阳不足，水湿阳滞，脾虚湿盛，饮邪泛溢肢体肌肉，则身体沉重。

⑦水在肝，则胁下支满：肝位于胁，其脉布胁肋，饮邪客积于肝脉所布的胁肋中，则肝络不和，阴阳升降之气受阻，故胁下支撑胀满。

⑧嚏则胁痛：肝的支脉贯膈注肺，肝络受邪，饮阻气滞，则肺气上逆，故打喷嚏时牵引胁肋疼痛。

⑨水在肾，则心下悸：肾居下焦，饮邪犯肾，肾阳被饮邪所伤，肾阳虚，不能化水为气，则饮邪无制，冲逆于上，故水气上逆凌心，胃脘悸动不宁。

讲析

本条所论，论述饮邪可波及五脏而表现出各种不同的症状，所谓五脏之水，并非五脏之本身蓄有有形之水，只不过饮邪乘五脏之偏虚而浸渍，出现与各脏有关的外候而已。五脏水与四饮不能截然分开，如，水在心与痰饮，水在肺与支饮，水在脾与痰饮、溢饮，水在肝与悬饮，水在肾与痰饮，其症状均有内在联系，可以互参。

心下有留饮，其人必背寒，冷如掌大，则胁下痛引缺盆。（845）

直释

①心下有留饮：心下有停留不去的水饮。

②其人必背寒，冷如掌大：饮为阴邪，凡饮邪留积之处，阳气必然受到阻遏而不能输布外达，今饮邪停积于心下，与心下相应的俞穴位于背部，由于心下饮邪阻遏阳气，使阳气不能输注于背部的俞穴，故局部失却阳气温煦，其人背部相应的俞穴部位有寒感觉，冷处约有手掌大。

③则胁下痛引缺盆：缺盆不但是手太阴肺经与足少阳胆经所过之处，而且足厥阴肝经上行则络胆布胁肋贯膈，饮邪停留胁下，不仅影响肝肺气机升降，而且导致肝胆经脉不利，经气不舒，与饮邪相击，故胁下疼痛，并向上牵引缺盆作痛。

讲析

饮邪日久不化，留而不去，称为留饮，留饮并非是独立于痰饮、悬饮、溢饮、支饮之外的另一种饮病，而是分属于四饮。本条留饮的症状，若邪甚而不去者，留于心上则阻心阳，必背寒冷；留于胁下则碍肝气，必胁下痛引缺盆。所谓饮留心下，则属痰饮；所谓饮留胁下，则属悬饮。

原文

胸中有留饮，其人必短气而渴，四肢历节痛。（846）

直释

①胸中有留饮：胸中有饮邪停留。

②其人必短气而渴：胸为清旷之域，内居心肺，饮邪停留于胸中，胸阳不振，抑遏肺气，肺气不利而短气，肺主治节，饮留胸中，津液不能输布，则口渴。

③四肢历节痛：饮乃水湿之邪，自胸中流注于四肢，痹着于关节，阳气不通，则四肢历节痛。

鉴别

本条留饮"四肢历节痛"与历节病之"历节痛不可屈伸"有别：历节病肝肾先虚，病在筋骨，与气候变化有关；留饮"四肢历节痛"，乃属饮留关节，肢体局部疼痛，痛点固定，与气候变化关系不大。

讲析

本条开始饮留胸中，短气而渴，属于支饮；后因饮邪泛溢四肢，引起四肢历节痛，则转为溢饮。说明饮邪停留某处，不是固定不移的，当饮停部位发生变动时，临床症状也会发生相应的变化，由此看来，留饮是随病位的不同而反映出特有的症状，但仍归属于四饮范围。

原文

夫平人食少饮多，水停心下，久久成病，甚者则悸，微者短气，脉双弦者寒也，脉偏弦者饮也。（847）

直释

①夫平人食少饮多：夫，发语词，无义。平人：气血调和的健康人。若平素即使是健康人，脾胃虚弱，脾失健运，水精不能四布，运化不及，则纳谷减少；气不化津，则口渴饮水多。

②水停心下：多饮之水，不得布化，因而停留于心下。

③久久成病：日久天长，渐积的水形成饮病。

④甚者则悸：病情较重的，水气凌心，则心下悸动。

⑤微者短气：病情轻微的，饮邪逆肺，则呼吸短促。

⑥脉双弦者寒也：寒可遍体，两手脉皆弦，是虚寒证。

⑦脉偏弦者饮也：饮邪偏者，一手脉独弦，是水饮病。

讲析

饮水过多，水溢入肺，则喘满，水停心下，重者水气凌心而悸，轻者气被饮抑而短。仲景使用借宾定主的笔法，即借用脉双弦来定脉偏弦，以点明水饮病是一手之脉呈弦象，偏弦虽是饮病的主脉，但邪有盛衰，证有轻重，所以饮病也不一定脉皆弦，必须脉证合参，决不能只凭脉象。

夫短气有微饮者，当从小便去之。（848）

直释

① 夫短气有微饮者：微饮指水饮轻微者，微饮之病，外证不甚明显，仅见轻微的饮邪停蓄致成的呼吸短促，但水饮内阻，阳气不化，必然妨碍脾肾气机的升降，使之三焦水道不得畅行，多见小便异常，究其原因，当责之脾肾功能失常。

② 当从小便去之：微饮一证从病机方面分析，有脾虚与肾虚的不同，其治疗原则，仲景总结为"当从小便去之"，饮与水同类，欲蠲其饮，宜利其水，故治微饮，当用化气行水法，使饮有出路，应当用通利小便的方法，使饮邪排出，即利小便可达到通阳化饮，微饮得除，短气自愈。

鉴别

同一微饮短气，因于脾者，脾气虚弱，中阳不振，不能运化水湿，水停为饮致使水饮内蓄，妨碍气机的升降而短气；因于肾者，肾阳虚弱，不能化气行水，津液聚而成饮，水无出路，饮泛心下，则短气。

讲析

短气一证，可见于多种疾病，条首冠以"短气"，源于"微饮"，即短气乃因轻微饮邪阻碍呼吸所致，同一微饮短气，同因阳虚饮停，同须化气利小便，但因病机不同，具体治法迥然有别，治脾、治肾各有侧重：① 对微饮属脾阳不足者，其治宜健脾利水通阳，使饮邪从小便排出；② 对微饮属肾阳虚弱者，其治宜温肾化水通阳，使饮邪从小便而去。充分体现同病异治的原则，同时也体现出辨证论治的重要性。

原文

病者脉伏，其人欲自利，利反快，虽利，心下续坚满，此为留饮，甘遂半夏汤主之。（849）

①病者脉伏：脉伏，持脉重按至筋骨部位始得之，谓之脉伏。由于水饮久留心下，在心下有巢穴可踞，痼结于胃肠，停积不去，闭郁血脉，阻遏阳气，阳气无力宣通气血，所以病人脉象沉伏有力。

②其人欲自利：留饮内盛，下迫肠道，未经攻下逐饮，停留的饮邪有下趋欲去之势，这是因其正气未虚，有逐饮外出之力，故其人欲自利。

③利反快：在自利的同时，停留的饮邪随之而部分泻下，并未因腹泻而引起腹中不适，反觉得腹中坚硬胀满的症状减轻，病人自觉自利后一时之舒适，故部分饮邪下泻后，反而感觉脘腹部爽快舒适。

④虽利，心下续坚满：虽然下利，仅排出部分饮邪，然而病况不因利而解，而心下仍然保持胀满坚实状态，这是因为余留的饮邪，盘结于心下，未能排尽，因此，去者虽去，而新饮旋续，仍然复聚，脘腹舒适的时间不长，其人心下又依然继续坚实胀满。

⑤此为留饮：这是留饮证，即饮邪久留不去，称为留饮。

⑥甘遂半夏汤主之：应当用甘遂半夏汤治疗。

仲景有关留饮的叙述：①第845条："心下有留饮，其人必背寒，冷如掌大，则胁下痛引缺盆"；②第846条："胸中有留饮，其人必短气而渴，四肢历节痛"；③第849条："病者脉伏，其人欲自利，利反快，虽利，心下续坚满，此为留饮，甘遂半夏汤主之"。上述之论述，留饮并非独立于水饮病的痰饮、悬饮、溢饮、支饮四饮之外的另一种饮病，而是分属于四饮：若饮留心下，则属痰饮；若饮留胁下，则属悬饮；若饮留胸膈，则属支饮；若饮留四肢，则属溢饮。

（263方）甘遂半夏汤方

方中甘遂之苦寒以攻逐水饮；半夏之辛温以消痰散结，两者相伍，可降逆逐饮，但因甘遂下行之力速，故用蜂蜜之甘平以缓其急；芍药散结和阴，甘草护液调中，甘草与甘遂相反而同用，取其相激相荡之力，加强逐饮之速，俾激发留饮得以尽除。

甘遂半夏汤与十枣汤均治水饮病，同有心下痞坚胀满之症状，均为峻下攻邪之剂，前者病属留饮，饮邪久留胃肠，出现脉伏，欲自利，利反快，虽利心下续坚满之脉证；后者病属悬饮、支饮，饮邪结聚胸胁，伴兼胁下痛，干呕，短气，脉沉弦之脉证。

讲析

服甘遂半夏汤方须注意两点：① 用蜜甚属重要；② 不用甘草则无效。

因甘遂半夏汤方攻坚逐水之力峻猛，服药后可见大便水泻，或便黏腻如鱼冻样物，故宜顿服；服药后自觉从左胸部或胸腔部，可自闻胸腔有下行之水鸣音，不必惊异，此乃药中病所之象，若水饮停积，暂时难以尽除者，宜采用补脾药与本方交替服用，以免伤及正气。但因本汤方甘草与甘遂相反而同用，药力峻猛，非审证准确，不可妄投。

原文

心下有痰饮，胸胁支满，目眩，脉沉弦者，茯苓桂枝白术甘草汤主之。（850）

直释

① 心下有痰饮：心下，概指膈膜、胃脘。膈膜，胃脘有停聚的饮邪。

② 胸胁支满：停聚的饮邪，阻碍气机上下循行，饮邪弥漫于胸，旁溢于胁，则胸胁部有支撑胀满的感觉。

③ 目眩：积饮阻滞，饮遏清阳，清阳不得上济于空窍，故目眩。

④ 脉沉弦者：沉脉主里，弦脉主饮、主痛，饮邪潴留于胸胁之间，病在于里，故脉沉弦。

⑤ 茯苓桂枝白术甘草汤主之：应当用茯苓桂枝白术甘草汤治疗。

鉴别

茯苓桂枝白术甘草汤证与真武汤证，皆为阳虚水停所致，前者为脾阳虚，水停心下，证见心下逆满，气上冲胸，胸胁支满，目眩，脉沉弦；后者为肾阳虚，水邪泛滥，证见心下悸、头眩，身瞤动，振振欲擗地，四肢沉重疼痛，脉沉弦。故治法虽皆以温阳行水为主，根据不同情况，前者则以温脾阳为先，后者重在温肾阳为要。

异同

茯苓桂枝白术甘草汤、茯苓甘草汤、茯苓桂枝甘草大枣汤三方均有茯苓、桂枝、甘草三味药，所异者，茯苓桂枝白术甘草汤，心下逆满，气上冲胸；茯苓甘草汤，厥而心下悸，两方病理机转偏于中焦，所以一用白术运脾，一用生姜温胃。茯苓桂枝甘草大枣汤，脐下悸，欲作奔豚，其病理机转偏于下焦，故用大枣培土制水，倍茯苓以伐肾邪。

讲析

胸胁支满，目眩，脉沉弦，是痰饮病的主证；茯苓桂枝白术甘草汤，温阳蠲饮，健脾利水，有温化三焦水饮之功，后世称为苓桂剂之祖方，亦是"温药和之"的具体运用。所谓温药，是具有发越阳气，开发腠理，通调水道，调整肺脾肾功能的作用，同时又可促使饮邪易散易行，故温药可兼顾标本。然而用温药不可过于刚燥，亦不可专事温补，以防伤阴和恋邪之弊，而应以调和为原则，茯苓桂枝白术甘草汤为治疗痰饮病的主方，其性既不刚燥，亦不滋腻，实属治疗痰饮之良剂，充分体现了"病痰饮者，当以温药和之"之旨。

原文

悬饮内痛，脉沉而弦者，十枣汤主之。（851）

直释

① 悬饮内痛：悬饮是饮邪结聚而停蓄胸胁之证，饮邪内结胸胁之间，阻碍气机，则胸胁疼痛。

② 脉沉而弦者：脉沉主里，脉弦主饮、主痛，饮邪潴留于胸胁之间，其病在里，故脉象沉弦。

③ 十枣汤主之：由于饮邪结聚于胸胁，故用峻猛之十枣汤，直达水饮之巢穴而攻之。

饮气内聚，饮内聚而气击之则疼，在内作痛，故脉沉而弦。

原文

病溢饮者，当发其汗，大青龙汤主之，小青龙汤亦主之。（852）

直释

①病溢饮者：无论饮入之水或肌腠之水，若水湿之邪泛溢四肢，留滞肌肤，均可致成表实无汗之溢饮。

②当发其汗：水湿之邪停留肌表不得汗出，治疗溢饮应当因势利导，发汗解表。由于同一溢饮，有外感风邪兼内有郁热，与外感风寒兼内停寒饮的不同，发汗的具体方法和汤方也不尽相同，大、小青龙汤同为发汗之剂，均治溢饮。

③大青龙汤主之：大青龙汤以发汗、散水、清热为特长，主治溢饮邪盛于表而兼有郁热者，其证以发热烦喘为主，着力在表中之表的皮毛，使风邪、饮邪及郁热从肺之清散水饮而解。

④小青龙汤亦主之：小青龙汤擅长行水、温肺、下气，主治溢饮外寒里饮俱盛者，其证以寒饮喘咳为主，着力在表中之里的肌肉，是从胃之温散水饮而解。

鉴别

大、小青龙汤虽同治溢饮，但用大青龙汤的目的在于发汗，用小青龙汤的目的在于行水；大青龙以发热为重，治无形之热，小青龙以咳喘为甚，治有形之寒，"有形"为实邪也，饮有何实？饮之所停必裹痰涎，涎沫结久为窝囊，所以为有形之邪。两青龙汤俱治表里证，皆用两解法，大青龙汤治里热，小青龙汤治里寒，故发表之药相同，而治里之药则殊耳！大青龙汤证表证多，只烦躁是里证，小青龙汤证里证多，只发热是表证，故有大小发汗之殊也。

讲析

口渴暴饮病溢饮，肝不疏泄，水气流入肌肉皮肤之间、肠胃之外所引起；脾虽能为胃行其津液，上归于肺，又因感受外邪，肺气闭郁不宣，不能通调水道，下输膀胱，水气留滞肌表使然。结合临床，溢饮病人身体疼重，甚至发展到面目四肢浮肿，以及兼见外感风邪表证，这是水饮外溢，当汗出而不汗出之故。溢饮与风水虽同有水湿之邪浸溢肌表腠理的病机，但其轻重程度有别：溢饮是饮邪流注局部，归于四肢，可以发展为风水；风水是水液泛溢全身，包括头面、肢体等，必见水肿。

原文

膈间支饮，其人喘满，心下痞坚，面色黧黑，其脉沉紧，得之数十日，医吐下之不愈者，木防己汤主之；不差，木防己去石膏加茯苓芒硝汤主之。（853）

直释

① 膈间支饮：胸膈间有支饮。

② 其人喘满：饮邪停留于胸膈，阻碍心肺，肺气壅塞，不得宣降，郁滞之气上逆，则喘息满闷。

③ 心下痞坚：胸中之气不能下通中焦，则脾胃气滞而运化不利，饮留胃脘，故痞塞硬板。

④ 面色黧黑：肺主气，心主血，心肺受阻，气血运行不利，饮邪结积日久，瘀秽愈深，气血不得上荣，则面色黑而晦暗。

⑤ 其脉沉紧：饮邪留伏于里，结聚不散，所以其脉象沉紧。

⑥ 得之数十日：得病已有数十天。

⑦ 医吐下之不愈者：医生曾认为"其人喘满"乃胸中实邪，而用吐法；又认为"心下痞坚"与"其脉沉紧"并见，属于里实而用下法。因为饮邪在膈间，而不在胃肠，故误施吐下法，其病不愈。

⑧ 木防己汤主之：误施吐下，正气必虚，这种情况，虚实皆有，病情复杂，治宜正邪兼顾，攻补兼施，用木防己汤，以行水散结，补虚消痞。

⑨ 不差：经过木防己汤治疗后仍不奏效。

⑩ 木防己去石膏加茯苓芒硝汤主之：若饮邪较重，饮结较甚，服木防己汤后，饮虽稍减，心下痞坚略缓，但因病重药轻，饮又复聚，心

下痞坚如故，可用木防己去石膏加茯苓芒硝汤治疗，以导水下行，软坚散结。

木防己汤证与十枣汤证均为饮停胸膈之支饮证，故两者皆可见喘息胸满，心下痞坚，脉沉之证候，但两者在病位、症状上大有差异，前者为饮邪停于胸膈心下，证见咳嗽喘满，心下痞坚，面色黧黑，小便不利，身体浮肿，脉沉紧；后者为饮邪停于胸膈、胁下，证见咳唾引痛，咳逆倚息，短气不得卧，脉沉弦。

方释

（264方）木防己汤方

方中木防己苦寒通利水气之壅滞；石膏辛凉以清肺热，其性沉降，以镇上逆之饮邪，与木防己同用，一者行水，一者清热，行水以治支饮之本，清热以治化热之标；饮属阴邪，未全化热，故又佐以桂枝，温通经脉，温化心下之饮，与防己配合，一辛一苦，辛开苦降，行水饮而散结气，以除心下痞坚；若属久病，又经吐下，正气已伤，故加人参补益肺脾之气，益气补中，使脾胃气旺，水饮得以运化而不致复聚，恢复久病吐下之虚损。

（265方）木防己去石膏加茯苓芒硝汤方

本方主治之证，乃木防己汤证服木防己汤后，其热虽去，而饮邪未尽，且正气未复，脾胃未和，以致饮邪再聚，由于热邪已清，故去石膏；加芒硝者，取其软坚散结，以化饮邪；又加茯苓健脾渗湿，导水下行，行水化饮，既可与木防己、桂枝、芒硝配伍，以增强祛湿化饮之功，又可与人参相伍，以益健脾和中之效。如此配合，庶可使饮邪尽去，中州和运，饮邪无再聚之机，则病得愈。以方测证，本条尚有小便不利，甚者其形如肿，故方后注云："微利则愈"。

异同

木防己汤与木防己去石膏加茯苓芒硝汤，两方主治病情有轻重之别，临床辨证应根据"心下痞坚"之程度而定，若服木防己汤后，饮去气散，结聚消失，痞坚得解，不再复发；若服木防己汤后，当时证情减轻，但由于病源未尽，心下痞坚如故，仍为饮停气阻，病必复发，宜木防己去石膏加茯苓芒硝汤治疗。

讲析

关于《伤寒杂病论》木防己汤方的"石膏鸡子大十二枚"，虽书稿由仲景家传，在后世黄竹斋传抄中遗漏"大枣"二字，后经编审米伯让及整理校刊者改为"石膏鸡子大二枚"；现代中医院校《金匮要略》教材及《金匮要略》教参均改为"石膏十二枚鸡子大"，对于木防己汤方中石膏的用量，争议颇多。笔者认为，考仲景诸汤方中石膏的用量，多数以"两"为量词，量词"枚"绝大多数仲景用于"大枣"，况且"鸡子大十二枚"为两个数量词，即"鸡子大""十二枚"组成的并列词组，"鸡子大"为石膏的数量词，"十二枚"又为何者的数量词呢？也只有为"大枣"的数量词，说明木防己汤"十二枚"之前脱简"大枣"一词，即石膏鸡子大、大枣十二枚。再则，本方配伍严谨，揭示了治疗水饮病的一般规律：温阳化饮，重在和之；温清补利，调和气机；扶正祛邪，当分本标；表里同治，并行不悖。本方的配伍，全凭乎证，添一证则添一药，易一证则易一药，针对本证的本质性病机，又兼顾本证的复杂变局。

原文

心下有支饮，其人苦冒眩，泽泻汤主之。（854）

直释

①心下有支饮：水饮停留于胃肠，谓之痰饮；水饮停留于胸膈，谓之支饮。本条冠首一语"心下有支饮"，仲景之意为支饮不但停留胸膈、膈间，甚至可以延及胃的上脘部，故本条"心下"是指支饮延伸的部位，并不是泛指痰饮的胃肠部位。

②其人苦冒眩：饮邪支撑胸膈及胃上脘为患，阻遏清阳不得上升，浊阴不得下降，而上扰空窍，清窍被蒙，浊阴上冒，头目不得充养，故其人苦冒眩。

③泽泻汤主之：治疗本证可用泽泻汤，使之水去而清浊升降有序，则冒眩自止。

鉴别

泽泻汤证与茯苓桂枝白术甘草汤证，均因饮邪为患而见头目昏眩的症状，宜健脾利水为治，前者病位在胸膈与胃脘间，为心下支饮证，其证甚者兼见恶心欲呕，小便不利，后者病位在胃肠，为痰饮证，其证兼见胸胁支撑胀满。

方释

（266方）泽泻汤方

方中重用泽泻，利水渗湿，使饮邪从小便排除，乃开沟渠、疏而导之；以白术健脾燥湿，使水湿温化而不复聚，乃敦脾土、温而化之。脾健饮除从而恢复升清降浊之职，使之诸证自除。

讲析

本条点睛之处，病人头晕目眩，昏冒不清，痛苦已极，而没有论述支饮的症状，既是支饮，虽不说出支饮的症状，而支饮所有的主要症状已含其中，只不过支饮的本证不十分严重，故不重复叙说，是兼证重于本证的一种表达手法。从临床病例报导来看，在使用泽泻汤时，强调加大泽泻的剂量，有时可用至60g，方能短期奏效。但泽泻与白术用量之比，也无定规，常根据病情需要而有所偏颇，也有许多医家将泽泻汤与其他汤方合用，根据病情需要，或以泽泻为主，或以泽泻为辅，如治疗眩晕则配用天麻钩藤饮，治疗呕吐，则与小半夏汤同施，治疗耳源性疾病，常加用苓桂术甘汤。现代药理研究证实，泽泻有良好的利尿、降压、降血脂、降血糖作用，白术有很强的利尿、降血糖、抗凝血作用，且能增加蛋白质的合成，并有镇静和缓和胃蠕动的作用。

原文

支饮胸满者，厚朴大黄汤主之。（855）

直释

① 支饮胸满者：湿热相搏，灼伤肺络，导致气机阻滞，失其布化津液之职，津液遂聚为饮邪，支撑胸膈而为支饮；饮聚化热，湿热交蒸，弥

漫胸肺，肺气阻遏，则胸满。

② 厚朴大黄汤主之：本证的治疗，应行气除满，荡涤饮邪，治宜厚朴大黄汤。

方释

（267方）厚朴大黄汤方

方中厚朴专于逐饮消满，行气开郁，上达胸中，以降饮邪。恐厚朴药效到中焦药力渐缓，不能逐饮下趋，故再加气厚力宏、上至咽喉、下达直肠的大黄推荡饮邪下泄，将厚朴、大黄相伍，引支饮下行，收之相得益彰的妙用，使之行气饮消，则胸满可愈。

讲析

肺合大肠，支饮踞于胸膈，饮热郁肺，肺气不能清肃下行，胸膈壅满，胃腑充塞不能降运，大肠受累，腑气不通，则可兼伴腹满、便秘。治以厚朴大黄汤，是调其气机，开其下口，使上焦之饮，顺流向下，厚朴性温主散，味苦以主降，能调上焦之气，使气行而水亦行也；继以大黄之推荡，直通地道，领引支饮下行，则胸满愈矣。

原文

支饮不得息，葶苈大枣泻肺汤主之。（856）

直释

① 支饮不得息：此支饮偏溢于肺，支饮贮于胸膈，上干于肺，气逆则呼吸难以通彻，故呼吸困难，即不得息。

② 葶苈大枣泻肺汤主之：其治当泄肺逐饮，补脾和中，宜葶苈大枣泻肺汤治疗。方中葶苈能泻肺气之闭而逐饮邪，所以称为"泻肺"；佐味甘的大枣以补益脾胃，且能缓和葶苈峻烈之性，祛邪而不伤正气。

鉴别

葶苈大枣泻肺汤　小青龙汤　瓜蒌薤白半夏汤

葶苈大枣泻肺汤、小青龙汤、瓜蒌薤白半夏汤，均治"不得卧"，但三方所治"不得卧"的病机各异，主证亦不相同。

泻肺逐邪的葶苈大枣泻肺汤主治"肺痈喘不得卧"（续编14条），肺痈初期，由于风热病邪以及浊唾涎沫，壅滞于肺，气机受阻，致使喘咳而不能平卧。

解表涤饮的小青龙汤主治支饮"咳逆倚息不得卧"（第837条），由于上焦停饮，复感外邪，外寒内饮，互相搏击，肺气不得宣降，因此咳嗽气促，不得卧。

通阳散结、豁痰下气的瓜蒌薤白半夏汤主治"胸痹不得卧"（第915条），胸痹为"阳微阴弦"，阳虚邪闭之证，今痰涎壅塞胸中，胸背之气，痹而不通，故喘息咳唾而不得平卧，甚则"心痛彻背"。

异同

支饮与肺痈，均可用葶苈大枣泻肺汤，因肺痈初期，风热内壅，浊唾涎沫结聚而贮于肺，气机受阻，故"喘不得卧"；支饮是饮邪阻于胸肺，痰浊壅塞，肺气不利，则"不得息"。支饮、肺痈病因虽异，但病机、病位相同，均为浊唾涎沫壅塞于肺，邪实气闭之候，因此可同用葶苈大枣泻肺汤治疗，充分体现了异病同治的治疗原则。

讲析

喘咳不得卧，短气不得息，皆饮邪干肺之急证，由于饮邪停贮胸中，郁而化热，水热互结，饮邪射肺，肺气壅实，肺气愈滞而饮邪愈壅，饮邪积结而肺气不利，支饮证从第843条"咳逆倚息，短气不得卧，其形如肿"，发展为第856条"支饮不得息"，说明饮邪化热已成痰浊，痰阻则气壅滞，气滞则液聚，液聚则热结，导致肺失肃降，痰涎壅塞，肺气不畅，则喘咳，呼吸困难，张口抬肩，口吐稀涎，咽干不欲饮，脉滑数。

原文

支饮，口不渴，作呕者，或吐水者，小半夏汤主之。（857）

直释

①支饮：呕，乃胃家病，呕家本渴，反不渴，是胃中饮邪可尽，而

偏旁之饮邪常存，饮气能制燥，故可验心下有支饮。

②口不渴：饮邪依然停留于膈间，延及于胃脘，可随着呕吐排除部分饮邪，但停滞的饮邪依然尚存，加之阳虚未复，新饮复生，饮邪并未除尽，故口不渴。

③作呕者："作"，动词，想要之意，为饮邪有上逆之势，故发作呕哕。

④或吐水者："或"，有的之意，有的频吐清水涎沫，亦为饮邪上逆之势。

⑤小半夏汤主之：饮逆"作呕者，或吐水者"，治宜小半夏汤散饮降逆、和胃止呕。因饮邪停蓄胸膈，呕而不渴，故治饮。

讲析

小半夏汤方小效宏，药为治呕吐之圣药，方为治呕吐之祖方，药虽简单，蠲饮止呕，独收奇效。通过临床实践表明，本方对于无论何种原因引起的恶心呕哕，随证化裁，皆有卓效。

原文

腹满，口舌干燥，肠间有水气者，防己椒目葶苈大黄丸主之。（858）

直释

①腹满：脾失健运，不能运化水湿，胃肠转输不利，不能把应当下行的水液全部输于膀胱，致使饮邪留滞肠间，气机阻滞，腑气壅塞，故腹部胀满。

②口舌干燥：饮邪停留肠间，不得化气生津，则脾气不能散布水津上承于口舌，故口舌失其濡润而口干舌燥。

③肠间有水气者：肺气郁结，饮邪化热，蕴结肠间，致成腑气壅塞，则肠间饮邪得以停聚。

④防己椒目葶苈大黄丸主之：治宜防己椒目葶苈大黄丸，分消水饮，导邪下行，使水饮行而腹满解，脾气转而津液生，则口干舌燥诸证自愈。

防己椒目葶苈大黄丸与十枣汤，皆属于泻水逐饮的方剂，前者具有分消水饮，导邪下行的作用，主要用于腹满，肠鸣，口干舌燥，大便秘结，小便短少为主的痰饮症；后者具有攻下逐水的作用，主要用于心下痞硬满，引胁下痛，干呕短气，脉沉弦为主的悬饮证。

方释

（268方）防己椒目葶苈大黄丸方

方中防己通利三焦；椒目温通利水，两味相合，导水饮下行，清者得从小便而出；葶苈开肺气，通利大肠；大黄荡涤胃肠，两味相合，逐水通下，浊者得从大便而下；炼蜜为丸，既有润肠之功，又有滋养脏腑之效，并能缓解药力之峻猛。诸药配伍，辛宣苦泄，前后分消，导饮于前，推饮于后，共奏攻坚逐饮、化气行水之功，俾饮邪一除，气机畅行，气化复常，腹部胀满，口干舌燥，诸证得愈。

异同

防己椒目葶苈大黄丸与白虎加人参汤，均有口舌干燥之证，前者之口舌干燥乃痰饮滞留于肠间，水气不化，津不上承，上焦失润之故，故仲景自注"肠间有水气"一语，突出本方证的主因是停水，治宜分消水饮，使脾气转输，水津得以正常运行，气化津生，则口舌干燥得愈；后者之口舌干燥系肺胃热盛，热盛伤津，亦能伤气，津亏不能上布，气虚不能化津，津气两亏，故口舌干燥而渴欲饮水，治宜白虎加人参汤，以清热益气生津，则口干舌燥自愈。

讲析

水饮内结大肠，大肠与肺相表里，腑气壅滞，可使肺气膹郁，以致喘咳气逆；肺气不得肃降，水气不得通调，泛滥周身，又可见面目肢体浮肿一类的症状，但这些症状，都是"或然证"，故仲景略而不言。只于防己椒目葶苈大黄丸，有前导饮，后推饮之分消功效，使腹满减，而水饮行，脾气转而津液生，病人服药后可泻出稀薄黏液，感觉周身乏力，但有舒适感。本方疗效虽好，为前后分消之剂，但药性较为峻烈，只适宜于饮邪内结，腑气不通之实证，当中病即止，不宜久服，以防攻逐太过，免伤正气。若脾胃虚弱，饮邪停滞者，不可用之。

原文

膈间有水气，呕吐，眩悸者，小半夏加茯苓汤主之。（859）

直释

①膈间有水气：肺气郁结，饮邪化热，蕴结胸膈，致成腑气壅塞，则胸膈饮邪得以停聚。

②呕吐：饮邪泛于胃脘，胃失和降而气逆，则呕吐。

③眩悸者：饮邪停蓄胸膈，阻滞清阳，浸凌心包，则目为之眩，心为之悸。

④小半夏加茯苓汤主之：宜降逆止呕，行水化饮的小半夏加茯苓汤为治。

鉴别

小半夏汤与小半夏加茯苓汤，同治心下或膈间有支饮，均为寒饮的病因，均有呕吐的症状，同用散寒化饮之法治疗，但所异者：

小半夏汤主治呕而不渴，寒多饮少，其治重在降逆蠲饮；

小半夏加茯苓汤主治呕吐眩悸，寒、饮俱重，其治重在散寒祛饮、降逆止呕，其证较小半夏汤为重，故于小半夏汤中加茯苓，以渗湿利水，导饮下行，兼以宁心安神。

方释

（269方）小半夏加茯苓汤方

方中半夏、生姜行水散饮以降逆止呕；茯苓利水化饮，引水下行。水行饮散，诸证自愈。

讲析

本条冠首以"膈间有水气"，说明本证的发生是因饮邪为患，具体病位在胸膈间，主要症状为呕吐与眩悸。

原文

病人脐下悸，吐涎沫而头眩者，此有水也，五苓散主之。（860）

直释

①病人脐下悸：若水气相搏于脐下，脐下有筑筑然跳动感，称为病人脐下悸动。

②吐涎沫而头眩者：水气逆而上行于胃，则呕吐涎沫，水气上泛于清阳，则头目眩晕。

③此有水也：病机相同，上、中、下的症状表现不一，皆饮邪为患，这是因为水饮停留下焦的缘故。

④五苓散主之：因为膀胱气化不利，水饮停蓄是导致本证的癥结所在，所以用五苓散化气行水，使水饮下行从小便而出，则悸、吐、眩诸证自解。本方方后注云"多饮暖水，汗出愈"，旨在补充水津，扶助胃阳，温行水气以发汗，使水饮内外分消，则诸证自愈。

鉴别

本条"脐下悸"与发汗后欲作奔豚的"脐下悸"有别：前者为饮结下焦，气化不行，逆而上泛，有吐涎沫而头眩之状，故用五苓散化气行水；后者为心阳虚弱，肾水无制，欲作奔豚，有气从少腹上冲之感，故用茯苓桂枝甘草大枣汤，通阳利水以防冲逆。

异同

五苓散与泽泻汤均有水饮内结、浊邪上逆致成的眩晕证，前者"头眩"，后者"冒眩"，都是剧烈的旋转性眩晕，但前者伴有呕吐涎沫，与耳源性眩晕证相类似，临床实践证明五苓散合泽泻汤，治疗耳源性眩晕有卓效。

五苓散与小半夏加茯苓汤，皆用于治疗水饮病引起的头晕、目眩、悸动等证，前者适用于饮结于下焦，水动于下并向上冲逆所致的脐下悸，吐涎沫而头眩为主的病证；后者侧重于治疗饮停于膈间所致的以呕吐眩悸为主的病证。

此条示上病下治之法，属治病求本之例，水饮蓄聚积结下焦，本可就近，从小便排出，由于膀胱气化不行，下窍不通，而水无去路，反逆而上行，以致变生诸证：即饮邪动于下则脐下悸；逆于中则吐涎沫；泛于上则头眩。宜服五苓散引水下行，多饮暖水出其汗，欲使表里分散其水，非夹有表邪而欲两解之谓。

原文

师曰：病有风水，有皮水，有正水，有石水，有黄汗。风水：其脉自浮，其证骨节疼痛，恶风。皮水：其脉亦浮，其证胕肿，按之没指，不恶风，腹如鼓，不渴，当发其汗。正水：其脉沉迟，其证为喘。石水：其脉自沉，其证腹满不喘，当利其小便。黄汗：其脉沉迟，其证发热，胸满，四肢头面肿，久不愈，必致痈脓。（861）

直释

①病有风水：水气病可见因风邪而病水，称为风水。

②有皮水：水气病可因湿邪而病水，水停皮中，称为皮水。

③有正水：肾主水，可因肾经之水自病，称为正水。

④有石水：水积少腹，可因腹内积水坚满如石，称为石水。

⑤有黄汗：身体浮肿，可因周身汗出色黄，称为黄汗。

⑥风水：所谓风水，是风邪阻滞肺卫而病水之义。

⑦其脉自浮：因风邪而病水，谓风水，风水证的脉自当出现浮象，由于肺主皮毛，风邪外袭而客于肌表，伤于肺卫，其病在表，故风水其脉自浮。

⑧其证骨节疼痛：风邪外袭，肺失宣肃，通调失职，水湿泛溢肌腠，流注关节，阳气为之痹阻，故周身骨节疼痛。

⑨恶风：风为阳邪，风邪侵袭肌表，伤于皮毛，故怕风。

⑩皮水：所谓皮水，是水湿之邪停于肌肤，皮肤浮肿之义。

⑪其脉亦浮：因湿邪而病水，水停皮中，谓皮水，皮水证的脉亦是浮象，由于脾主肌肉，肺主皮毛，脾失健运，肺失宣肃，水湿外袭，水在

皮中，病位尚在体表，故其脉亦浮。

⑫ 其证胕肿："胕"字与"肤"字通，胕肿，指皮肤浮肿，是因脾失健运，水湿之邪泛于皮中所致。

⑬ 按之没指：用手指按其肿处凹陷没指，乃因水湿潴留于皮中，阻遏阳气，阳气无力推动水邪，故浮肿按之凹陷没指不起。

⑭ 不恶风：水湿之邪浸淫皮中，不兼风邪，故不怕风。

⑮ 腹如鼓：腹部膨隆如鼓，是说腹壁肌肤浮肿而胀满，腹腔则中空无水，故以"腹如鼓"类比之，为水湿留滞于皮肤，尚未入里，是水湿之邪阻滞脾络所致。

⑯ 不渴：皮水初期，水湿之邪尚未化热，亦未入里，津液的布散亦未受阻滞，故口不渴。

⑰ 当发其汗：这两种证候应当用发汗的方法治疗。不过，风水发汗，主在祛风化气；皮水发汗，意在通阳散水。发汗因治风，而驱水之义亦在其中矣，治疗当以汗解，故仲景云："当发其汗"。

⑱ 正水：所谓正水，是肾脏之水自盛。

⑲ 其脉沉迟：肾主水，肾经之水自盛，谓正水。正水证的脉当呈沉迟之象，脉沉主里，脉迟主寒，由于肾阳不足，不能化气行水，故脉沉迟为水寒之邪盛入里之象。

⑳ 其证为喘：由于足少阴肾脉络于肺，肾阳不足，不能化气行水，水停蓄于内，肾脏之水自盛，随足少阴经脉上逆于肺，故呼吸短促。

㉑ 石水：所谓石水，乃水积少腹，腹内积水坚满如石之义。

㉒ 其脉自沉：水积少腹，腹内满坚如石，谓石水，石水证的脉自当出现沉象，由于肾阳大衰，水寒之邪沉伏于里，阻滞脉气不能鼓动于外，故石水的脉自当出现沉象。

㉓ 其证腹满不喘：肾阳大衰，不能化气行水，阴寒水邪太盛，水湿之邪蓄结积聚于下焦少腹，而上焦肺脏未受邪侵，故少腹硬满而未见呼吸短促之现象。

㉔ 当利其小便：这两种证候应当用利小便的方法治疗。只不过，正水腹满，肿在上腹部而自喘，石水腹满，肿在下腹部而不喘，既然水邪在腹内停蓄结聚，两者治疗亦当因势利导以祛水邪，故仲景云："当利其小便"。

㉕ 黄汗：所谓黄汗，是以周身浮肿及汗出色黄如柏汁之义，因脾虚

不能运化水湿，则浮肿；湿郁化热，湿热蒸腾，波及营血，营阴外泄，泛溢肌表，则汗出色黄如柏汁。

㉖ 其脉沉迟：身体浮肿，周身汗出色黄，谓黄汗，黄汗证的脉象沉迟，由于脾虚湿聚，水湿内郁肌腠，营气被阻，故黄汗其脉沉迟。

㉗ 其证发热：水湿郁遏卫气，营郁而化热，故身体发热。

㉘ 胸满：脾虚失运，水湿上犯，胸阳不布，肺气不畅，故胸部满闷。

㉙ 四肢头面肿：四肢、头面属阳，阳郁而水湿潴留肌肤，则四肢及头面部浮肿。

㉚ 久不愈：如果水湿入于经脉，营气不能顺应循行的路线运行，而阻滞于肌腠皮肉之中，日久不见好转。

㉛ 必致痈脓：若水湿久渍，经久不愈，肌表营气壅遏过久，营血运行有碍，必致阳郁化热，交相蒸腾，深结血分，腐败气血，势必蕴酿成疮痈脓肿。

鉴别

水气病相当于现代医学的水肿病，是指体内水液不能输布而潴留，形成以水液停于体表，引起眼睑、头面、四肢、腹背，甚至全身浮肿，严重的还可能胖有胸水、腹水等主要症状的一类病证。水气病与水饮病，既有区别，又有联系，水气与水饮两者异名同类，都是水液潴留于体内所引起的病证，但水饮是水液停蓄局部为病，一般不浮肿，小便异常变化不明显；而水气病水液已泛滥于全身，以浮肿为主证，多兼小便不利。但两者又有密切联系，当水饮病发展到某一阶段时，也可并发水肿，如：① 溢饮之饮邪，泛溢肌表四肢，身体沉重，严重时可出现浮肿；② 支饮以咳逆倚息，短气不得卧，其形如肿为主证，但当病情发展到严重阶段时，亦可出现浮肿，转为水气病。

关于水气病的形成：水液在人体内的正常运行，是通过各个脏器共同完成的，肺的宣发肃降，则可通调水道之上源；脾的升清降浊，则可使津液上行而布散，又可使水湿下行而渗入膀胱；肾的温化蒸腾，则能扶助脾阳以运化水湿，又能促使膀胱化气行水。若肺气宣化、脾气运化、肾气温化的功能失调，或其中某一环节发生障碍，都能导致三焦水道的阻塞，致成水湿泛滥而发生水气病，仲景于本条条首揭一"病"字，是泛指水气病，由于水气病的病因病机相异，症状表现不同，可分为风水、皮水、正水、石水及黄汗五类：①风水的形成与肺的功能失调最为密切，乃是风邪外袭，肺失宣肃，通调失职所致；②皮水的形成与脾的功能失调最为密切，乃因脾失健运，水湿溢于皮中所致；③正水的形成与肾肺的功能失职最为密切，乃是肾阳不足，不能化气行水，水停蓄于内，随经脉上逆于肺，影响肺之肃降所致；④石水的形成与肾的功能失职最为密切，是因肾阳大衰，不能化气行水，阴寒水邪过盛，水湿之邪蓄结积聚于下而未泛及于上所致；⑤黄汗的形成与脾肺的功能失常最为密切，因脾虚失运，肺失宣肃，水湿外溢，卫郁营热，湿热交蒸，营卫受邪所致。总之，风水、皮水其水气皆在体表而未及体腔，风水与风邪相关而恶风，皮水与风邪无关而不恶风，风水、皮水均属表，但风水为表中之表，皮水为表中之里；正水、石水均为里水，两者之证皆在里，故均以腹满，即腹腔积水为主证，但正水"自喘"，石水"不喘"为之异，正水、石水均属里，但正水影响及上，为里中之表，石水邪结于下，为里中之里；黄汗日久便形成痈肿，说明证情严重而难愈。

讲析

肾的位置居之最下，为阴中之阴，故称至阴之脏，至阴属水，水也属阴，所以肾是主水的脏器，肾属少阴，肺属太阴，因此水气病，其本在肾，其标在肺，肺肾两脏都能积水而为病；肾为胃之关，关门不通畅，水液就要停留而生病，其水液泛滥于皮肤间，则发生浮肿，浮肿的形成乃因水聚所致，这说明位居下焦之肾主水而称水脏，主气化而布散水津；肺主气，司宣发肃降而通调水道，居上焦而位于水之上源，体内水液代谢，必赖肾之气化蒸腾，肺之宣发肃降，才能循行正常而不致停聚，若肾气虚衰，不能化气行水，则水液聚积，且上逆而客于肺，使肺通调失职，肺主皮毛，致水液溢于皮肤而形成水气病。且肾主前后二阴，主开合，司二便，肾气足，则二便通调，若肾气虚，开合失常，二便不利，关门闭塞，必致胃气上逆，脾胃升降失常，致水液糟粕不能排出体外，而停聚于内，脾主肌肉，水湿泛溢于肌腠而为水气病。由此得知，水气病的形成与肺脾肾功能失职有关，与三焦、膀胱亦相关。

原文

脉浮而洪，浮则为风，洪则为气，风气相搏，风强则为瘾疹，身体为痒，痒者为泄风，久为痂癞。气强则为水，难以俯仰，身体洪肿，汗出乃愈。恶风则虚，此为风水，不恶风者，小便通利，上焦有寒，其口多涎，此为黄汗。（862）

直释

①脉浮而洪，浮则为风，洪则为气："风"，指外界的风邪；"气"，指体内的水气。脉象浮而洪，脉浮表示有风邪，脉洪说明水气盛，风邪和水气相互搏结，则脉象浮洪。

②风气相搏：外界的风淫之邪与体内的水气之邪相争于表，称为"风气相搏"。

③风强则为瘾疹：瘾疹，指皮肤上的小丘疹，颜色和皮肤一样，发痒。若风邪偏盛，强于水气，风邪侵入营血，则发为瘾疹。

④身体为痒：周身瘙痒，是风邪欲出，向外透达的表现。

⑤痒者为泄风：瘙痒是正气排泄风邪外出的象征，这种现象称为泄风。

⑥久为痂癞：瘾疹久治不愈，风邪并未外泄，正气日损，久延不已，营血蕴结，郁热不得宣散，而凝聚成毒热，反而乘虚内攻血脉，腐溃肌肉，化脓结痂，变为浸淫溃疡的痂癞。所谓痂癞，是瘾疹久治不愈的一种转归，以瘙痒不止，搔破化脓结痂，遍及全身而形如癞疾为特征。

⑦气强则为水：若水气偏盛，强于风邪，风邪被强盛的水湿之邪所束缚，不得泄于表，水湿泛滥肌腠，阻碍肺卫之气，使其肺气宣肃失职，上源水液不得通调下降而泛溢为水气病。

⑧难以俯仰：俯仰，低头躬身谓俯，抬头望上为仰。水湿肆行横溢，俯屈仰伸都很困难。

⑨身体洪肿：洪，大水之称；洪肿，指全身浮肿严重。

⑩汗出乃愈：采用发汗法治疗，发汗既能祛水又能散风，使风邪、水湿之邪尽从汗孔而出，故仲景云："汗出乃愈"。

⑪恶风则虚：恶风汗出是水气病风水证的主证之一，因为风水证的病因，尚有表虚不固之故。

⑫此为风水：这是水气病的风水证。

⑬不恶风者：水气病黄汗证，除汗出色黄外，其证不恶风，说明黄

汗证的形成与风邪无关。

⑭ 小便通利：黄汗证的形成与水湿相关，是水湿之邪初犯肌腠，寒湿之邪初聚，膀胱气化尚未受到影响，故小便通畅。

⑮ 上焦有寒：水湿之邪滞于肌腠，未曾化热，而以寒湿形式，凝聚上焦，故仲景称谓"上焦有寒"。

⑯ 其口多涎：寒湿停留于内，阳不能行湿散寒，上焦寒湿蓄聚而其口中涎沫多。

⑰ 此为黄汗：这是水气病的黄汗证。

讲析

本条仲景以"脉浮而洪"冠首，指出"风气相搏"不但是浮洪并见的脉象机理，而且也是病变机理，同时又是水气病的病变机理，瘾疹病经久不愈可转归为痂癞；水气病根据恶风与不恶风，又分为风水证与黄汗证。风气相搏的病变机理有二：其一，风强为瘾疹：脉证为脉浮而洪，身体为痒，久为痂癞。其二，气强为水气病：① 风水证：脉证为脉浮而洪，难以俯仰，身体洪肿，恶风汗出；② 黄汗证：脉证为脉浮而洪，难以俯仰，身体洪肿，不恶风黄汗出，小便通利，其口多涎。

原文

寸口脉沉滑者，中有水气，面目肿大，有热，名曰风水。其人之目窠上微肿，如蚕新卧起状，其颈脉动，时时咳，按其手足上，陷而不起者，亦曰风水。（863）

直释

① 寸口脉沉滑者：第861条言风水"其脉自浮"，本条又言风水"寸口脉沉滑"，言"其脉自浮"，是风水初起，人体正气强盛，与风邪抗争于表之故；本条言"寸口脉沉滑"，仲景习称寸口、关上、尺中为寸关尺三部脉，故寸口脉是寸部脉，又叫寸脉，脉沉为水湿伏聚，脉滑为风鼓水动，寸脉沉滑，说明水气流行，泛滥于表而兼风邪，为风水肿势逐渐加剧之征兆。

② 中有水气：因体内有水湿之邪，故称"中有水气"。

③ 面目肿大：因头面属阳，风为阳邪，高巅之上，唯风可到，风邪与水气上犯，水湿潴留于上，故面目浮肿。

④ 有热：水湿郁滞，卫气被水湿之邪郁遏，故身体发热。

⑤ 名曰风水：本条言"寸口脉沉滑"，脉象虽与第861条言风水"其脉自浮"有别，但其机理却仍为风邪与水气相搏于肌表，水湿泛溢于肌腠所致。第861条风水"其证骨节疼痛，恶风"与本条"面目肿大，有热"不同，其病因无异，仍属风水，故"名曰风水"。

⑥ 其人之目窠上微肿：目窠，即眼胞，因眼胞属脾，胃经所过之颈部人迎脉为肺胃所主，风邪、水湿之邪上凑，经络被水气遏阻，因此眼胞轻微浮肿。

⑦ 如蚕新卧起状：其人眼胞浮肿似蚕睡眠刚醒的状态。

⑧ 其颈脉动：颈部两侧的脉管跳动显著，颈部人迎脉之搏动加剧。

⑨ 时时咳：风水上渍于肺，肺气上逆，故时时咳嗽。

⑩ 按其手足上：触按其人手足部的浮肿处。

⑪ 陷而不起者：皮肤凹陷，不能很快复原，故"陷而不起"。

⑫ 亦曰风水：这些症状也是风水证的症状，说明本证波及于肺脾，病情发展较速，病势较剧，水湿溢于肌肤较盛，正气不足，难以骤复，实属较重的水气病的风水证，故云："亦曰风水"。

讲析

水气病风水证，脉象有"其脉自浮""脉浮而洪""寸口脉沉滑""脉浮而紧"之不同，主要是邪气有浅深，病情有轻重，故由风水证发展的不同阶段所致。风水是因风而致水，外感风邪，风邪外束肌表，肺失宣降，通调失职，则水湿潴留于皮肤。风水初期，表邪较重，肿势不甚时，则"其脉自浮"；"风"为六淫之首，每兼邪气，风邪与水气俱盛时，侧"脉浮而洪"；当病情进一步发展，风邪与水湿之邪上壅，肿势加重，水湿壅阻脉道，因浮肿而转向"寸口脉沉滑"，当外感风寒之邪而致水气病时，由于寒邪紧束，经脉阻滞，故多呈"脉浮而紧"之象。由此可知，脉象的主病并非恒定，一种病可见多种脉象，而同一脉象又可见于多种疾病，临证须脉证合参，方能做出正确诊断。

太阳病，脉浮而紧，法当骨节疼痛，今反不痛，体重而酸，其人不渴，此为风水，汗出即愈；恶寒者，此为极虚发汗得之。渴而不恶寒者，此为皮水。身肿而冷，状如周痹，胸中窒，不能食，反聚痛，躁不得眠，此为黄汗。痛在骨节，咳而喘，不渴者，此为正水。其状如肿，发汗则愈。然诸病此者，若渴而下利，小便数者，皆不可发汗，但当利其小便。（864）

直释

① 太阳病：指发热恶寒，头项强痛，脉浮缓或脉浮紧等脉证。

② 脉浮而紧：太阳伤寒，脉浮而紧，为外感风寒之邪，邪束肌腠，骨节间营卫之气不畅，按理应当骨节疼痛；今"脉浮而紧"，然骨节不疼痛，但身体反以沉重为苦，即水气偏聚于肌肉尚未深涉筋骨，亦未流注关节，故骨节反不疼痛；水气浸淫肌腠，则身体沉重；风邪留恋肌表，则肢体酸楚。故知此证不是太阳伤寒，而是风水外盛之候，即风邪束表，则脉浮，水湿内盛，则脉紧，所以风水泛表亦可见到脉浮紧。

③ 法当骨节疼痛：若病属太阳伤寒，为外感风寒之邪，束缚肌腠，骨节间营卫之气不畅，则骨节疼痛。

④ 今反不痛：水湿之邪偏聚于肌肉，尚未流注筋骨，所以现在反而感到关节不疼痛。

⑤ 体重而酸：水气浸淫肌腠，则身体沉重，风邪留恋肌表，则肢体酸楚，故身体感到沉重酸楚。

⑥ 其人不渴：风水在表，里无郁热，故，病人口不渴。

⑦ 此为风水：这是水气病的风水证。故知此证不是伤寒表证，而是风水外盛之候。

⑧ 汗出即愈：风邪在表，本当汗解，水邪在表，亦当用汗法因势利导，使风水之邪从汗外泄，汗可散风，又可消水，一俟汗出，风散水消，使风邪、水邪皆从汗解。

⑨ 恶寒者，此为极虚发汗得之：但汗法应适当，风水证本为阳气不足，使用汗法当须正气强盛，否则，若汗之不得法，倘若发汗太过，不仅风水之邪未去，营卫外泄，反而更损阳气，更虚其表，腠理失其温煦，卫阳虚而恶寒转增，所以说，汗出后怕冷，这是更虚身体，过度发汗的缘故。

⑩ 渴而不恶寒者：仲景于第861条已言皮水"不恶风……不渴"，但第864条又言皮水"渴而不恶寒"，说明皮水证有常有变：① 皮水初期，邪气盛而尚未入里，水湿初聚，津液尚可布化，则"不渴"；皮水"不恶风"，属水湿独盛，阳气尚通，与外邪无关，此为言其常。② 若皮水经久不愈，日久水湿潴留肌肤较盛，脾肺阳气受阻，不能转输津液上潮于口，则"渴"；皮水"不恶寒"，亦属水湿独盛，阳气尚通，与外邪无关，此为言其变。第861条为邪初起，病在表，第864条为久邪已入里，病情有发展，故症状有变化，仲景示意认识疾病，要知常达变，不可拘泥。

⑪ 此为皮水：这就是水气病的皮水证，即，皮水是内有水气，外合湿邪，水湿潴于皮肤之中的缘故。

⑫ 身肿而冷：黄汗证乃因水湿浸淫肌肤，郁遏卫阳，阳气不能上通下达，故身体浮肿而两胫自觉寒冷。

⑬ 状如周痹：周痹，是邪气在血脉之中，随着血液的上下循行，而疼痛随经脉上下游走，它的发病，是邪气走窜到哪里，哪里就发病，其病因，乃因阳气虚弱而风寒湿之邪侵入肌腠、血脉，阳气运行受阻所致，故周身上下游走性疼痛。黄汗之证乃因水湿泛溢、浸淫肌肤，很类似由风寒湿之邪阻闭阳气的周痹证的症状，不如周痹痛无定处而不肿，故称"状如周痹"。

⑭ 胸中窒：乃因湿邪郁滞，胸阳不行，气机不利，肺气不得宣畅而自觉胸中有窒塞感。

⑮ 不能食，反聚痛：湿邪阻滞，脾胃为水湿所困，阻碍阳气布展，胃阳不振，不能消谷，阳气被郁，不得宣通，反而聚气作痛，故仲景称"不能食反聚痛"。

⑯ 躁不得眠：水湿留注，阳气难以舒展，心神受扰，故烦躁不宁而不得安眠。

⑰ 此为黄汗：这就是水气病的黄汗证，上述诸证，均为水湿之邪郁遏营卫之气而化热，湿热郁蒸肌腠，为黄汗证所具备，其病情较之"身发热，胸满，四肢头面肿"的黄汗证为重。

⑱ 痛在骨节：寒湿外淫，留注关节，阳气痹阻，筋脉收引，故疼痛聚集在某一筋骨关节部位。

⑲ 咳而喘：外寒里饮相搏于肺，肺合皮毛，汗孔不开，肺气内闭，

肺失宣降，故咳嗽而喘促。

⑳ 不渴者：里无热邪，津液未伤，故口不渴。

㉑ 此为正水：这就是水气病的正水证，正水除咳喘为主要特征外，尚出现面目浮肿之象。

㉒ 其状如肿：因为外寒内饮，闭阻肺气，致汗孔不开，通调不利，气滞作肿，所以其症状好像出现浮肿。

㉓ 发汗则愈：正水证虽有内饮，然未离其外邪，使其肺失宣降，通调失职，气逆水泛，饮溢肌表，病邪向外，通过发汗，使阳气内蒸，水饮化汗由肌表而出，则病证可解。

㉔ 然诸病此者：然而所有患水气病的人，都应当注意体内津液情况，因为口渴为津液不足，下利为津液下溜，小便数为肾虚水液失摄，均为津液已伤之候。

㉕ 若渴而下利，小便数者：如果出现"渴而下利"，为脾肺津损液伤，如果出现"小便数"，为肾虚水津失摄，说明津液不但有内耗征兆，而且水邪亦有下趋趋势。

㉖ 皆不可发汗：邪气内入，并非一汗所能愈，所以都不能用发汗法治疗。

㉗ 但当利其小便：仲景果断地施以利小便之法，急下救阴以治之。

讲析

太阳伤寒与风水表寒同中有异，相同点两者病都在表，脉象皆浮紧；不同点是伤寒身体骨节疼痛，发热恶寒明显，风水身体沉重酸楚，面目浮肿显著。再则对于风水证是否有骨节疼痛，临床应当活看，若风邪偏盛，经气阻滞，则骨节疼痛；若水气偏盛，湿邪阻滞，则体重而酸。

风水证与皮水证，两证皆有脉浮，身肿等症状，但风水证属感受风邪，兼有表证，肿势由上向下发展，病势急，发展快，病位主要在肺与皮毛，以致水泛肌肤而浮肿；皮水证与外邪无关，不兼表证，以肿势较重为特点，起病慢，病程长，病位责之于肺脾及肌肤，病属肺失宣化或脾失运化，以致水溢肌肤而浮肿。

黄汗证与周痹证的主要区别是：黄汗证两胫自冷，汗出色黄，痛在关节而周身浮肿；周痹证两胫发热，且无黄汗，痛无定处而不肿，即使有黄汗出，亦仅在关节疼痛处。

心水为病，其身重而少气，不得卧，烦躁，阴肿。（865）

① 心水为病：心水为病，即心脏功能失常后，受水气侵凌而出现的水肿，并非心脏本身有水，是因心阳不振，水气凌心所致。

② 其身重而少气：心为阳脏，主一身之血脉，心阳虚而又被水困，推动血液运行之力不足，则血行不畅，水湿浸渍，则身体沉重；心阳虚，肺气被水邪所困，气机受阻，则少气，故心水为病，其人身体沉重而呼吸短促。

③ 不得卧：水气凌心，心阳被郁，卧则水邪更逆于心，而心阳被遏更甚，因此不能平卧。

④ 烦躁：心属火，为阳脏，水气外困，心火被郁，郁火内蒸，故心烦而躁动不安。

⑤ 阴肿：前阴为肝肾经脉所经过之处，肾脉出肺络心，心阳虚不能下济于肾，肾水失却制约，水气积留不化，溢于前阴而阴部水肿。

水气病，虽以肺脾肾三脏为主，但与五脏的阳气衰弱皆有密切关系，有的病不是从外表皮毛而入，是由于五脏的阳气衰弱，以致水气充满于皮肤，而阴气独盛，阴气独居于内，则阳气更耗于外，形成浮肿，四肢肿急而影响到内脏，这是阴气格拒于内，而水气弛张于外的缘故。所谓心水为病，是指心脏功能失常后，水气侵凌而出现的水肿，并非心脏本身有水。

肝水为病，其腹大，不能自转侧，胁下痛，津液微生，小便续通。（866）

① 肝水为病：肝水为病，即肝脏功能失常后，受水气侵凌而出现的水肿，并非肝脏本身有水，是因肝气先虚，水气乘肝，失于疏泄所致。

②其腹大：肝为刚脏，喜条达主疏泄，肝病及脾，肝气郁结而贼害脾土，脾为水湿所困，水湿不能运化而停蓄，水气留积腹内，故其人腹部肿大。

③不能自转侧：少阳为阴阳往来之道路，有邪窒碍，所以不能自如地转动。

④胁下痛：胁为肝之府，而肝脉自少腹循胁肋而行身之侧，若水气凌肝，阻于肝络，使其经脉气血郁滞不通，甚则气血瘀阻，故胁下疼痛。

⑤津液微生：肝主疏泄而喜冲逆，气行上下，肝受水气侵凌，疏泄紊乱，升降功能失常，三焦之气不通畅，水津不升达于上，当肝气稍舒时，疏泄之职暂复，三焦之气暂通，水津能升达于上而滋润于口，则口中有少量的津液生成。

⑥小便续通：疏者条达而上，泄者顺流而下，水液不能降泄于下，则小便不利；当肝气稍舒时，疏泄之职暂复，三焦之气暂通，水津不能降泄于下，小便由不利而通利，仲景称为小便续通。此水邪随肝木往来升降之气，而上下为患。

讲析

水气病，虽以肺脾肾三脏为主，但与五脏的阳气衰弱皆有密切关系，有的病不是从外表皮毛而入，是由于五脏的阳气衰弱，以致水气充满于皮肤，而阴气独盛，阴气独居于内，则阳气更耗于外，形成浮肿，四肢肿急而影响到内脏，这是阴阳格拒于内，而水气弛张于外的缘故。所谓肝水为病，是指肝脏功能失常后，水气侵凌而出现的水肿，并非肝脏本身有水。

原文

肺水为病，其身肿，小便难，时时鸭溏。(867)

直释

①肺水为病：肺水为病，即肺脏功能失常后，受水气侵凌而出现水肿，并非肺脏本身有水，是因肺气先虚，水气凌肺，通调失职所致。

②其身肿：肺为娇脏，外合皮毛，主气，司治节，通调水道，为水之上源，若肺气先虚，治节无权，不能宣发津液与行散水湿，水湿泛溢于

体表，则其人身体浮肿。

③ 小便难：肺气不利，通调失职，水湿不能下输膀胱，则小便困难。

④ 时时鸭溏：肺与大肠相表里，肺为水之上源，肺气不利，则大肠传化失调，水不得从小便出，则走大肠，大便时则水液与粪便混杂而下，常常便出如鸭粪样的稀便。

讲析

水气病，虽以肺、脾、肾三脏为主，但与五脏的阳气衰弱皆有密切关系，有的病不是从外表皮毛而入，是由于五脏的阳气衰弱，以致水气充满于皮肤，而阴气独盛，阴气独居于内，则阳气更耗于外，形成浮肿，四肢肿急而影响到内脏，这是阴气格拒于内，而水气弛张于外的缘故。所谓肺水为病，是指肺脏功能失常后，水气侵凌而出现的水肿，并非肺脏本身有水。

原文

脾水为病，其腹大，四肢苦重，津液不生，但苦少气，小便难。（868）

直释

① 脾水为病：脾水为病，即脾脏功能失常后，受水气侵凌而出现水肿，并非脾脏本身有水，是因脾阳不足，水气犯脾，不得运化所致。

② 其腹大：脾居于腹，主运化水湿，水气渍于脾，脾阳虚不能运化水湿，反被水湿所困，脾失转输之常，不能升清降浊，水湿留聚于中，故其人腹部肿大。

③ 四肢苦重：脾主四肢，四肢为诸阳之本，脾阳虚不能运化水湿，阳气闭郁不能达于四末，水湿流溢四肢，四肢反为水湿所困阻，则四肢苦于沉重。

④ 津液不生：津液源于水谷之精微，脾被水湿之邪所困，不能运化与转输水谷之精微，故口中常常没有津液生成。

⑤ 但苦少气：气血源于脾胃，脾气衰弱，气血之源则乏，故但苦于呼吸短促。

⑥ 小便难：脾虚湿聚不能输布津液于肺，肺气不能下输膀胱而通调水道，水湿不行，则小便困难。

讲析

水气病，以肺脾肾三脏为主，但与五脏的阳气衰弱皆有密切关系，有的病不是从外表皮毛而入，是由于五脏的阳气衰弱，以致水气充满于皮肤，而阴气独盛，阴气独居于内，则阳气更耗于外，形成浮肿，四肢肿急而影响到内脏，这是阴气格拒于内，而水气弛张于外的缘故。所谓脾水为病，是指脾脏功能失常后，水气侵凌而出现的水肿，并非脾脏本身有水。

原文

肾水为病，其腹大，脐肿腰痛，不得溺，阴下湿如牛鼻上汗，其足逆冷，面反瘦。（869）

直释

① 肾水为病：肾水为病，即肾脏功能失常后，受水气侵凌而出现的水肿，并非肾脏本身有水，是因肾气先虚，水气凌于肾，水湿内聚所致。

② 其腹大：肾为水脏，主水而司开合，为胃之关，肾阳虚惫，不能化气行水，于是水蓄下焦，泛溢无制，关门不利，上犯凌侮脾土，水湿凝聚而蓄结于腹，则其人腹部肿大。

③ 脐肿腰痛：脐位于腹的中央，腹中水盛，水气胀满较甚；肾居于腰中，腰为肾之外府，肾阳虚衰，腰失其温煦，水湿凝聚，则经络痹阻不通，故脐部肿胀而腰部疼痛。

④ 不得溺：肾与膀胱相表里，肾阳不足，不能化膀胱水府之气，则小便不通畅。

⑤ 阴下湿如牛鼻上汗：肾开窍于二阴，水湿积聚于腹内，不得外泄，必下注侵淫于前阴，水湿之气从前阴向外淫溢，故前阴潮湿象似牛鼻上出的汗，因为牛鼻在正常情况下是常湿不干，以此来形容前阴经常潮湿。

⑥ 其足逆冷：肾脉起于两足，肾虚阳气不能下达，下焦失去温煦，故其人两足发凉。

⑦ 面反瘦：肾为五脏之本，肾病水湿聚于下，五脏气血随水性下趋而不能上荣，水湿较少上浮于面部，则面部反见消瘦。面部反见消瘦，并非面部没有浮肿，其实，面目亦肿，一般水气病，多见面目浮肿显著，本

证却与之不同，水气不得泄，浸渍于阴囊而为阴汗，上部之气血随水性而下趋，故其人面部反见消瘦。

讲析

水气病，虽以肺、脾、肾三脏为主，但与五脏的阳气衰弱皆有密切关系，有的病不是从外表皮毛而入，是由于五脏的阳气衰弱，以致水气充满于皮肤，而阴气独盛，阴气独居于内，则阳气更耗于外，形成浮肿，四肢肿急而影响到内脏，这是阴气格拒于内，而水气弛张于外的缘故。所谓肾水为病，是指肾脏功能失常后，水气侵凌而出现的水肿，并非肾脏本身有水。

综上所述，水气病之"五脏水"与水饮病之"水在五脏"有所不同：① 水气病言"心水为病""肝水为病""肺水为病""脾水为病""肾水为病"，是由某脏功能衰弱引起的水肿病，即"五脏水"为本脏功能衰弱产生的病变，以水肿为续发主证，多有小便难的症状，病变范围较广；水饮病言"水在心""水在肺""水在脾""水在肝""水在肾"，是由饮水侵扰某脏引起的水饮病，即"水在五脏"，是饮邪流注，侵扰某一脏器导致的病变，无水肿，病变多局部症状。水气病重在正虚，水饮病重在邪盛，病机虽然不同，但水气与水饮有密切关系，可以相互转化，故不可截然划分。

水气病的"五脏水为病"，肝、脾、肾三脏属阴脏，位居于腹，病变重心在下在里，所以此三脏水为病，均有腹大；心、肺两脏属阳脏，位居于胸，病变重心在上在表，所以此两脏水为病，均有身重、身肿。由此可知，仲景不仅把水气病分为风水、皮水、正水、石水、黄汗，而且还有"五脏水为病"之分，此"五脏水为病"与风水、皮水、正水、石水、黄汗，在表里上下均有联系，但风水来自外感，而"五脏水为病"，则来自内脏，责之于内伤所致，属于风水、皮水、正水、石水、黄汗之类。水气病五脏中任何一脏之水，并非由受病的某一脏所产生，都是因本脏先虚，然后水气乘虚凌之所致。"五脏水为病"是中医脏象学说在水气病辨证中的具体运用，同时与经络循行也有密切关联，如：① 心水为病，因肾脉出肺络心，心阳虚不能制约肾水，则"阴肿"；② 肝水为病，肝脉布胁肋，则肝水为病"胁下痛"；③ 肺水为病，因肺合大肠，则"时时鸭溏"；④ 脾水为病，脾主四肢，则"四肢苦重"；⑤ 肾水为病，腰为肾之外府，则"腰痛"。这种以五脏为中心的辨证方法，有利于查病知源，随证施治，不但体现了仲景的辨证论治特点，而且对临床辨证也具有指导价值。

水饮病的"水在五脏"，并非是五脏本身的某脏有水，而是因受饮邪的侵扰，出现了与各脏有关的一些证候：① 水饮凌心，则心下痞坚而悸动，心阳为水饮所遏，故短气、恶水不欲饮；② 水饮射肺，气水相击，水从气泛，则吐涎沫，肺失清肃，气不化津，故欲饮水；③ 水饮困脾，中气不足，则少气倦怠；侵淫肌肉，则身重；④ 水饮侵肝，肝络不和，则胁下支撑胀满，嚏时牵引作痛；⑤ 水饮犯肾，肾气不化，水饮停蓄冲逆，则心下悸动。

原文

诸有水者，腰以下肿，当利小便；腰以上肿，当发汗乃愈。（870）

直释

① 诸有水者："诸"，介词，相当于"致于"，致于患水气病的人，采取就近因势利导的祛邪方法治疗，才能除祛水湿之邪而不伤正气。

② 腰以下肿：人体以腰部为界，腰部以下浮肿，包括少腹、下阴、下肢、两足。

③ 当利小便：在腰以下属阴，其势偏里，难于得汗而易于下流，故应因势利导以分利小便为法。

④ 腰以上肿：人体以腰部为界，腰部以上浮肿，包括腹部、胸胁、头面、上肢、两手。

⑤ 当发汗乃愈：在腰部以上属阳，其势偏表，难于下注而易于外泄，故应顺其势，汗而散之。

讲析

水气病，水邪聚结人体腰部以下而致腰以下肿甚者，当采用利小便的方法治疗，使潴留于下部在里之水湿从小便排出；水邪聚结人体腰部以上而致腰以上肿甚者，当采用发其汗的方法治疗，使潴留于上部在表之水湿从汗液排泄。这是治疗水气病的一般大法，至于临床选方用药，应结合病情，灵活运用。但临床亦有特殊情况，腰以下肿用利小便法而不愈，佐以发汗法而奏效；腰以上肿用发汗法而不愈，佐以利小便法而奏效，因为人体的脏腑经络、内外上下，都是密切关联，因而发汗与利小便往往不能截然分开，发汗使大气运行，利尿以因势利导，发汗、利尿随证情的不同互有主次，必相兼为用，是行之有效的经验。对于水气病的治疗，以平治为宜，发汗固然可以散水，但又有伤阳劫液之弊；利小便虽可去湿，但又能伤阴，所以发汗与利小便之法，只宜于水气病的阳证、实证，对于阴证、虚证，则不能单独使用，须与温阳益气之法配合运用，以免水去无几，反伤正气。因此本法不能代替水气病的具体治法，临床时应视其具体病情而灵活运用，方能提高疗效。

原文

寸口脉沉而迟，沉则为水，迟则为寒，寒水相搏，脾气衰则鹜溏，胃气衰则身肿，名曰水分。（871）

直释

① 寸口脉沉而迟，沉则为水，迟则为寒：寸关尺三部脉均呈沉迟之象，脉沉为水湿偏盛，脉迟为阳虚寒凝，脉象沉迟并见，水邪与寒邪交相搏击，水聚寒凝，水湿留滞，内溢中土，则不别清浊；外溢肌肤，则周身浮肿，但这种浮肿属气虚所致。

② 寒水相搏：寒凝水聚，侵扰中土，使中焦阳气被寒水所阻，胃不纳谷，脾运不化，脾胃俱虚，不能腐熟运化水谷，称为寒邪与水邪交相搏击。

③ 脾气衰则鹜溏：脾气虚衰，运化失职，不能分别清浊，使水液与粪便混杂而下，则大便如鸭粪。

④ 胃气衰则身肿：胃气虚衰，不能腐熟水谷，水湿留滞，外溢肌肤，则周身浮肿。

⑤ 名曰水分："水分"，先病水肿而后经闭的，称为水分。这种浮肿属气虚所致，与湿盛之浮肿有别，四肢皮肤虚肿，聂聂而动，故"名曰水分"。

讲析

寸关尺三部脉沉迟，脉沉为水，脉迟为寒，水寒相搏，则土败，是以脾衰则寒内著而为鹜溏；胃衰则水外溢而为身肿，四肢皮肤虚肿，聂聂而动，这叫作水分病。

少阳脉卑，少阴脉细，男子则小便不利，妇人则经水不利，名曰血分。（872）

直释

①少阳脉卑，少阴脉细：少阳脉，即手少阳经三焦之脉，"卑"，即沉而无力之意；少阴脉，即足少阴经肾脏之脉，"细"，即气血俱虚，不足以充脉之意。若三焦气化不利，通利水道的功能失常，则手少阳脉沉而无力，称之少阳脉卑；足少阴脉以候肾，肾气亏虚，精血不足，寒邪聚结，不能化水，故少阴脉细。若"少阳脉卑，少阴脉细"并见，说明肾阴肾阳俱不足，无论男女，都可导致水气病。

②男子则小便不利：男子属阳主气，肾气易亏难复，肾气衰微，三焦无肾气以温煦，则决渎无权，膀胱无肾气以蒸化，则气化失职，故男子多见小便不利。

③妇人则经水不利：女子属阴主血，肾精亏耗，冲任脉虚，寒客胞门，寒凝血少，则女子多见经水不利。

④名曰血分：血分，先经闭而后病水肿的，称为血分。因精血乃月经之源，精血亏虚，月经闭阻，则必气滞，气滞则水停，若经闭气滞，女子血化为水，水不行而停蓄，水气渐积，亦可发展成水气病，这叫作血分病。

讲析

女子月经乃血之物，与冲脉有关，而冲脉又与肾有联系，足少阴脉动，是因为冲脉与之并行的缘故。冲脉，为十二经之海，它和足少阴之络，同起于肾下，肾阳不足，寒邪客于胞门，血寒而凝，女子则经水不利。经水的来源是血，血行不畅，渗出脉外而为水，此种水气病的产生，源于血分病变，虽证呈水肿，而实因经血闭阻不行所致。

原文

妇人经水前断，后病水者，名曰血分，此病难治；先病水，后经水断，名曰水分，此病易治，水去，则经自下也。（873）

① 妇人经水前断，后病水者：女子先患经闭而后出现浮肿。

② 名曰血分：形成之因，乃经血闭阻，血瘀气滞，侵扰水液的运行，为瘀血阻滞水道所致，其病之因由血而及水，故称作血分病。

③ 此病难治：既有血病又有水病，病情较重，血分深而难通，血不通则水不得行，非单纯治水之法可愈，这种病难治。在治疗时应当考虑先治血病，宜祛瘀通经，使经血通行，待经血通畅后，再治水病，则水去肿消。

④ 先病水，后经水断：女子先患浮肿而后出现经闭。

⑤ 名曰水分：形成之因，是水液阻滞，气滞血瘀，侵扰血液的运行，为水液阻滞血道所致，其病之因由水而及血，故称作水分病。

⑥ 此病易治：既有水病又有血病，病情较轻，水邪一去，则血道通畅，而经水自下，这种病易治。在治疗时，应先治水病，水去而经血自通，其病自愈。

⑦ 水去：消除水湿后。

⑧ 则经自下也：月经就通利了。

讲析

血分者，因血而病及水也；水分者，因水而病及血也。血病深而难通，故曰难治；水病浅而易行，故曰易治。血分病，先治血病，后治水病，临床以通经为主，佐以利水；水分病，治水为主，水去而经自通，临床以利水为主，佐以通经。本条提示诊察疾病，当询问病史，以便全面分析其形成的病因和机理，从而确定其正确的治疗方法。

原文

寸口脉沉而数，数则为出，沉则为入；出为阳实，入为阴结。跌阳脉微而弦，微则无胃气，弦则不得息。少阴脉沉而滑，沉则在里，滑则为实，沉滑相搏，血结胞门，其瘕不泻，经络不通，名曰血分。（874）

直释

① 寸口脉沉而数，数则为出，沉则为入；出为阳实，入为阴结："阳

实"，谓身形胀满也；"阴结"，谓血结胞门也。寸口脉沉而数，谓寸关尺三部脉均见沉数脉象，数脉属阳脉而主外，为阳气实于表，营气郁结发热欲从外泄，又被水邪抑遏而不得透出，故曰："数则为出""出为阳实"，沉脉属阴而主内，为阴气结于里，血瘀积结留滞于胞门，胞门在里而属阴，故曰："沉则为入""入为阴结"。

② 趺阳脉微而弦，微则无胃气，弦则不得息：趺阳脉，胃脉也，胃腑居中而属土，由于土衰则被肝木之所乘，故趺阳脉微而弦，土气衰败，木气过克，胃气将要告竭；肝气郁结，气滞血凝，胃气虚少，气息不得调畅。

③ 少阴脉沉而滑，沉则在里，滑则为实：少阴脉，肾脉也，肾主小腹，而其里系胞宫，血瘀积结于胞门，则少阴脉沉而滑，脉沉属血结于内，脉滑属瘀血停留，故少阴脉沉滑。

④ 沉滑相搏：血结于内而瘀血停留。

⑤ 血结胞门：血瘀积结于胞门。

⑥ 其瘕不泻，经络不通，名曰血分：肝肾俱伤，下焦之阳为阴邪所抑，不能通其阴结，以致形成瘕疾，恶血不泻，瘀阻于体内，致使经络不通，血化为水，成为水气病，因为其病为血瘀所致，故称为血分病。

讲析

本条合诊寸口、趺阳、少阴，而知气壅于阳，胃虚于中，而血结于阴也。夫血结在阴，唯阳可以通之。第 874 条（即本条）所论血分与第 873 条所论血分不同，第 873 条之结是血气虚少而行之不利也，第 874 条之结是阴阳壅郁而欲行不能也，第 873 条其病为虚，第 874 条其病为实，不可混淆误认。

原文

问曰：病者苦水，面目身体皆肿，四肢亦肿，小便不利，脉之，不言水，反言胸中痛，气上冲咽，状如炙肉，当微咳喘。审如师言，其脉何类？师曰：寸口脉沉而紧，沉为水，紧为寒，沉紧相搏，结在关元，始时尚微，年盛不觉，阳衰之后，荣卫相干，阳损阴盛，结寒微动，肾气上冲，咽喉塞噎，胁下急痛。医以为留饮而大下之，沉紧不去，其病不除；复重吐之，胃家虚烦，咽燥欲饮水，小便不利，水谷不化，面目手足浮肿；又与葶苈下水，当时如小差，食饮过度，肿复如前，胸胁苦痛，象若奔豚，其水扬溢，则咳喘逆，当先攻其冲气，令止，乃治其咳；咳止，喘自差，先治新病，水当在后。（875）

直释

①病者苦水：苦，形容词，或用作动词，作"患"或作"为……所苦"解；苦水，即，患水气病，或为水气所苦。病者苦水，病人为水气停留所苦。

②面目身体皆肿：颜面、眼胞、周身都浮肿。

③四肢亦肿：四肢也浮肿。

④小便不利：小便不通畅。

⑤脉之：脉，在此作动词，即诊断之意；之，代词，指病人。脉之，老师在诊察病人病情后。

⑥不言水：不谈水气之苦。

⑦反言胸中痛：却说病人胸中疼痛。

⑧气上冲咽：自觉有气从少腹上冲胸咽。

⑨状如炙肉：形容冲气发作时的症状，病人感觉咽中好像有烤肉块梗塞，吞之不下，吐之不出，即，形容咽中似有物梗塞，这是水气并发冲气的证候。

⑩当微咳喘：此时水气充盛，又伴冲气上逆，致肺气失降，故呈轻微咳嗽和气喘。

⑪审如师言：审，是深入地观察；如，是确实如此。弟子经过深入的观察，审视病情，确实和老师说的一致。

⑫其脉何类：老师怎样从脉象上判断出来的呢？

⑬寸口脉沉而紧，沉为水，紧为寒，沉紧相搏，结在关元：寸口脉沉而紧，谓寸关尺三部脉均见沉紧脉象，沉脉说明有水气，紧脉说明有寒邪，脉象沉紧并见，是水气与寒邪相互聚结之象。肾居下焦，主水，水寒互结乃由肾阳虚弱而不能温化水液所致，肾阳不足，故水寒之邪乘虚凝结于下焦关元部位。

⑭始时尚微：开始时水寒凝结轻微。

⑮年盛不觉：年盛，指壮年之时。正当壮年气盛之时，阳气旺盛，对水气病没有什么感觉。

⑯ 阳衰之后：中年以后，肾阳衰弱，阳气渐衰。

⑰ 荣卫相干：营卫之气不相和谐而运行不相协调。

⑱ 阳损阴盛：阳气愈损而阴寒转盛。

⑲ 结寒微动：由于阳气衰弱，阴气转盛，水寒无制，原先凝结在下焦的水寒之邪乘阳虚而稍微活动。

⑳ 肾气上冲：夹肾气向上冲逆。

㉑ 咽喉塞噎：于是水气伴发冲气上逆，咽喉阻塞不畅，甚至影响呼吸和饮食。

㉒ 胁下急痛：胁下拘急疼痛。

㉓ 医以为留饮而大下之：若医生辨识不清，误以"胁下急痛"为饮邪留聚胁下，而以十枣汤之类峻药大下其水，此误下为一误也。

㉔ 沉紧不去：上逆之冲气未能平复，脉象仍然沉紧。

㉕ 其病不除：水寒之邪未能解除。

㉖ 复重吐之：又误以"咽喉塞噎"为病在上焦而再次用催吐之法，以瓜蒂散之类涌吐之。此误吐为二误也。

㉗ 胃家虚烦，咽燥欲饮水：先下后吐，一误再误，不仅冲气仍然不减，反而使胃之气阴受损，伤津耗气，胃中虚热上浮，则胃气受到损伤而感觉虚烦，咽中干燥想喝水。

㉘ 小便不利：因其本有肾阳虚弱，又加之误用下、吐，因此脾肾阳气俱虚，肾阳虚弱，气化无权，则小便不畅利。

㉙ 水谷不化：脾胃气虚，运化失职，则水谷不化。

㉚ 面目手足浮肿：水气停聚，水寒之邪逆行外溢，则颜面、眼胞及手足仍然浮肿。

㉛ 又与葶苈下水：此乃"复重吐之"之变证也，医生虚实未辨，见其"面目手足浮肿"，病因未明，又用葶苈之类药品峻下其水。

㉜ 当时如小差：虽一时水去，当时浮肿好像略见减轻。

㉝ 食饮过度：脾肾虚损未复，稍有饮食不慎而过度，则脾胃复伤。

㉞ 肿复如前：水湿再度泛滥，浮肿又发作如前。

㉟ 胸胁苦痛，象若奔豚：由于水气复发迅速，而且冲气更加严重，所以胸胁疼痛剧烈，状如奔豚气发作。

㊱ 其水扬溢：水气随冲气向上泛滥，上迫于肺。

㊲ 则咳喘逆：波及于肺，肺被水浮，气不得降，则咳嗽气喘。

㊳ 当先攻其冲气：此时的治疗方法，应当首先平抑其冲气。

㊴ 令止：冲气控制后。

㊵ 乃治其咳：再治其咳嗽。

㊶ 咳止：咳嗽停止后。

㊷ 喘自差：喘息自然痊愈。

㊸ 先治新病：总之，要先治冲逆咳喘等新发生的病证。

㊹ 水当在后：水气病，则应当在新病愈后，再进行治疗。

讲析

由前证"胁下急痛"，发展为"胸胁苦痛"；由前证"肾气上冲，咽喉塞噎"，发展为"象若奔豚"。因其一误再误，阳气愈损愈虚，下焦阴寒水气之邪乘阳虚夹肾气上冲之势更甚，于是导致水气与冲气并发的证候，水气随其冲气上逆，上迫于肺，则为咳为喘，水气泛滥于外，则为浮肿，这就是本条开始所谈到的病情，总的来说，本病是先有积水，继发冲气，复因误治，而见浮肿，咳喘，其病情复杂，新病与旧病之症状同时并见，此时当辨清病之新久，证之缓急，治之先后，其正确的治疗原则为："先治新病，水当在后"，新病者，为冲气、咳喘也，但在同一新病中，又当分其缓急，急者先治，缓者后治，因冲气上逆较咳喘更急，咳嗽喘息较冲气上逆为缓，故当先降其冲气，可选用苓桂术甘汤之类以温肾化气降冲；冲气平复，再治其咳，可选用苓甘五味姜辛汤之类以温肺止咳平喘，"咳止，喘自差"，是谓本病的咳喘，皆同因于水寒犯肺，水寒得温，肺气得降，故咳止喘平。待新病愈后，再治其水气之本病，选用金匮肾气丸之类以温阳化气行水，则痼疾可愈。本条说明认识疾病，既要从现实的脉证来认识，又要从疾病的形成过程和误治后的变化来识别，才能确定正确的治疗原则和阶段性的治疗方法。

原文

水之为病，其脉沉小者，属少阴，为石水；沉迟者，属少阴，为正水；浮而恶风者，为风水，属太阳。浮而不恶风者，为皮水，属太阳；虚肿者，属气分。发其汗即已，脉沉者，麻黄附子甘草汤主之；脉浮者，麻黄加术汤主之。（876）

直释

① 水之为病："水之为病"，其助词"之"用在主语"水"和谓语"为"之间，取消句子的独立性，使"水为病"这一完整句子变成一个语意未尽的主谓性词组，"水之为病"充当全句的主语。

② 其脉沉小者，属少阴，为石水：脉沉主里，肾阳不足，不能化气行水；兼脉小，为正气不足；其脉象沉小，属少阴为病，少阴，肾也，为水脏，为少阴阳衰而不喘的石水证。

③ 沉迟者，属少阴，为正水：脉沉主里，肾阳不足，不能化气行水；兼脉迟，为阳虚有寒，其脉象沉迟，属少阴为病，少阴，肾也，为水脏，为少阴阳虚而自喘的正水证。

④ 浮而恶风者，为风水，属太阳：脉浮主表，乃系风邪袭表，水气泛溢皮毛所致，属太阳为病，太阳，膀胱也，为水腑，因此属太阳膀胱为病；兼恶风者，属太阳受风邪诱发的风水证。

⑤ 浮而不恶风者，为皮水，属太阳：脉浮主表，乃系风邪袭表，水气泛溢肌腠所致，属太阳为病，太阳，膀胱也，为水腑，因此属太阳膀胱为病；兼不恶风者，属太阳受风邪诱发的皮水证。

⑥ 虚肿者，属气分：此句从文字分析，是插笔法，就其内容而论，虚肿亦有肿胀现象，但虚肿为阳虚无水气而虚胀，属气机滞涩引起，气滞作胀，并非水肿，胀而无泽，按之陷下，抬手即起，小便通利，其虚肿与水邪无关，不可使用汗法治疗，因气滞所致，当调畅气机，气机通畅，则肿胀自愈。

⑦ 发其汗即已：此为无主句，即无主语"水肿"二字，水肿为实肿，由水邪停蓄引起，肿而光亮，按之凹陷不起，小便不利，因为属水者可以发汗，汗出水消，浮肿即失，然而发汗之法，亦有不同：风水、皮水，可用汗法；但正水、石水，虽表有水气，亦兼用汗法，要因势利导而治之。

⑧ 脉沉者：若脉沉者，知少阴之正气虚，表有水气者，亦可用汗法，但须兼顾肾阳，当助阳发汗。

⑨ 麻黄附子甘草汤主之：正水、石水为少阴之正气虚，当助阳发汗，应当用麻黄附子甘草汤治疗。

⑩ 脉浮者：若脉浮者，知太阳之邪气盛，属邪气在表，可用汗法，当祛邪发汗。

⑪麻黄加术汤主之：风水、皮水为太阳之邪气盛，当祛邪发汗，应当用麻黄加术汤治疗。

讲析

肾与膀胱皆居下焦，互相络属，互为表里，因命火衰微，气化不行，致下焦壅塞而水邪泛溢，乘人体表里上下正气之虚，袭于内外皮腠之间，停蓄不散，而为诸水之病，以脉象之异区别之。水气与虚肿都有肿胀现象，虚肿为气胀，水肿为实肿，虚肿非水肿，调畅气机为宜，不可发汗；水肿与水邪相关，故属水，可以发汗。

原文

风水，脉浮身重，汗出恶风者，防己黄芪汤主之。（877）

直释

①风水：水气病的风水证。

②脉浮身重：由于风邪侵袭肌表，故脉浮；水湿浸淫肌腠，则身重。

③汗出恶风者：表虚卫气不固，腠理疏松，风邪乘虚犯表，故汗出恶风。即汗出为腠理之虚，身重为土虚湿胜。

④防己黄芪汤主之：本证属表虚不固，水湿停骤，风与水搏于肌表，卫阳虚弱，腠理不秘，导致汗出，使卫阳更虚，致成水湿结聚在表，汗出而不愈，宜用实卫固表，利水除湿的防己黄芪汤治疗，可见卓效。因为黄芪以走表塞空，白术、甘草、大枣以补土胜湿，生姜辛温以去风行水，重用防己之走而不守，领诸药环转于周身，使上行下出，外通内达，迅扫而无余邪矣。

讲析

本条（第877条）"风水，脉浮身重，汗出恶风者，防己黄芪汤主之。"与第281条"风湿，脉浮身重，汗出恶风者，防己黄芪汤主之。"两条相比较，一言风水，一言风湿，仅"水"与"湿"一字之差，均用防己黄芪汤治疗，但两者各有不同的特点，第877条是风水在表，以面目肿，按手足则陷而不起为特征；第281条为风湿在表，以关节疼痛为特征。两者虽名称不同，但同属表虚，病机相同，所以同治以防己黄芪汤。

风水，恶风，一身悉肿，脉浮，不渴，续自汗出，无大热者，越婢汤主之。（878）

直释

①风水：因风邪袭表，肺卫失宣，通调失职，水湿潴留于肌表，故称风水。第877条叙述风水表虚，第878条则叙述风水表实。

②恶风：因肌表被风邪所伤，卫气不足，故恶风。

③一身悉肿：风性弥散，水为风激，肺的治节不利，决渎失司，水湿泛滥四溢，故周身浮肿。

④脉浮：风邪客于肌表，气血抗邪向外，故脉浮。

⑤不渴：邪在肌腠，胃腑无热，津液未伤，则口不渴。

⑥续自汗出：风水壅遏肌表，卫阳被郁，肌腠郁热熏蒸不畅，热邪位于肌腠间，既不能外越为大热，亦不能内伏与邪气相争，于是卫阳郁热到极点，逼迫营阴蒸汗外越，从风水壅遏的薄弱处乘间抵隙而外窜，故在"自汗出"前加一"续"字，就是说，断断续续的局部自然的汗出，称之为"续自汗出"。

⑦无大热者：汗出，本应热气得散，但郁滞蓄聚肌腠之热，泄之未透，故不但里无大热，表热亦不盛。

⑧越婢汤主之：既然已"续自汗出"，为何还当发汗？因这种汗出系肌热熏蒸所致，随汗而排泄的多是人体正常的津液，故虽有汗出，但汗出不畅，而热不散，水不消，故仍可汗之，以越婢汤发汗行水为主，兼有清透郁热之效。

鉴别

越婢汤证　防己黄芪汤证

第878条越婢汤证与第877条防己黄芪汤证均属风水，同有汗出、恶风、脉浮等表证，但两者虚实有别，机理各异，其辨证的侧重点也有不同，治法迥异。第878条主证为一身悉肿，续自汗出，无大热，不渴，脉浮而兼数；第877条为身重，动则汗出，或腰以下肿甚，无热象，脉浮缓无力。第878条汗出机理为热逼水津外泄，第877条汗出机理为表虚肌腠不固。第 878 条恶风原因为风邪袭表较甚，恶风在汗出之前；第 877 条恶风原因为卫虚受风，邪不甚，恶风在汗出之后。第 878 条病机属性为风水表实，而夹肌肤郁热；第 877 条病机属性为风水表虚，水湿滞于肌肤。其治法，第 878 条宜越婢汤发越水气，兼清肌热；第 877 条宜防己黄芪汤益气固表，以祛水湿。两者一实一虚，应当明辨。

方释

（270 方）越婢汤方

方中麻黄与生姜相配，发越水气，以宣散肌表之水湿；石膏与麻黄相伍，以辛凉外散水气，清透肌腠之郁热，又可防止麻黄汗之过多；生姜之辛温能暖胃，以制石膏之寒，而不伤其胃；甘草、大枣合用，调和脾胃，以和中扶正。诸药同用，以治风水客于肌腠之水湿。

讲析

"续自汗出"，是指非外感表虚出汗，乃风水郁滞在肌表，渐致卫阳郁而化热，热在肌腠迫津液外出而自汗，此肌腠之郁热，其势不甚，身上不太发热，所以说，风水相搏之证，虽汗出而表证仍在，虽无大热而郁热犹存。

原文

皮水，四肢肿，水气在皮肤中，四肢聂聂动者，防己茯苓汤主之。（879）

直释

① 皮水：水气病皮水证。
② 四肢肿：脾阳虚弱，不能运化水湿，水湿之邪浸淫弥漫肌肤间，潴留于四肢肌表，故四肢浮肿，此处突出四肢浮肿，实是说明水邪之盛。
③ 水气在皮肤中：水气充盛溢于皮肤中。
④ 四肢聂聂动者：水湿泛滥，水行皮中，卫阳郁阻，水湿蓄留，卫阳壅遏，欲通不达，水气不能散发，皮肤之中水蓄过多，故时有四肢水肿处肌肉有轻微瞤动之感，如微风吹落叶摇动之状，形容聂聂动之轻微，多为自觉症状，再一次说明水湿之邪潴留皮中之盛。

⑤防己茯苓汤主之：本皮水证水气过盛，阳郁不宣，故宜防己茯苓汤通阳化气，分消水湿治之。

方释

（271方）防己茯苓汤方

方中防己通腠理，去水湿，与黄芪相配以扶卫实表利水，使皮中之水从表而散；茯苓淡渗利水，配桂枝通阳化气利水，使水邪从小便而去；且桂枝与黄芪相协，则通阳行痹，振奋卫阳，使肌表之水湿易散；甘草补中，协黄芪补脾，脾旺则水湿得运，其皮水易消，即合黄芪、甘草助表中之气，以行防己、茯苓之力也。诸药合用通阳化气，以行分消水湿之效。

异同

防己茯苓汤　防己黄芪汤

第879条防己茯苓汤与第877条防己黄芪汤同治水气为患，前者以祛湿为主，扶正为辅，主治表里有水气，用于四肢皮肤肿甚，肌肉眴动，不恶风之水气病皮水表实证；后者以扶正之主，祛邪为辅，则主治肌表有水气，用于脉浮身重，汗出恶风，或腰以下肿甚之水气病风水表虚证；前者病机为阳气失运，皮中水气盛而不行；后者病机为表虚不固，风水滞于肌表。前者功效为通阳化气，分消水湿，利水之力强；后者功效为实卫固表，利水除湿，利水之力逊。

讲析

皮水一证，其证情介于表里难易之间，若证情轻而单纯者，汗之或分消即愈；若证情重者，因腹大、脉沉而渐深入里，则正水、石水之始也，把住皮水证这一关，对正水、石水难治之证，寓有治未病之义，从而可大大降低晚期腹水的产生及死亡率。

原文

里水，一身面目黄肿，其脉沉，小便不利，甘草麻黄汤主之，越婢加术汤亦主之。（880）

① 里水：皮里肌腠间之水。

② 一身面目黄肿：黄肿，指浮肿部位色黄而鲜明，称之黄肿。由于脾气虚弱不能运化水湿，肺气失宣不能通调水道，水湿之邪郁滞停留，既不能下行从小便排出，又不能外达从皮毛外泄，泛溢肌表，故全身、面部、眼胞皆浮肿，色黄而鲜明。

③ 其脉沉：里水，皮里肌腠间之水也，是由于脾阳虚，不能运化水湿，肺气虚不得通调水道，水湿之邪停留，既不能从小便排出，又不能从皮毛外泄，泛滥肌腠而成里水，由于水湿过盛，浸淫肌腠，阻遏脉气不能鼓动于外，故其脉象沉。

④ 小便不利：水湿阻遏于肌腠，影响营卫之气畅行，三焦气化受阻，水道不畅，水不能下输膀胱，则小便不畅利。

⑤ 甘草麻黄汤主之：水湿停留肌表，若无热而身肿者，应当用甘草麻黄汤治疗，以内助脾气，外散水湿。

⑥ 越婢加术汤亦主之：水湿阻遏肌腠，若夹热而身肿者，亦可用越婢加术汤治疗，以健脾宣肺，清透郁热。

方释

（272方）甘草麻黄汤方

方中麻黄上宣肺气，下制肾气，外发皮腠之汗，内祛脏腑之湿；甘草补脾之虚以制水湿，助麻黄上宣肺气，又能中助土气，外行水气。两药相协以奏和中补脾，宣肺利水之效，使在表之水气从汗而解，在里之水从小便而利，以达到水去肿消之目的。本方麻黄用量大，发汗之力迅猛，只宜于表实无汗之实证，若体虚之人，一般当禁用，但根据病情可酌加扶正之药使水湿之邪借汗而解，但药后腠理开，以防外邪侵袭，故应避风寒。

（273方）越婢加术汤方

方中越婢汤发肌表之邪，以清内蓄之热；加白术运中土，除湿气，利小便。两者合用，其功效发越水气，以行表里之湿，因为水湿停蓄，不得布化，故外则汗不得出，内则小便不得利，治宜表里分消，内外双解，外则发越水气，使表邪从皮毛汗出而散，内则健脾祛湿，使脾得运化，水湿从小便而利，即，尤有表气得通，里气得和之妙用。

第878条越婢汤与第880条越婢加术汤，两方用药仅差一味，但其功效、病机、适应证都截然不同：

越婢汤功擅疏风清热，发越水气，其病机为风邪袭表，水气泛溢，内兼郁热，适宜治疗风水证："风气，恶风，一身悉肿，脉浮不渴，续自汗出，无大热"。

越婢加术汤功效发汗散水，兼清内热，其病机为脾失运化，肺失通调，停水外溢，兼夹郁热，适宜治疗里水证："一身面目黄肿，其脉沉，小便不利"。两者临床宜详辨之，根据全面情况，进行综合分析。

讲析

甘草麻黄汤与越婢加术汤均治里水，两者所治之里水皆属脾失运化，肺失宣化，水湿不化，故其证"一身面目黄肿，其脉沉，小便不利"；所异者，甘草麻黄汤为水郁肌腠，内无郁热，故无热、无汗；越婢加术汤为水郁肌腠，郁久化热，故有热、有汗。两者与汗、热之有无，各有侧重，此为一证两方，同证异治之法。

原文

问曰：黄汗之为病，身体肿若重，汗出而发热，口渴，状如风水，汗沾衣，色正黄如柏汁，脉自沉，从何得之？师曰：以汗出入水中浴，水从汗孔入得之，宜黄芪芍药桂枝汤。（881）

直释

① 黄汗之为病：黄汗这种病。

② 身体肿若重：由于汗出腠理疏松，此时入浴水中，水湿之邪乘袭肌腠，阻碍营卫的运行，卫郁不得宣达而使水湿滞留于肌肤，则全身浮肿或者身体沉重。

③ 汗出而发热：卫气郁结化热，水湿停留肌肤，湿与热交蒸，则汗出而发热。

④ 口渴：湿热相互交结郁蒸，气不化津，则口渴。

⑤状如风水：病状好像风水，因为黄汗与风水同属水气病，均有浮肿之症状，黄汗有"身体肿，若重，汗出而发热，口渴"的症状，此与风水"恶风，一身悉肿，脉浮不渴，续自汗出，无大热"症状相近似，因此黄汗有"状如风水"之称。

⑥汗沾衣，色正黄如柏汁：营气外泄，其汗液染着衣服，颜色正黄，像黄柏之汁。

⑦脉自沉：汗出入水中浴，腠理空疏，营卫之气衰弱而表虚，卫表虚则汗孔开，抵御外邪之能力减弱，又加之入水中浴，水湿之邪入于汗孔，水湿阻滞经络，营卫郁遏，运行不利，故脉自沉。

⑧从何得之：这种病是怎样得的呢？

⑨以汗出入水中浴，水从汗孔入得之：因为正在出汗时候，便进入水中洗浴，水从汗孔渗入皮肤而得。很显然，汗出则腠理空疏，汗孔开，则卫表虚，抵御外邪的能力减弱，又加之入水中浴水湿之邪入于汗孔，郁阻营卫，汗液排泄发生障碍，湿阻肌表，卫郁营热，湿热交蒸于肌腠，内外相因而致成本证。本证的形成，除"汗出入水中浴"这一因素外，凡汗出当风，冒雨涉水，居处潮湿，劳作汗出，衣里冷湿均可导致汗出表疏，湿郁肌表，卫气被遏，营气蕴热，湿热交蒸于肌腠而致。

⑩宜黄芪芍药桂枝汤：可以用黄芪芍药桂枝汤治疗，以调和营卫，实卫祛湿，兼泄营热，使卫阳得实，营阴得益，其气得行，水湿得散，湿热得清，则其证得解。

方释

（274方）黄芪芍药桂枝汤方

方中重用气味轻清的黄芪，实卫走表以扶正祛邪，益气固表，且用桂枝与其配伍，则辛温振作卫阳，益气理血，行营卫之郁阻以散水湿；桂枝行阳，芍药益阴，两味相合，解肌腠之郁遏以调和营卫。

苦酒：即镇江米醋，入营分泄热散滞以消肿，故以醋煮药，取其酸能敛阴散滞，以泄营中郁热。诸药合用，营卫和，郁遏解，气血畅行，水湿消散，具有通阳利湿而不伤阴津的作用，故诸证自解。方后注云："温服一升，当心烦"。心烦者，是苦酒祛除其水湿之余邪未尽散之故，"以苦酒阻故也"是"当心烦"的自注句，"服至六七日乃解"为邪气较重，连续服用，蓄积药效，营卫郁滞得通，湿去气行，"心烦不止"自解。

讲析

黄汗证是以病人汗出色黄命名的一种水气病，黄汗与黄疸的病理因素相同，均为水湿在表，但两者在病理转归上存在差别，汗孔开张，水湿外泄，发为黄汗；汗孔闭阖，湿郁肌肤，则发为黄疸。故黄汗之证，专在血分，则汗出之色黄而身不黄，又与发黄之证不同也。黄汗与风水同属水气病，症状相近似，因此黄汗有"状如风水"之称，但并不等于风水，因风水脉浮而黄汗脉沉，风水恶风而黄汗不恶风，风水所出之汗色不变，而黄汗所出之汗沾衣，色正黄如柏汁；风水为风气外合水气，黄汗为水气内遏热气，热被水遏，水与热结，交蒸互郁，汗液则黄。

原文

黄汗之病，两胫自冷，假令发热，此属历节。食已汗出，暮盗汗，此荣气热也。若汗出已，反发热者，久久身必甲错；若发热不止者，久久必生恶疮；若身重，汗出已，辄轻者，久久身必瞤，瞤即胸痛。又从腰以上汗出，以下无汗，腰髋弛痛，如有物在皮中状，剧则不能食，身疼重，烦躁，小便不利，此为黄汗，桂枝加黄芪汤主之。（882）

直释

① 黄汗之病：黄汗这种病。

② 两胫自冷：水湿郁滞肌肤，卫郁营热，湿热交蒸，水湿重浊下注，浸淫下肢，阳气为水湿郁遏而不能下达，下肢失其温煦，故身体发热而两小腿部往往发凉，此有别于历节病的两胫发热。

③ 假令发热：假使风寒湿之邪侵入机体，水湿之邪化热流注血脉，遍历关节，故一身尽热，而两小腿部亦发热，此有别于黄汗病的两胫往往发凉。

④ 此属历节：这是历节病。

⑤ 食已汗出：刚吃过饭就出汗，这是因为气虚，卫气不固，食后营气外泄所致，营气热所出之汗皆非黄色，其发热亦不因汗出而减，即营气热的汗出，与黄汗病的湿热郁遏的汗出不同，黄汗证的阳郁为热的汗出，每当汗出后，发热及其他症状随之可减，若汗出后身热仍不减轻，这说明

不是黄汗证而是营气热。

⑥暮盗汗：营阴内虚不敛，傍晚阴不潜阳，阳气外浮，阴虚内热，津液外蒸，故时常在晚间睡觉时出盗汗。

⑦此荣气热也：这是营气虚作热的缘故。

⑧若汗出已，反发热者：黄汗证总由湿热郁遏致成，但详分之，又有偏热与偏湿两种证情，素体阳盛或黄汗证初期，证情多偏实热，称为黄汗热盛证。黄汗证之发热，每因汗出而湿热之邪得以外泄，故汗出而热势减轻；但有的黄汗证，亦有汗出后而发热仍然不退者，故曰："汗出已，反发热"。

⑨久久身必甲错：若发热日久不解，必耗营血，肌肤失养，而致皮肤必然干枯粗糙，象鳞甲般交错。

⑩若发热不止者，久久必生恶疮：黄汗证之发热，有因汗出而减者，亦有因汗出而不减者，若长期发热，必致营血不通，正气日衰，一旦外感邪毒，与瘀热搏结，腐败气血，使肌肤溃烂而致痈肿脓疡，所以说，如果发热不止，时间长了，病人身上必然会生恶疮。

⑪若身重，汗出已，辄轻者：辄轻，指汗出后全身感觉轻松，不汗出时则全身感觉重滞，说明黄汗证虽有汗，但汗出后营卫仍不和，故病不解。黄汗证总由湿热郁遏致成，但详分之，又有偏湿与偏热两种证情，素体阳虚或黄汗证晚期，证情多偏虚寒，称为黄汗湿盛证。黄汗证为水湿之证者，湿性重浊，湿邪偏盛，所以身体沉重；汗出以后，水湿之邪略从汗液泄出，则身体沉重的症状可随汗液的泄出而减轻，身体感觉轻松，然而阳虚未复，故身体只能轻松一时。

⑫久久身必瞤：瞤，原指眼睑跳动，此处指身体肌肉不能自主的掣动感。长期出汗，必然导致阳气耗损，阴津渐亏，阳虚湿阻，经脉失于温养，经气欲通不达，则身上的肌肉必然不自主地时而掣动。

⑬瞤即胸痛：全身肌肉不自主地时而掣动，胸中阳气亦不足，阴邪上乘，胸阳不展，气机不畅，故肌肉掣动时必然连及胸部而有疼痛感。

⑭又从腰以上汗出：黄汗证又因阳气虚于上，湿热熏蒸，失其固护之能，因此，从腰部以上出汗。

⑮以下无汗：水湿重浊而下注，阳虚水湿之邪痹阻于下，阳气被水湿之邪阻遏而不能下达，使之阳气欲通不通，故腰部以下不出汗。

⑯腰髋驰痛：腰髋部位的筋脉肌肉驰缓无力，酸软疼痛。

⑰ 如有物在皮中状：好像有物似的在皮内行动的感觉。

⑱ 剧则不能食：若黄汗湿盛证证情进一步转剧，内犯脏腑，从而出现一系列脏腑气化失调的证候，由于水湿之邪郁滞较重，蕴热内蒸，内伤脾胃，气机不利，脾阳不运，胃气失和，故证情严重者不能进食。

⑲ 身疼重：湿邪壅滞于经络肌腠，所以身体疼痛沉重。

⑳ 烦躁：阳气被水湿之邪郁滞而不能伸展，则心烦而躁动不安。

㉑ 小便不利：阳气不行，三焦失其决渎之职，膀胱气化受阻，则小便不通畅。

㉒ 此为黄汗：水湿之邪无从排泄，潴留于皮肉肌腠而致水肿，湿热交蒸，阻滞营卫，汗出色黄，这就是黄汗证的表现。

㉓ 桂枝加黄芪汤主之：黄汗重证的证情，皆由黄汗证日久不愈，湿盛阳微，证情渐次深入，故应当用桂枝加黄芪汤治疗，以调畅营卫，宣阳逐湿。方中桂枝汤既能解肌和营卫，祛散外湿，也能化气调阴阳，恢复脏腑气化；加黄芪以增强补气达表逐湿之力，而使营卫之气内外通畅，则湿邪缓缓而去，使阳郁得伸，热可外达，营卫调和，水湿从汗而解，黄汗证可愈。

异同

桂枝加黄芪汤　黄芪芍药桂枝汤

第 882 条桂枝加黄芪汤与第 881 条黄芪芍药桂枝汤均治黄汗证，皆具宣达阳气，排除水湿的作用，其主要区别在于汗出之多少及透与不透，桂枝加黄芪汤为湿邪较盛，汗出不透而色黄，腰以上汗出，腰以下无汗，故轻用黄芪助表达邪；黄芪芍药桂枝汤热重表虚，发热，周身汗出，如柏汁，故重用黄芪扶表实卫；黄芪芍药桂枝汤治宜黄汗初期，湿郁肌表，郁热不甚，为黄汗证正治之法；桂枝加黄芪汤宜黄汗日久，湿热互结，营血郁热，为黄汗证变治之法。

讲析

本条画龙点睛之处，在于三个"此"字，即"此属历节""此荣气热也""此为黄汗"；在"此为黄汗"中又点出两个"汗出已"一词，以示黄汗证亦有热盛、湿盛之分。黄汗、历节两证均有发热、黄汗出、骨节疼痛的症状，所异者：黄汗证身热而两胫自冷，历节病身热而两胫亦热；黄汗证黄汗出遍及周身，历节病黄汗出仅局于关节痛处；黄汗证关节疼痛较轻，历节病关节疼痛较剧。此外，荣气热的汗出，与黄汗证的阳郁为热而汗出不同；荣气热因汗出而身热不减，黄汗证因汗出而身热减轻，只要综合分析，三证易于辨别。

原文

寸口脉沉而弱，沉即主骨，弱即主筋，沉即为肾，弱即为肝。汗出入水中，如水伤心。历节痛，黄汗出，故曰历节。（883）

直释

①寸口脉沉而弱，沉即主骨，弱即主筋，沉即为肾，弱即为肝：寸关尺三部脉重按始得，而且按之无力，这是里虚不足的征象，然虚在何脏呢？仲景明示虚在肝肾两脏，因肾藏精，在体主骨，肝藏血，在体为筋，脉象沉而弱，脉沉主骨病，脉弱主筋病，沉脉揭示肾亏，弱脉反映肝虚，肝肾精血亏虚，精血无力充养筋骨，就容易遭受外邪的侵袭，这就是发生历节病的内在因素。

②汗出入水中：本已肝肾不足，筋骨虚弱，正值汗出腠理开泄之时，沐浴或从事水中作业，或冒雨涉水，使水湿之邪乘腠理开泄而侵入人体，感凉冷则肌腠收引，腠理郁闭，汗不得出，邪无外出之机，寒湿侵淫筋骨，流注关节，则伤及血脉。

③如水伤心：心主血脉，如水伤心，犹言水湿之邪伤及血脉。

④历节痛：水湿之邪流注关节，伤及血脉，阻滞经脉气血的运行，便形成历节肿大而肿处疼痛。

⑤黄汗出：寒湿郁久化热，湿热郁蒸于骨节之间，则骨节疼痛处的局部伴有黄汗溢出。指黄汗出的疼痛关节处，关节出的汗，呈黄色，与黄汗证之全身汗出皆黄如柏汁者不同。

⑥故曰历节：所以称作历节病。

鉴别

历节病与黄汗证均可伴见黄汗出的兼证，但其黄汗出的成因与范围不同；历节病是由于寒湿浸淫骨关节，郁而化热，湿热熏蒸于骨节之间，故可见关节肿痛处兼见局部出黄汗；而黄汗证是由于湿热郁蒸肌腠，以全身性黄汗出为主证。两者在病因上都与"汗出入水中""以汗出入水中浴"有关，都伴有黄汗出、发热、身肿重的症状，所异者，历节病病在肝肾，筋骨受损，以诸关节剧烈疼痛，不可屈伸，痛处局部出黄汗为主证，甚者可见独足肿大，脚肿如脱；黄汗证病在肌腠，经脉受邪，以腰髋驰痛，身疼重，全身黄汗出为主证，甚者则肿及头面四肢，乃至周身。历节病的治疗以通阳行痹，散寒除湿为法；黄汗证的治疗以调和营卫、祛除水湿为宜。

讲析

两手脉沉而弱，脉沉为肾气不足而主骨，脉弱为肝血不足而主筋，本肝肾亏虚，正当汗出的时候到水中洗浴，致水湿由汗孔而入，水湿流注筋骨肌腠间，伤及血脉，遂出现全身诸关节疼痛，而且关节疼痛处溢出黄汗，所以称作历节病。说明肝肾先虚，精血亏损，筋骨失养，是历节致病的内在因素，而寒湿内侵则是发生历节病的诱因。

原文

味酸则伤筋，筋伤则缓，名曰泄；咸则伤骨，骨伤则痿，名曰枯。枯泄相搏，名曰断泄。荣气不通，卫不独行，荣卫俱微，三焦无御，四属断绝，身体羸瘦，独足肿大，黄汗出，两胫热，便为历节。（884）

直释

①味酸则伤筋：酸乃肝之味，食适量酸则可补肝，偏嗜过量酸就会损伤筋。

②筋伤则缓：肝主筋而藏血，筋束骨而利机关，肝伤则血泄不能润筋，筋脉驰缓不能持力。

③名曰泄：筋伤则驰缓不用，谓之"泄"。

④咸则伤骨：咸乃肾之味，食适量咸则可益肾，偏嗜过量咸就会损伤骨。

⑤骨伤则痿：肾主骨而生髓，肾华发而充骨髓，肾伤则髓枯不能充骨，骨髓枯槁不能行立。

⑥ 名曰枯：骨伤则痿软不任，谓之"枯"。

⑦ 枯泄相搏：肝血耗泄，骨髓枯槁，无以润筋充骨，则筋缓骨痿，搏结于一体，使之筋骨痿软。即，枯者，精败也，泄者，血亡也。血亡则阴虚而热生，精败则阳虚而风入，风与热相煽，称枯与泄相搏也。

⑧ 名曰断泄：肝肾者，乃人生之本，肾不荣而肝不敛，肾精枯竭，肝血虚少，根竭源断，则生气不续，谓之"断泄"。即，阳败风入则正气断，阴亡热生则营血泄，故曰断泄。

⑨ 荣气不通，卫不独行：由于肝肾亏虚，久则精血不足，累及一身营卫气血，营气亏虚，无以通达濡润周身，卫气无营气之依附亦不能温煦周身。即，营气循行障碍，则卫气也就不能伴随运行，使之营气虚不能濡养筋骨，卫气虚不能温煦肌表。

⑩ 荣卫俱微：营气涩滞于脉内，卫气疏散于脉外，营卫俱不足，称之营卫俱微。

⑪ 三焦无御：御，指统摄维护的意思。营卫俱虚，则三焦功能失职，使三焦气化无可统摄营卫气血。

⑫ 四属断绝："四属"，指皮、肉、脂、髓。四属断绝，即三焦功能失职，不能统摄水道与输布精微，使肢体的皮、肉、脂、髓四者得不到气血的充养。

⑬ 身体羸瘦：周身失去温煦濡养，故肌肉渐消，形体羸瘦。

⑭ 独足肿大：日久痹阻，营卫运行不畅，湿浊下注，故独足肿大。

⑮ 黄汗出：湿浊痹阻，郁久化热，郁热蒸腾，则关节肿处出黄汗。

⑯ 两胫热：湿热郁蒸，则两小腿部位发热。

⑰ 便为历节：则属历节病。

鉴别

历节与湿痹同属痹证，在病因病机方面，历节强调内虚的一面，为气血不足，感受风寒湿邪，痹阻关节所致；湿痹是以外因致病为主，为湿邪外袭，痹阻肌肉而发。历节所感受的外邪为风寒湿杂合致病；而湿痹的病邪是以外湿为主，兼夹风寒。在病位治则方面，历节以关节为主，治当祛邪扶正并用；而湿痹多发于肌肉部位，治当祛除表湿为宜。

　　人靠饮食的五味以滋养，才能维持生命活动，但纳食之五味不可偏嗜太过，若偏嗜太过反能伤人，发生疾病。本条就是偏嗜过食酸咸伤人的凡例：偏嗜酸味太过就会损伤筋，偏嗜咸味太过就会损伤骨，筋受伤损就会肢体弛缓不用，骨受伤损就会肢体痿软无力，肝肾俱虚，筋骨痿软。若酸咸太过，累及于营卫，由于营卫循行障碍，则卫气不能伴随运行，使之荣气虚，不能濡养筋骨，卫气虚，不能温煦肌表，营卫俱病，则三焦功能失职，不能统摄水道与输布精微，肢体的皮、肉、脂、髓失去充养，则身体极度消瘦，唯独两脚肿大，关节肿处出黄汗，两小腿部发热，则属历节病。

原文

少阴脉浮而弱，弱则血不足，浮则为风，风血相搏，即疼痛如掣。（885）

直释

　　① 少阴脉浮而弱，弱则血不足，浮则为风：少阴脉，指手少阴的神门脉和足少阴的太溪脉，也就是心肾所主之脉，少阴脉呈浮弱之象，脉弱为精血亏虚的象征，脉浮为风邪外袭的反映，风邪与精血虚相互搏结，导致气血滞涩不通，经脉痹阻，筋骨失养，就会出现抽掣性疼痛。

　　② 风血相搏：由于阴血不足，筋骨失于濡润，御邪无力，风邪乘虚侵袭，则称风邪与血虚互相搏结。

　　③ 即疼痛如掣：气血滞涩，经脉痹阻，故筋脉抽掣性疼痛，遍历诸节，难以屈伸。

讲析

　　心主血，而脉弱则为血不足，脉浮为风，则血虚风客，痹着经隧，风血相搏，故疼痛如掣。

原文

肥盛之人脉涩小，短气，自汗出，历节疼不可屈伸，此皆饮酒汗出当风

所致也。（886）

①肥盛之人：形体肥胖而肌肉丰满的人。

②脉涩小：一般来说，形体肥胖，肌肉丰满的人，气血旺盛，脉应滑大和缓，现在脉反呈涩小之象，则知其人外表虽然壮实，其实里阳已经不足，说明外表肥胖只是现象，湿盛阳微方是其实质。

③短气：形盛气衰之体，湿盛于内，阳气不足，故短气。

④自汗出：里阳已经不足，卫阳亦虚，腠理不密，阴液外泄，故自汗出。

⑤历节疼不可屈伸：汗出则腠理空疏，易被风邪乘袭，风湿之邪乘虚流注筋骨关节间，阻滞气机，气血循行受阻而痹塞不通，所以历节疼痛而不能屈伸。

⑥此皆饮酒汗出当风所致也：身体外形肥胖而肌肉丰满的人，多宿有湿邪，嗜酒益助其湿，当饮酒之时汗出风袭，湿复外郁，内外相召，流入关节，故历节疼痛，是嗜酒过度，复加出汗又感受风邪所致。

鉴别

上述第 883 条、第 885 条、第 886 条皆论及历节致病的成因，虽然外在的诱因很多，但是决定发病与否的关键，仍然在于内因之虚。

第 883 条"寸口脉沉而弱"，谓肝肾先虚而又热为湿郁者。

第 885 条"少阴脉浮而弱"，谓血虚风袭，风血相搏者。

第 886 条"肥盛之人，脉涩小"，谓阳虚不能卫外，风湿相合者。即，肝肾先虚，汗出入水，热为湿郁，故脉象沉弱；少阴不足，风血相搏，血为风动，故脉象浮弱；阳气素虚，饮酒汗出当风，风湿相合，故脉象涩小。若没有这些内因，外因风寒湿就不能侵入机体，汗出腠理开泄则为风寒湿侵袭创造了条件，外因当以汗出入水和汗出当风为主要致病原因，但实际上如触冒风冷，居处潮湿，露天就寝，淋雨受湿，都能成为历节致病的诱因，虽各有所偏之因，但从虚所得，则是一致的。

讲析

形体肥胖、肌肉丰满的酒客，湿本内积，而汗出当风则湿复外郁，内外相召，流入关节，则诸关节疼痛，甚则不能屈曲和伸直。

诸肢节疼痛，身体羸瘦，脚肿如脱，头眩，短气，温温欲吐者，桂枝芍药知母甘草汤主之。（887）

直释

①诸肢节疼痛：风湿之邪侵袭人体，流注于筋骨，搏结于关节，使气血阻塞不通，运行不畅，故全身多处关节疼痛。

②身体羸瘦：风湿之邪郁久化热，耗气伤阴，肌肉不充，故身体日渐瘦弱。

③脚肿如脱：湿为重着之邪，湿盛则肿，湿浊下注，不得外出，故两脚肿胀且又麻木不仁，犹如将要与身体脱离之状。

④头眩：风邪上犯，清阳不能舒展，故头晕目眩。

⑤短气：湿邪内蕴，气机不利，故呼吸浅促。

⑥温温欲吐者：湿邪扰胃，胃失和降，故胃部郁闷不舒，泛恶想吐又吐不出之状。

⑦桂枝芍药知母甘草汤主之：此属风湿留滞不去，郁久化热伤阴，筋脉痹阻之历节病。风为阳邪，最易伤阴化热，湿为阴邪，最易伤阳化寒，故治宜桂枝芍药知母甘草汤，邪正兼顾，祛风除湿，通阳宣痹，佐以清热养阴。

方释

（275方）桂枝芍药知母甘草汤方

方中桂枝辛温通阳宣痹，温经散寒，以发散风寒之邪于肌表；芍药酸寒，和阴止痛，与甘草酸甘合化，敛阴和营，缓急舒筋止痛；知母苦寒柔阴之品，清热养阴，庶可引温药直达病所，祛湿而不伤阴，育阴而不敛邪，和阴行痹于里；甘草甘温以和胃调中，缓急舒筋。诸药相伍，表里兼顾，且有温散而不伤阴，养阴而不碍阳之妙，风湿去，虚热除，阴血生，则病自愈。

讲析

引起历节病的原因很多，从外因而论，是风寒湿邪对人体的侵袭，虽杂至为患，但有偏胜的不同，本条乃因风与湿相合而致病。此风寒湿痹阻其荣卫、筋骨、三焦之病；头晕目眩，呼吸浅促，上焦痹也；胃部郁闷不舒而泛恶想吐又吐不出，中焦痹也；两脚肿胀，且又麻木不仁，犹如将要与身体脱离之状，下焦痹也；全身多处关节疼痛，身体日渐消瘦衰弱，筋骨痹也。

原文

病历节疼痛不可屈伸，脉沉弱者，乌头麻黄黄芪芍药甘草汤主之。（888）

直释

① 病历节：本条历节致病，当然与风邪有关，但也离不开湿邪，重在寒邪为患。

② 疼痛不可屈伸：虽风寒湿之邪俱备，但风邪较轻，而寒湿之邪偏盛，寒邪收引凝敛，湿邪重着黏浊，寒湿之邪流注于筋骨关节，痹阻不通，可致气血运行阻滞而关节疼痛剧烈，不能随意屈伸，稍一屈伸活动，则疼痛难忍而增剧。

③ 脉沉弱者：痛处不移，寒而不热，屈不能伸者病有筋，伸不能屈者病在骨，筋骨俱病，故脉象沉弱。

④ 乌头麻黄黄芪芍药甘草汤主之：应当用乌头麻黄黄芪芍药甘草汤治疗。以温经祛寒，除湿解痛。

鉴别

病历节，指痹证一类疾病，痹者，闭也，谓阻塞不通之义，在病因方面，主要是由风、寒、湿等外邪侵袭人体，经络闭阻，气血运行不畅所致，以肌肉、筋骨、关节发生酸痛、麻木、重着、屈伸不利，甚或关节肿大为主要临床表现的病证。其中风气偏胜者，为行痹；寒气偏胜者，为痛痹；湿气偏胜者，为着痹。本条风寒湿三气合而为痹，此风少，寒湿居多，痹阻于筋脉肌肉关节间，以致不可屈伸疼痛，即寒气胜者的痛痹也。

方释

（276方）乌头麻黄黄芪芍药甘草汤方

方中乌头辛热驱寒，除湿止痛；麻黄辛温宣散透表，以祛寒湿；黄芪益气固卫，助乌头、麻黄温经止痛，亦制麻黄辛散之性；芍药、甘草缓急舒筋；白蜜甘缓，以解乌头之毒，又协甘草调和诸药。诸药相伍，使寒湿之邪除而阳气宣通，则关节疼痛可解而屈伸自如。

异同

乌头麻黄黄芪芍药甘草汤　桂枝芍药知母甘草汤

第888条乌头麻黄黄芪芍药甘草汤与第887条桂枝芍药知母甘草汤同治历节病，但两者在病机、症状和治法上均有所不同：第888条治寒湿历节，病情为寒湿未有化热，而且寒气偏盛，寒湿凝着，留滞关节，损伤阳气，症状以关节疼痛剧烈，不可屈伸，痛处不移，局部喜热畏寒为主，故治宜温经祛寒，除湿解痛，通阳宣痹；第887条治风湿历节，病情为风寒湿邪流注筋骨关节，郁而化热，但尚未完全化热，症状以关节疼痛，游走不定，痛处灼热，肢体消瘦为主，故治疗宜祛风除湿，清热养阴，通络行痹。

讲析

关于乌头一药，再言数语，乌头性大热，为峻猛有毒之品，临床常用以治疗沉寒痼冷，对于寒湿历节，阴寒腹痛有很好疗效，但服药后可能会有不良反应，所以运用时应当掌握适当的剂量与煮服法，一般应注意以下七点：

视病人体质强弱而决定用量。

煮药时间宜长，以减其毒性。

与蜜同煮，既能制乌头毒性，又能延长药效。

乌头有堕胎之疑，故孕妇慎用。

乌头大辛大热，若化脓性关节炎，或阴虚阳盛者，应当禁用。

如服药后，唇舌肢体麻木，甚至晕眩吐泻，但脉搏、呼吸、神志诸方面无大的变化，则为瞑眩反应，为见效之兆。

如服药后出现呼吸急促，心跳加快，脉搏有间歇现象，甚至神志昏迷，则为中毒反应，应当采取措施，立即抢救。

仲景使用乌头与附子的规律是：对于阴寒痼结的病证，则以乌头、附子同用，温阳散寒，峻逐阴邪；证属阴寒痼冷，痛急而有肢冷汗出者，用乌头散寒镇痛；亡阳急证或寒湿痛证，用附子回阳救逆，温阳止痛。一般回阳救逆多用生附子，温阳止痛多用炮附子。

病历节疼痛，两足肿，大小便不利，脉沉紧者，甘草麻黄汤主之；脉沉而细数者，越婢加术汤主之。（889）

直释

①病历节疼痛：寒湿或湿热之邪侵袭肌腠，流注关节，闭阻局部经络，致历节疼痛。

②两足肿：脾主四肢，肺为水之上源，水性下注，脾气虚弱不能运化水湿，肺气虚弱不能通调水道，水湿之邪蓄积停留而泛溢于足部肌腠，故两脚浮肿。

③大小便不利：水湿之邪阴遏于肌腠，影响营卫之气畅行，脾虚不运，三焦气化受阻，肺虚失宣，水道通行失畅，水液不能通畅地下输膀胱，故大小便不畅利。

④脉沉紧者：寒湿之邪，侵袭体表，湿郁肌腠，内无郁热，阻遏脉气不能鼓动于外，故脉沉兼紧象。

⑤甘草麻黄汤主之：治宜甘草麻黄汤，内助脾气，外散水湿。

⑥脉沉而细数者：湿热之邪，侵袭体表，湿郁肌腠，郁久化热，阻遏脉气不能鼓动于外，故脉沉兼细数。

⑦越婢加术汤主之：若夹热而脉象沉而细数者，宜越婢加术汤，健脾宣肺，清透郁热。

异同

甘草麻黄汤与越婢加术汤均治脾失运化，肺失宣化，水湿不化之证，故见证为两足肿大，小便不利，脉沉等，所异者，甘草麻黄汤脉沉兼紧象，为水郁肌腠，内无郁热，故无热、无汗；越婢加术汤脉沉兼细数，为水郁肌腠，郁久化热，故有热、有汗。两者与热、汗之有无，各有侧重，此为一证两方，同病异治之法，两者病机稍别，故治法亦殊。

讲析

第889条之历节病两足肿大，与第880条里水一身面目黄肿，其肿势虽有上下之殊，而其治法相同，即甘草麻黄汤主之，越婢加术汤亦主之，两条皆以脉沉而小便不利为主证，所异者，其脉若兼紧，为湿寒之邪；其脉若兼细数，为湿热之邪。

原文

师曰：寸口脉迟而涩，迟则为寒，涩为血不足，趺阳脉微而迟，微则为气，迟则为寒。胃气不足，则手足逆冷，营卫不利，则腹满肠鸣相逐，气转膀胱，荣卫俱劳；阳气不通即身冷，阴气不通即骨疼；阳前通则恶寒，阴前通则痹不仁；阴阳相得，其气乃行，大气一转，寒气乃散；实则矢气，虚则遗溺，名曰气分。（890）

直释

①寸口脉迟而涩，迟则为寒，涩为血不足：寸关尺三部脉呈迟涩之象，脉迟为阳虚寒盛的象征，脉涩为气血不足的反映。

②趺阳脉微而迟，微则为气，迟则为寒：趺阳部位的脉象微而兼迟，脉微为阳气不足，脉迟为阳虚寒盛。本条合诊寸口脉与趺阳脉，论述人身之气血营卫皆为谷气所化，胃为水谷之海，水谷入于胃，化为精微以充养周身，若胃气不足，气血俱虚，虚寒偏盛，则寸脉迟而涩，趺阳脉微而迟，即脉迟为阳虚寒盛，脉涩为气血俱虚，脉微为胃气不足。

③胃气不足：胃为水谷之海，水谷入于胃化为精微以充养周身，若谷气不能化为气血营卫，则称为胃气不足。

④则手足逆冷：手足为诸阳之本，阳虚寒盛，四肢失却阳气的温煦，胃气不足，脾阳不达四末，就会手脚凉冷。

⑤营卫不利：胃气不足，在内不能温养脏腑，阳虚寒盛，阳气不能运行营卫，称为营卫运行不利。

⑥则腹满肠鸣相逐：营卫运行不利，脾胃虚寒，水气不行，会使腹部胀满，两胁气机郁滞，雷鸣相逐。

⑦气转膀胱：膀胱失煦，水不化气，水湿停留，小便不利，寒气冲逆于膀胱，则称气转膀胱。

⑧荣卫俱劳：营阴卫阳之气耗伤太过。

⑨阳气不通即身冷：阳虚寒盛，气虚不运，卫阳之气不能温煦肌表，则身体发冷。

⑩ 阴气不通即骨疼：血行不畅，营阴之气不能濡润筋骨，则骨节疼痛。

⑪ 阳前通则恶寒：卫阳逐渐通畅，则身冷减轻而只感觉恶寒。

⑫ 阴前通则痹不仁：营卫逐渐通畅，则骨疼减轻而仅感觉肌肤不仁。

⑬ 阴阳相得：只有营阴卫阳二气相互协调。

⑭ 其气乃行：营卫协调，体内正气才能正常运行。

⑮ 大气一转：气机运行通畅，正气在体内运转自如。

⑯ 寒气乃散：阴寒水湿之气就会随之自行消散。

⑰ 实则矢气：阴寒水气消散之路，常随气、水的多寡而异，若气多水少，肠中浊气可由肛门频频排出，则常有腹胀矢气的症状。

⑱ 虚则遗溺：阴寒水气消散之路，常随气、水的多寡而异，若气少水多，寒水可由小便频频排出，则常有小便频频的症状。

⑲ 名曰气分：这种病证，称为气分，即，气血不足，阳虚寒凝，气机不舒，水湿停留之证，仲景称之为气分。

讲析

仲景广言水病后，突出一血分作结，以明水病可以累及于血，血病可以累及于水；又扩谈黄汗后，突出一气分作结，以辨水病可以累及于气，气病亦可累及于水。所以，仲景于论证水后，结出一血分；于论黄汗后，结出一气分。何谓气分呢？气血俱虚，寒气内客之气胀，故曰气分，曰气分者，有寒气乘阳之虚，而病于气也，此病之所以成，及其所以散，皆由于气而不及血，故名曰气分，即，气血不足，阳虚寒凝，气机不疏，水湿停留之证，仲景称之为气分。其机理、脉象、主证、治则为：① 机理：阴阳相失，胃气不足，其轻者荣卫不利，其重者荣卫俱劳。荣卫俱劳者，若阳气不通转轻者，则阳前通；若阴气不通转轻者，则阴前通。② 脉象：寸口脉迟而涩，趺阳脉微而迟。③ 主证：手足逆冷，腹满肠鸣相逐，身冷渐至恶寒，骨疼渐至痹不仁。④ 治则：阴阳相得，其气乃行，大气一转，寒气乃散。可见阳气运行，气机调畅，是本证向愈的关键，温运阳气，斡旋大气，是治疗水气病的又一重要原则，因为气与水的关系非常密切，水得阳则蒸化为气，气得阴则凝结为水，气分病与水肿病同出一源，只是在外候上有胀与肿、无形与有形之别，但两者亦可相互影响与转化，如水病多兼气胀，而气分病经久不愈，亦可转化为水病，故治疗水气病，要在治水的同时，注意配合治气，特别是久病的患者，尤有必要。

原文

气分，心下坚，大如盘，边如旋杯，桂枝甘草麻黄生姜大枣细辛附子汤主之。（891）

直释

①气分：本条气分病主证为心下坚，大如盘，边如旋杯，兼第890条手足逆冷，腹满肠鸣相逐，身冷渐至恶寒，骨疼渐至痹不仁之气分病。所谓气分，即寒气乘阳之虚，而结于气者。

②心下坚：心下，为上焦、中焦交界处，为胃上脘部位按之坚硬，即胃上脘部位阳虚阴凝，气机阻滞，而不得通利，水湿之邪留聚心下不消，故心下痞结而坚硬。

③大如盘，边如旋杯：旋杯，指圆杯，与覆杯同义，其状像覆盖着的一个圆盘，摸着坚硬，边缘像一个能旋转的圆杯一样的杯口。以手触摸，则如盘如杯，即水湿凝聚形成外硬内软如覆杯状的肿块，有形可征，这是气分病在心下局部的体征特点。

④桂枝甘草麻黄生姜大枣细辛附子汤主之：治宜用桂枝甘草麻黄生姜大枣细辛附子汤以温阳散寒，通利气机，宣利水湿，即，以辛甘化阳行气，使其阳气得助而振奋，阳气复行周身，阴凝之阴得散而病解。此乃"阴阳相得，其气乃行，大气一转，其气乃散"之气分病治法的具体运用。

方释

（277方）桂枝甘草麻黄生姜大枣细辛附子汤方

方中桂枝、麻黄、生姜通阳化气散寒，攻其上以祛其邪；细辛、附子助阳温经发汗，温其下以助其阳；甘草、大枣甘温补益中气，补其中而运其气。诸药相协，上下之气通行，中焦之气运转，阳气旺盛，气机运行，水湿内蠲，表寒外散，则病可愈。

桂枝甘草麻黄生姜大枣细辛附子汤方后注云："汗出即愈。"可见本方具有发汗作用，使阳气得其药力而振奋，复行于周身，推动阴凝之邪外达于肌腠而解，虽未曾用行气药，而用辛甘发散，温阳化气之药，却可达气行之目的，故其证"汗出即愈"。

原文

水饮，心下坚，大如盘，边如旋杯，枳实白术汤主之。（892）

直释

① 水饮：本条水饮病，所叙的症状"心下坚，大如盘，边如旋杯"，与第891条所叙的症状"心下坚，大如盘，边如旋杯"完全相同，兼第890条手足逆冷，腹满肠鸣相逐，身冷渐至恶寒，骨疼渐至痹不仁这些症状。

② 心下坚：脾胃虚弱，气机呆滞，失于健运转输，不能升清降浊，水湿与气滞结聚，痞结于心下，故心下坚。

③ 大如盘，边如旋杯：旋杯，指圆杯，与覆杯同义，其状像覆盖着的一个圆盘，摸着坚硬，边缘像一个能旋转的圆杯一样的杯口，以手触摸，则如盘如杯，即水湿凝聚形成外硬内软如覆杯状的肿块，有形可征。

④ 枳实白术汤主之：第892条水饮所叙之症状与第891条气分所叙之症状完全相同，但所用之方却不相同，治宜枳实白术汤，以行气散结，健脾利水，可使之达到气滞行，脾气健，水湿解，饮邪化的目的。

方释

（278方）枳实白术汤方

方中枳实苦泄行滞，消胀散结；白术甘温健脾，利水行湿。两药相伍，以奏行气消痞，健脾燥湿之效，水去气散，则坚满自除。

异同

第892条的枳实白术汤与第891条的桂枝甘草麻黄生姜大枣细辛附子

汤，其主证均为"心下坚，大如盘，边如旋杯"，但其病机不同，兼证各异，治则有别。

病机：第892条病在中焦，脾虚气滞，水饮结聚心下，第891条表里俱病，阳虚阴凝，水邪不消，结于心下。

兼证：第892条兼见脘腹痞满而胀；第891条兼见手足逆冷，腹满肠鸣，身冷骨疼。

治则：第892条治宜行气散结，健脾利水；第891条治宜温阳散寒，通利气机，宣散水湿。

讲析

以上第891条、第892条，虽主证相同，但第891条属表里同病，第892条属脾胃自病，因此892条不具备表证，体现了主证虽同，病机不同而治疗各异的原则：第891条为气分所作，第892为水饮所作，故治疗原则：第891条气无形，以辛甘散之；第892条水有形，以苦泄之。

原文

小便不利，其人有水气，若渴者，瓜蒌瞿麦薯蓣丸主之。（893）

直释

①小便不利：肾主水而司气化，与膀胱互为表里，膀胱气化由肾所主，下焦阳虚，肾阳不足，膀胱气化失职，不能化气行水，水气停留，则小便不畅利。

②其人有水气：肺失通调，脾失健运，肾失开阖，故有水气内停，甚至水肿。

③若渴者：下焦气化无权，不能蒸腾津液上潮于口，燥气独盛于上，故其人若渴。

④瓜蒌瞿麦薯蓣丸主之：本证属下寒上燥，下寒者谓小便不利，上燥者则其人若渴，即上浮之焰，非滋不熄，下积之寒，非暖不消，故治宜润燥生津，温阳化气，益脾利水三者兼顾，清上焦之燥，补中焦之虚，行下焦之水，三者并行，方用瓜蒌瞿麦薯蓣丸治疗。

鉴别

第893条之瓜蒌瞿麦薯蓣丸证，与第374条之五苓散证，同属水气不化之病变，均有利水生津之功，但第893条为肾阳不足，其病属里，小便不利而兼脉沉无热；第374条谓膀胱蓄水，其病在表，小便不利而兼脉浮微热，第893条之口渴是津不上蒸，阴液已伤，故宜利水润燥；第374条之口渴是气不化津，阴液未伤，故宜化气行水。

方释

（279方）瓜蒌瞿麦薯蓣丸方

方中瓜蒌根、薯蓣生津润燥以治其渴；瞿麦、茯苓渗泄利水下行以利小便；炮附子振奋肾阳，蒸津上腾。五药相协，共奏温阳化气行水，润燥生津止渴之功，使阳气通畅，寒去水行，则诸证自愈。

异同

第893条瓜蒌瞿麦薯蓣丸与第814条肾气丸均有口渴症状，及肾阳不足，气化不利的病机，但第893条不能蒸津行水，证见小便不利，腹中冷，第814条不能蒸津摄水，证见小便反多，渴欲饮，然两方温阳化气之功虽同，但第893条重在蒸津利水，第814条旨在蒸津摄水，一治小便不利，一治小便反多，各有所长。

讲析

第893条下寒上燥证，因为其见证既类似消渴，又类似淋证，因此将其提出来作为借鉴，同时反映出消渴与淋证的施治方法，不外生津清热，止渴利尿为主，若偏于阴损者，以滋脾为辅；若偏于阳弱者，以温肾为佐，这是一个借宾定主治疗原则的启发之剂，仲景构思巧妙，后学者可以从中受到启迪。

瓜蒌瞿麦薯蓣丸适宜于小便不利，其人若渴，因于下焦阳虚，上焦燥热而又不宜于地黄之滋腻，山茱萸之酸敛，桂枝之辛热者，尽管本方具有温补肾阳之功，因方中瞿麦本身即可利尿，故小便量多者不宜使用；肉桂入血行血，故本方不宜以肉桂代替附子温阳。本证病变重点在肾阳虚与脾气虚，故附子、薯蓣、茯苓三药不可轻易去掉，其剂量也不可太少，本方临证运用时宜注意瓜蒌根与炮附子剂量的配伍，若肾阳虚而肾气不化，津液不能上承，若渴重时，瓜蒌根应倍于炮附子，以增强生津滋阴、润燥止渴之力，可减少水液之排泄，从而减轻脾之转输水液的负担，避免水肿之增剧，若肾阳渐复，气化渐趋正常，渴饮欲减，则宜酌减瓜蒌根之用量。综观本方配伍为润上温下之法，寒温并用、阴阳协调，各达病所，温阳散寒而不损阴津，润燥滋阴而不碍阳气，淡渗利水而不耗津液，温润利并行不悖，肺脾肾三脏兼顾，至于服药，药量由小渐大，蜜丸递进，来缓和药力的早发或速下，以免药过病所，使药物充分发挥疗效。

小便不利，其人有水气，在血分者，滑石乱发白鱼散主之；茯苓白术戎盐汤亦主之。（894）

① 小便不利：小便不畅利。

② 其人有水气：其人有浮肿。

③ 在血分者：第 872 条指出：先经闭而后病浮肿的，称为血分。因精血乃月经之源，精血亏虚，月经闭阻，则必气滞。气滞则水停，若经闭气滞，女子血化为水，水不行而停蓄水气渐积，则发展成水气病，故称为血分病。第 874 条亦指出：肝肾俱伤，下焦之阳为阴邪所抑，不能通其阴结，恶血不泻，瘀阻于体内，致使经络不通，血化为水，成为水气病，故亦称为血分病。

④ 滑石乱发白鱼散主之，茯苓白术戎盐汤亦主之：本条并列应当用滑石乱发白鱼散治疗，茯苓白术戎盐汤亦可治疗。意在分别不同病情而选用，但条文叙证过简，必须从药测证，不可一遇小便不利，便任意选用其方，要根据两方之药物组成，分析出其功效和适应证，便于临床掌握运用。

（280方）滑石乱发白鱼散方

方中滑石性寒，善清膀胱热结，通利水道，为治疗湿热淋证的常用药；乱发苦温，人发的炭化物为血余炭，其味苦而降，入下焦血分，逐瘀利窍，遇血能止，遇水能通，有补阴利水之功；白鱼即衣鱼，又名蠹鱼，乃潮湿的旧衣帛或破旧的书纸中不见阳光的蠹虫，有利小便，利水气之效，其实白鱼难以搜集，药肆亦无供应，亦未见有人运用，笔者亦无运用此药之经验。三药相伍，可凉血化瘀，清热利湿，故对于湿热下注，瘀结膀胱血分，膀胱气化受阻，迫血妄行所引起的小便不利、尿血、溲时茎中疼痛及少腹胀痛，都可选用本方治疗。

（281方）茯苓白术戎盐汤方

方中茯苓具有利水渗湿，健脾安神之效；白术具有补气健脾、燥湿利水之功，脾虚兼水湿停滞所致诸证用之尤宜；戎盐入肾除阴火而清湿热。三药合用，可益肾清热，健脾利湿，故对于中焦脾虚湿盛，下焦肾虚有热，膀胱气化受阻的小便不利，茎中轻微刺痛，或尿后余沥不尽，或少量尿血，或白浊等均可用之。

讲析

第894条滑石乱发白鱼散与茯苓白术戎盐汤两方，为第872条、第874条血分证治疗之方，以利小便为主，均治淋证和尿血，其病机均属湿热瘀血搏结肾与膀胱，但两方功效有轻重虚实之分，滑石乱发白鱼散凉血消瘀，清热利湿，以止血消瘀见优，治实证；茯苓白术戎盐汤滋肾清热，健脾除湿，软坚散结，热轻湿重，治虚实错杂证，又为通中兼补之剂。总之，本条并列利小便两方，虽其叙证过简，仲景示意随证审用，故不能因其文简而有所忽视。

辨瘀血吐衄下血疮痈病脉证并治

第895—911条

原文

病人胸满，唇痿舌青，口燥，但欲漱水不欲咽，无寒热，脉微大来迟，腹不满，其人言我满，此为有瘀血。（895）

直释

①病人胸满：胸满为血瘀气滞之兆，血为气之府，离经之血不得行散或外泄，积留壅滞，气机不利，气滞则满，而气为肺所主，肺居于胸中，故病人胸部满闷。

②唇痿舌青：心主血，脾统血，唇为脾之外候，舌为心之苗窍，气血充盈，血流通畅，上荣于唇舌，则唇舌色鲜润泽，若唇痿舌青乃是心脾血瘀之象，瘀血内阻，新血不生，血脉循行不畅，不能上荣于唇舌，则唇枯色黯不泽，舌色青紫黯黑，故称为唇痿舌青。

③口燥，但欲漱水不欲咽：瘀血阻滞，津液不布，而不能上承，故口舌干燥；血瘀使之津液不升，并非津液亏乏，津液未亏，故口燥但欲漱水以滋润而不欲吞咽以补津。

④无寒热：内伤血瘀，并非感受外邪，故称无寒热。

⑤脉微大来迟：脉体鼓动无力曰微，脉形宽阔曰大，脉势缓慢曰迟，即脉象虽大，但脉势不足，往来涩滞迟缓，这是瘀血阻滞，血积经隧，气血不畅，脉道不利之象。

⑥腹不满，其人言我满：由于瘀血停留于血脉，血瘀经隧，气机不利，所以病人自觉腹部胀满，但腹部并非水饮，宿食等有形之邪停聚，而察其外形并无胀满之征。

⑦此为有瘀血：这是有瘀血的证候，即离经之血，未排出体外，蓄

结不散而留积体内，称为瘀血。

讲析

本条仲景提出瘀血的概念，并对其主要脉证做了描述，其中舌质的变化是诊断瘀血证的最基本的依据，"舌青"一证对瘀血的辨证最有诊断价值，因为无论瘀血部位、瘀结时间及程度轻重，都会从舌质上反映出来，后世医家受此证的启发，结合临床实践，进一步观察到瘀血还会使舌质出现青紫、瘀斑、瘀点等，对瘀血的诊断更趋于完善。

原文

病人如有热状，烦满，口干燥而渴，其脉反无热，此为阴伏，是瘀血也，当下之，宜下瘀血汤。（896）

直释

①病人如有热状：由于瘀血内伏，郁久化热，故病人自觉有类似发热的症状。

②烦满：阴血瘀滞，使神无所养，气无所和，故心烦胸满。

③口干燥而渴：津液不能为气所化，口舌不能为津液所润，故口燥而渴。

④其脉反无热：诊其脉却没有热证的脉象，说明其热不在气分而伏于血分，是瘀血阻滞日久，郁而化热伏于阴分所致。

⑤此为阴伏：所谓阴伏，指阴血瘀结而深伏于体内，此为阴伏，就是热伏于阴。

⑥是瘀血也：血液凝瘀于体内，是有瘀血的缘故。

⑦当下之：应当用攻下的方法祛除瘀血。

⑧宜下瘀血汤：故当用下瘀血汤破血攻瘀以下之，使瘀血去，郁热解，诸证自除。

鉴别

以上两条（第895条、第896条）均论瘀血，但其脉证略有不同，第895条讨论为单纯瘀血证，而第896条所述为瘀血化热证。第895条言"口燥，但欲漱水不欲咽"，"脉微大来迟"；第 896 条言"口干燥而渴，其脉反无热"。何以前后说法不一？其实是瘀血郁热的轻重问题，第 895 条为病程较暂，尚未化热，故"口燥，但欲漱水不欲咽""脉微大来迟"；第 896 为瘀血较久，血结化热，则"口干燥而渴，其脉反无热"。

方释

（282 方）下瘀血汤方

方中大黄入血分荡逐瘀血推陈致新；桃仁破血下瘀，润燥通便：䗪虫味咸软坚，逐瘀破结，三药相伍，以奏荡热逐瘀、破结润燥之功，但药力过猛，制蜜丸以缓药性，以黄酒煮药引入血分，直达病所。因其破血逐瘀之力较强，故方后注有"血下如豚肝"之说。本方虽不及抵当汤、抵当丸之猛烈，但亦为逐瘀之峻剂，非体壮实者，慎忽妄投。

异同

本条云"是瘀血也，当下之"，皆指攻下瘀血。所谓"当下之"仅是瘀血病的一种治法，后世根据此法则做了具体补充，根据病情的寒热、轻重、缓急和血瘀部位的不同，分别采用不同的治疗方法。因为血液流行受阻而停积于体内，阻塞气机，可以导致许多疾病的发生，引起不良后果，故治疗总以活血祛瘀为主，因血赖气行，所以治疗瘀血病，常以活血祛瘀法中佐以行气之品，然临床上由于瘀血为病常伴有其他因素，必须在活血祛瘀行气的基础上加以兼顾：其有寒者，兼以温经散寒；其有热者，兼以凉血清热；其有湿者，兼以行水利湿；其有燥者，兼以滋血润燥；其有风者，兼以祛风和肝；其有痰者，兼以燥湿化痰；其有气滞者，兼以理气；其有坚结者，兼以软坚；其有痞塞者，兼以泻痞；其有脾虚者，兼以建中；其有气虚者，兼以益气；其有血虚者，兼以养血；还有正气虚弱，不能运血，以致血液瘀滞，而为正虚瘀微者，则治又当专补正气，使正复而瘀自化。

讲析

本条云"是瘀血也，当下之"，非仅指攻下瘀血一法，当理解为逐瘀、化瘀、行瘀、散瘀等多种以消除瘀血为目的的治疗方法。因为以下法治瘀血，仅适用于瘀血蓄结，停滞，并与外直接相通之处，如胃肠、膀胱、子宫等处，用攻下瘀血法治疗这些部位的瘀血，瘀血可直接外出，并得以速去；反之，如瘀血蓄结停滞于与外不相通的部位，强令攻下，瘀血外出无路，必生他变，此时当治以化瘀、行瘀、散瘀之法，消散其瘀血，方为妥当。

原文

膈间停留瘀血，若吐血色黑者，桔梗汤主之。（897）

直释

① 膈间停留瘀血：胸膈间停留瘀血。
② 若吐血色黑者：呕吐出来的血呈现黑色。
③ 桔梗汤主之：应当用桔梗汤治疗。

讲析

本条病证过简，仅用16个字，说明瘀血停留的部位，停留的时间，及其证治。瘀血停留于胸膈之间；吐出的血不鲜红而呈黑色，可知停血时间之久；其主证为吐血；故宜桔梗汤清热解毒，散结消脓为治。

原文

吐血不止者，柏叶汤主之，黄土汤亦主之。（898）

直释

① 吐血不止者：吐血持久不能停止。
② 柏叶汤主之，黄土汤亦主之：应当用柏叶汤治疗，黄土汤亦治疗。

方释

（283方）柏叶汤方
方中柏叶味苦涩、性微寒，气香清降，能折其上逆之势以收敛止血；艾叶辛温，温经止血；干姜辛热，温中止血，姜、艾两药相伍，振奋阳气以摄血；马通汁即马粪用水化开滤过取其汁，能引血下行以止血。若无马通汁，可用童便代之，两者药性功用相近，其效亦佳，若将三药炒炭应用，可加强止血效果，但阴虚火盛迫血妄行者，非本方所宜。

（284方）黄土汤方

方中灶中黄土，又名伏龙肝，温中涩肠以止血；附子、白术温阳健脾以摄血；干地黄、阿胶滋阴养血以止血；反佐黄芩苦寒清热，凉血坚阴，并制约附、术温燥动血之弊；甘草甘缓和中，并调和诸药。诸药合用，刚柔相济，温阳而不伤阴，滋阴而不损阳，诸药相协，以奏温中止血之功。

讲析

本条叙证过简，只言"吐血不止"一证，不言病因病机，依据所用方药推测，本证"吐血不止"的病因是中气虚寒，气不摄血，血不归经所致；亦因热盛动血，血出经久，阴伤及阳，转为阳气虚寒，不能摄血，使吐血不止。柏叶汤证与黄土汤证均为治疗中气虚寒不能摄血的出血证，但前者为虚寒较轻的出血证，虽出血不止，但未伤正气，仅用干姜温暖中阳即可；后者为虚寒较重的出血证，故用附子扶阳以摄阴。

原文

心气不足，吐血，若衄血者，泻心汤主之。（899）

直释

① 心气不足：心的正常功能不足。

② 吐血，若衄血者：吐血或者衄血。

③ 泻心汤主之：应当用泻心汤治疗。

方释

（285方）泻心汤方

方中无止血之品，但本方具有一定的止血功效，本方并非主治所有的吐衄血证，仅限于治疗因热盛而导致的吐血、衄血。方中重用大黄，取其泻火泄热，苦降行瘀；辅以黄连，泻火清热，与大黄相伍，使火热清则血自守，不止血而血自止。本方具有止血而无留瘀之弊，故为治疗热盛吐衄血之要方。

泻心汤与柏叶汤虽均治吐血，但一寒一温，性质有别，是治疗血证的两大法门，前者主治热盛伤络，迫血妄行的吐衄血证，治宜清热泻火而止血；后者主治中气虚寒，气不摄血的吐血证，治宜温中散寒而止血。

讲析

本条吐衄血证以"心气不足"冠首，后世医家众说纷纭，唯独张锡纯认为《金匮》治心气不足，吐衄，有泻心汤……后世未窥仲景制方之意，恒多误解。不知所谓心气不足者，非不足也。若果不足，何又泻之？盖此证因阳明胃腑之热上逆冲心，以致心中怔忡不安，若有不足之象"，仲景遂以心气不足名之，实属阳明胃热炽盛上冲，灼伤血络而致吐血、衄血。由于心胃积热，邪火内炽，热盛火升，火升则迫血妄行，故见吐血，衄血，此乃实火上炎之吐衄血证。其治宜用泻心汤以清热泻火、凉血止血。

原文

下血，先便而后血者，此远血也，黄土汤主之。（900）

直释

①下血：血液从下窍而出，仲景称为下血，即指大便时出血而言。

②先便而后血者：便血，大便在先，出血在后，说明血来自直肠以上部位。

③此远血也：仲景称之为远血，其血色黯红或呈棕黑色，混杂于大便中，多为阳虚不能温脾，脾气虚寒，不能统血，致血液下渗，随大便排出。

④黄土汤主之：治宜用寒热并用、标本兼顾、刚柔相济的黄土汤，温阳止血而不伤营阴，滋阴养血而不碍脾阳，共奏温脾摄血之功。

讲析

仲景所述之远血与近血（即第900条、第901条），其病证有虚实寒热之分。第900条黄土汤所治之远血，属脾气虚寒失于统摄；第901条赤豆当归散所治之近血，则为大肠湿热灼伤阴络。在临床辨证时，除以先便后血、先血后便判断出血部位的远血、近血外，还应注意血的颜色及病人全身症状；下血黯紫稀薄，便溏腹痛，面色无华，神疲懒言，手足不温，舌淡脉细，则宜黄土汤治疗；下血鲜红或夹脓液，大便不畅，舌苔黄腻，脉数，则宜赤豆当归散治疗。

原文

下血，先血而后便者，此近血也，赤豆当归散主之。（901）

直释

①下血：血液从下窍而出，仲景称为下血，即指大便时出血而言。

②先血而后便者：出血在先，大便在后，说明血来自直肠至肛门部位。

③此近血也：仲景称之为近血，其血色鲜红，血与便不相混杂，多为湿热蕴结大肠，迫血下行所致；若湿热腐肉成脓，则便中夹杂脓液。

④赤豆当归散主之：治宜用赤豆当归散清利湿热，活血止血，再加清热解毒凉血之品，疗效更佳。

讲析

赤豆当归散证与黄土汤证均属便血证，前者属湿热蕴结，伤及脉络所致的近血证，证见先血后便，伴有湿热症状；后者属脾气虚寒，气不摄血所致的远血证，证见先便后血，伴有虚寒症状。前者宜清利湿热，后者宜温阳补虚，两者截然不同，当须审辨，除以血、便排出的先后为依据外，尚应结合出血的部位、时间、血色、脉证，综合考虑，方为全面。

原文

师曰：病人面无色，无寒热，脉沉弦者，必衄血；脉浮而弱，按之则绝者，必下血，烦咳者，必吐血。（902）

直释

① 病人面无色：病人出血过多，血虚不能上荣，则面色薄白无华。

② 无寒热：病系内伤，无外感表证。

③ 脉沉弦者，必衄血：脉沉主肾，脉弦主肝，肾水虚不能涵养肝木，肝火妄动上逆，伤及阳络，络脉之血从清窍而出，则衄血。

④ 脉浮而弱，按之则绝者，必下血：脉浮为阳虚，虚阳外越，阳不敛阴；脉弱为血虚，脉体不充，阴不敛阳。所以脉象浮弱无力，用手重按不应指，此为阴血脱于下，故下血。

⑤ 烦咳者，必吐血：虚阳浮于上，虚火扰动心肺，阳气上越，内扰于心，则烦，气机上逆，肺气不降，则咳。虚烦咳嗽甚者，伤及肺络，则必吐血。

讲析

至若浮弱欲绝的脉，而主下血、吐血，出路虽似不同，而阳浮阴弱，中气不足以统摄则一，不过偏于阳浮而热升者，则血升于上而为吐血；偏于阴弱而气脱者，则血夺于下而为下血。仲景所以将它提出，以示异中求同，实有深意。

原文

从春至夏，衄血者，属太阳也；从秋至冬，衄血者，属阳明也。（903）

直释

① 从春至夏，衄血者，属太阳也：春生夏长，气候由温转热，阳气外浮，体内阳热浮越于外，若感受风寒之邪，客于肌表，阳气不能外达，郁而不伸，积于营分，伤及阳络，迫血上逆，则衄血，故曰："从春至夏，衄血者，属太阳也"。

② 从秋至冬，衄血者，属阳明也：秋收冬藏，气候由凉转寒，阳气收敛，体内阳热潜藏于内，若阴虚内热，虚热上炎，阳气不能收藏，浮越不敛，里热亢盛，损伤阴络，亦迫血妄行，则衄血，故曰："从秋至冬，衄血者，属阳明也"。

　　衄血，为阳络受到损伤，血在伤处外溢所致。但衄血原因很多，外感内伤皆有，本条根据天人相应的观点，阐述衄血与季节的关系，春夏衄血多因外感风寒所致，秋冬衄血多由阴虚内热引起；然春夏衄血，也有因阳明里热的，秋冬衄血，也有因太阳表热的。表热不以汗解，必邪气逼血上行而为衄；里热不从下泄，亦必邪热郁极上逆而为衄，因此，衄血皆因热，而不必拘于四时也。

原文

　　尺脉浮，目睛晕黄者，衄未止也；黄去，睛慧了者，知衄已止。（904）

直释

　　①尺脉浮：尺脉以候肾，肾寓相火，其脉应微沉而平静，无虚浮躁动之象，今反呈浮脉，为肾阴亏虚，火无水制，不能蛰藏于肾之征，为相火不潜而内动之象，故谓尺脉浮。

　　②目睛晕黄者：肝开窍于目，肝主藏血，相火亦寄于肝，肝脏郁热上扰于目，则见目黑睛周围发生晕黄，自觉视物昏黄不清晰。

　　③衄未止也：肝肾同源，肝肾阴虚，相火内寄肝肾而不潜，相火浮动，虚热上扰，迫血妄行，损伤阳络，则衄血不止。

　　④黄去，睛慧了者：目睛晕黄退去，目睛视物清晰。

　　⑤知衄已止：肝肾之阴已复，相火得降，阳络不再受伐，血亦宁静，即，阴复、火降、血宁，故称衄血已经停止。

讲析

　　本条通过脉象以及目部症状的变化，测知衄血的预后。尺部脉呈浮象，黑睛周围黄晕，视物昏黄不清晰，说明鼻出血尚未停止；黑睛周围发黄退去，视物明晰清楚，说明鼻出血已经停止。

问曰：寸口脉微浮而涩，法当亡血，若汗出，设不汗出者云何？师曰：若身有疮，被刀斧所伤，亡血故也，此名金疮。无脓者，王不留行散主之；有脓者，排脓散主之，排脓汤亦主之。（905）

直释

① 寸口脉微浮而涩："寸口脉"指两手寸关尺三部脉，脉微为阳气虚弱，脉浮非主表证，而为虚象，脉涩为津血亏耗，脉微浮而涩之象并见，说明阳气失于固护，阴血无以内守之征。

② 法当亡血，若汗出："若"，此处作选择词，"或者"之意。按一般规律，应当是亡血伤津，或者汗出过多所致。

③ 设不汗出者云何：假如不汗出而见到这种脉象是何缘故呢？

④ 若身有疮：如果身体有创伤性外伤。

⑤ 被刀斧所伤：被刀斧等金刃利器所伤。

⑥ 亡血故也：因为创伤失血过多的缘故，所以脉虽浮而不能汗出。

⑦ 此名金疮：这病名叫作金疮。所谓金疮，凡因刀斧等金刃利器，使身体肌肤受到损伤，伤口曾经大量流血，不愈合，积脓肿起，甚至化脓溃烂，称为金疮。

⑧ 无脓者，王不留行散主之：各种金刃利器所伤，导致经脉肌肤断伤，卫气营血不能循经脉正常运行，经脉受阻，伤口流血，应立即消毒包扎，在包扎的同时用活血止血，消肿定痛、续筋接骨的王不留行散敷于伤口，或内服，以恢复经脉肌肤的断伤，使卫气营血畅通，金疮自愈。

⑨ 有脓者，排脓散主之，排脓汤亦主之：若皮肤损伤感染日久不愈，发为溃疡化脓者，可服用去瘀生新、通调气血、生肌长肉的排脓散或排脓汤治疗。排脓散与排脓汤均属于排脓解毒之剂，无论内痈外痈，金疮成脓者，都可使用。排脓散有破血排脓，消肿止痛之功效，或侧重用于下部痈脓病；排脓汤有排脓解毒，调和营卫之功效，可侧重用于上部痈脓病。

方释

（286方）王不留行散方

方中王不留行有活血行血止血，通络消肿定痛之功效，为治疗金疮的要药；辅以蒴藋细叶活血化瘀，行血通经，接骨续筋，消肿止痛；桑根白皮续筋骨，愈伤口。以上三味，皆先在微火瓦上烧成存性，取其深黄色为度，尤能入血分以止血，此三味药为金疮之要药。重用甘草解毒生肌，调和气血阴阳；更用苦寒的黄芩、酸敛的芍药入血分清热敛阴、行瘀止痛；蜀椒、干姜祛风散寒，温通血脉；厚朴行气破滞，以利血行。诸药配伍，化瘀血，续筋骨，止血消肿。

（287方）排脓散方

方中重用苦寒枳实理气破滞而除郁热；桔梗辛苦，利气而排脓，两药以去气分之滞，故有排脓疗疮疡之效；配芍药（赤芍）酸苦，通血脉，凉血而定痛；鸡子黄甘润，护阴滋血分之虚，为排脓化瘀之本。诸药合用，共奏行气排脓、和血扶正之功。故排脓散主治脓成将溃或初溃，而瘀热较盛之证，以本方排脓化瘀，若脓成未溃，其脉滑数，属瘀热较盛者，方中芍药宜用赤芍凉血化瘀；如初溃或溃后其脉虚数，属虚热较盛者，宜用白芍养血滋阴。

（288方）排脓汤方

排脓汤，为桔梗汤加生姜、大枣而成。方中桔梗利气排脓；甘草泻火解毒；生姜、大枣内固胃气，外和营卫，使营卫调和，气行毒解，则疮痈未成者，服之促其消；疮痈已成者，服之促其溃。

讲析

在使用王不留行散时，局部损伤较小，用粉剂外敷以止血定痛；损伤较大，出血较多，又当以内服为主，疗效更著。产后与外伤都有瘀血，所以产后亦可用本方，是为异病同治之法。王不留行散对各种机械创伤、瘀血兼出血证有效，在仲景治瘀诸法中，该方体现了活血以止血的治法，后世如明代缪仲淳、清代唐宗海将活血止血法奉为治疗血证的主要大法，所谓"宜行血不宜止血"是也，故《医方集腋》的七厘散《医学衷中参西录》的活络效灵丹、《十药神书》的十灰散等著名止血方剂皆于凉血止血药中加活血药，实受王不留行散治法的影响。

原文

浸淫疮，从口流向四肢者，可治，从四肢流来入口者，不可治。（906）

① 浸淫疮：是发于肌肤，初起有米粒样疹，发痒，搔之流水，浸淫弥漫，渐次扩大，痒痛难忍的皮肤病。

② 从口流向四肢者，可治：若此疮从头面躯干发生，然后疮毒蔓延流散于四肢，则表明疮毒向外发散，病位由深转浅，病情由重逐渐转轻，预后良好，故曰"可治"。

③ 从四肢流来入口者，不可治：若此疮从四肢发生，然后疮毒蔓延趋向于躯干头面，则表明疮毒向内壅聚，病位由浅入深，病情由轻转重，预后不佳，故曰"不可治"。

讲析

本条论述浸淫疮的预后，浸淫疮为浸渍淫溢于皮肤的疮，初病先觉局部皮肤热痒，搔抓则起小水泡，搔破后皮肤溃烂，有黄色或白色黏汁分泌，随黏汁沾染浸渍的皮肤，使范围渐次扩大，甚至蔓延遍体，流连不已，称为浸淫疮。浸淫疮从内向外，还是从外向内，判断其是可治，还是难治，借以说明认识疾病的一般传变规律，其中"口"与"四肢"只能示意浸淫疮病情的顺逆，不可过于拘泥。至于本条只言病名而未言病证，可这种病在当时是普遍的皮肤病，为一般人所易见易知的，故仲景没有赘述。

原文

浸淫疮，黄连粉主之。（907）

直释

① 浸淫疮：浸淫疮的治法。

② 黄连粉主之：应当用黄连粉治疗。

方释

（289方）黄连粉方

方中黄连大苦大寒而质燥，清热燥湿之力甚强，且兼泻火解毒作用，乃为疮家要药；甘草甘平，生用则凉，即善解毒，又能清热，治邪毒蕴结肌肤所致的疮肿。两药相伍，共奏清心火解热毒，邪除毒消，疮即可愈。两味等份，研粉，外敷内服均效。

讲析

浸淫疮多因湿热火毒熏蒸肌肤而成，火毒内盛，湿热郁蕴，热与湿相混，热为湿滞而郁结，湿为热张而蔓延，弥漫浸渍全身肌肤，淫溢不已，热邪兼湿邪，客于皮肤，浸淫传染为病。

原文

诸脉浮数，法当发热，而反洒淅恶寒，若有痛处，当发其痈。(908)

直释

① 诸脉浮数，法当发热：脉浮主表，脉数主热，脉呈浮数之象，系外感表热之征，必见发热恶寒症状，按理说应当以发热为重。

② 而反洒淅恶寒：恶寒突出，病人感觉到好似有冷水泼洒在身上，又似凉风吹在身上那样畏寒怕冷，发热不明显，脉浮数而证恶寒，脉证不符，说明此非外感为病，此时应考虑有无痈肿发生的可能，卫气不能发越畅行，则洒淅恶寒。

③ 若有痛处：营气稽留于经脉之中，壅遏而不得行，营气不从，痈肿局部热毒壅塞，营血凝滞，故红肿热痛，痛处不移。

④ 当发其痈：身体某一局部有固定痛处而拒按，并非全身疼痛，便是发生痈肿的征兆。

讲析

痈肿是一种外科常见病，一般根据发生部位的不同，分为外痈与内痈，生于躯干体表及四肢肌肉的，称为外痈；生于胸腹之里或脏腑之中的，称为内痈。本条从脉证指出痈肿初起时的征兆，痈肿初起的脉证，应该是全身脉证与局部症状相结合，而以局部疼痛为辨证要点。

师曰：诸痈肿者，欲知有脓无脓，以手掩肿上，热者为有脓，不热者为无脓也。（909）

直释

① 诸痈肿者：至于痈肿，由于营血凝滞，卫气不能畅行，郁于一处所致。

② 欲知有脓无脓：要知道化脓或未化脓：气血久郁而生热，热聚于痈肿之中，热毒炽盛，局部发热显著，蒸腐血肉则化脓；痈肿成时，局部触之不热，说明热聚未甚，脓液未成。

③ 以手掩肿上：用手轻微触按于肿处之上。

④ 热者为有脓：用手触之灼热是热毒结聚，腐坏肌肉，为化脓之征。

⑤ 不热者为无脓也：用手触之未有灼热感，虽营卫阻遏，气血滞涩，但热毒未结聚，尚不致化脓。

讲析

痈肿成脓，是邪热久聚痈肿之中，腐败气血而成，故有脓则其局部热邪已聚盛而以手掩之有热感；无脓则其局部热邪尚未盛聚而以手触之无热感。以手触按痈肿，辨别脓成与否，在临床上有实际意义，后世医家在此基础上，结合实践，创立了很多的辨别方法，如从痈肿的软硬、陷起、疼痛、颜色等各方面进行辨别，往往能得出比较正确的诊断，从而对痈肿的治疗提供了可靠的依据。

原文

肠痈之为病，其身甲错，腹皮急，按之濡，如肿状，腹无积聚，身无热，脉数，此为肠内有痈也，薏苡附子败酱散主之。（910）

直释

① 肠痈之为病：发生于肠内的痈肿，称为肠痈。

② 其身甲错：由于营血被热毒蓄结和消耗，不能外输滋养肌肤，肌

肤失去濡养和光泽，显得干枯粗糙，皲折得象鳞甲交错之状，摸之碍手。

③ 腹皮急：有形的痈肿内结于肠，气血凝滞，热毒积聚，血败肉腐，化腐成脓，但尚未溃，故患部的腹壁显得绷紧。

④ 按之濡：用手触按柔软。

⑤ 如肿状：局部稍稍隆起，如肿的形状。

⑥ 腹无积聚：用手触按腹部没有摸到有形包块之征，与腹内积聚不同，故曰"腹无积聚"以示区别。

⑦ 身无热：痈脓已成，热毒聚结局部而不复散于外，病变局限，故全身不发热。

⑧ 脉数：体表虽无热，但脓成而血燥，内有局部瘀热，兼阳气不足，正不胜邪，故脉呈数而无力之象。

⑨ 此为肠内有痈也：上述脉证，称为"肠内有痈"。

⑩ 薏苡附子败酱散主之：气血凝滞，痈脓内蓄，热毒尚存而伴阳气不足，故应当用薏苡附子败酱散治疗，以排脓消痈，清热解毒，通阳散结为善。

方释

（290方）薏苡附子败酱散方

方中重用薏苡仁排脓消痈，泄湿利肠；伍用败酱草清积热而解毒，破瘀血而排脓；少佐辛热之附子助阳，以行郁滞之气，既利于消肿排脓，又利于腑气运转，又防服寒药损伤脾胃之阳。三药相伍，清热排脓而不损阳气，温阳扶正而不助热毒，共奏清热，排脓消痈，扶正助阳祛邪之功，使之热清毒解，血行脓除，新肌自生，肠痈愈矣。

讲析

薏苡附子败酱散，从方中药物配伍比例来看，是寓寒温并用于排脓消肿之中，方中薏苡仁、败酱草的用量分别是附子的5倍和2.5倍，可见本方配伍宗旨仍在排脓消肿，治痈脓热毒为主，治阳气受损次之，否则，纯用清热则阳气益伤，单独助阳则毒热愈炽。再者，方后注云"顿服"，意在集中药力，速攻其邪，使痈脓及早排除，以杜滋漫之害；"小便当下血"是指服药后，速下湿热火毒，气机畅通，膀胱气化功能复常，热毒瘀滞可行，痈肿郁结可开，小便黄赤为肠痈向愈之兆。

少腹肿痞，按之即痛如淋，小便自调，时时发热，自汗出，复恶寒。此为肠外有痈也，其脉沉紧者，脓未成也，下之当有血。脉洪数者，脓已成也，可下之，大黄牡丹汤主之。（911）

直释

①少腹肿痞：肠痈为热毒内聚，营血瘀结于肠，经脉不通，局部之气壅阻血瘀所致，由于热毒壅郁，瘀热聚结于阑门，阻滞经脉不利于运行营血，营血运行不畅，故右少腹痛肿痞塞。

②按之即痛如淋：用手触按肿处，疼痛剧烈，并牵引至膀胱以及前阴部位疼痛有类似患淋病的刺痛感觉。

③小便自调：因其病位在肠而未及肾与膀胱，故小便自如。

④时时发热：热壅于营血，郁阻卫气而化热，则发热不已，或时重时轻。

⑤自汗出：热蒸营血，营卫失调，迫津外泄，故发热的同时伴有自汗出。

⑥复恶寒：因其热毒壅遏营血，引起卫气不能畅行，故虽自汗出而又复恶寒。

⑦此为肠外有痈也：这是肠外患有痈肿的缘故。

⑧其脉沉紧者，脓未成也：病人的脉象沉紧，说明肠痈尚未化脓。即诊其脉，肠痈初起，热毒蓄结，热伏血瘀，蕴结不通，营血未腐，脓汁将成未成，故其脉沉紧。

⑨下之当有血：用下法逐其秽血，用大黄牡丹汤荡热逐瘀攻下法治之，使其热毒秽血从大便而解，肠痈得愈。

⑩脉洪数者，脓已成也：脉象洪数，说明肠痈脓已形成。肠痈后期，壅积热毒，血腐肉败，脓已成熟，脓汁已成而未溃，故其脉洪数。

⑪可下之，大黄牡丹汤主之：用下法除其污脓，用大黄牡丹汤荡热逐瘀攻下法治之，使其热毒污脓从大便排出，肠痈得愈。

方释

（291方）大黄牡丹汤方

方中大黄苦寒泻下，荡涤肠道之热结，攻消凝滞之瘀血；牡丹皮凉泄营血之邪热，活血消痈以散结；芒硝咸寒泻下瘀热，不但助大黄攻逐实热积滞而速下，而且软坚散结以助牡丹皮散结消痈；桃仁善能破血，又能润肠通滞，助大黄、芒硝散瘀通下；冬瓜子甘寒，清肠中湿热，排脓消痈，为治内痈之要药。诸药合用，泻下逐瘀，荡热解毒，消肿排脓，使肠道之热毒瘀血从大便而解，壅滞肿痛由活血散结而消，故本方对肠痈之脓成与否，凡属实热者，均可用之；但对体虚且脓已成者，慎之。

异同

大黄牡丹汤与薏苡附子败酱散两方均用于肠痈病，但两方的适应证、病机、组方及功效仍有明显区别：前者适用于肠痈初起，体壮邪实者，病情较急，以"少腹肿痞，按之即痛如淋，小便自调，时时发热……复恶寒"，"其脉沉紧"为主证；后者适用于肠痈日久，邪盛正伤者，病情较缓，以"腹皮急，按之濡，如肿状，腹无积聚，身无热，脉数"为主证。前者病机属于湿滞郁热搏结，气血壅滞肠腑，故配伍集苦寒泻下、清热除湿、消瘀散结三法，旨在寒下热结湿滞，消除肠间瘀结；后者病机属于痈脓内蓄肠间，热毒尚存而阳气亦伤，故组方清热解毒，排脓消肿与辛热助阳并用，旨有清热排脓消痈，而不伤阳气，辛热温阳，而不助热毒。

两方在临床运用时各有侧重，前者治里热实证的急性肠痈，未成脓者效果卓著；后者治里虚而热不盛，体虚脉弱的慢性肠痈，已成脓者最宜。前者多用于急性炎症趋于化脓阶段，此时应采取手术治疗，临证时必须注意掌握；后者多用于慢性炎症吸收期肿块形成阶段，由于其可促使脓液吸收排泄，故常用于阑尾脓肿，亦可借用于体虚之肺脓疡患者。

临床两方可以结合使用，偏于实热体实，加大黄、牡丹皮；偏于阳虚寒凝，加附子、当归；薏苡仁、冬瓜子、桃仁虚实证均可用。从方后注"顿服之，有脓者当下脓；无脓者，当下血"可知，无论肠痈脓成与否，皆可用大黄牡丹汤治疗。但在破血消痈时，解毒之药与破血之药并重，排脓生肌时，重用解毒之药，轻用破血之药，加用排脓之药，收效更捷。

讲析

少腹部痈肿痞塞，用手触按肿处有压痛和反跳痛，疼痛有类似患淋病的刺痛感，但小便正常，经常发热、汗出，汗出后又复畏寒怕冷，这是肠外患有痈肿，病人的脉象沉紧，说明肠痈尚未化脓，用下法逐其秽血；脉象洪数，说明肠痈脓已形成，用下法除其污脓，无论脓成与否，都应当用大黄牡丹汤治疗。

辨胸痹病脉证并治

第 912－920 条

师曰：夫脉当取太过不及，阳微阴弦，即胸痹而痛，所以然者，责其极虚也。今阳虚，知在上焦，胸痹而痛者，以其阴弦故也。（912）

① 夫脉当取太过不及：诊脉欲知其太过与不及，首先必须明了正常脉象，正常脉象是虚实和调、阴阳互济、至数分明、从容和缓的脉象。脉象过于正常的为太过，太过主邪气盛，脉象不足于正常的为不及，不及主正气虚。太过不及是说明脉象的盛弱，一切疾病的发生都离不开邪盛与正虚两个方面，诊脉应当依据脉象是盛于正常脉，还是弱于正常脉，因此脉象出现太过与不及的异常现象，都属于人体的病态反映。

② 阳微阴弦，即胸痹而痛：阳微阴弦是胸痹而痛的病机，阳微是寸微，指上焦心肺阳气不足，胸阳不振之象；阴弦是尺脉弦，指下焦肝肾阴寒太盛，水饮内停之征。由于胸阳不足，阴邪上乘阳位，闭塞清旷之域，阳气不通，故胸阳痹阻而疼痛。

③ 所以然者，责其极虚也：阳微与阴弦同时并见，说明正虚之处，便是容邪之所，所以会这样，是由于阳气虚得很严重的缘故。

④ 今阳虚，知在上焦：现在阳气虚说明病变在上焦。

⑤ 胸痹而痛者，以其阴弦故也：胸阳痹阻而疼痛，既有胸阳不足正虚的一面，又有阴邪阻滞邪实的一面，两者缺一不可。必须是胸阳不足，阴邪上乘阳位，两者相互搏结，本虚标实，才能成为胸阳痹阻而疼痛之证。即，阴弦，尺脉弦，阴得阴脉，为阴太过，下焦阴实也，凡阴实之邪，皆得以乘阳虚之胸，所以胸痹而痛。

胸痹既是一个病名，又是该病病位与病机的概括，胸，即胸膺部，胸居阳位，属上焦，内寓心肺，为心肺之宫城，诸阳皆受气于胸中；痹，寓有闭塞不通，不通则痛之意，所谓胸痹，是指因上焦阳虚，阴邪上乘，搏结于心胸之清域，阻塞气机，胸阳闭阻塞滞而导致胸膺部痞闷疼痛为主的一种病证。

原文

平人无寒热，胸痹短气不足以息者，实也。（913）

直释

① 平人无寒热：某些患胸痹的人，当其未发作时，无任何明显症状，平素外表像似健康的人，没有发热怕冷的征象。

② 胸痹短气不足以息者：突然胸膈痞塞，气急短促，甚至呼吸不能相续。

③ 实也：此乃阴邪壅滞胸中，阻碍气机升降之故，所以说"实也"。

讲析

本条在证情上有阵发性发作的特点，仍然是本虚标实，只不过在此阶段以实邪阻塞胸中，占了主导地位，联系上条"责其极虚"，强调本虚；本条"实也"，强调标实，致病之由，仍当责之上焦阳虚，但未至于"极虚"。以上两条从"阳微阴弦"的脉象，说明其病因为胸阳不足，阴邪内盛，其病机为阴乘阳位，胸阳不通；其病理为本虚标实，为虚实夹杂。两条对比，仲景示意胸痹为病，有渐得缓起与卒作急发之异，因而临床表现在本虚标实的基础上，有侧重于虚与侧重于实的不同。

原文

胸痹，喘息咳唾，胸背痛，寸脉沉迟，关上小紧数者，瓜蒌薤白白酒汤主之。（914）

① 胸痹：胸阳痹阻而疼痛。

② 喘息咳唾：胸阳不振，上焦阳虚，中、下焦，阴邪上逆，脾升肺降气机受阻，痰饮湿浊上乘阳位，肺失清肃，肺气不能宣降，故喘息咳唾。

③ 胸背痛：浊阴滞塞于胸，阳虚邪闭，胸阳受阻，胸背间气血不得交相贯通，故胸背疼痛。

④ 寸脉沉迟，关上小紧数者：寸脉呈沉迟之象，为上焦阳虚，胸阳不振之征；关脉稍弦，为中焦停饮，阴寒内盛之谓。上焦阳虚，则痰饮湿浊上乘，以致阴邪停聚于胸中，故有此种脉象。

⑤ 瓜蒌薤白白酒汤主之：应当用瓜蒌薤白白酒汤治疗，因为本方证乃上焦之清阳不振，痰浊之邪阻塞胸中，故治之宜通阳散结，豁痰下气，使阳气循环于周身，贯通于胸背，则胸阳得宣而诸证悉愈。

（292方）瓜蒌薤白白酒汤方

方中瓜蒌实为甘寒之品，然其甘而不壅补，寒而不凝滞，善于宽胸散结，利气涤痰，为治胸痹之要药；薤白辛苦而温，温通滑利，善能行气散结以行气机，逐散阴寒以除痰浊，则胸中阳气得以畅通；白酒可敛中焦之阴而温上焦之阳，说明白酒具有辛散上行之力，善能通行营卫载药上升，既要监制主药瓜蒌实寒凉之性，又可加强开胸散结之力，还可加强辅药薤白行气通阳之功，使瓜蒌实、薤白充分发挥涤痰通阳的作用，故为不可缺少的佐使药。三药合用，相辅相成，共奏宣痹通阳，豁痰利气之功，使胸阳得振，痹阻得通，阴浊消散，胸阳得宣，则胸背疼痛诸证得解，胸痹悉愈。

临床上引起肺失宣降而见喘息咳唾症状的疾病很多，为胸痹必有之证，但此证只有与胸背痛同时并见，才有特定意义，可见胸背痛是本证辨证之关键。

胸痹，不得卧，心痛彻背者，瓜蒌薤白半夏汤主之。（915）

直释

①胸痹：本条以"胸痹"二字冠首，必然具备第914条瓜蒌薤白白酒汤证的"喘息咳唾，胸背痛"的主证和"寸脉沉迟，关上小紧数"的主脉。

②不得卧：即，不能平卧，是因为痰浊饮邪壅塞胸中，阻滞气机，肺气上逆，坐立时，肺气尚能肃降，平卧时，痰饮上壅更甚，卫气不能入阴所致。

③心痛彻背者：指牵引性疼痛，其疼痛由胸牵引到背。因背为胸之府，心之俞在背，痰浊壅塞于胸，胸中尚存之阳被阻，不能布达于背部，脉络不通，则心胸疼痛而牵引后背亦痛。

④瓜蒌薤白半夏汤主之：本条由第914条"喘息咳唾"发展到"不得卧"，由"胸背痛"发展到"心痛彻背"，说明其证"不得卧"是"喘息咳唾"明显加重，"心痛彻背"是"胸背痛"的进一步增剧。言明病情比第914条病重，故于通阳散结、豁痰下气的瓜蒌薤白白酒汤中加半夏一味，以增强逐饮降逆之力。

鉴别

瓜蒌薤白半夏汤之"不得卧"，当与葶苈大枣泻肺汤、皂荚丸之"不得卧"相区别。瓜蒌薤白半夏汤之"不得卧"为胸阳不振，痰饮壅塞，证见喘息咳唾，心痛彻背，治宜通阳宣痹，散结豁痰；葶苈大枣泻肺汤之"不得卧"乃因痰热壅肺，邪实气闭，证以咳喘为主，治宜开泄肺气，泻饮逐痰；皂荚丸之"不得卧"亦系痰涎壅盛，证见频吐稠痰，治宜宣壅导滞，利窍涤痰。

方释

（293方）瓜蒌薤白半夏汤方

方中瓜蒌实为甘寒之品，然其甘而不壅补，寒而不凝滞，善于宽胸散结，利气涤痰；薤白辛苦而温，温通滑利，善于逐散阴寒痰浊；半夏辛温燥烈，善于燥湿化痰，降逆散结；白酒辛散上行，善能通行营卫，载药上升。诸药相伍，共奏通阳散结，逐浊降逆之效，适用于痰涎壅盛于胸中所致的胸痹不得卧，心痛彻背证。

瓜蒌薤白半夏汤与瓜蒌薤白白酒汤两方虽仅一味药之差，但功效有别，前者苦温同用，通阳开痹祛痰，主治胸痹之不得卧，心痛彻背者；后者乃苦辛为伍，解郁祛痰，主治胸痹之胸背痛者。

讲析

瓜蒌薤白半夏汤的煮法有一特殊要求，用酒煮药而不用水煮药，是根据病情需要决定的。因为白酒辛温轻扬，辛以开痹，温以通阳，轻扬上行以助药力直达病所，故治胸痹病的主方瓜蒌薤白白酒汤与本汤方都用酒煮药，使诸药能发挥通阳宣痹的作用。胸痹的病情不一，根据辨证施治的原则，凡是有胸背痛、心痛彻背的典型症状，一般用白酒煮药；而以胸满心中痞为主的胸痹轻证，则用水煮药。这是因为以疼痛为主者痹阻程度较甚，白酒性专温散，且轻扬上行，有利于通痹止痛；而以痞满为主者乃气机壅阻于上，白酒轻扬，不利于肺气肃降，故不相宜，所以改用常法水煮。

原文

胸痹，心中痞，留气结在胸，胸满，胁下逆抢心者，枳实薤白桂枝厚朴瓜蒌汤主之。桂枝人参汤亦主之。（916）

直释

① 胸痹：胸痹病。

② 心中痞，留气结在胸：痰浊壅阻，气滞不通，阴寒之邪，羁留之气壅塞于胸中，故称"心中痞，留气结在胸"。

③ 胸满：气郁留结于胸中，则胸部满闷。

④ 胁下逆抢心者：痰浊水饮乘阴寒太盛之际上逆凝聚其间，则胁下逆抢心。

⑤枳实薤白桂枝厚朴瓜蒌汤主之：偏实者由于阴寒痰浊偏盛，停痰蓄饮为患，治宜宣痹通阳散结，降逆除满，应当用枳实薤白桂枝厚朴瓜蒌汤以荡涤之，重在枳实、厚朴之开泄，以去其实。

⑥桂枝人参汤亦主之：偏虚者由于中焦阳气衰弱，无形之气痞结为患，治宜补中助阳，振奋阳气，应当用桂枝人渗汤以温补之，重在人参、干姜之甘温，以补开塞。

鉴别

以上三条（第914条、第915条、第916条）所论胸痹偏实诸证，因为都以喘息咳唾，胸背痛为主证，故均以通阳散结，豁痰祛浊为法，第914条用瓜蒌薤白白酒汤为主，但其药力较小，仅适用于胸痹而痰浊较轻者；第915条因痰浊较盛，喘息疼痛较重，故用瓜蒌薤白半夏汤以化痰降逆，但其祛痰散结之力较大，仅适用于胸痹而痰浊较重者；第916条因气逆痞结，心中痞气，胁下逆抢心，用枳实薤白桂枝厚朴瓜蒌汤，但其散结之力较大，并能下气祛寒，适用于胸痹痰气郁结较甚，胸中痞满，并有逆气从胁下冲心胸者。

方释

（294方）枳实薤白桂枝厚朴瓜蒌汤方

方中重用枳实、厚朴行气散结，消痞除满，降其上逆之气；桂枝通阳散结，平降逆气；瓜蒌、薤白宽胸散结，通阳豁痰。五药相伍，共奏通阳散结，泄满降逆之功。

异同

枳实薤白桂枝厚朴瓜蒌汤与瓜蒌薤白白酒汤均治胸痹，但两方证，同中有异：瓜蒌薤白白酒汤证为胸痹主证，是因阳虚痰盛，痰浊痹阻胸阳，胸阳不展所致，病在于胸，其临床表现为"喘息咳唾，胸背痛"；枳实薤白桂枝厚朴瓜蒌汤治疗"胸痹，心中痞，留气结在胸，胸满，胁下逆抢心"。从原文叙证分析，其病势已由心胸向下扩展到胃脘，两胁之间，而且胁下之气又逆而上冲，形成阴邪痰浊痞结两胁，留聚胸中，为胸痹重证。

胸痹心中痞为阳虚阴盛、气逆痞结的虚实夹杂证，又称胸痹重证，同一胸痹重证，因其有偏实、偏虚的不同，故立通、补两法，是属同病异治之例，即治疗时应视其兼证之异而施治。胸痹重证有虚实之分，偏实与偏虚皆为气结在胸，有其胸满胸痛，自觉胁下之气向上冲逆的共同症状，但偏实者由于阴寒痰浊偏盛，停痰蓄饮为患；偏虚者由于中焦阳气衰弱，无形之气结为患。偏实者以祛邪为先，属急者治其标；偏虚者以扶羸为急，属缓者治其本。而正确运用通、补两法的前提在于辨证准确，说明审病程之久暂，视正气之盛衰，观证情之虚实，是临证治疗胸痹重证的关键。

胸痹，胸中气塞，或短气者，此胸中有水气也，茯苓杏仁甘草汤主之；橘皮枳实生姜汤亦主之。（917）

① 胸痹：阳虚邪痹较轻的胸痹病证。

② 胸中气塞，或短气者：有两种情况，第一，饮邪偏盛，上乘及肺，饮邪犯肺，肺气不利，胸阳不振，形成饮阻气滞，则胸中气塞、短气；第二，气滞偏盛，气机不畅，水饮停蓄，胃气不降，胸阳不展，形成气滞饮阻，则胸中气塞、短气。

③ 此胸中有水气也：邪气有偏于饮盛与偏于气滞之分，饮者，属水类也；气者，为气滞也，故仲景云："此胸中有水气也"。

④ 茯苓杏仁甘草汤主之：胸中气塞、短气，兼见咳逆、吐涎沫、小便不利者，为饮邪蕴肺，肺气失宣，治宜温阳化饮，宣肺降气，方用茯苓杏仁甘草汤治疗。

⑤ 橘皮枳实生姜汤亦主之：胸中气塞、短气，兼见心下痞满，呕逆者，为饮停于胃，胃气上逆，治宜行气化饮，和胃降逆，方用橘皮枳实生姜汤治疗。

本条饮阻与气滞两者具有互为因果的联系，但有先后之分、主次之别，故气塞、短气虽同由饮阻与气滞所致，但在具体发病上，邪气有偏于饮盛与偏于气滞之异，病位有在上焦肺与在中焦胃之殊，故治法有宣肺与和胃的不同。

方释

（295方）茯苓杏仁甘草汤方

方中茯苓渗利水湿以化饮；杏仁宣利肺气以行水；甘草和药益脾扶中土。三药配伍，服后，小便当多，乃水饮下行，邪有出路矣，水饮除，肺气利，则短气、气塞可愈。

（296方）橘皮枳实生姜汤方

方中橘皮宣通气机，化痰行滞；枳实下气宽胸，理气泄满；生姜和胃降逆，行气化饮。三药合用，以奏宣通降逆，行气散水之功，使气行饮除，则气塞痞满自消。

异同

茯苓杏仁甘草汤证、茯苓桂枝白术甘草汤证、茯苓桂枝甘草大枣汤证均属饮邪内停，茯苓杏仁甘草汤证为饮阻上焦，饮邪犯肺，证见胸中气塞，短气；茯苓桂枝白术甘草汤证为饮阻中焦，脾阳不健，证见胁胀满，气上冲胸，起则头眩；茯苓桂枝甘草大枣汤证为下焦素有水饮，发汗后心阳不足，水饮内动，证见脐下悸，欲作奔豚。

讲析

本条冠首"胸痹"，说明仍可出现"喘息咳唾、胸背痛"的症状，但仅提出"胸中气塞，或短气"的症状，可知本条所述之胸痹的胸痛症状甚微，或者不痛，而以气塞，短气的症状较为明显而已，为阳虚邪痹较轻的胸痹病证，都以气塞、短气为主证，但气塞、短气可由饮阻而成，亦可因气滞所致，此为仲景同病异治又一范例。本条仲景所用药物皆为化饮降逆与宣畅气机的平和之剂，并无通阳散结之品，说明本条病机为饮阻气滞。

原文

胸痹，时缓时急者，薏苡附子散主之。（918）

直释

①胸痹：本条详于方，叙证简略，既云"胸痹"，则喘息咳唾，胸背痛，心痛彻背，为必具之证。

②时缓时急者：胸痹病痛势有时缓解，有时又突然剧烈，称为时缓时急。

③薏苡附子散主之：治以薏苡附子散温阳散寒，除湿宣痹为宜。

鉴别

薏苡附子散证与薏苡附子败酱散证，前者为阳虚阴盛，寒湿痹阻之胸痹，以喘息咳唾，胸背痛，短气怕冷为主证，后者为痈脓内结，以右少腹压痛，腹皮急，按之濡，如肿状为主证。

方释

（297方）薏苡附子散方

方中薏苡仁甘淡微寒，除湿宣痹，更能缓解筋脉拘挛；炮附子辛甘大热，温阳散寒，通痹止痛，阴寒得散，痹结得通。两药相伍，共合为散，功专力宏以应急，使阳气通，寒湿去，疼痛自解。

讲析

本条由于阳气衰微，阴寒壅盛而弥漫于胸中，便胸中阳气痹塞，为胸痹中较危急的一种证候，阴邪壅盛则痛剧，阳气稍伸则痛缓，如此阴邪与阳气相胜复，所以胸痛时缓时急。

本方为散内服者，因散剂随需随取，故适宜应急之用，且散剂药力厚而易于吸收，故显效快，对急重证用之尤宜，但应注意药量仅为方寸匕，并非大剂重用。本方所治之胸痹证是寒湿较重，痹阻较甚，疼痛较剧的发作性急重证，故以之峻逐阴邪，急通其痹，速止其痛，待症状缓后根据病情之转机而施治。现在本方改用汤剂，炮附子必须先煮，或与生姜等量同煮50分钟以上。然后再下薏苡仁同煮，生姜不仅善制附子毒性，且能助附子温阳散寒之力。

胸痹，心中悬痛者，桂枝生姜枳实汤主之。（919）

①胸痹：本条详于方，叙证简略，既言"胸痹"，则喘息咳唾，胸背痛，心痛彻背为必具之证。

②心中悬痛者：心中悬空似的向上牵引疼痛。

③桂枝生姜枳实汤主之：治以桂枝生姜枳实汤温阳平冲，化饮降逆为宜。

桂枝生姜枳实汤　枳实薤白桂枝汤

桂枝生姜枳实汤与枳实薤白桂枝汤同治胸痹，均用桂枝、枳实温化水饮，下气降逆，但前者胸痹兼心中悬痛，是寒饮之邪停聚心下，上逆攻冲心胸；后者胸痹兼心中痞，病势乃由胸膺向下扩展至胃脘及两胁。前者所治之证较轻而单纯，后者所治之证较重而复杂，故在治法上前者只用桂枝、生姜、枳实温阳化饮、下气降逆，而不用瓜蒌、薤白开胸通痹；后者既用桂枝、枳实、厚朴通阳开痞、和中降逆，亦用瓜蒌、薤白开胸通痹。

（298方）桂枝生姜枳实汤方

方中桂枝宣复心阳，温通血脉以平冲降逆；生姜散寒化饮，降逆通滞，以开结除痞；枳实消痞除满，行气破滞以宽中下气。三药相伍，则寒去饮除，痞开逆降，悬痛自止。

桂枝生姜枳实汤与橘皮枳实生姜汤均有枳实、生姜两味药物，前者配以桂枝，通阳降逆、平冲止痛，以治心中悬痛为主；后者配以橘皮，专于理气散结，通阳降逆，以治胸中气塞尤佳。

本条胸痹，由于上焦阳虚，心阳不足，心下痰饮寒邪停聚，随之乘虚上逆攻冲于心胸之位，导致心主如失凭依，使心中悬空似的向上牵引疼痛。

原文

胸痹，胸痛彻背，背痛彻胸者，乌头赤石脂丸主之。（920）

直释

①胸痹：本条首言"胸痹"，则喘息咳唾，胸背痛，胸痛彻背为必具之证。

②胸痛彻背，背痛彻胸者：心胸部疼痛牵连背部，背部疼痛牵连心胸部。

③乌头赤石脂丸主之：治以乌头赤石脂丸温阳散寒，峻逐阴邪为宜。

方释

（299方）乌头赤石脂丸方

方中乌头、附子、蜀椒、干姜为大辛大热之品，协同配伍，力挽微弱之阳，峻逐阴寒以定痛。乌头与附子同用，两者虽属同类，但其功用略有不同，乌头长于起沉寒痼冷，并可使在经络的风寒得以疏散；附子长于治在脏之寒湿，能使之得以温化，由于本证阴寒邪气侵袭胸背内外脏腑经络，扰乱气血循行之常道，闭塞脉络，经脉凝滞不通，故仲景将乌头、附子同用，以达到振奋衰微的阳气，驱散寒邪的目的。

然恐胸背即乱之气难于各行其道，辛散太过反耗正气，故仲景又于温热药中，伍以一味赤石脂，一则可固涩胸阳，收敛阳气；二则填塞胃肠，镇纳中气，使大剂量辛温药液留恋胃中，气血疆界之乱得纠正，寒去而正不伤，如此则阴寒逐而胸阳复，前后牵引疼痛自止。以蜜为丸，取其甘润以缓和诸药辛燥之性，延长药效，又解乌头，附子之毒。

讲析

本条言"胸痛彻背，背痛彻胸者"，说明阳气衰微，阴寒壅盛，弥漫胸阳之位，阳气不得伸展，寒胜则痛，使心胸部疼痛牵连背部，背部疼痛牵连心胸部，形成胸背相互牵引的疼痛症状。若疼痛剧烈，经久不愈，伴有四肢厥冷，脉象沉紧时，此为阴寒痼结，寒气攻冲所致，治宜温阳散寒，峻逐阴邪。

辨妇人各病脉证并治
第921—959条

师曰：妇人得平脉，阴脉小弱，其人呕，不能食，无寒热，此为妊娠，桂枝汤主之。于法六十日当有此证，设有医治逆者，却一月加吐下者，则绝之。（921）

①妇人得平脉，阴脉小弱：已婚妇女一向月经正常而突然停经，诊察脉象，寸、关部脉象柔和有力，无太过不及之象，从容和缓如常人，唯尺部脉象细软无力，因妊娠初起，胎元初结，胎气未盛，经血聚以归胞养胎，以致阴血一时显得相对不足，尺脉主肾，胞络聚于肾，故尺脉较寸、关之脉稍见细软无力。

②其人呕，不能食，无寒热：受孕后，经血不泻，血聚胞宫以养胎，冲脉之气旺盛，冲为血海而隶属阳明，冲脉之气上逆犯胃，胃失和降以致恶心呕吐，甚则不能饮食，因身无寒热，知病不属外感。

③此为妊娠：这就是妊娠，此属妊娠反应，亦称妊娠恶阻。

④桂枝汤主之：妊娠恶阻应当用桂枝汤治疗，桂枝汤的作用，用于外证解肌和营卫，用于里证化气调阴阳。妊娠恶阻为一时性的阴阳偏虚失调，借助此方温调脾胃，以增进营卫之气的化生而和调阴阳，使脾胃调和，诸证悉除，则恶阻可望获愈。

⑤于六十日当有此证：上述妇女妊娠恶阻脉证，按一般规律可发生在怀孕后两个月左右，即通常在妊娠六十天左右出现，此证可自行缓解，逐渐转愈，尚有少数较重者，经过用药调理，恶阻亦可很快解除。

⑥设有医治逆者：假设医治不当。

⑦ 却一月加吐下者：病情又迁延一个月未解，反而加重，呕吐加剧，又增添腹泻。

⑧ 则绝之：这时应根据变化了的病情予以治疗，不能再服用桂枝汤了。

讲析

若妊娠间复感外邪，则生理与病理两因相合，其呕吐势必加重。妊娠恶阻的轻重及持续时间的长短，除妊娠复感邪气因素外，与孕妇素体脾胃强弱关系甚为密切，若平素脾胃强健，则恶阻反应较轻，只需饮食调养，在短期内可自行消失；若平素脾胃虚弱，则恶阻反应较重，而且缠绵难愈。由此说明对妊娠恶阻的治疗，无论起于何因，在用药上均应顾护脾胃，才能收到满意的效果。同时可结合现代妇科检查和妊娠试验，以免误诊或误治，采用饮食调养为主，随证施治，以免损伤胎气而导致流产。

原文

妇人宿有癥病，经断未及三月，而得漏下不止，胎动在脐上者，此为癥痼害。妊娠六月动者，前三月经水利时，胎也；下血者，后断三月衃也。所以血不止者，其癥不去故也，当下其癥，桂枝茯苓丸主之。（922）

直释

① 妇人宿有癥病：癥病，指腹腔内有积结成块，或凝血成块的病。妇人素患瘀血内结的癥病，初时病轻尚未影响月经正常来潮。经行正常，久则病势发展，可致经水不利，甚而经闭不行。

② 经断未及三月：癥病逐渐阻于血脉，经血闭阻，月经接近三个月停止不行。

③ 而得漏下不止：经血不循常道，忽然又下血淋漓不止。

④ 胎动在脐上者：癥病阻碍血脉运行，则有胎动在脐上的感觉，即自觉脐上似有胎动之感，并非真正妊娠胎动，乃因瘀血下行，血动而气亦动，故似有胎动之感。

⑤ 此为癥痼害：这是痼疾癥病为害的缘故，并非真正妊娠胎动之象。

⑥ 妊娠六月动者，前三月经水利时，胎也；下血者，后断三月衃也：此24字乃属插笔，指出正常妊娠与癥病区别：怀孕六个月时发现胎动，若在停经前三个月，月经应时通利，量、色、质均正常，停经后胞宫按月增大，按之柔软不痛，六个月时自觉胎动，此属妊娠胎动；假如平素月经不调，时有下血，停经后即"后断"三个月，又下紫色晦黯的瘀血，此为癥病为患。

⑦ 所以血不止者，其癥不去故也：所以这种下血不止，是癥积病未除的缘故。

⑧ 当下其癥：治疗应当下去其癥积，癥积去则血止。

⑨ 桂枝茯苓丸主之：治宜桂枝茯苓丸以活血化瘀，使瘀血去，血得以归经，漏下则止。

方释

（300方）桂枝茯苓丸方

桂枝温阳化气，和营而通利血脉；茯苓渗湿利水；牡丹皮、桃仁活血化瘀以消癥；芍药有养血和营之功，既可治漏下所致之阴血亏损，又可祛瘀血而不伤新血；丸以白蜜，以减缓诸药祛瘀之力，起到渐消缓散之功，再者，本方为何用渗湿利水的茯苓？因为癥积日久，必然阻遏气机，影响津液代谢，便极有可能继发水湿停聚，故仲景于治血药中配伍一味治水药，意在治血治水。本方提示临床对于瘀阻日久的病证，应当注意是否继发有水停，以使血、水同治，方可获效。

讲析

在正常情况下，妊娠三个月，胞宫的底部在耻骨联合以上三横指，六个月左右方与脐平，四个月底五个月初始觉胎动，若经断前三个月，月经应时通利，量、色、质均正常，经断后腹大随停经月份而渐增，且小腹按之柔软而不痛，六个月时自觉胎动，此属妊娠胎动。

正常妊娠一般不应有下血，但胎漏、盛胎者例外：① 胎漏表现为怀孕后非月经期的少量下血；或者时下时止，或者淋漓不断，无腰酸腹痛，属病理性下血。② 盛胎为怀孕三个月之内，月经应期而至，量少而无腰酸腹痛，常于三个月不药自止，属生理性下血。

再者，妊娠下血与癥病下血两者有许多不同之处可资区别：① 妊娠下血，停经前月经多为定期而潮，并无瘀血见证，正常妊娠，胎动若发生在脐部时，必须停经六个月；② 癥病下血，因瘀血内阻，血不归经而致月经前后无定期，崩中漏下，多夹瘀块，小腹刺痛拒按，下血量少，淋漓不尽，血色紫黑而晦黯，其腹痛常随瘀块排出而减轻，舌紫黯或有瘀斑，脉沉涩，若为癥病闭经，则停经三个月就能出现脐上跳动。因此，从月经史看，腹中跳动的部位与时间，两者不难区别。

原文

妇人怀孕六七月，脉弦发热，其胎愈胀，腹痛恶寒，少腹如扇，所以然者，子藏开故也，当以附子汤温之。(923)

直释

① 妇人怀孕六七月：妇女怀孕已经六七个月。

② 脉弦发热：因为孕妇怀孕六七个月，胎儿已长大成形，此时正是肺胃养胎之时，发现其脉象独弦，而体表又发热，可知孕妇肺胃素虚，值胎儿渐长而需更多营养，肺胃已不胜消耗，而金土俱虚，金虚则木无制，土虚则木更横，致木强土弱的弦脉独盛；克土太过，风木反乘土中，鼓动阳明胃热循经外越，致肌表有类似外感的发热，此发热并非外感表邪，乃虚阳外浮之象，故仲景称之脉弦发热。

③ 其胎愈胀：胎胀，实指腹部胀满甚于平时，因妊娠已六七个月，胎儿长大，易影响气机的升降，以致孕妇常感腹部胀满，加之阳虚阴盛，阴寒凝滞，阳气不通，故感胀满愈甚，仲景称之其胎愈胀。

④ 腹痛恶寒，少腹如扇：少腹疼痛而寒冷，如扇冷风入腹之状，为辨证要点，系指恶寒以少腹为甚，这是阴寒内盛，阳虚不能温煦胞宫所致。

⑤ 所以然者：所以出现这些症状。

⑥ 子藏开故也：子藏，子宫也；开者，不敛也。子藏开，即胞宫松弛不敛而失于闭藏之职，是肾阳虚，胞宫失于温摄，寒凝气滞的反映，也是阳虚寒盛腹痛如扇的起因。

⑦ 当以附子汤温之：本证系妊娠腹痛，仲景用附子汤治疗，因附子能温阳以散风寒，暖子户而束胎；芍药能和阴以泄风木，退肌热而定痛；

人参能壮肺；白术能健胃，使金土复旺，风木得平，则肺胃自盛，肝胃自和，自然诸证悉平矣，至于茯苓化水湿，而为补土泄木之用尤为卓著，所以"当以附子汤温之"，以奏温阳散寒，暖宫安胎之功效。

讲析

"少腹如扇"是对"腹痛恶寒"的解释，腹痛即少腹痛，恶寒即少腹恶寒，说明恶寒是局部的，不是全身性的，属里证而不属表证；"如扇"，少腹寒冷较甚，如扇冷风入腹之状，说明恶寒是阵发性的，非持续性的，此恶寒必微弱而短暂，与发热不一定同时出现；而表证之恶寒为全身性的，持续性的，与发热同时并见。

原文

师曰：妇人有漏下者，有半产后续下血都不绝者，假令妊娠腹中痛者，此为胞阻，胶艾汤主之。（924）

直释

① 妇人有漏下者：妇女在非经期阴道出血，淋漓不尽，称为漏下。

② 有半产后续下血都不绝者：有因小产后继续下血淋漓不净者。

③ 假令妊娠腹中痛者：不因癥积所致的妊娠腹中痛者，称为胞阻。所谓胞阻，是由于孕妇平素气血不足，血脉流通本已艰涩，再则胎儿渐长，血脉被迫，致使血液流通更受阻碍，不能归经养胎，终至酿成胞脉受阻的妊娠腹中痛之证。

方释

（301方）胶艾汤方

胶艾汤为补血之祖方。方中阿胶甘平，养阴止血；艾叶苦辛温，温经止血，胶、艾两药皆为调经安胎、治崩止漏之要药。四物诸药养血调经，化瘀生新，以免止血留瘀；甘草补中以养血，又能调和诸药；甘草配阿胶则善于止血；甘草配芍药则酸甘化阴，缓急止痛；加入清酒同煮者，引药入于血脉，并使血止而不留瘀。诸药相伍，以奏补血固经，调其冲任，安胎止漏之功。

漏下、半产、妊娠腹中痛，三者均为异常的妇人病变，虽致病病因不同，病情不同，症状不同，但总的病机为冲任虚损，不能统摄血脉，阴血不能内守所致，总的治疗原则均当调补冲任，固经止血，可用胶艾汤一方通治。

原文

妇人怀妊，腹中疠痛，当归芍药散主之。（925）

直释

① 妇人怀妊：妇女怀孕后。

② 腹中疠痛：疠，音绞，又音朽。疠痛，自觉腹中有紧缩感，牵引不适，而且绵绵作痛。因为胎儿需要血液的营养，血聚养胎，使母体气血虚弱，肝凭血养，脾凭气运，阴血相对不足，肝血虚则肝失条达，脾气虚则脾失运化，若再因情志刺激，肝气横逆，乘犯脾土，以致肝郁脾虚。肝郁则血滞气机不调，除胎动不安外，则"腹中疠痛。"脾虚气弱则湿生，健运失常，故小便不利，足跗浮肿。

③ 当归芍药散主之：此证属肝脾失调，气血郁滞所致，故用当归芍药散以养血疏肝，健脾利湿，使肝血足而气条达，脾运健而湿邪除，肝脾调和，则诸证自愈。

方释

（302方）当归芍药散方

方中重用芍药以调肝缓急止痛；配伍当归、川芎以养血柔肝，并可疏利气机；白术健脾化湿；配合茯苓、泽泻以淡渗利湿。如此配合，则肝脾两调，气血水同治，腹痛诸证自愈。

讲析

第923条附子汤证、第924条胶艾汤证、第925条当归芍药散证，均系妊娠腹痛证，所异者：

附子汤证属脾肾阳虚、阴寒内盛，以少腹痛伴有阵阵作冷，如被风吹状为特征。

胶艾汤证则属冲任亏虚，血虚寒凝，以下血伴有腹痛隐隐，喜温喜按为特征。

当归芍药散证为肝脾不和，湿阻血滞，故以腹痛绵绵，不甚剧烈，或腹痛隐隐，伴腹中拘急不适为特征。

原文

妊娠呕吐不止，干姜人参半夏丸主之。（926）

直释

① 妊娠呕吐不止：妇女怀孕后，出现频频恶心呕吐，称为恶阻，恶阻多由胃气虚弱，不能降浊，无力控制上逆之冲气所致。此本属生理现象，一般持续时间较短，不需治疗，可自行缓解而愈；若持续时间长者，由于中焦阳虚，寒从内生，寒气上逆，导致胃虚寒饮之恶阻，吐势颇剧，频频呕吐，反复发作，缠绵难愈，仲景称之"妊娠呕吐不止"。

② 干姜人参半夏丸主之：宜温中散寒，降逆止呕，用干姜人参半夏丸治疗，使中阳得振，寒饮蠲化，胃气得降，则呕吐可止。

方释

（303方）干姜人参半夏丸方

方中干姜温中散寒；人参扶正益气；半夏配生姜汁，蠲饮降逆以止呕。四药相伍，共奏温中补虚，蠲饮降逆，和胃止呕之功；以丸剂服之，便于受纳，并能达到和缓补益之效。本方仅四味药物组成，其方仲景配伍甚为奥妙，半夏合干姜，降而兼温，为半夏干姜散；生姜汁合半夏，降而兼宣，为生姜半夏汤；半夏合人参，降而兼补，为大半夏汤。全方温补降化，配伍精当，不采用汤剂者，恐辛燥伤胎；不为散者，恐速快而邪不易除；唯制丸饮服，斡旋缓图，是以达到温胃补中，降逆涤饮之功。若孕妇体质素弱，又有滑胎病史者，对妊娠禁忌药，宜应慎用，虽然本方为治胃虚寒饮，而致频频呕吐之良方，方中干姜，半夏俱为妊娠禁忌药，但胃虚寒饮之恶阻，非此不除，故配伍人参扶正安胎，以收治病安胎两全之效。

此外，虚寒恶阻呕吐不止，往往不易受药，药入即吐，此时可用药粉舐服方法，即将药物研成细末，用舌频频舐服，可以使其受纳。

异同

第 926 条干姜人参半夏丸与第 921 条桂枝汤，均可治脾胃虚寒的妊娠恶阻，前者属于长时间寒饮上逆，胃失和降所致；后者属于一时性阴阳气化失调，也无兼夹其他病邪为患。前者温中补虚，降逆止呕，并以丸剂便于受纳，用于脾胃虚寒的重证，属呕吐较剧，反复发作，久不止者；后者温调脾胃，以和阴阳，用于脾胃虚寒的轻证，属病之初呕吐较轻者。

讲析

笔者用干姜人参半夏丸治疗妊娠呕吐不止，有以下体会：

妊娠呕吐缠绵难愈，不及时治愈，则会危及胎儿，不必做丸剂以缓收其功，使用汤剂以取速效。

本方所治妊娠呕吐不止，就其时间而言，在 1～3 个月后呕吐，不但不能逐渐消失，且呈逐渐加重，诸药不效者，方可使用本方。

患者由于长期呕吐不止，丢失大量津液，且又摄入量减少，故多有面容憔悴，羸瘦虚弱，口干欲饮等证，虽见舌红少苔，脉滑细数之脉证仍可应用，但因其伴有津亏低热现象，故在使用本方时，需配伍益气养阴之品。

原文

妊娠，小便难，饮食如故，当归贝母苦参丸主之。（927）

直释

① 妊娠，小便难：妊娠以后，血聚养胎，以致血气壅郁，胎元燥热，津液耗伤，膀胱津液不足，郁热蕴结所致，因而使小便热涩，淋漓不爽。

② 饮食如故：病不在中焦脾胃而在下焦膀胱，故饮食正常。

③ 当归贝母苦参丸主之：宜用养血润燥、清热利溺的当归贝母苦参丸治疗。

（303 方）当归贝母苦参丸方

方中当归补血滋液，以养胎元；贝母利气解郁，既清水之上源，亦泄膀胱之滞；苦参清热，利尿，以利溺窍；更加润燥之白蜜为丸而不用汤剂，只取其缓缓通调，不取其急急推荡，利窍而不滑胎，诸药配合，利溺安胎，可使血虚得养，郁热得除，膀胱通调，则"小便难"之证自愈。

讲析

当归贝母苦参丸方，若孕妇体质素弱，并有习惯性流产病史者慎用；亦可治男子的小便难，加滑石以助清热通利之效，又无伤阴之弊，孕妇慎用，以免清利太过而致堕胎。

原文

妊娠有水气，小便不利，洒淅恶寒，起则头眩，葵子茯苓散主之。（928）

直释

① 妊娠有水气：妇女怀孕期间，胎儿渐长，影响气机升降，以致水湿不行而凝聚，或者因妊娠期间情志所伤，肝失疏泄，气化受阻，水湿停聚所致。两者均使膀胱气化受阻，水湿无出路，停聚于内而泛溢于肌肤，遂成水肿为患。

② 小便不利：妊娠有水气，缘于胎元阻遏，膀胱气化不行，以致水气内停，则小便不通畅。

③ 洒淅恶寒：水湿凝聚，泛滥肌肤，卫阳被遏，阻碍阳气不能外达肌表，则身上好像淋水后被风吹似的那样怕冷。

④ 起则头眩：水气内停，清阳不升，所以起立时就感觉头目眩晕。

⑤ 葵子茯苓散主之：治疗当利水通阳，使小便利则水湿去，水湿去则阳气畅通，方用葵子茯苓散，则诸证自愈。

（305方）葵子茯苓散

方中冬葵子味甘性寒冷滑利而通窍，能利水通淋；茯苓味甘淡性平，能利水渗湿，导水下行，药性和平，利水而不伤气，为利水渗湿之要药。凡小便不利，水肿胀满，痰饮内停之证，无论属寒属热，属虚属实，皆可应用。

异同

第927条当归贝母苦参丸与第928条葵子茯苓散均治妊娠小便异常，前者治"小便难"，后者治"小便不利"，"难"者为小便不爽之征，即津液不足使然，"不利"者为小便不通畅之意，为溺出不畅之故。前者系血虚热郁，气郁化燥，以小便难突出，即，小便频数涩痛，淋漓不尽，治宜养血润燥，清热散结；后者则属于气滞水停，气化受阻，以水肿，小便不利，洒淅恶寒，起即头眩突出，治宜滑利通窍，利水通阳。两者在程度上有轻重之分，但"小便不利"较"小便难"为重。

讲析

葵子茯苓散方重用寒滑的葵子，以利膀胱水湿，佐用渗泄的茯苓，以运膀胱气化，一则利水湿以运复气化，一则运气化以利水湿，共收通阳利水之功，竟得去病安胎之效。

原文

妇人妊娠，身无他病，宜常服当归散，则临产不难，产后亦免生他病。（929）

直释

① 妇人妊娠：妇女怀孕期间。

② 身无他病：孕妇素体健康，没有患任何疾病。

③ 宜常服当归散：经常服用当归散，不仅可以安胎，而且服后使气血运行流畅。

④ 则临产不难：使之临产时利于分娩。

⑤ 产后亦免生他病：亦可避免患有产后疾病。

（306 方）当归散方

方中当归养血，芍药敛阴，两药合用则养血益阴以安胎；川芎调肝理血，解郁行滞，以使肝气条达；黄芩清热坚阴；白术健脾祛湿，服之以酒，可使气血畅行周身，诸药合用，使肝脾得调，血虚得复，湿热得除，邪去胎安。笔者认为，后世医家将白术、黄芩视为安胎圣药，其源原出于此，因为这两味药仅对湿热不化的胎动不安有效，故当归散并非养胎、安胎通用之方。

异同

第 927 条当归贝母苦参丸证与第 929 条当归散证皆因血虚而有湿热，前者病在下焦，也关乎于肺，故以当归贝母苦参丸宜上、下同治；后者病在中焦，与肝脾相关，故以当归散宜肝、脾同治。

讲析

妇女怀孕，养胎之要，首重肝脾，肝为藏血之脏以充盈冲任胞宫，肝血充足，则能濡荫胎元；脾主运化，化饮食而输精微，乃气血滋生之源，脾气健运，则胎气旺盛。妇女怀孕以后，由于血聚养胎，故常肝血不足，血虚气盛则易生内热；又，胎儿靠母体气血以生长发育，母子同气，必使脾气日耗而渐虚，饮食不化为精微而化为湿浊，湿热内阻，加之肝用偏亢，脾土受制，则脾失健运，水湿停留，湿热留聚，影响胎儿发育，故治宜用当归散调肝益脾以养血，清热化湿以安胎。

原文

妊娠身有寒湿，或腹痛，或心烦心痛，不能饮食，其胎跃跃动者，宜养之，白术散主之。（930）

直释

① 妊娠身有寒湿：妇女怀孕后，亦有寒湿偏盛而致胎伤者。

② 或腹痛：有的脾气不足，兼夹寒湿，脾虚寒湿滞留，则腹痛。

③ 或心烦心痛：有的寒湿浊饮郁结胸膈，则心烦心痛。

④ 不能饮食：阴寒内盛，寒湿郁滞于中，则不思饮食而纳呆。

⑤ 其胎跃跃动者：胎跃跃动，即胎动不安之意。妇女怀孕后，赖阳气的温煦，今寒湿滞留，阳气更虚，则胎儿失于温养，轻者影响胎儿发育，重者则胎动不安。

⑥ 宜养之：必须服药调治，以保证胎儿的正常发育。

⑦ 白术散主之：投以白术散健脾温中，散寒除湿以安胎。

方释

（307 方）白术散方

白术散为妊娠脾虚而有寒湿者设，方中：① 白术健脾除湿以安胎；② 芎䓖调畅气血以养胎；③ 蜀椒散寒暖中以温胎；④ 牡蛎敛阴潜阳以固胎。四药相协以奏健脾除湿，温中安胎之效。

讲析

第 929 条当归散与第 930 条白术散均为祛病安胎之剂，为妊娠伤胎而设，在治法上体现调理肝脾的原则，皆治疗妊娠胎动不安，出现小腹下坠感，腰酸腹胀，阴道少量下血，所用药物皆有调养肝脾、祛病安胎之功，但两者同中有异，亦须详辨。

当归散：多为体瘦之人胎动不安，证属肝血内虚，兼夹湿热，血虚湿热内阻，病位侧重于肝，症状可兼腹痛心烦，治宜养血调肝，清热除湿以安胎。

白术散：多为体胖之人胎动不安，证属脾虚不足，兼夹寒湿，脾虚寒湿滞留，病位侧重于脾，症状可兼气虚乏力，治宜健脾温中，祛除寒湿以安胎。

两者一是清养治湿热，一是温养治寒湿，使之保养胎元，以使胎儿正常发育成长。

原文

妇人怀身七月，腹满不得小便，从腰以下如有水状，此太阴当养不养，心

气实也，宜泻劳宫、关元，小便利则愈。（931）

① 妇人怀身七月：妇女怀孕至七个月。

② 腹满不得小便：心情郁塞太过，肺脾之肃降，运化失常，则腹部胀满；气机不利，胞体压迫膀胱，影响膀胱气化，遂酿成不得小便。

③ 从腰以下如有水状：从而下焦之气闭阻不行，形成自腰部至下肢部都感到像患有水气病似的症状，不过只感沉重而没有浮肿，可知是气滞而非水停。

④ 此太阴当养不养：查询孕期，已经七个月，此时是太阴养胎之时，若手太阴有权肃降，足太阴有权运化，自能水道通调，气血流畅，胎元得养，仲景谓之"太阴当养"；但此时出现上述之证，可知太阴失职，当养胎之时而不能养胎，是由于心火气盛，心火不能生脾土，而反克肺金，使手太阴肺气不能肃降，足太阴脾气不能健运，形成清气聚于上，浊气壅于中，气化阻于下，因而有损及胎儿的可能，致成胎动不安之患，仲景谓之太阴"不养"。

⑤ 心气实也：此是心火气盛的缘故。

⑥ 宜泻劳宫、关元，小便利则愈：治疗宜用针刺法，心肺同居上焦，刺手心的手厥阴心包经之劳宫以泻心火，心火熄而肺气清，胎得所养；心与小肠相表里，刺脐下的小肠之募穴关元以利气化，下焦通而利气化，小便通利，则诸证自愈。

本条论述怀孕心火盛而伤胎的治疗，仲景不采用汤剂而采用针刺，自有其不得已的用心，因本证上焦的治节、中焦的健运、下焦的气化，各有所失，致成胎动不安的异常变化。投以汤剂，经过胃肠冲动胞胎，恐怕收不到疗效，甚至会引起不良反应，所以改用针刺，不须经过胃肠，免得冲动胞胎，从经穴以泻上实，泄下闭，可收一窍通而百窍通之效。至于孕妇是否能针刺劳宫与关元二穴，争论较大，有谓孕妇禁刺之穴；有谓刺之深浅适度、补泻得宜，亦可。笔者认为，此二穴非针刺手法熟练者切莫轻试，若不审慎，易致早产或流产。

问曰：新产妇人有三病，一者病痉，二者郁冒，三者大便难，何谓也？师曰：新产血虚，多汗出，喜中风，故令病痉；亡血复汗，寒多，故令郁冒；亡津液，胃燥，故大便难。（932）

① 新产妇人有三病：新产的妇女容易患三种病。

② 一者病痉：一是筋脉拘挛抽搐的痉病。

③ 二者郁冒：二是头昏目眩、郁闷不舒的郁冒病。

④ 三者大便难：三是大便困难。

⑤ 新产血虚：产后失血过多，血液亏虚。

⑥ 多汗出：气随血耗，营血不能敛卫气，营卫失调而腠理不密，营阴外泄则多汗出。多汗必伤津，亡血伤津，筋脉失养，是痉病形成的内因。

⑦ 喜中风：抗御外邪之力不足，容易为外邪侵袭，复遭风邪窜扰，风为阳邪，易化燥伤津，是痉病形成的外因。

⑧ 故令病痉：内外因相合，筋脉失去津血濡养，风邪乃乘津血俱虚而直窜筋脉，以致项背强直，口噤不开，甚至角弓反张、四肢抽搐等全身挛急抽搐症状随之而生，遂成痉病。

⑨ 亡血复汗，寒多，故令郁冒：产后失血过多，复因汗出亦多，亡血伤津，阴液亏损，阴虚则阳气偏亢，容易感受外邪侵袭，但所袭入之邪寒多而风少，寒邪不及风邪的善行数变，不直窜筋脉而反袭肌表，寒束肌表致腠理密固而无汗，偏盛之阳不能随汗出外泄，表气郁闭，其偏盛之阳不得衰减，势必被郁不得外达而冲逆于上，引起有外邪欲解未解时的烦扰状态，于是发生头昏目眩，郁闷不舒的证候。

⑩ 亡津液，胃燥，故大便难：新产亡血复汗虽不甚剧，亦未受风寒侵袭，但津液总不免有所损失，津亏液耗，因而胃中自然干燥，胃肠失于濡润，传导失司，谷道干涩，因而排便困难。

第 770 条杂病痉证与第 932 条新产病痉在病因均与感受风邪有关，病变部位均在筋脉，皆以项背强直，卒口噤，角弓反张为主证。所不同者：

杂病痉证：以外感为主，属内科病，由外感误治伤津，筋脉失养所致，此为外感致痉，其证以外感风寒症状为主，津液不足症状为次，治以解肌祛邪为主，兼以生津舒筋。

新产病痉：以内伤为主，属产后病，乃新产亡血伤津，复感风邪，筋脉失养所致，此为内伤致痉，其证以血虚津伤症状为主，外受风邪症状为次，治以养血育阴为主，少佐祛风散邪之品。

原文

产妇郁冒，其脉微弱，呕不能食，大便反坚，但头汗出。所以然者，血虚而厥，厥而必冒。冒家欲解，必大汗出。以血虚下厥，孤阳上出，故头汗出。所以产妇喜汗出者，亡阴血虚，阳气独盛，故当汗出，阴阳乃复。大便坚，呕不能食，小柴胡汤主之。（933）

直释

① 产妇郁冒：产妇患郁冒病，皆责之于阴虚阳盛，阳又为寒郁所致。

② 其脉微弱：产后失血，气血两虚，虽表有寒邪，但因其里虚为主，故脉不浮反见微弱之象。

③ 呕不能食：表邪未解，邪入少阳，胆胃不和，故呕吐不能进食。

④ 大便反坚：血虚津伤，肠道失于濡润，故大便反而坚结。原句"坚"字前加一"反"字，是针对上句"呕不能食"而设，意即邪在少阳，而未入阳明形成腑实，其大便本不应当"坚"，今反其常而见坚结，乃虚燥，非胃家实证，故加一"反"字以示区分。

⑤ 但头汗出：寒邪束于肌表而身无汗，但阳气上逆，夹阴津外泄，故只见头部汗出。

⑥ 所以然者：所以会发生这些症状。

⑦ 血虚而厥：产后血虚，血虚则导致阴虚，阴虚则阳气偏盛。

⑧ 厥而必冒：阳气偏盛，复兼表气被外寒闭郁，使偏盛之阳无处宣泄而上逆，因而发为郁冒。

⑨ 冒家欲解：郁冒的病人要得到缓解。

⑩ 必大汗出：必须周身汗出津津。此"大汗出"，并非大汗淋漓之意，乃指全身汗出津津，"必大汗出"是针对"但头汗出"而言，以强调只有

改变"但头汗出"的局面，使其全身汗出津津，阴阳才能达到平衡协调。结合临床实践，遍身汗出津津，方为病愈之汗，如仅局面汗出，则多为病邪之汗。说明欲解除郁冒，必当周身汗出津津，以减缓偏盛之阳，使产妇之阴阳恢复到相对平衡。

⑪ 以血虚下厥：厥，即"寒"之意。血虚则阴不能维阳而下寒。

⑫ 孤阳上出：阳气独盛于上。

⑬ 故头汗出：产妇血虚于下，阳盛于上，阳独盛而上行外泄为汗，所以头部汗出。提示郁冒未解之征象，指出郁冒的病机为血虚而偏盛之阳被寒邪郁阻不得外泄所致。

⑭ 所以产妇喜汗出者，亡阴血虚，阳气独盛：所以新产妇女容易汗出，是因产后失血而亡阴血血虚，阳气偏盛所致。

⑮ 故当汗出，阴阳乃复：故当周身汗出以损阳扶阴，使其阳盛减退，阳弱后与阴相合，并且汗出可驱除外邪，始能保持体内阴阳的相对平衡。所以产妇常保持身体汗出，乃健康无病之象，若一旦身体反无汗，多为有病之兆。由此说明，产妇喜汗出具有协调阴阳的作用，因此仲景曰："故当汗出，阴阳乃复。"需要说明的是，产妇喜汗出与治郁冒当汗出，两者之间是有区别的，前者属生理性的，可视为机体自动调节阴阳偏盛的功能作用；后者必须借助药物的疏散，才能达到当汗出的目的。

⑯ 大便坚，呕不能食：大便坚硬秘结，呕恶不能进食，是因为血虚津伤，肠道失于濡润致成大便坚，邪在少阳，肝胃不和，则呕不能食。

⑰ 小柴胡汤主之：选用小柴胡汤扶正达郁，各利枢机，津液得通，周身汗出津津，从而达到阴阳平衡协调，郁冒自解的目的。

讲析

产后郁冒为外闭内郁和下虚上冒之证，虽有外感因素影响，但主要与产妇亡血阴虚有关，因此，欲使郁冒病解，必得全身汗出津津，以减缓偏盛之阳，使阴阳恢复相对平衡，则郁冒得解。但此病乃本虚标实，以其阴虚当补养，而过用滋腻，则有阳郁不解，头汗不止，阳脱于上之险；以其阳郁当汗出，而过用发散，则有重亡津液，阴竭于内，阳盛于外之危，故治疗不能怯于产后，忽温忽补，惑于阳盛而忽散忽清，但表有邪气不可不散，而正虚不可不扶，所以治疗新产郁冒证，应当扶正祛邪两相兼顾。但须注意，解表不宜过汗，更不可久用，尤当顾护津液，因此新产郁冒宜用小柴胡汤施治，只是暂用治标之法，郁冒一解，则应急用养血益阴之剂以滋其液，若一味解表发汗，则有气阴两伤，真阴枯竭之弊。

原文

病解能食，七八日更发热者，此为胃实，大承气汤主之。（934）

直释

①病解能食：产后郁冒，因寒邪郁表，本有恶寒发热，经服小柴胡汤，寒热已去，并由呕吐不能进食，转变为呕止能食，说明表解而阴阳调和，已收到上焦通畅，津液下行，胃气顺降，全身汗出津津的效果，是郁冒已解的征兆，由于阳盛平复，胃气和顺，所以能进饮食。

②七八日更发热者：经过七八日后，由于余邪未尽，加之饮食不节，致使未尽之余邪与不节之饮食相搏结，食滞则热蒸，所以又出现发热。

③此为胃实：然发热而不恶寒，便知其证不在表而在里；又因其能食而更发热，便知其证非为虚而为实，于是形成胃肠邪气结实的阳明腑实证。

④大承气汤主之：治宜用大承气汤以荡涤实邪，则发热诸证自除。

讲析

本条（第934条）产后郁冒已解转属阳明腑实，虽然产后多虚，但若实证，亦可攻逐，不可顾虚其虚而贻误病情，文中"更发热"说明，本条之发热纯属内伤，为产后郁冒之变证；第933条之发热与外邪有关，为产后郁冒之主证。第933条阴虚阳盛，感受外邪，故令郁冒，治宜扶正祛邪，和利枢机之法，则郁冒止；第934条食热互结，则成胃实，治宜荡涤实邪，急下存阴之法，则食热除。充分体现仲景辨证施治的原则性和灵活性，但产后毕竟多虚，大承气汤毕竟是苦寒攻下之峻剂，产后用之，务须辨证准确，否则，妄施攻下，将会滋生他变。

原文

产后腹中疠痛，若虚寒不足者，当归生姜羊肉汤主之。（935）

① 产后腹中疠痛：产后营血亏虚，胞室聚空，风寒之邪易于乘产后血虚客于腹，风性善动，寒性善凝，血虚寒滞，脉络不和，故腹中隐隐作痛。

② 若虚寒不足者：产后伤血，气血不足，血虚寒滞所致。

③ 当归生姜羊肉汤主之：应当用当归生姜羊肉汤治疗，以温调血脉，补虚散寒，行滞止痛。

产后痉病，郁冒，大便难，以及本条产后腹中疼痛，皆因于血虚，何以其证各异？

外感风邪，内有筋脉失养，故成痉病。

外感寒邪，郁闭于内，阳气浮越于上，故郁冒。

外邪已解，肠道失于濡润，故大便难。

本条产后冲任空虚，故腹中疠痛。以方测证，当有喜温喜按，形寒怕冷，舌淡苔白，脉沉细。

妊娠病与产后病皆可见"腹中疠痛"一证，但两者病机不同，则施治有别：

第925条妊娠腹中疠痛：为肝虚脾弱，气郁湿阻所致，其治宜当归芍药散以养血调肝，健脾利湿。

第935条产后腹中疠痛：为产后伤血，冲任空虚，血虚寒滞所致，其治宜当归生姜羊肉汤以养血补虚，散寒行滞。再者，当归生姜羊肉汤两见于第732条、第935条，分别治疗寒疝腹痛与产后腹痛。第732条的症状为腹中痛、胁痛里急；第935条的症状为腹中疠痛。皆属虚寒之证，以喜温喜按为特征，体现异病同治的原则。

产后腹痛，烦满不得卧，不可下也，宜枳实芍药散和之。（936）

①产后腹痛：妇女产后腹痛，虽多虚证，但亦有实证，本条产后腹痛，当属气郁血滞，以气郁为主的产后腹痛。

②烦满不得卧：本条之"烦"字，有引申为甚，剧烈之意。本条之"烦"字是修饰"满"字的，不得卧是由于腹部胀满甚至于腹部疼痛所致，并非言心烦这一症状，故治疗时未用清心除烦之品。

③不可下也：气滞为主之产后腹痛，与阳明里实不同，故治不宜攻下之法。

④宜枳实芍药散和之：宜行气和血，散结止痛的枳实芍药散治疗。

鉴别

第837条痰饮咳逆倚息不得卧与第936条产后腹痛烦满不得卧是有区别的，第837条是由上焦素有痰饮，又复感寒邪，内饮外寒，互相搏击所致，为支饮之主证，故用小青龙汤解表散寒，温肺化饮；第936条是由于产后气血郁滞成实，气机不畅所致，治用枳实芍药散破气散结，和血止痛。以上两证，前者不得卧，属饮邪迫肺，肺气不降所致；后者不得卧，属气血郁滞而烦满不得卧所致。两者病机不一，故治法亦异。

方释

（308方）枳实芍药散方

方中枳实破气散结，烧黑性存，既能入血分以行血中之气滞，又可减轻其攻破作用；芍药酸涩，通利血脉而止疼痛。两药相伍，以奏理气调血，散结止痛之功。合而用之，使气血宣通，气行血畅，则腹痛已，烦满除，得安卧，诸证自解。

讲析

枳实芍药散与当归生姜羊肉汤均治产后腹痛，但其病机一实一虚，治法亦一疏一补，从而示之产后病宜分实与虚。前者为气血郁滞，治之行气和血，散结止痛；后者为血虚而寒，治当养血散寒，温中止痛。两者同属产后腹痛，用药或攻或补，迥然不同，可知产后腹痛亦有实与虚之分，不能固执产后只宜补养之偏见。

师曰：产后腹痛，法当以枳实芍药散，假令不愈，必腹中有瘀血著脐下也，下瘀血汤主之。（937）

直释

①产后腹痛：妇女产后腹中疼痛。

②法当以枳实芍药散：一般服枳实芍药散行气和血，即可痊愈。

③假令不愈：但服药后，腹痛未愈，说明本证并不是气血郁滞证。

④必腹中有瘀血著脐下也：腹中有瘀血留着在胞宫所居之处，久积郁遏化热，瘀热灼血内结，胞脉阻滞不通，仲景称之"瘀血着脐下"。

⑤下瘀血汤主之：治当活血逐瘀，宜服下瘀血汤方能奏效，因本方仍属逐瘀之峻剂，非体壮证实者，慎勿妄投。

讲析

妇女产后腹中疼痛，按常规治法应当用枳实芍药散治疗，如果服药后腹中疼痛仍然不愈，必然腹中有瘀血留着在胞宫所居之处，应当用下瘀血汤治疗。

原文

产后七八日，无太阳证，少腹坚痛，此恶露不尽也，若不大便，烦躁，发热，脉微实者，宜和之；若日晡所烦躁，食则谵语，至夜即愈者，大承气汤主之。（938）

直释

①产后七八日：妇女产后已经七八天。

②无太阳证：没有太阳表证症状。

③少腹坚痛：由于产妇分娩时流出未尽的瘀血浊秽阻滞。

④此恶露不尽也：这是恶露尚未去净，瘀血浊秽，内阻胞宫的缘故。

⑤若不大便，烦躁：如果热聚于胃肠，胃肠热灼，更耗津液，胃肠实热结滞，故不解大便而感觉烦躁。

⑥发热：热邪从腑达表而熏蒸肌肤，故发热。

⑦脉微实者：胃肠燥结积热，阳明腑实已成，故脉稍呈实象。

⑧宜和之：若产后瘀血阻滞兼见热结胃肠之轻者，仲景指出"宜和之"，"宜"字含有考虑斟酌之意，说明瘀阻与里实兼结，故适合调和之法施治。

⑨若日晡所烦躁："日晡所"为热结胃肠较重之时，日晡为申时，阳明之气旺于申酉戌之时，故每当傍晚的时候，阳明之气旺，则与热邪剧急，因而烦躁更加明显。

⑩食则谵语：阳明胃肠皆实，不能容物，纵使勉强进食，食后谷气助热，胃之络上通于心，胃肠之热随胃之络上通于心，胃热盛则上扰神明，故谵言妄语。

⑪至夜即愈者：至夜晚阴气复长，阳明之气转衰，邪热减轻，神明逐渐恢复正常，所以谵语暂时得止。

⑫大承气汤主之：若产生瘀血阻滞兼见热结胃肠较重，仲景指出"大承气汤主之"，说明瘀结兼里实之候，攻瘀则里实不解，而且里实热盛，不仅影响攻瘀，并容易导致他变，所以要明辨病机，审时度势，分清先后缓急，治疗时才能做到准确无误。本证治疗所以用大承气汤，是因本证瘀阻与热结相兼，以里热为急，若但治其血结，则瘀阻未必尽除，使之阳明实热不能急除，然则大承气汤不仅可泄热，通便，以治阳明实热，亦可使瘀阻随热去便通而下，从而收一攻两得之效。

讲析

本条论述产后既有瘀结胞宫又兼热结胃肠的产后腹痛，故在"此"字之后，又并列兼见的两个"若"字组成的词组，即瘀浊内阻兼邪热结于胃肠较轻者为"不大便，烦躁，发热，脉微实者"；瘀秽内阻兼邪热结于胃肠较重为"日晡所烦躁，食则谵语，至夜即愈者"。本证虽为产后瘀阻与热结相兼，含示瘀血停留下焦胞宫与热邪结聚中焦胃肠的部位，旨在提示治疗应两者兼顾，既要重视瘀阻胞宫，又不可忽视热结胃肠，其治疗轻者"宜和之"，重者"大承气汤主之"。

原文

产后中风，数十日不解，头痛，恶寒，发热，心下满，干呕，续自微汗

出，小柴胡汤主之。（939）

直释

① 产后中风：产后感受风寒之邪而致病。

② 数十日不解：延续至数十天仍然未有解除。

③ 头痛，恶寒，发热：产后气血俱伤，抗病力减弱，易招外邪侵袭，感受风邪，其病在表，则头痛，恶寒，发热。

④ 心下满：病迁延日久，太阳中风表证仍在，风邪郁久化热而涉于内，则胃脘胀满。

⑤ 干呕：胃失和降，则干呕。

⑥ 续自微汗出：热蒸津液外泄，故连续自发的轻微汗出。

⑦ 小柴胡汤主之：产后中风持久不解，又延及少阳之半表半里，故以小柴胡汤治疗。

讲析

本条（第939条）与第938条相较，第938条仅"产后七八日"，已里热成实，故用大承气汤通腑泻实而不嫌其峻；第939条表邪"数十日不解"而久郁内传，故不能用桂枝汤解表祛邪使其散，而审证施治，通权达变，应当用小柴胡汤治疗。

原文

产后中风，发热，面赤，头痛而喘，脉弦数者，竹叶汤主之。（940）

直释

① 产后中风：产后感受风寒之邪而致病。

② 发热：产后气血亏损，正气大虚，病邪在表，则发热。

③ 面赤：阳虚不能固守于下而逆浮于上，则面赤。

④ 头痛而喘：风邪乘虚侵袭则头痛，气虚不纳则气喘。

⑤ 脉弦数者：既有太阳表热，复有少阴耗损，故脉象弦数无力。

⑥ 竹叶汤主之：应当用竹叶汤治疗。

（309方）竹叶汤方

竹叶甘淡轻清，去阳郁之热；葛根疏风散邪以解其表；桔梗上浮而清
肃肺气；人参、甘草温阳益气以固内；生姜、大枣调和营卫。诸药合用，
共收表里兼顾之功。

产后中风兼阳虚，若因其外感风邪而单纯祛邪解表，则浮阳易脱；若
因其虚阳上越而单纯扶正补虚，又易助邪碍表，施治之法，表里兼顾，寓
解表于扶正之中，故仲景以竹叶汤扶正祛邪，标本同治。

产后烦乱呕逆，无外证者，此乳中虚也，竹皮大丸主之。（941）

①产后烦乱呕逆：妇女产后失血，阴血不足，复因育儿哺乳，乳
汁耗多，而乳汁为气血所化，因而阴血更虚，阴血虚则生热，虚热上
扰于心，则心中烦乱；虚热内扰犯胃，胃失和降，胃气上逆，则呕吐
气逆。

②无外证者：未有外证表现。

③此乳中虚也：这是产妇在育儿哺乳期间，阴血耗损虚乏的缘故。

④竹皮大丸主之：应当用竹叶皮大丸以清热降逆、安中益气、除烦
止呕为治。

（310方）竹皮大丸方

方中竹茹清热降逆，除烦止呕；桂枝辛温，与寒凉同用损其温燥之
偏，而存其平冲降逆之性；石膏大寒与辛温相伍，则清胃热；甘草用量独
重，并以枣肉和丸，显然有补中益气之功；白薇既可清血中虚热，又能除
血虚热扰之烦乱，"有热倍白薇"是指虚热较重者，可增白薇至二分，以

加强其清虚热之力。诸药同用，共奏安中益气，除烦止呕之效。

本方配伍比例颇具特色，甘草用量独重，以七分甘草，配众药六分，又以枣肉和丸，其旨在安中益气；竹茹、石膏、白薇三药共五分，意在清热降逆；桂枝辛温，用量一分，仅占全方药量的十三分之一（枣肉用量不在其中），一则平冲降逆，二则佐寒凉之品从阴引阳。本方配伍耐人寻味，临证用之不可不知。

讲析

本条（第941条）竹皮大丸证与第727条橘皮竹茹汤证，同属呕逆证，均可见呕逆，虚烦不安，口干，脉虚数之脉证，但第941条属阴血不足，中虚气逆，以心烦呕吐为主；第727条偏重于胃中虚热，气逆上冲，故以呕吐、呃逆为主。

原文

产后下利，脉虚极者，白头翁加甘草阿胶汤主之。（942）

直释

①产后下利：产后体质已虚，营阴不足，又患痢疾。

②脉虚极者：产后阴血虚损，复患痢疾，重伤阴液，故呈现极虚弱的脉象。

③白头翁加甘草阿胶汤主之：其治当清热止利，养血滋阴，两者兼顾，应当用白头翁加甘草阿胶汤治疗。

讲析

产后阴血大虚，复患痢疾伤其脾胃津液，故脉呈虚极之象，法当大补，故于白头翁汤中加甘草阿胶益气补血，以养脾胃之津液，则利止阴复矣。

原文

妇人咽中如有炙脔者，半夏厚朴茯苓生姜汤主之。（943）

①妇人咽中如有炙脔者：妇女自觉咽中如有异物梗阻不适，咯之不出，吞之不下，但对进食没有障碍，亦无疼痛之感。这是一种情志疾患，多发生于情志不舒，抑郁或恼怒，使肝失条达，日久气机不利，气郁则津液失布，结聚成痰，导致痰凝气结而上逆阻于咽喉之间，则咽中如有物梗阻。

②半夏厚朴茯苓生姜汤主之：治疗宜用开结化痰，顺气降逆的半夏厚朴茯苓生姜汤。

（311方）半夏厚朴茯苓生姜汤方

方中重用半夏燥湿化痰，降逆散结；厚朴行气消痰；茯苓淡渗利湿，利饮化痰，以杜绝生痰之源；生姜解郁降逆，有助于半夏之功，又解半夏之毒；苏叶行气散结。诸药合用，可收开结化痰，顺气降逆之效，气顺痰消，则咽中自爽；再者，桔梗有利咽之效，故咽痛宜加之。

第943条半夏厚朴茯苓生姜汤证与第836条麦门冬汤证，均有咽喉不利证，第943条乃气滞痰凝搏结于咽喉，以咽中梗塞，如有异物，吞之不下，吐之不出，饮食无碍，舌质淡，舌苔白滑，脉象弦滑为主证；第836条为肺胃津亏，虚火上炎，以咽喉干燥不利，咯痰不爽，口干喜凉润，舌红少苔，脉虚数为主证。

咽中有异物梗阻感的特点是：病程长，反复发作，病位固定，仅局限于咽喉，少数波及胸部，多数病人由于痰浊凝聚，留滞经络，于咽壁可见多个米粒至绿豆大小的滤泡，并可见舌质紫黯，或有瘀斑，或舌下静脉怒张，脉沉涩。这些临床表现是气病及血，久病入络的有力佐证，因而在治疗中加入活血化瘀，软坚散结，化痰及搜剔经络的虫类药物，可以增强疗效，对清除咽喉异物感，改善咽喉梗阻有良好效果。

妇人脏躁，悲伤欲哭，数欠伸，象如神灵所作者，甘草小麦大枣汤主之。
（944）

直释

①妇人脏躁：妇人患脏躁病，是由于情志抑郁或思虑过度，以致内脏阴液不足所致的以神经、精神病变为主的疾病。

②悲伤欲哭，数欠伸，象如神灵所作者：经常悲哀伤感想哭，呵欠频作，常伸懒腰，言语动作都不能自主，象有神灵依附在身上驱使似的。这是由于某些外界因素的刺激，导致情志抑郁，肝气郁结，久郁化火而灼阴；或者对某些事情思虑过度，耗血伤阴，心脾两虚。两者均导致脏阴不足，虚火躁动而成此诸多之情志证候。

③甘草小麦大枣汤主之：故治用甘草小麦大枣汤，以补脾为主，兼养心肝。

鉴别

第944条脏躁病与第785条百合病，同属情志失调的病证，皆为情志不遂，郁结耗阴，阴液不足所致，临床表现均有心烦失眠，坐卧不安，神志恍惚等心神受扰的证候特征，治疗均可用滋养阴液，养心安神之品。但两证病位不同，临床表现亦同中有异。

脏躁病：脏躁病乃属病源始于肝，累及诸脏，为五脏阴液不足，虚火躁动，尤以心脾为甚，除具有心神受扰之症状外，当有悲伤欲哭，频频呵欠，常伸懒腰，甚至伴有痉挛抽搐，且发作有时，虽为五脏俱病，其治却重在补脾养心，缓急止躁，宜用甘草小麦大枣汤治疗。

百合病：百合病乃属心肺阴虚内热，百脉受病为主要病变，除具有情志恍惚不宁的症状外，伴有口苦、小便赤、脉微数等阴虚内热之证，治宜百合地黄汤以润养心肺，清热安神。

方释

（312方）甘草小麦大枣汤方

方中甘草甘平性缓，味甘可以补养心脾之虚，性缓可以缓解肝之急，使肝气得缓，心火得泄，脏气自调。小麦甘润微寒，养心宁神，养肝缓急。大枣甘温质润而性缓，既可助甘草缓急柔肝，调和阴阳；又可助小麦补中益气，以生营阴。综观全方，药仅三味，看似平淡，但配伍得法，养心补脾，安神缓急，心脾并补兼而养肝，使心脾得养，则情志安宁；肝气得和，则躁急自止，使脾精充沛而灌注四旁，阴精充足而郁火自熄，脏不躁而心神有所主，故诸证悉平。

讲析

笔者认为，脏躁病多始于肝心脾，而累及于肺与肾，虽多见于女子，但男子亦有之。脏躁病的症状为：精神恍惚，闷闷不乐，情绪易波动，喜怒无常，悲伤欲哭，不能自主，心烦意乱，坐卧不安，神疲乏力，呵欠频作，常伸懒腰，或身如蚁行，多汗口干，不思饮食，大便秘结，畏声畏光，喜独居暗室，怕与人交谈，不得眠，多梦，舌红少苔，脉细数。脏躁的治疗，重在治脾，因为脾主运化，为后天之本，为气血生化之源，若脾气健旺，则气血津液充沛，则可资于五脏，五脏之阴充足，虚火自熄，脏躁病之诸证候自平。

原文

妇人吐涎沫，医反下之，心下即痞，当先治其涎沫，后治其痞。治吐涎沫，宜桔梗甘草茯苓泽泻汤；治痞，宜泻心汤。（945）

直释

①妇人吐涎沫：胸膈之上有水饮上泛，则妇人口吐涎沫。

②医反下之：医治不详审病情，反逆其势而误施下法。

③心下即痞：此法不但不能祛饮止吐，更因妄投下法而导致饮邪下陷，致成痞结于胃脘的新增症状心下痞满。

④当先治其涎沫：值此饮邪与心下痞并存之时，吐涎沫仍然存在，可知饮邪尚留上焦，就应当先治上焦的饮邪，止其吐涎沫，以免饮邪再深陷于下。

⑤后治其痞：待吐涎沫停止后，再治其心下痞满。

⑥治吐涎沫，宜桔梗甘草茯苓泽泻汤：治口吐涎沫，可斟酌选用桔

梗甘草茯苓泽泻汤利水祛饮，以清除其涎沫。

⑦ 治痞，宜泻心汤：待吐涎沫解除后，再治其新增心下痞满之症状，可斟酌再用泻心汤治痞。

（313 方）桔梗甘草茯苓泽泻汤方

桔梗甘草茯苓泽泻汤，由桔梗汤加茯苓、泽泻组成，仲景用桔梗、甘草治肺痈时出浊唾，再加以茯苓、泽泻，俾上溢之水饮由小便而去也。

痞，为误下之阴邪，客于心下，故以泻心汤，峻泻心下郁结之邪，但此法只有攻下之功而无利水之效，这就是吐涎沫误治致痞，先用下法治之无效，而后用下法治之有效的原由。

妇人之病，因虚积冷结，为诸经水断绝，血结胞门，或绕脐疼痛，状如寒疝；或痛在关元，肌若鱼鳞；或阴中掣痛，少腹恶寒，或引腰脊，或下气街。此皆带下，万病一言，察其寒热，虚实紧弦，行其针药，各探其源，子当辨记，勿谓不然。（946）

① 妇人之病：妇女杂病。

② 因虚积冷结：病因为日久体虚的积累、阴寒滞冷的结聚。

③ 为诸经水断绝：导致月经或迟或早，或多或少，或崩或漏，更致经年累月缠绵不已，甚而至于断绝。

④ 血结胞门：胞门，即子宫口，这里泛指胞宫。这是由于气血瘀结，寒冷凝积胞宫的缘故。

⑤ 或绕脐疼痛，状如寒疝：若"虚积冷结"盘踞于中焦，迁延日久，由于人的体质有寒热之别，故其所导致的疾病又有寒化和热化的不同，若素体阳虚者，则病从寒化，虚寒冷气盘踞凝滞不行，发为围绕脐周疼痛，状似寒疝作痛。

⑥ 或痛在关元，肌若鱼鳞：若素体阳盛者，则病从热化，其轻者，仅热结中焦，阻碍气机，则积热不得升散，而致疼痛蔓延至脐下关元部位；其重者，营血为热所灼，瘀而不行，血干内着，旧血不去，新血不生，血不外荣，营阴耗损，不足以濡润肌肤，而致周身肌肤粗糙，犹如鳞甲交错。

⑦ 或阴中掣痛，少腹恶寒：若"虚积冷结"盘踞于下焦，冲任受损，胞宫虚冷，气血凝涩，经脉拘急而令前阴部抽掣性疼痛，少腹畏寒怕冷。

⑧ 或引腰脊，或下气街：严重者阳虚寒凝而痛引腰脊，或下连及气街部位疼痛。

⑨ 此皆带下："虚积冷结"导致种种错综复杂的证候，都属于妇女杂病的范畴。

⑩ 万病一言：妇女杂病变化多端，归根结底就是一句话。

⑪ 察其寒热：审辨其病证的寒热。

⑫ 虚实紧弦：详审其脉象的虚实，辨别相似脉象的紧弦。

⑬ 行其针药：据证施法，随证准确地选用针灸和药物治疗，以图早日康复。

⑭ 各探其源：根据审脉辨证的结果，探讨发生疾病的根源。

⑮ 子当辨记：有志者须当仔细分辨和牢记。

⑯ 勿谓不然：切不可疏忽大意，不以为然，尤当详加审察，辨明疾病的病因病机，以免误治。

讲析

男子贵在精，女子贵在血，说明妇女以血为主，若气血充盈，则气机调达，血脉温通，月经调和，应时而至；若气血亏虚，寒冷郁结，阳虚失于温煦，则寒自内生，寒气凝滞，血行迟涩，导致气血失调，脏腑功能失常，冲任二脉损伤，迁延岁月，经年不愈者，日久血寒不行，积结渐深，胞门为寒冷所伤，胞脉气血凝涩不畅，必然导致气滞血凝，经络阻滞，胞门闭塞，而发生月经失调，甚至闭经等病。经闭的形成，多先因虚损而致月经失调，经血不能如期畅行，继因寒冷积结于胞宫，寒凝气滞血瘀，胞脉阻滞而为经闭，故仲景曰："妇人之病，因虚积冷结，为诸经水断绝，血结胞门"，即妇女杂病的病因，为日久体虚的积累，阴寒滞冷的结聚，导致月经或迟或早，或多或少，或崩或漏，更致经年累月缠绵不已，甚而至于断绝，这是由于气血瘀结寒冷凝积胞宫的缘故。

问曰：妇人年五十所，病下血数十日不止，暮即发热，少腹里急，腹满，手掌烦热，唇口干燥，何也？师曰：此病属带下。何以知之？曾经半产，瘀血在少腹不去，故唇口干燥也，温经汤主之。（947）

直释

①病下血数十日不止：妇女已年过"七七"四十九岁之龄，气血已衰，冲任皆虚，天癸枯竭，月经理应断绝，但因素体有病，气血阴阳失于调和而行经紊乱，原因在于寒邪凝滞胞宫，寒凝则血瘀阻滞，血不循经，故病经血应止复至，几十天尚未停止。

②暮即发热：瘀血阻滞，日久郁遏化热，营血耗损益甚，血虚导致阴亏，阴不敛阳而热内炽，所以每到傍晚时发热。

③少腹里急，腹满：胞宫居于少腹之内，胞宫寒凝血瘀，残余的瘀秽在少腹停留，故少腹时觉拘急，而脐腹部亦有胀满的感觉。

④手掌烦热：瘀积之热，夹阴虚之火，交相升扰，势必循经上蒸手厥阴心包经外出劳宫穴，故手掌心有烦热感。

⑤唇口干燥：唇口部时常感到焦干枯燥，为瘀血内结的征象，在此证中并非因津亏，乃为瘀血未去则津液输布受阻，津液不能濡润于上所致。

⑥曾经半产：这是因往昔曾经患过早期流产。

⑦瘀血在少腹不去：流产后，瘀血停留在少腹尚未去尽的缘故。

⑧故唇口干燥：所以从病人唇干口燥可知之。

⑨温经汤主之：应当重在温养血脉，去瘀生新，宜投温经汤治疗。

鉴别

第947条温经汤与第896条下瘀血汤同治瘀血证，第947条因瘀血而崩漏，且病人已七七天癸竭之龄，气血衰弱，病属虚证，故治宜温养气血兼以消瘀；第896条重点在于瘀血，无下血证，且病属实证，故直接运用逐瘀之法。第947条在于养正以祛邪；第896条意在逐瘀而安正。

（314方）温经汤方

温经汤由胶艾汤减艾叶、干地黄，桂枝茯苓丸减茯苓、桃仁，吴茱萸汤减大枣，三方复合组成，方中：吴茱萸、生姜、桂枝温经散寒，温通血脉；阿胶、芍药滋阴养血，使阴血复生；当归、芎藭养血和营，行血祛瘀以生新；牡丹皮清血分郁热，助桂枝、当归、芎藭活血祛瘀；人参、甘草补益中气，以资生化之源。诸药合用，具有温补冲任，养血行瘀，扶正祛邪的作用，使虚寒得以温，瘀血得以行，从而起到温经行瘀之效。

讲析

本证是因往昔曾经患过早期流产，胞宫内残存的秽浊未尽，瘀血凝滞，瘀秽蓄积，久积不去，当壮年气血未衰，积者自积，行者自行，尚相安无事，时至老年，冲任更虚，更因积瘀所阻，血不归经反被迫与秽浊复循故道，顺其势而下泄，形成似如经水复潮，竟至几十天下血淋漓不止。病虽寒热虚实错杂，而证以冲任虚寒、瘀血内停为主，故治疗不宜单纯用峻药活血消瘀，而只能用温经之法，驱散冲任之寒，调补冲任之虚，以达温经散寒、养血祛瘀的目的。

原文

经水不利，少腹满痛，或一月再经者，王瓜根散主之，阴肿者亦主之。（948）

直释

①经水不利：瘀血内阻胞宫，以致行经不畅，经水应行而不能尽行，月经不能应期而至，故仲景称之"经水不利"。

②少腹满痛：由于月经不调，经行不爽，似通非通，则出现少腹胀满疼痛，并伴见腹部拒按或按之有硬块，月经量少而色紫黑有血块，舌质紫黯，或有瘀斑、瘀点，脉涩之症状。

③或一月再经者：瘀血内阻胞宫，经行不规则，蓄泄失常，欲止不止，头次未等排除干净，积之稍久，再行排除，故有的月经一个月两次来潮。

④ 王瓜根散主之：无论月经过期不潮，还是一月两潮，都是因为瘀血停滞，冲任失调所致，故治宜王瓜根散活血通瘀，使瘀血去而痛止，经行通畅，则月经自调。

⑤ 阴肿者亦主之：阴肿一证，本条专指妇女前阴部有较硬的卵状肿物，笔者认为，男子阴囊肿大，亦属气结血瘀为患。可见阴肿，是指妇女或男子前阴部出现肿物的病变，均属瘀血为患，亦可用王瓜根散活血祛瘀以治之。

鉴别

王瓜根散证　温经汤证

第948条王瓜根散证与第947条温经汤证均属瘀血停留之证；第948条经水不利，乃纯实无虚，治宜逐瘀以调经；第947条下血不止，虚实兼夹，治宜寓攻于补。两者病情不同，故治疗时仲景于第946条指出要"察其寒热"，审脉"虚实紧弦"而后"行其针药"，方可及早治愈。

王瓜根散证　瘀血汤证

第948条王瓜根散证与第896条下瘀血汤证同属瘀血内停之证，均以月经过期不至，量少不畅，少腹满痛拒按，按之有肿物为临床特征。但王瓜根散证则为一般瘀血内停之证，故只有气滞血瘀之征，无明显的燥热之象，其治以化气行滞，活血通瘀为常法；下瘀血汤证乃瘀血郁遏化热，瘀热内结之重证，故当有口燥，心烦，便秘，舌质紫红，舌苔黄燥等燥热之象，治宜荡热逐瘀，破结润燥。因两证相似，然"热"有"无与有"之辨，故证有轻与重之别。

方释

（315方）王瓜根散方

方中王瓜根苦寒，无毒，清热导湿以清经络湿热，活血消瘀以散结；桂枝辛温通阳化湿以利血脉，两药配伍，则本散略呈温性，使之既有活血消瘀，通阳行滞之效，又不过于温燥；䗪虫破瘀坚，逐胞宫瘀结以畅经血的流通，与导湿之王瓜根同伍，体现了水血同治；芍药调营止痛，与桂枝相伍温阳益阴，通行血脉以和营卫，加酒以行药势。诸药相协，以奏活血祛瘀，通经止痛之效，瘀去则经水自调。

后世医家对月经不调，淋漓不尽之漏下，提出"久漏必通"之说，实由本条启迪所致。

原文

妇人半产若漏下者，旋覆花汤主之，黄芪当归汤亦主之。（949）

直释

① 妇人半产若漏下者：半产或下血而为漏下证，此因虚而寒气结也，结则气不摄血，而为漏下矣。

② 旋覆花汤主之：半产漏下往往多瘀，不宜专事补涩，旋覆花汤是为"妇人半产若漏下者"立法，故以旋覆花开结气而通其虚中之滞，加葱行其气，加绛少许为血分引经尔，三药共奏理气散结，活血通络之效。

③ 黄芪当归汤亦主之：半产漏下，若去血过多，用黄芪当归汤以温补为法。

方释

（316方）旋覆花汤方

由旋覆花、葱白、新绛三味药物组成。方中旋覆花针对血脉之瘀；葱白能通经气之滞；新绛止崩而除漏。三药相合，具理气散结、活血通络之效。（笔者：旋覆花汤方见胸痹病，查胸痹病此方已删掉，笔者参考《金匮要略》积聚病补入。）

方释

（317方）黄芪当归汤方

方中黄芪为补益气分药；当归为补益血分药。血无气则不行，故用五倍于当归的黄芪，以引血归经，自无气不摄血漏下之患矣。

讲析

本条之半产漏下在《金匮要略》凡三见，在三见中反复重复一段话：

"脉弦而大，弦则为减，大则为芤，减则为寒，芤则为虚，虚寒相搏，此名曰革，妇人则半产漏下"，笔者有所悟，赘述如下：仲景对"脉弦而大"的描述，揭示了革脉形成的机理，即脉象弦急而且阔大，象似邪实有余，实则不然，是形容脉体外强中空之象，因为弦脉按之不移，而革脉之弦，重按无力，乃阳气衰减之征，所以说"弦则为减""减则为寒"；大脉洪大有力，而革脉之大，按之中空，为阴血亏虚之象，所以说"大则为芤""芤则为虚"。假如弦脉不兼大脉，虽阴血衰耗而内虚，尚不至阳气衰减而多寒。今弦之减、大至芤的脉象并见，形成虚寒相搏，虚是反映阴血衰耗，寒是象征阳气衰减，阳气微、阴血竭，脉体外聚阴寒而中空无物，如按鼓皮，称之为革脉，主精血亏损，故妇女见革脉为气虚不能摄，血虚不能养，必然惯于流产或漏下；男子见革脉为阳虚不固，阴虚失守，必然惯于失血或遗精。

"半产漏下"始见于《金匮要略·辨血痹虚劳病脉证并治》篇，中见于《金匮要略·惊悸吐血下血胸满瘀血病脉证治》篇，终见于《金匮要略·辨妇人各病脉证并治》篇，所异者：始篇接述"男子则亡血失精"，中篇接述"男子则亡"，终篇接述"旋覆花汤主之"。仔细将三处条文对勘，相同处为"革脉"；相异处，一着重失精，一着重亡血，一着重半产漏下，即始篇主要用脉象阐明精血亏损的虚劳表现，中篇则着重借脉象论述虚寒亡血的病机，终篇专论妇人之病，所以去掉"男子则亡血失精"句，意在以脉象阐述半产漏下的治法，虽同一革脉，因其病机有异，则其治法亦有所不同。若失精证见革脉，宜补气生精，滋水益血；若亡血证见革脉，宜温清兼施，养阴与去瘀并重；若半产漏下证见革脉，就要先用去瘀行滞，宣阳通络之法，俾瘀去新生，然后用补虚之法才能收效，不能一见革脉，就妄投温补。本条"妇人半产若漏下者，施复花汤主之，黄芪当归汤亦主之"，便是"半产漏下"证的缩写与施治。因为虚不受补，解其郁结即所谓补，寒不可温，行其血气即所谓温，固不可专补其血，以伤其气，亦必先散结聚，而后温补。

原文

妇人陷经漏下，色黑如块者，胶姜汤主之。(950)

750

① 妇人陷经漏下：陷经者，谓经血下陷，即崩中漏下也，若下血量多势急，如山之崩，称之崩中，若下血量少势缓，淋漓不断，如屋之漏，称之漏下。妇女非经期经血下陷，乃是冲任虚寒，气不摄血，经血乍虚而下陷，乃失却循环升降蓄泄的常度，既不能归经，反而渗漏下泄，又不能畅行，反而停瘀内蓄，血失之摄，则下血淋漓不断。

② 色黑如块者：经血寒凝，则漏血色黑有块。

③ 胶姜汤主之：治疗根据陷而举之的原则，用胶姜汤温经摄血，使气盛血充，推陈致新，则经血复常。

胶姜汤证　温经汤证

第 950 条胶姜汤证与第 947 条温经汤证同属虚寒漏下证，皆伴见下血淋漓不断，血色黯黑，腹痛喜温等临床特征。但第 950 条为冲任虚寒，气不摄血所致，故兼见面色苍白，头晕心悸，神疲乏力，舌淡苔白，脉微弱；第 947 条为冲任虚寒，瘀血内阻所致，故暮即发热，少腹里急，腹满，手掌烦热，唇口干燥。两者同中有异，务须详辨。

（318 方）胶姜汤方

胶姜汤由胶艾汤减艾叶加生姜组成。方中阿胶、生姜暖胞宫而温经止血，并能散寒止痛；当归、芎藭、芍药、地黄，即后世《太平惠民和剂局方》从本方衍化出的四物汤，补血调经，并能活血止痛，使血止而不留瘀；甘草调和诸药，加入清酒行气活血，以助药势，诸药配伍，共奏养血止血之效。

陷经漏下，谓经脉下陷，而血漏下不止，乃为气不摄血，色黑不解者，瘀血不去，则新血难生，荣气将腐败矣。气血喜温恶寒，用胶姜汤温养气血，则气盛血充，推陈致新而经自调。

妇人少腹满，如敦状，小便微难而不渴，或经后，产后者，此为水与血俱结在血室也，大黄甘遂阿胶汤主之。（951）

直释

① 妇人少腹满，如敦状：本句对妇女水与血俱结在血室的征象，描述得比较详细而逼真，少腹胀满而隆起如"敦"的形状，所谓"敦"，是古代盛黍、稷的器皿，为椭圆形，上下稍锐，中部较丰满隆起，形容"妇人少腹满"之态。

② 小便微难而不渴：少腹内居膀胱、胞宫，"少腹满"，若纯属水结，则小便水利而口渴；若纯属血结，则小便如常而不渴。水结胞宫，阻滞膀胱气化因而小便微难；但津液未伤，上焦气化如常，故口不渴。

③ 或经后，产后者：既非纯属水结，亦非纯属血结，既有水停，复有血蓄，水血交结为患，此情况多发生在经后产后感受外邪或情志所伤之时。

④ 此为水与血俱结在血室也：经后离经之污血去之未尽，或产后秽浊之恶露去之未尽，气血不畅，津液不能入经化血流转周身，反而渗入胞宫，污水与秽血混杂结聚胞宫，水与血俱结而干扰胞宫，故少腹满，如敦状。

⑤ 大黄甘遂阿胶汤主之：治当逐水攻血兼施，宜用大黄甘遂阿胶汤破血逐水，以攻其凝结于下焦的有形实邪，此正所谓且攻且守之法，为行蓄水、下结血之剂。

方释

（319方）大黄甘遂阿胶汤方

方中大黄攻血蓄，荡涤瘀血；甘遂逐水蓄，驱逐水结；阿胶养血，补其不足。诸药相伍，水去血行，瘀浊除而阴血复，则诸证自解，其病得愈。

鉴别

大黄甘遂阿胶汤证　下瘀血汤证　桃核承气汤证

第951条大黄甘遂阿胶汤证与第896条下瘀血汤证、第411条桃核承气汤证，均为瘀血、水饮等有形之邪结聚下焦的病证。大黄甘遂阿胶汤证乃是水与血俱结在血室，以少腹满如敦状，小便微难而不渴为主证。下瘀血汤证与桃核承气汤证乃为瘀热内结，以小腹满痛拒按，按之有硬块，小便自利，脉沉实或涩为特征，两证虽同属瘀热互结为患，然病变部位略有所别，证亦有轻重之异：下瘀血汤证瘀热内结较重，病变部位有胞室，所谓"必腹中有瘀血着脐下也"，故小腹有硬块，痛如针刺，并兼经水不利，或经闭等瘀热阻滞冲任之象；桃核承气汤证瘀血蓄结少腹较轻，证见少腹急结，其人如狂等瘀热上扰心神之状。

讲析

苦以下结，大黄之苦以下瘀血，甘遂之苦以逐留饮；滑以利窍，阿胶之滑以利小便，此治逐水攻血兼施，则水血交搏之证愈矣。

原文

妇人时腹痛，经水时行时止，止而复行者，抵当汤主之。（952）

直释

① 妇人时腹痛：妇女有时腹部疼痛，是因瘀血内结成实所致。

② 经水时行时止：经水不通利，虽未致经闭，间有下泄，也是量少而艰涩；由于胞络积瘀，久则渐成干血阻闭，所以说经水时行时止。

③ 止而复行者：经血不能畅利下行，气血凝涩，久则酿成郁热，迫血妄行，经血渐续下漏，因此致成闭而未闭，通而未通的现象，仲景称之为"止而复行者"。

④ 抵当汤主之：经水欲闭未闭，欲通未通，欲使其经行通利，必先去其瘀结，宜破血逐瘀的抵当汤治疗，瘀去血行，则经水自调。

鉴别

抵当汤亦可治太阳以及阳明蓄血证，与本条瘀结实证相比较，其瘀热内结的机理虽然相同，但因其病变部位不同，则临床表现亦有差异，所以太阳、阳明蓄血证中所必具的症状，如发狂、善忘、寒热、大便黑而易解，在本证中不一定必见。

异同

抵当汤证　王瓜根散证

第952条抵当汤证与第948条王瓜根散证皆治瘀血结实的月经病，都伴有少腹满痛，所异者，第952条为经行不畅，时行时止，止而复行，故以攻瘀破血通经为治，宜于瘀血凝结成实之重证；第948条为月经过期不至，或一月两潮，治宜活血通瘀调经为法，适用瘀血初结胞宫不甚者。

讲析

抵当汤乃破血逐瘀之竣剂，方中水蛭味咸，其性属阴，善于下潜，专逐下焦久积之瘀血；虻虫味苦，其性刚猛，善攻新瘀之血。两味相协，专攻新久之蓄血，攻逐痹着之干血，除下焦之坚积。再配以大黄泄热破瘀，重治下焦之热；佐以桃仁破血润燥，以助下瘀之力。全方四药，俱为攻逐破瘀之品，可使血下瘀行，非瘀血之实热证，切莫轻投。方名名之曰抵当者，谓直抵其当攻之处也。

原文

妇人经水闭，脏坚癖，下白物不止，此中有干血也，矾石丸主之。（953）

直释

① 妇人经水闭：妇女经水闭塞不通。

② 脏坚癖：脏，即胞宫；癖由瘀血凝成的硬块。脏坚癖，即胞宫内坚硬的肿块不散，由于经行不畅，胞宫内瘀血停留，积久化热，热灼血干，干血内着而日久坚结不散，以致经血受阻而不得下行所致。

③ 下白物不止：瘀热内结之经闭，干血日久不散，则可滞而为湿，郁而化热，干血不去，郁为湿热，久而腐化，故又时下白带不止。

④ 此中有干血也：这是胞宫中热灼血干的缘故。

⑤ 矾石丸主之：治当用矾石丸为坐药纳入阴中，以先去其胞宫之湿热。

（320方）矾石丸方

本方首创外治法坐药治疗带下病。方中矾石性味酸咸涩寒俱备，酸以收脱，咸以软坚，涩以燥湿，寒以清热，以收敛燥湿，清热去腐，解毒杀虫；合质润多脂的杏仁，利气润燥，以防矾石过于燥涩；用滋润的白蜜为丸，取其质润易纳入前阴之中，且蜜得温则溶，使矾石、杏仁缓缓融化吸收，而发挥其药效。

三药合用，润涩相伍，既能止带，又不至于干涩不适，具有清热除湿，敛涩止带，杀虫止痒之效。用本方时先将药物按炮制法制成大枣大小蜜丸后，用消毒纱布包好，适温度，纳入阴道，其有阴道溃疡或胞宫糜烂，不宜使用，更不宜久用，尤其是妇女伴有阴中糜烂更非所宜。

本条重点论述瘀血内结胞宫致成经水闭塞在先，为病之本，湿热内蕴胞宫致成时下，白带在后，为病之标，但治疗则针对带下而设，矾石丸是治湿热带下的外用坐药，只能去胞宫的湿热，而不能去胞宫的干血，故本证临床宜采用内外同治之法，外用矾石丸以治其标，内服活血通瘀之剂以治其本。仲景认为本证病因仍有寒温虚实之异，未便过于肯定，只好示意从临床上与抵当汤、大黄甘遂阿胶汤、王瓜根散、温经汤等互相参考，分别选择施用，故无须另立汤方，同时，矾石丸也可同治以上各汤证而兼有此类外证者，这正是仲景考虑周详而灵活施治的做法。

妇人六十二种风证，腹中气血如刺痛者，红蓝花酒主之。（954）

① 妇人六十二种风证：妇女六十二种风证，不是大约之辞，而是肯定之语，大抵在东汉仲景所处的时代论风证，确实有六十二种之分，因其繁多，仲景认为未有必要详述，时至今日，故此种分类名存实亡，已无从稽考，现在也只能理解为泛指一切风邪为患的病证。

② 腹中气血如刺痛者：无论风自外入或风自内生，皆因风为病，风邪与气血相搏，气机不利血瘀不行，经脉阻滞不通，导致腹中气滞血瘀如针刺般的疼痛。

③ 红蓝花酒主之：治宜红蓝花酒以活血行瘀，通经止痛。

方释

（321方）红蓝花酒方

方中红蓝花，即红花，色赤多汁，生血行血之品，性味辛温，活血通经，祛瘀止痛；借酒之辛热，温通气血，以助血行，血行风自灭，故方中不用祛风之药，而治风血相搏之证，使气血通畅瘀阻得除。需要言及的，红蓝花酒适宜风寒与气血相搏所致的腹中痛如针刺，若阴虚有热者不宜使用，后世所用的酒剂，泡药酒，或药用酒浸后再煮，皆从本方之酒剂发展而来。

讲析

风邪入腹，扰气乱血，腹中必刺痛，主之以红蓝花酒，酒以温和其血，红蓝花以行散其瘀而痛可止。

原文

妇人腹中诸病痛者，当归芍药散主之，小建中汤亦主之。（955）

直释

① 妇人腹中诸病痛者：妇人以血为本，而经、带、胎、产无不影响于血，由于经、带、胎、产等疾病的损耗，伤了冲任，加重肝脾的供养负担，肝脾渐虚，肝虚则气滞血凝，脾虚则水湿内生，因此引起腹中多种病证的疼痛；或者加重脾胃的化源不足，营卫渐衰，卫不足则里虚而寒凝，营不足则脉虚而拘急，故亦可引起腹中多种病证的疼痛。

② 当归芍药散主之：前者治以当归芍药散调肝脾，理气血，利水湿，使肝脾和，气血畅，水湿去，则腹痛自愈。

③ 小建中汤亦主之：后者治以小建中汤甘温建中，生化气血，疏散寒邪，使脾胃健运，气血流畅，温养筋脉，则腹痛自止。

第 955 条当归芍药散证与第 925 条妊娠病"妇人怀妊，腹中疼痛"的病机，同为肝郁脾湿，气血郁滞，其证俱可见腹中疼痛，脘腹胀满，小便不利，甚至下肢浮肿，所以治疗皆投以当归芍药散。小建中汤于第 576 条、第 812 条及本条（第 955 条）中，曾用于治疗黄疸、虚劳、妇人腹痛三种病证，虽所治之病证不同，但脾胃虚寒的病机则一，是为异病同治之例。

妇女腹痛多与气血失和有关，其病机有偏气、偏血和属虚、属实的不同，故治法各异，如当归芍药散理气除湿，以治疗血滞湿阻之腹痛；小建中汤润补脾胃以治疗脾胃阳虚之腹痛；王瓜根散活血化瘀，以治疗经水不利之腹痛；红蓝花酒活血行气以治疗气滞血凝之腹痛。可见，妇女腹痛的治疗，仍当审证求因，审因论治。

问曰：妇人病，饮食如故，烦热不得卧，而反倚息者，何也？师曰：此名转胞，不得溺也，以胞系了戾，故致此病，但利小便则愈，肾气丸主之。（956）

①妇人病：妇女得病。

②饮食如故：病不在胃，脾胃健运，中焦无病，则饮食正常。

③烦热不得卧：心烦发热，不能平卧，是因为水道不通，浊阴上逆，影响肺气的宣降，水气转而上行，阻其心火，内郁而烦扰，热扰不得睡卧。

④而反倚息者：逆其肺气下降，反而要用背部倚物呼吸。

⑤此名转胞：此病名称为转胞证，"胞"，在此同"脬"，即膀胱。转胞，病证名称，以小便不通，脐下急痛为主证，是因肾气虚弱，膀胱气化不行所致，即现代妊娠七、八个月，小便不通，饮食如常，但小腹胀急，

心烦不得卧，称为妊娠小便不通。

⑥ 不得溺也：病在下焦膀胱，肾阳不足，膀胱气化失常，则小便不通，尿液停留于膀胱，故脐下胀满急痛。

⑦ 以胞系了戾："胞系"指膀胱以及膀胱相连接的尿道部分；"了戾"是形容其扭转而不能顺通。胞系了戾，即膀胱之系缭绕扭转而不顺通，影响排尿功能。

⑧ 故致此病：是产生排尿障碍的病因，所以得了这种病。

⑨ 但利小便则愈：只要通利小便，此病就会痊愈。

⑩ 肾气丸主之：治宜投以肾气丸温阳化气，使肾阳充，气化行，则小便通利，则诸证悉解。

讲析

迄至本条，肾气丸于第 736 条、第 814 条、第 848 条、第 956 条已四见，可用于治疗消渴、虚劳、微饮、转胞等病，既体现异病同治精神，又说明肾气丸是临床广泛应用的有效方剂。转胞，为男女皆有之病，除本条肾阳不足而致膀胱气化不行者外，其他如：① 肺气壅塞，通调失职；② 中焦脾虚，中气下陷；③ 妊娠胎气压迫膀胱；④ 强忍其溺，入房纵欲；⑤ 湿热下注，热迫膀胱，都能导致胞系缭绕不顺，而发生转胞，故临床当凭脉辨证，审因论治，即必求其因而治也。

原文

妇人阴寒，蛇床子散主之。（957）

直释

① 妇人阴寒：妇女自觉前阴寒冷，为肾阳虚，寒湿凝着下焦所致，常伴有带下绵绵，质清稀如涕，腰酸畏冷，外阴瘙痒等症状。

② 蛇床子散主之：治宜温阴中，故以蛇床子散作坐药，直达病所，以温其受邪之处，使之疾解病愈。再则，所谓阴中，指胞宫和阴道；所谓坐药，系指将药纳入阴中的外治法，古人席地而坐，坐时两膝着地，臀部压在脚跟上，故谓之坐药。

（322方）蛇床子散方

蛇床子散由蛇床子一味药物组成，方中蛇床子辛苦温燥，有温阳祛寒，暖宫燥湿，杀虫止痒之效，配合白粉少许，制为坐药，直达病所，以温其受邪之处。

讲析

至于蛇床子散方后注云："以白粉少许，和合相得"，有两种说法，元末明初时期赵以德认为"白粉即米粉，借之以和合也"，观米粉性味甘平，功能和胃益气，此取其作为一种赋形剂而外用；而明代杜汝和则认为白粉即铅粉，根据原文注白粉用量仅"少许"，结合临床外用药多用铅粉以解毒、杀虫、生肌，似乎可从，但铅粉《神农本草经》称之为铅丹，柴胡加龙骨牡蛎汤方中铅丹用量一两半，列入方药中，而仲景未把铅粉列入蛇床子散的方药中，而仅在方后注中云"以白粉少许"，说明"白粉即铅粉"无据可凭，"白粉即米粉"较符合客观情况。

原文

少阴脉滑而数者，阴中疮也，蚀烂者，狼牙汤主之。（958）

直释

①少阴脉滑而数者：少阴为足少阴，足少阴脉候肾，肾居下焦，职司前后二阴，阴中为肾之窍，若少阴滑数，脉滑为湿，脉数主热，说明下焦蕴结湿热。

②阴中疮也：阴中疮，又称阴疮，为湿热之邪郁结于前阴，即妇女阴户生疮，局部痛痒交作，红肿热痛，结积成块，伴有带下。

③蚀烂者：日久必致阴中局部腐蚀糜烂成疮，秽浊淋漓，有腥臭气味，甚至溃疡如虫蚀者。

④狼牙汤主之：治宜狼牙汤煮水洗涤阴中局部患处，旨在清热燥湿，杀虫止痒。

矾石丸　蛇床子散　狼牙汤

第 953 条矾石丸、第 957 条蛇床子散、第 958 条狼牙汤，三方均为妇人杂病的外治法，其功效为除湿止带，杀虫止痒，并同治妇女带下之病，但三者同中有异，故应区别应用。

矾石丸：为清热燥湿之剂，主治"下白物不止，此中有干血也"，作为坐药纳于阴中，专以杀虫止痒。

蛇床子散：为苦温燥湿之剂，主治"阴寒"，作为坐药纳于阴中，直接温散阴中寒冷。

狼牙汤：为清热燥湿之剂，主治"阴中疮也，蚀烂者"，作为洗剂以洗涤阴中局部患处，有利于清疮排毒，上述之法，体现了仲景辨证论治的灵活性。

方释

（323 方）狼牙汤方

狼牙汤由狼牙一味药组成，其性味苦寒，苦能燥湿、寒能胜热，用以煮汤洗涤阴中患处局部，以速收直接治疗之效，治阴中蚀疮烂者。

讲析

狼牙汤方中之狼牙，究属何物？众说纷纭，迄今尚无定论，清代吴谦认为"狼牙非狼之牙，乃狼牙草也"，然狼牙草又为何种植物，考《中药大辞典》仙鹤草条下，有狼牙草乃仙鹤草之异名的记载，仙鹤草性味苦涩平，既可清热燥湿，又可收敛止血，临床常以仙鹤草煮剂局部应用，对滴虫性阴道炎所致的阴部湿痒证，有良好效果。药理实验证明，仙鹤草具有抗炎，抗菌及抗寄生虫的作用。

原文

胃气下泄，阴吹而喧如失气者，此谷道实也，猪膏发煎主之。（959）

直释

① 胃气下泄：胃肠燥结，精微不化，清气无力上升竟然下泄，从阳明借气街入冲脉，出前阴而外泄。

② 阴吹而喧如失气者：前阴有气体频频逸出，并簌簌有声可闻，犹如后阴矢气状，甚至因气体逸出频繁，而簌簌的声音连续不断，称之为阴吹。

③ 此谷道实也：阴吹的形成，是由于胃肠燥结的缘故。因为胃津不足，肠道失润，致成胃肠燥结，腑气不畅，使之大便不通，小便不利，迫使阴道受压变窄，胃中下行之气通狭窄之处而发出连续不断的声响所致。

④ 猪膏发煎主之：以猪膏发煎润肠通便为治，使大便得通，小便得利，受压变窄的阴道局部恢复常态，浊气下泄顺于肠道，水气下行出于膀胱，胃气循于常道而畅通，则阴吹可止，其病自愈（参阅《仲景方药精华》第 156 方第 571 条猪膏发煎）。

讲析

阴吹病在临床上较多见，但由于妇女畏羞多隐忍不言，故医书鲜载，所以就诊者，远较实际患病者为少，因而临床上似为少见。关于阴吹辨证的重点在于观察大便之秘结与否，乃其全身症状；若大便秘结，腹部作胀者，为腑气不适证；大便通畅，神疲乏力者，属气虚证；大便通畅，脘痞多痰者，或带下量多质黏者，属痰湿证；若伴有明显的精神情志症状者，属气郁证。

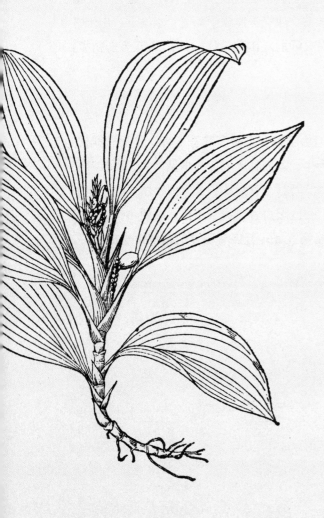

仲景疗法

仲景外治疗法

以药物外用治疗疾病，《黄帝内经》早有记载，如《灵枢·经筋》篇曰"治之以马膏，膏其急者"，即用马油脂养筋治痹，舒缓拘急。仲景在此基础上，创立了多种外治疗法，弥补药物内服之不足，有利于提高疗效，为后世的外治疗法奠定了基础。

一、洗身法

洗身法是运用药物煮汤乘热淋洗全身的方法，有疏导腠理、通调血脉、清热解毒、杀虫止痒等作用。第 790 条曰："百合病，一月不解，变成渴者，百合洗方主之。"百合洗方"以百合一升，以水一斗，渍之一宿，以洗身"。阐述百合病缠绵不愈，进一步影响到肺的气化功能，致使津液不能正常输布，表现为口渴；肺主皮毛，皮毛与肺气相通，故用百合洗方外洗，可以发挥宣发肺气的作用。肺气得宣，则气化津布而渴止。此乃洗外通内之意，后世用药浴以治疾，乃源于此。

二、坐浴法

坐浴法，谓局部洗法，为了提高疗效，仲景采用直接外洗局部病变部位的方法。如第 793 条狐惑病"蚀于下部，则咽干，苦参汤洗之"，"苦参一升，以水一斗，煎取七升，去滓熏洗"。狐惑病因感染虫毒、湿热不化引起，临床症状以咽喉、前后阴腐蚀和目赤为特征，颇似白塞综合征。其治疗除内服燥湿清热、排脓解毒药外，对蚀于外阴者，用苦参汤坐浴熏洗局部，化湿杀虫解毒，效验颇著。

三、沥阴法

第 958 条指出妇人阴中生疮蚀烂者，狼牙汤洗之，"以水四升，煮取半升，以绵缠筋如茧，浸汤沥阴中"，来治疗湿热下注、阴中生疮、糜烂痛痒、带浊淋沥之证，后世治疗外阴炎、阴道炎，外洗之，实以此演化而来。

四、渍脚法

仲景曰"矾石汤治脚气冲心"，用矾石二两"以浆水一斗五升，煎三五沸，浸脚良"；"救卒死而壮热者方"，以"矾石半斤，以水一斗半，煮消，以渍脚，令没踝"。阐述无论脚气冲心还是卒死壮热，皆用矾石煮汤浸泡脚部，渍浸足踝，借矾石酸涩而燥之性，解毒收湿，引浊下行，以收敛阳气之功，故治因湿毒所致的冲心、卒死之证皆有效验。

五、吹鼻法

对寒湿初犯，尚未影响脾胃运化者，但当纳药鼻中。第278条曰："湿家病身疼发热，面黄而喘，头痛鼻塞而烦，其脉大，自能饮食，腹中和无病，病在头中寒湿，故鼻塞，内药鼻中则愈。"鼻为肺窍，内通于脑，鼻中用药，刺激局部，宣肺祛散寒邪，开窍醒脑，对病在局部无需内服药者有一定临床实用价值。仲景救卒死方中提出："吹皂荚末鼻中"，"菖蒲屑，内鼻两孔中吹之"等法，鼻为肺窍，职司呼吸，以这些气味浓烈、刺激性强的药物搐鼻，药从鼻入，开窍辟浊通阳，既有利于呼吸功能的恢复，又解决了病人口噤、药物不能从口入的困难，拯救垂危病人效验卓著。

六、灌耳法

救卒死方中，仲景提出"捣薤汁灌耳中"薤汁亦为芳香辛烈之品，七窍相通，薤汁灌耳，能助开结通闭之功。

七、含咽法

第651条曰："少阴病，咽中伤，生疮……不能语言，声不出者，苦酒汤主之"。以半夏末纳苦酒（醋），置于去黄的鸡子壳内，三沸去滓，少少含咽之。方中半夏涤涎，鸡蛋清敛疮，苦酒消肿，三者相合，以达散结祛痰、消肿止痛的作用，"少少含咽之"的服法，是为了使药效能持续作用于咽部。

八、着舌法

仲景曰："尸厥，脉动而无气，气闭不通，故静而死亡，治方：……令人以桂屑着舌下。"阐述尸厥是昏不知人而脉搏仍未停止跳动，说明营气未绝，气息闭塞，如尸体之静而不动，故用肉桂末纳于舌下，开其心窍，通其血脉，心肺开通，气血流畅，上焦阳气自能宣发，则尸厥可愈。故舌下含服确为有效的救卒死给药途径。

九、烟熏法

第793条狐惑病"蚀于肛者，雄黄熏之"，以雄黄"一味为末，筒瓦二枚合之，烧向肛熏之"，考雄黄之主要成分为三硫化二砷，以火煅烧后，便分解及氧化为三氧化二砷，即砒霜，其毒性大增，对肛门之风毒虫疾确具疗效。可见仲景用熏法外治有丰富的临床经验，既可用火熏法发汗散寒以治外感，又可用烟熏杀虫以治杂病。

十、灰埋法

仲景救溺死方："取灶中灰两石余，以埋人，从头至足，水出七孔，即活。"阐述人落水而溺死，水从孔窍入而灌注脏腑，其气壅闭，死于窒息，故取温暖干燥的新烧的草木灰埋人，外温阳气，内渗水湿，既保持体温，又可使肢体干燥，使之气血流通，水出七窍而活。

十一、熨摩法

熨摩法是用药物直接在患处熨摩，以起到祛除病邪之目的，仲景的头风摩散方，以"大附子一枚（炮），盐等分"，"为散，沐了，以方寸匕，以摩疾上，令药力行"。阐述附子加盐，"摩疾上"，治疗风寒入于经络之发作性头痛，即以药掺痛处按摩之，法捷而无弊，用于临床，确是一种简便易行、止痛效速的外治法。

十二、点烙法

仲景的小儿疳法蚀齿方，以"雄黄、葶苈"两味，"末之，取腊月猪脂镕，以槐枝绵裹头四五枚，点药烙之"。即将雄黄、葶苈液点烙于蛀齿的蛀洞中，以杀蛀虫、止疼痛，治疗因小儿胃中疳热生虫所致的牙龈糜烂蚀齿者。此法简单有效，是口腔用药之楷模。

十三、坐药法

第 953 条妇人阴中"下白物"，以矾石丸纳之，湿热白带用化湿解毒之品，局部用药，即阴道内坐药，治疗胞宫内有干血郁为湿热，久而腐化所致的白带病。第 957 条曰："妇人阴寒，温中坐药，蛇床子散主之"，以蛇床子"末之，以白粉少许，和合相得，如枣大，绵裹内之，自然温。"胞宫寒湿，取辛温燥湿的蛇床子，纳阴中，以助阳驱阴。现代治疗妇人阴中疾患，有用阴道塞药者，实由此启迪而来。

十四、外敷法

外敷法系指用药物直接敷贴患处。第 905 条曰"金疮……王不留行散主之"，指被刀斧等金属器械所致外伤，伤面小者可用王不留行散外敷，以镇痛止血、行气化滞，使营卫通畅，肌肤得其营养，金疮自能向愈。第 907 条亦指出："浸淫疮，黄连粉主之。"浸淫疮为湿热浸淫的一种皮肤病，取黄连一味为粉粉之，奏效卓著。

综上外治疗法，都是有效的给药途径，尤其是舌下含服、药摩、渍脚、沥阴等法更属首创，为继承发扬中医学遗产，上述诸法应予以重视。

仲景孔窍疗法

孔窍是构成人体的组成部分，其同样具备人体各部所共有的生理功能。仲景对孔窍疗法进行较为系统的论述，从耳、舌、鼻及前后二阴等孔窍进行局部投药，治疗狐惑、阴吹、带下、阴中生疮、卒死和鼻塞等病证系，开孔窍疗法之先河。

一、孔窍投药在于祛邪

仲景在辨证施治中，十分强调顺应人体生理功能之势，掌握和利用人体各部生理功能活动的内在联系，及时驱除病邪，以恢复正常的生理功能为最终目的。第 214 条曰："若五脏元真通畅，人即安和，客气邪风，中人多死……四肢九窍，血脉相传，壅塞不通，为外皮肤所中也……若人能养慎，不令邪风干忤经络，适中经络，未流传脏腑，即医治之，四肢才觉重滞，即导引、吐纳、针灸、膏摩，勿令九窍闭塞。"概括了孔窍的生理功能和病理机制，提出了孔窍发病和传变规律，指出了孔窍病的预防和治则。五脏各开其窍，九窍又为五脏所主，位于人体之表，与脾胃的功能密切相关，通过经络、气血的作用，以沟通人体的内外。孔窍这种形态特点，决定了其在生理和病理的特殊性，故五脏六腑生理功能正常，经络畅通，气血充沛，精气盈溢，则孔窍就能维持正常的生理功能，如目能视物泌泪，耳能闻声排垢，鼻能呼吸流涕，口能纳食吐涎，前阴能排溺溢精，后阴能泄粪出矢气等。若被外邪所中，孔窍则首当其冲，或病邪由里及表，留滞孔窍，均能使九窍不通，而诸病生焉。当孔窍发生障碍时，采取恰当的药物或其他方法，刺激孔窍黏膜等，则能产生引涎、追泪、喷嚏等应激性生理病理反应。孔窍位于人体的特定部位，仲景首创孔窍疗法，掌握人体生理功能活动所反映出来的内部规律，明确疾病发生发展及传变的病理，顺应机体生理之势，发扬孔窍功能的特长，根据不同的病因、病位、病性，采用不同的方药，随其性治之，辅助正气祛邪外出，以恢复人体的整体功能。

二、孔窍疗法祛邪外出

仲景所列举的狐惑、阴吹、带下、阴中生疮、卒死和鼻塞等病证，虽类属内、外、妇诸科，病证不一，遣方用药各异，概以孔窍局部给药的方式治疗，犹如殊途同归，其中存在着某种内在原因，有着共同的病因病理基础。

1. 寒湿犯表

第 278 条："病在头中寒湿，故鼻塞，内药鼻中则愈。鼻塞方：蒲灰、细辛、皂荚、麻黄。右四味，等分为末，调和，内鼻中少许，嚏，则愈。"阐述了病者里湿素盛，易感外湿，与寒邪兼夹上乘肺卫，肺合皮毛，湿为阴邪，得寒则凝，致使表阳抑郁，肺气失宣，故鼻塞不通。治宜宣泄寒湿之鼻塞方，使肺气通利而鼻塞自除。

2. 湿毒窜扰

第 793 条"蚀于下部则咽干，苦参汤洗之，蚀于肛者，雄黄熏之。苦参汤方：苦参一斤。右一味以水一斗煮取七升，去滓熏洗，日三次。雄黄散方：雄黄一两。右一味为末，筒瓦二枚合之，内药于中，以火烧烟向肛熏之。"阐述狐惑病始于伤寒失于发汗，湿邪内蕴，郁久化热，酿而成毒，湿毒无从排泄，因湿邪污秽重浊趋下，流窜于足厥阴肝经，旁及谷道，厥阴绕阴器，上通于喉，湿毒上下窜扰，故其病，变化不定，反复发作，但临床症状以咽喉及前后二阴溃疡为特征。选用苦参汤燥湿除热，熏洗前阴；用雄黄燃烟，解毒杀虫，熏于肛门，以泄湿败毒，直折湿毒之势。

3. 湿热下注

第 953 条曰："妇人经水闭，脏坚癖，下白物不止，此中有干血也，矾石丸主之。矾石丸方；矾石三分烧，杏仁一分。右二味末之，炼蜜为丸枣核大，内脏中，剧者再内之。"阐述带下证，由胞宫血凝干涸而闭经，使脾统血及运化失司，水精不布，湿浊内生，浊液趋下，流注带脉，留滞胞宫，郁而化热，湿热腐干血而液化，乃致阴道时下白物。治以矾石丸纳脏中，用矾石化败血、收淫湿，杏仁破郁陷之气滞，以达清泄湿热之用。

第 958 条"少阴脉滑而数者，阴中疮也，蚀烂者，狼牙汤主之。狼牙汤方：狼牙三两。右一味，以水四升，煮取半升，去滓，以绵缠筋如茧，浸汤沥阴中洗之，日四遍。"阐述七情郁火，肝郁及脾，脾运不健，水湿不化，日久化热，湿热下注少阴，少阴脉主肾，开窍于二阴，湿热积聚前阴，郁于阴户，浸淫阴道黏膜，致使阴中生疮，糜烂痒痛，带浊淋漓。治宜苦寒有毒的狼牙汤沥阴中，旨在泄湿清热，下焦湿热即除，则阴中生疮、带浊等指日可瘥。

4. 寒湿袭阴

第 957 条曰："妇人阴寒，蛇床子散主之。蛇床子散方：蛇床子一两。右一味，末之，以白粉少许，和合相得，如枣大，绵裹内阴中，自温。"阐述脾胃阳虚，水湿下注，肾阳不能温煦，寒湿留滞下焦，袭于阴中，故阴中瘙痒而觉有冷感。治宜除湿散寒益阳之蛇床子散为阴中坐药，直接温其受邪之处，以温泄寒湿，白带、阴中冷感之症自然消失。

5. 浊气下泄

第 959 条曰："胃气下泄，阴吹而喧，如矢气者，此谷道实也，猪膏发煎主之。"第 571 条又曰："猪膏发煎方：猪膏半片，乱发如鸡子大三枚。右二味，和膏煎之，发消药成，分再服，病从小便出。"阐述胃肠津液枯涩，大便燥结，腑气不通，致使浊气下泄，气不后行，逼走前阴，而阴吹正喧。治当走泄导下，猪膏发煎润燥消瘀，下导大便，使胃肠功能恢复而阴吹自止。综上所述，仲景之孔窍疗法所治之证，病因为寒湿、湿热、湿毒、湿浊等，其间虽有区别，但终不离湿邪为患。湿为有质之邪，其性秽浊黏滞，常与其他病邪相兼或转化而郁滞稽留于孔窍部位，出现孔窍损伤的局部病变。仲景注重因势利导的治疗原则，根据不同病邪所留着之处或与其病机密切相关的孔窍的生理特性，因病制方，以专方专药为主，根据病情，灵活运用"内""洗""熏""沥"等多种外治方法，运用孔窍给药，就近引导，祛邪外出，使正气少受损伤，为后世治疗孔窍病证特别是急性病证等树立了典范。

仲景苦降辛通法

仲景用苦降辛通法，是将苦味药与辛味药有机配伍，以开结散邪、降逆泄热的一种治法。《素问·至真要大论》曰"辛甘发散为阳，酸苦涌泄为阴"，苦能降能泄，辛能开能通，合而并用，一阴一阳，一升一降，寓开于泄，寓通于降，相反相成，相得益彰。且辛开无劫阴之弊，苦泄无碍阳之害，尤以恢复中焦升降转输之气机称著。苦降辛通法是仲景对方药性能高度概括的成果，是组方遣药的重要规律，它们之间的纵横交错的配伍运用，使汤方产生了各种不同的协同效应，以治疗临床千差万别的病证。

一、升降出入的重要作用

升降出入是人体气化活动的表现，是人体生命活动的基本形式，人体的一切生命活动都是通过升降出入的气化活动来实现的。人体阳气是升降出入气化活动的动力，阴、精、血、津、液是其物质基础。阴阳充盛，阴平阳秘，则升降出入之气化活动旺盛，人体生命活动也随之呈现出朝气勃勃的生机；阴阳之气衰减，则升降出入的气化活动也随之减弱；阴阳之气衰亡，则升降出入的气化活动停止而生命活动消失。升降出入之气化贵在畅通无阻，健运不息，阳随阴降，阴随阳升，出表入里，无处不致，不能有丝毫阻滞，否则就会出现种种病变。气机的障碍可致痰饮、瘀血的停滞；痰饮、瘀血停滞又会进一步阻碍气机的运行。同时阳气虚衰，阴血津液诸不足也会导致气机升降出入障碍，当升降出入之气化活动障碍达到一定严重程度时就可危及生命。升降出入之气化活动还贵在协调平衡，降已而升，升已而降，无太过或不及。有升降就有出入，有出入就有升降，出与入、升与降互为存在前提，相互为用。辛属阳性，能行、能散、能润，善于升发宣通；苦属阴性，能燥、能坚、能泄，其性沉降。苦与辛合，能升能降，能行能散，不仅能使升降出入气化活动畅通无阻，而且还能使其协调平衡。总之，辛开苦降贵在通达气机，协调平衡，降中有升，升中有降，调节气机的升降出入，气行则血行，气化则湿化，不仅无形之气机能畅达，而且有形的痰湿、瘀血也能运化。临床病证不外虚实两类，"虚"由阴阳气血的亏虚，升降出入的动力及物质不足，则气机运转不灵活而出现虚中夹滞的情况；"实"由病邪阻滞，气血郁而不通，邪实闭郁之极可出现气机严重障碍的种种病变，故辛开苦降法常常能发挥重要的治疗作用。

二、苦降辛通法的配伍规律

苦降辛通法的作用机理在于通调气机，凡气机有所壅滞的病证皆可运用。由于其运用范围广泛，其配伍随病位之表里上下，病邪之寒热虚实而遍及四气五味。

1. 苦辛寒法

有形之湿热、瘀热之邪，或无形邪热障碍气机，常宜苦寒以清泄热邪，苦辛以宣通气机为治。

2. 苦辛热法

寒邪太甚，或阳气虚衰，浊阴凝聚不散，除苦辛通降宣通气机外，必须配伍热性药通阳逐寒。

3. 苦辛温法

寒邪或寒湿之邪障碍气机的病变，其配伍原则是以苦辛通降配以温药，非苦辛不能开达气机，非辛温不能温阳散寒。苦辛温相合，既有利于温散寒邪，也有利于化气祛湿。

4. 苦辛凉法

《素问·至真要大论》曰："风淫于内，治以辛凉，佐以苦，以甘缓之，以辛散之。"温病初起，其邪在表，在上焦，或为风热之邪；或夹湿邪上阻，当以辛散风邪，凉清热邪。苦一方面清热，另一方面与辛相合宣通气机，使气化则湿化。

三、苦降辛通有正、兼之殊

汤方与治法因证而异，随其主治证的不同，或随其在汤方中所占位置和所用药量之异，苦降辛通法亦有正法和兼法之别。

（一）苦降辛通正法

1. 苦降辛通以开痞散结

仲景苦降辛通法最适合于治疗中焦痞证，用药主要是以黄连与干姜为伍，取黄连之苦，以泄邪热，干姜之辛，开结散气。连、姜合用，苦降辛通，通阳祛寒，以调解中焦脾胃，使清阳得升，浊阴得降，痞满得消，呕利并止。若再配以半夏、黄芩，就成为半夏、生姜、甘草三泻心汤的苦降辛通法用药，则更增强了连、姜的消痞作用。若以痞满为主，证见但满而不痛，"呕而肠鸣，心下痞"的呕利痞证，由脾胃升降失职、寒热互结所致者，则以半夏为主药，合干姜以增强宣通的作用，并加黄芩以助黄连之苦降，使气机得以宣展，这种配伍见于半夏泻心汤；若证见心下痞硬，干噫食臭，胁下有水气，腹中雷鸣，下利等水饮食滞痞证，由水饮夹胃气上逆，脾不升清所致者，则用半夏泻心汤减干姜用量，再加生姜，且重用生姜为主药，辛以通阳散水，这种配伍见于生姜泻心汤；若证见下利日数十行，食谷不化，腹中雷鸣，心下痞硬而满，干呕，心烦不得眠的胃虚痞利俱甚者，则用半夏泻心汤加重甘草的用量，于苦降辛通的同时兼以补虚和胃，这种配伍见于甘草泻心汤。

2. 苦降辛通以调和寒热

若证见下利、食入即吐的寒格吐利证，由上热下寒、胃气不降、脾气不升所致者，加黄芩助黄连之苦降，且蓄意寒格反佐之意。苦辛配伍，能通能降，使吐利俱止，这种配伍见于干姜黄芩黄连人参汤。若证见身热不去，微烦，胸满或腹痛，或食少便溏的热扰胸膈兼中寒证，则药取栀子之苦，以泄上焦邪热，而心烦可止，身热得除；干姜之辛，以通脾阳，苦辛配合，共奏清上温中之功，这种配伍见于栀子干姜汤。若证见腹中痛，欲呕吐的上热下寒证，由胃失和降，寒盛于腹所致者，则加桂枝、半夏之辛助干姜通阳散寒，苦辛并施，共奏通上下阴阳之气、和胃降逆之功，这种配伍见于黄连汤。

3. 苦降辛通以泄热化痰

若证见心下硬满、按之则痛、脉浮滑的小结胸证，是由于邪热与痰饮互结于心下而成。取黄连之苦，用以泄热，半夏之辛，开结化痰，苦辛配合，共奏泄热涤痰开结之功，这种配伍见于小陷胸汤。

（二）苦降辛通兼法

苦降辛通若作为辅助治疗时，则成为苦降辛通兼法。

1. 和解少阳兼苦降辛通法

本法适用于胆火上炎，枢机不利的少阳证。取柴胡、黄芩之苦，泄少阳之邪热，且柴胡又能疏少阳之郁，以舒气机；取半夏、生姜之辛，通中焦气机而除呕逆。苦泄辛通，以和解少阳，这种配伍见于小柴胡汤。

2. 泄痞扶阳兼苦降辛通法

本法适用于热痞兼表阳虚证，证见心下痞，恶寒，汗出。取大黄、黄芩、黄连之苦以泄痞，附子之辛通经扶阳。苦辛通降以泄痞扶阳，这种配伍见于附子泻心汤。

3. 和解通里兼苦降辛通法

本法适用于少阳兼阳明证，证见呕不止，心下急，郁郁微烦。取柴胡、黄芩之苦，泄少阳之邪热；大黄之苦，泄阳明之实热；里气逆者，散之以辛，取半夏、生姜以散逆气。苦辛配伍，共奏和解通里之功，这种配伍见于大柴胡汤。

四、苦降辛通法的临床应用

半夏泻心汤、生姜泻心汤和甘草泻心汤，是治疗伤寒误治而致痞证的代表方。综观三方，主治虽异，但苦辛并进以顺其升降、寒热合用以和其阴阳、补泻同施以调其虚实之意则一，其制方特色在于仲景于一个汤方用气味、功效相反的药物而起相成作用，其作用核心在于苦辛配伍。伤寒误下之后，脾胃受伤，在外之邪热乘机内陷，寒热错杂之邪干于中焦，以致脾胃升降之功能失职，清阳之气不得上升，浊阴之气不得下降，而出现脘腹痞满、呕吐下利之症状。值此寒热交困、气机壅滞之时，欲通其痞，则其痞益甚，欲治呕利，则呕利仍然不息。仲景揭示其机理则是"但气痞耳"，即气机壅阻，脾胃升降失常。脾胃同居中焦，为升降运动之枢纽，脾胃升降的丝毫改变，势必累及整体的升降功能，况且脾胃为营卫气血生化之源，脾升胃降，纳运正常，营养物质输送到机体之脏腑九窍、四肢百骸，保证机体新陈代谢，维持生命活动。因此，恢复脾胃升降功能已成当务之急，仲景正是为此而设苦辛配伍法于三泻心汤之中，苦辛配伍法是以苦寒药与辛温药配伍应用的一种方法，其既非单纯苦寒泄热，亦非纯粹辛温祛寒，而是以苦寒泄降、辛温通阳相佐为用。苦辛配伍之意，即以苦能降能泄而和阳，辛能通能开而和阴，两者合用，泄中有开，通而能降，阴阳相和，用以通阳散结，疏通气机，而恢复中焦升降转输之功能。因而仲景在三泻心汤中均用黄芩、黄连之苦寒，配伍半夏、干姜之辛温，方中无理气之药而痞满自除，不治呕利而诸症告罢。

综上所述，苦降辛通法既可单纯应用，也可以配伍补中、化痰、攻下等法灵活运用，当结合辨证，随证立法遣药，同时，苦降辛通法随证而异，反映了仲景辨证施治的原则性和灵活性。

仲景"温药和之"

　　痰饮一证为仲景之首创，为饮病证型之一，指人体病理性稀薄体液而言，病理性稀薄体液停留于体内局部，则称痰饮，若泛滥于全身肌肤，则为水肿。《素问·汤液醪醴论》曰："五脏阳以竭也，津液充郭，其魄独居，孤精于内，气耗于外，形不可与衣相保，此四极急而动中，是气拒于内，而形施于外。"意为：有的病证由于五脏阳气衰竭，水气充盈于皮肤，而阴气独盛，阴气独居于内，则阳气更耗于外，形体浮肿，不能穿着衣服，四肢肿急而影响到内脏，这是阴气格拒于内，而水气弛张于外之故。说明阴得阳则气化水行，若阳气衰竭，则阴精水液积聚而出现痰饮、水肿等。因此痰饮的基本病理特点是阳虚阴盛，阳不宣畅，阴无以化，故其施治应该用温药以发越阳气，开腠理，调水道，使不和者和之。第848条曰"苓桂术甘汤主之，肾气丸亦主之"，以药测证，本病的病因病机主要为脾肾阳虚。第852条亦曰"大青龙汤主之，小青龙汤亦主之"，可见本病与风寒之邪犯于肌表亦相关。

　　仲景提出"病痰饮者，当以温药和之"，一语道出该证的治疗大法，当以温阳为要，所谓"和"，相应也，"和之"，即用药物之疗效，除去其病理性产物，使气血周流恢复常态。具体言之，其义有六：① 因为脾主运化水湿，肺主通调水道，若脾失运化，肺失宣降，水湿停聚，则为痰饮，因此有"脾为生痰之源、肺为贮痰之器"之论。治病必治本，治痰必治脾，所以"当以温药和之"乃是温脾之法。② 痰饮为阴邪，最易损伤阳气，补脾肾之阳，阳复湿化则痰饮可除。③温阳药中要佐以行消利导之品，不可单纯温补，以免过于滞腻，反使饮邪滞而不去。④ 温阳药物不可过于刚燥，否则即有违于"和之"之义。如附子、乌头等峻烈温热之品，仲景治在痰饮方剂中很少使用，尽管肾气丸中有炮附子一味，但方中有生地黄、牡丹皮、山茱萸等品，其性偏于甘寒，可制附子之刚燥，且三药合之剂量为附子的 15 倍，使之远无刚燥之害，反而有助于阴中求阳。⑤ 温药虽能温脾复阳，运化水湿，但过用则燥烈伤阴，因此治痰饮不可过用大辛燥烈之品，只宜用药性较平和之温药，以病去为度，故"当以温药和之"。⑥ "和之"另有行消导利之意，因痰饮为实邪，攻下与逐水之法必不可少，所以不言温药补之而言"当以温药和之"，这就意味着要在温药的基础上选择加入适当的发汗、攻下、利小便的药物配合施治。

痰饮的成因，是由于三焦的气机不调，以及经脉道路壅滞所致。因为三焦为水谷精微运转之道路，气之终始，三焦调适，气脉平均，则能宣通水液行入于经，化而为血，灌溉周身；若三焦气塞，脉道壅闭，则水饮停滞，不得宣行，聚成痰饮。可见痰饮的形成主要在于肺失通调水道，脾失运化水湿，肾失蒸化水气所致。水液不得温煦，以致三焦气塞，脉道不通，从而水液的输布失常，不能循行于经，潴留于脏腑器官间。治疗痰饮病的基本原则是"以温药和之"，这是因为痰饮属于阴邪，遇寒则聚，遇温则散，所以用温药治痰饮是正治法。"温药和之"概括了温肺化饮、温中健脾、温肾化气等法。用温药来振奋肺、脾、肾的阳气，使体内水液运化与输布趋于正常。必须指出，"温药和之"着重在"和"字，就是说，治痰饮用药必须温和，不能过于温燥，特别是平素体质比较虚弱的病人更要注意。若过用温燥，可以引起化燥化热，出现咽燥、喉痛、口舌破溃等症；甚至冲气上逆，虚阳上浮，出现气上冲胸、头昏目眩等症。喻嘉言曾经指出，一切饮患皆本于胃："浅者在于躯壳之内，脏腑之外，其名有四，曰痰饮、曰悬饮、曰溢饮、曰支饮。痰饮者，水走肠间沥沥有声；悬饮者，水流胁下，咳唾引痛；溢饮者，水流行于四肢，汗不出而身重；支饮者，咳逆倚息短气，其形如肿。一由胃而下流于肠，一由胃而旁流于胁，一由胃而外出于四肢，一由胃而上入于胸膈。始，先不觉，日积月累，水之精华转而混浊，于是遂成痰饮，必先团聚于呼吸大气难到之处，故由肠而胁，而四肢，至渐渍于胸膈，其势愈逆，是痰饮之患，未有不从胃起者矣。"喻氏对痰饮成因的解释，确有独到之处。至于痰饮蕴久化火而成的热痰证，则当用清热化痰法，温热之药尤当禁用。所以"病痰饮者，当以温药和之"，虽然是治本之法，但在临床上还应结合标本缓急，根据不同的病理变化灵活运用，才能对痰饮证做出较为恰当的治疗。

仲景施治大法

方以法立，法以方传，所以"法"是指导临床组方用药的必备前提，仲景组方遣药配伍精当，法度严谨，被后世称为经方之鼻祖。一般认为，从方药功效归纳出来的治法，称为传统八法；从病机角度探索出来的治法，称为病机六法。传统八法、病机六法，仲景虽未明确提出，但已含蕴于各汤方其间。

一、传统八法

"八法"是清代程钟龄在总结前人归类治法的基础上，结合自己的心得撰写而成，文字浅显，论述清楚，内容也比较全面。程氏主张辨证当用阴、阳、表、里、寒、热、虚、实"八纲"，治病也不越汗、和、下、消、吐、清、温、补"八法"。

1. 汗法

汗法，即发汗解表、祛除外邪的治疗方法。《素问·阴阳应象大论》曰"其在皮者，汗而发之"，是指疾病初起，邪在肌表而见表证者，可施治以汗法。仲景禀承经旨，尤多发挥，第347条曰"太阳病，脉浮紧，无汗，发热，身疼痛，八九日不解，表证仍在，此当发其汗"；第352条曰"脉浮者，病在表，可发汗，宜麻黄汤"；第870条曰"诸有水者……腰以上肿，当发汗乃愈"；第277条曰"风湿相搏，一身尽疼，法当汗出而解"。从所引之文看出，凡伤寒、水肿、风湿等病，邪气在表者，皆可施治以汗法。汗法的应用，仲景论述颇详。如桂枝汤、麻黄汤性辛解表，以治表邪风寒之证，凡发热恶寒，头痛身疼，有汗不多，或无汗，脉浮者皆可选用；麻黄杏仁甘草石膏汤、葛根黄连黄芩甘草汤辛凉解表，兼清里热，凡发热重，恶寒轻，烦躁口渴，或咳喘气逆，或腹痛泄利，脉象浮数，均可选用；若表证兼阳虚，则宜麻黄附子细辛汤以助阳解表；表证兼血虚，则宜当归四逆汤以养血温散；表证兼气虚，则宜桂枝去芍药加人参生姜汤；若兼里实者，则有桂枝大黄汤、厚朴七物汤等。正法与变法，都很详细，治疗原则不但指出"先表后里"之正法，还指出"表急救表""里急救里"之变法。同时仲景指出：凡酒客、咽喉干燥者、淋家、疮家、衄家、失血家、汗家、胃家寒，以及尺中脉微、尺中脉迟而下利清谷者，均不宜汗。大致包括湿热、阴虚、血虚、气虚、里寒、阳虚者，均应注意，不可妄用汗法，或须适当配伍，方可应用。误汗之救治，仲景亦有论述，如过汗而气阴两伤者，宜桂枝去芍药加人参生姜汤治之：发散太过以致亡阳者，宜真武汤治之。

2. **和法**

"和"者，和其不和也，后世有和解少阳法、调和寒热法、调和肝脾法等，皆源于仲景之法。① 和解少阳法：第 400 条曰"往来寒热，胸胁苦满，嘿嘿不欲饮食，心烦喜呕……小柴胡汤主之"；第 458 条曰"伤寒五六日，头汗出，微恶寒，手足冷，心下满，口不欲食，大便硬，脉细者……此为半在里半在外也……可与小柴胡汤"。盖伤寒之邪，在表者可汗，在里者可下，其在半表半里者，唯有和之一法，最为适宜，故宜小柴胡汤以和解少阳，此为正法。若论变化，则有和解兼下之法，如大柴胡汤，柴胡、黄芩与大黄相伍，主治少阳证而兼里实，证如第 408 条"呕不止，心下急，郁郁微烦者"，及第 474 条"伤寒发热，汗出不解，心下痞硬，呕吐而不利者"。又有和解兼表之法，如柴胡桂枝汤。② 调和寒热法：调和寒热法常以寒药、热药相配伍，治疗寒热不调之证，如黄连汤、干姜黄芩黄连人参汤谓其例。前者如第 482 条"胸中有热，胃中有邪气，腹中痛，欲呕者"，是上下寒热不调，故寒温互用，甘苦兼施，调理阴阳以和解之；后者如第 697 条"伤寒本自寒下，医复吐下之，寒格，更逆吐下"，用干姜温其寒，芩连折其热，亦为调和上下寒热之要剂。③ 调和肝脾法：第 657 条四逆散是其例，用于阳邪郁里，不能外达，四肢逆冷、腹痛下利之证。和法之禁忌，第 594 条"少阳不可发汗"，第 593 条"少阳中风，两耳无所闻，目赤，胸中满而烦者，不可吐下"，仲景明确提出了少阳不可妄用汗、吐、下三法，故后人有少阳三禁之说，唯用和法为宜。

3. **下法**

仲景禀承《黄帝内经》"中满者，泻之于内"之旨，对下法做了许多创造性的发展，提出伤寒的阳明腑实证，杂病的水气、黄疸、下利，以及肠痈初起未成脓者等，有腹满里实者，均可用下法。第486条"阳明之为病，胃家实是也"，第559条"此为实也，急下之"，第545条"心中懊恼而烦，胃中有燥屎者，可攻"，这些条文提出阳明腑实当用下法治疗，又指出"病水腹大，小便不利，其脉沉绝者，有水，可下之"。第572条"黄疸腹满，小便不利而赤，自汗出，此为表和里实，当下之"，第724条"哕而腹满……利之即愈"，"下利，脉迟而滑者，实也，利未欲止，急下之"，第911条"肠痈……脓未成，可下之"。从引文可知仲景对下法的运用范围很广，不仅伤寒里实可下，而且杂病中的水气、黄疸、下利、肠痈脓未成者，凡有里实证，皆可下之。仲景对下法的论述很丰富，归纳之大致可有寒下法、温下法、逐水法、攻补兼施法、润下法、外导法诸种。

（1）寒下法：寒下热结，有三承气汤，以硝黄枳朴甘草配伍，视病情轻重，分别施于里实热之阳明腑实证；栀子大黄汤、大黄硝石汤，分别以大黄枳实配栀豉，硝黄配栀柏，用于黄疸证之湿热内结而腹满者；更有诸三黄之泻心汤均为寒下之剂；逐瘀破血则有桃核承气汤，以硝黄配桃仁、桂枝，用治下焦蓄血，少腹急结，其人如狂者；谵语烦渴属瘀热互结者，抵当汤、抵当丸以桃仁、大黄配水蛭、虻虫，用治下焦蓄血，发狂或如狂，少腹硬满，小便自利，善忘，脉沉结者；泄热逐水则有大陷胸汤、大陷胸丸以硝黄配甘遂、葶苈，用治水热互结、热实结胸，心下痛，按之石硬，不大便五六日，舌上燥而渴，日晡所小有潮热，从心下至少腹硬满而痛不可近者；又有己椒苈黄丸以大黄配防己、椒目、葶苈组方，用治水气腹满，饮邪内聚，壅滞不通者，上述诸方，性皆偏于寒凉，用其下里实，破瘀血，逐水气等，皆用于热证为宜。

（2）温下法：温下法以温性泻下药或寒下药与温里药组合成方，适用于里实寒证。如三物备急丸以巴豆配大黄、干姜，攻逐寒积，用于寒邪积滞，阻结肠胃，卒然心腹胀痛，痛如锥刺，口噤暴厥者；大黄附子细辛汤以大黄配伍附子、细辛，温里通便，用于里实寒证。第585条指出"腹痛，胁下偏痛，发热，其脉弦紧者，当以温药下之"；第451条白散以巴豆配桔梗、贝母，辛热攻逐痰水，用于寒实结胸，痰湿内结者。此外，还有润下法，如麻子仁丸，用于肠燥便艰之脾约证；外导法，如蜜煎导、猪胆汁导、王瓜根导，用于直肠燥结者。至于攻补兼施，虽然没有典型汤方，但柴胡加芒硝汤，柴胡加龙骨牡蛎汤中人参与大黄并用；大黄甘遂汤中阿胶与大黄并用，实寓深意，对后世攻补兼施方剂的创立有一定的启示。下法是攻伐之剂，应用时当须慎重，故仲景对下法的禁忌言之颇详，如"其外不解者，尚未可攻，当先解其外；外解已，但少腹急结者，乃可攻之"，"太阳病，外证未解，不可下也，下之为逆"。这说明表证未除时不宜盲目攻下，盖表邪宜汗，下之反致邪气内陷而生他变。又云"伤寒呕多，不可下"，"病人欲吐者，不可下之"。呕吐是胃气上逆或邪气未全入腑，或因呕多伤其胃气，故均不宜下。此外，仲景还指出"胃中虚冷"、阳虚尺脉涩弱者、虚家之逆厥者，均不可下。

4. 消法

消法的范围很广，有消食化滞、消水退肿、消瘀化癥、消散疮疡等，仲景虽未全备，却已初具规模，为后人奠定了基础。

（1）消食化滞：如消食化滞之枳术汤、橘枳生姜汤，是理气健脾、和胃消食之剂。

（2）消痰化饮：消寒痰则用苓甘五味姜辛汤：消热痰则用小陷胸汤；痰饮在肺，则有葶苈大枣泻肺汤；痰饮在胃则有苓桂术甘汤、小半夏加茯苓汤等，均是其例。此外，如泽泻汤、木防己汤、己椒苈黄丸，亦皆为治痰化饮之方，可随之选用。

（3）消水退肿：消水退肿在治则上有"诸有水者，腰以下肿者，当利小便；腰以上肿，当发汗乃愈"的论述，如越婢汤之发越水气，用于风水有热者；防己黄芪汤之补虚行水，用于风水表虚者；余如葵子茯苓散之治妊娠有水气，五苓散之治伤寒蓄水证等，皆属此例。

（4）消瘀化癥：如鳖甲煎丸之治疟母，桂枝茯苓丸之治妇人癥病，以及干血着于脐下之用下瘀血汤，干血痨之用大黄䗪虫丸等，皆为活血化瘀之剂。

（5）消散疮疡：至于消散疮疡如大黄牡丹皮汤之消肠痈等，疗效历历可稽，直到现在仍为医家所常用。此外，如胃中不和，心下痞硬，干噫食臭，用生姜泻心汤；下利，谷不化，腹泻，心下痞，用甘草泻心汤。生姜泻心汤等方是取和胃以消谷，亦具有消法之义，所异者，仲景之消谷，重在治其脾胃，不同于近世用神曲、麦芽、山楂等专主消食之品。

5. 吐法

关于吐法，虽仲景寥寥数语，但已具体指出了证治方药，为后人打下了一定基础。如第 475 条曰："胸中痞硬，气上冲咽喉不得息者，此为胸有寒也，当吐之，宜瓜蒂散。"第 693 条曰："邪结在胸中，心下满而烦，饥不能食者，病在胸中，当须吐之，宜瓜蒂散。"第663条曰："少阴病，饮食入口则吐，或心中温温欲吐，复不能吐……此胸中实，不可下也，当吐之。"说明无论太阳、少阴，凡胸中邪实，心下烦满，愠愠欲吐，气上冲者，均可用吐法。第591条曰"宿食在上脘者，法当吐之，宜瓜蒂散"，"酒黄疸者，或无热、靖言了了，腹满欲吐，鼻燥，其脉浮者，先吐之"，"酒疸，心中热，欲吐者，吐之愈"。可见吐法之适应证，包括伤寒、宿食、黄疸、酒疸等。无论何病，只要心胸烦满，愠愠欲吐，病邪在上，病机向上者，均可因势利导治之。同时仲景郑重指出"若膈上有寒饮，干呕者，不可吐也，当温之"，"诸亡血虚家，不可与瓜蒂散"，说明虚寒证不可妄用吐法。

6. 清法

清法，清其热也。脏腑有热须清之，热证各有不同，故其治各异。

（1）清火热法：热在阳明，热而未结，烦躁渴饮，壮热大汗，脉洪大者，有白虎汤清热生津；热郁胸中，心烦不眠，懊憹异常，反复颠倒者，有栀子豉汤以清热除烦；暑热为患，气阴两伤，烦热口渴，汗多脉软者，有竹叶石膏汤、白虎加人参汤以清暑益气；百合病，燥热伤津，渴饮不瘥者，有瓜蒌牡蛎散清热生津。

（2）清湿热法：湿热为患，法当清热化湿。如湿热内蕴，发为黄疸，黄色鲜明如橘子色，二便不利者，有茵陈蒿汤或栀子柏皮汤等以清利湿热；湿热在肠，泄利腹痛，或便下脓血者，有葛根黄芩黄连汤以清化之；若热利下重，下利欲饮水者，以有热故也，宜白头翁汤清肠凉血，化湿止利。

（3）清血热法：热邪入血，血因热迫而妄行者，有泻心汤以泻心清心；大便下血，先血后便者，为近血，有赤小豆当归散以清热解毒，和营止血；若热入血室，如疟状者，用小柴胡汤以和少阳之枢，实寓清肝胆之血热之意；若瘀热在里或热结膀胱者，有抵当汤、抵当丸、桃核承气汤以泄热逐瘀。这些方剂，虽非凉血专剂，但其借用、巧用，给后世清营凉血法以莫大的启示。

（4）清热结法：实热之证，热结于里，成为阳明腑实证者，有三承气汤釜底抽薪，以泻实热。如第674条曰："伤寒一二日至四五日，厥者必发热，前热者后必厥，厥深者热亦深，厥微者热亦微，厥应下之。"此以"下"为"清"之意。

（5）清虚热法：虚热宜补，仲景清虚热往往以清热之品配伍补养药并用，甚者主用补养，以"补"为"清"。如少阴热化，心烦不眠，有黄连阿胶汤，黄芩、黄连与阿胶、芍药、鸡子黄并用，以清热滋阴；少阴虚火上炎，咽痛心烦者，有猪肤汤，单用猪肤滋肾以清火；百合滑石散、百合知母汤等，滑石、百合、知母滋阴清热，用于百合病之阴虚有热者；竹皮大丸用竹茹石膏配伍白薇甘草以清热滋阴，除烦降逆，治妇人乳中虚，烦乱呕逆之证。

清法亦可和其他法配合运用，如文蛤汤、白虎加桂枝汤均为清热与解表同用；附子泻心汤是清温并用；大黄黄连泻心汤是清下并施等。变化之多，运用之活，可法可师。

7. 温法

温法的适应证总体说来是寒证，如伤寒之太阴阳虚、少阴亡阳、厥阴寒证；杂病中之百合病腹满证。痰饮病等。第606条"自利不渴者，属太阴，以其脏有寒故也，当温之"；第662条"少阴病，脉沉者，急温之"；第782条"胸上有寒也，当以丸药温之，宜理中丸"；第792条"百合病见于阴者，以阳法救之"；第580条"趺阳脉微弦，法当腹满，不满者，必便难，两脚疼痛，此虚寒从下上也，当与温药服之"。总之，内脏虚寒者，不论何病，当用温阳法以祛寒邪治之。

仲景创立诸多温里方剂，灵活地运用于各类寒证，如脾胃虚寒，中阳不足，自利不渴，呕吐腹痛，或病后喜唾涎沫，以及胸痹等证，宜理中汤、理中丸以温中祛寒；亡阳急证，四肢厥逆，下利清谷，呕吐汗冷，脉微欲绝者，有四逆汤以回阳救逆；若阳虚不能化水，水气内停，小便不利，四肢沉重疼痛，或肢面浮肿者，宜真武汤以温阳利水；若寒湿内侵，真阳亦损，发为痹痛，背部恶寒，手足不温者，宜附子汤以温化寒湿而止痛；若中寒而浊阴上逆，头痛，干呕，吐涎沫者，宜吴茱萸汤以温中降逆；下焦不约而里寒，下利便脓血者，宜桃花汤以温中涩肠、固摄其下；中焦虚寒而腹痛，心中悸而烦者，宜小建中汤以温中补虚，和里缓急；若中寒夹饮，呕吐而腹痛者，宜大建中汤以温中补虚，除逆止痛；脏寒蛔厥者，宜乌梅丸以温脏安蛔；手足厥寒，脉细欲绝者，宜当归四逆汤温中祛寒，养血通脉。

又有阳虚失精者，用桂枝加龙骨牡蛎汤温而摄之；肾寒而欲作奔豚者，用桂枝加桂汤以散寒降逆；寒结胸中而痛者，用瓜蒌薤白诸方以通阳涤痰；寒湿于下，肾着腰痛者，用甘姜苓术汤以暖土胜湿；更有"病痰饮者，当以温药和之"，是以用苓桂术甘汤、桂苓五味甘草诸方治之；若肺痿吐涎沫而不咳不渴，此为肺中冷，必眩，多涎唾，宜甘草干姜汤温之；妇人阴寒，温中坐药，蛇床子散主之；妊娠恶阻，寒饮内停，宜干姜人参半夏丸，以化饮止呕；冲任虚寒，月经不调，胞寒不孕者，宜温经汤以温养暖宫；阳虚失血者，宜黄土汤以温阳止血。

此外，温法还有与其他治法的配合应用，如助阳解表之剂的麻黄附子细辛汤，用于少阴病而有表寒症者。总之，温法的运用原则是里寒证，一般治法往往是先表后里，假若里寒而兼有表证者，此时不当守先表后里之常规，宜遵第 711 条之训："下利腹胀满，身体疼痛者，先温其里，乃攻其表。温里宜四逆汤，攻表宜桂枝汤。"以先温里后治表，灵活应变。

8. 补法

仲景对虚证用补的方法更有补充和发展，具体而详细，将补法归纳为气血阴阳补法和脏腑补法两类。

（1）气血阴阳补法

1）补气法：如炙甘草汤以大剂甘草配伍人参、生姜、大枣以益气复脉，并配地黄、阿胶等养血之品，使气血相得益彰，用于治脉结代、心动悸及肺痿等证；人参汤之人参、白术、甘草并用，补气健脾，配伍干姜以温中，用于中焦阳气不足，呕吐下利，以及气虚中满等证；白虎加人参汤是补气与清法并用，四逆加人参汤是补气与温法并用，余如小柴胡汤之用人参、甘草，旋覆代赭汤之用人参、甘草等，均是补气与它法配合应用之例。

2）补血法：如当归散之养血安胎，用于妇人妊娠，血虚有热者；胶艾汤之养血止漏，用于妇人半产漏下，胎动不安，及月经不调；当归生姜羊肉汤之养血祛寒，治产后血虚有寒，腹中疼痛等，皆属其例。

3）补阴法：百合地黄汤滋阴养血，用于"百合病不经吐、下、发汗，病形如初者"；百合鸡子黄汤养阴补中，用于"百合病吐之后"，脏阴伤而病不去者；黄连阿胶汤滋阴清热，用于阴虚内热，心烦不眠者。《素问·阴阳应象大论》曰"精不足者，补之以味"，仲景用阿胶、鸡子黄等厚味之品以滋补真阴，实为《黄帝内经》理论的具体化。

4）补阳法：肾气丸温补肾阳，用于元阳不足，命火衰微，腰痛脚弱，少腹不仁，小便不利或反多，以及痰饮、脚气、消渴、转胞等证，《素问·阴阳应象大论》所谓"形不足者，温之以气"是也，此方以少量附子、桂枝纳入滋阴药中，取"少火生气"之义。

（2）脏腑补法：《难经·十四难》曰："损其肺者，益其气；损其心者，调其荣卫；损其脾者，调其饮食，适其寒温；损其肝者，缓其中；损其肾者，益其精。"所以针对某一脏腑的虚损进行调补，是有其实际意义的，仲景补肝用酸枣仁汤，补心用甘麦大枣汤，补脾胃用小建中汤，补肺用麦门冬汤，补肾用肾气丸。

此外，仲景之用补，一是不全用补，如肾气丸补中有泻是也；二是不专用补，如大黄䗪虫丸之干血痨，名曰："缓中补虚"，实为消瘀破血之剂；竹皮大丸之治虚烦呕逆，名曰"安中益气"，实则为清胃降逆之剂。仲景取其邪去正自安，祛邪即所以补正之义，而方中少配补养之品，以作引药也。

二、病机六法

从病机角度探讨伤寒之为病的六种治法，与从方药的作用功效归纳出来的传统八法迥然有别，而这六种治法与辨证施治密切相关，故笔者认为有必要提出来加深研究。

1. 顺势法

仲景承袭《素问·四气调神大论》"从阴阳则生，逆之则死；从之则治，逆之则乱"之旨，提出"观其脉证，知犯何逆，随证治之"的原则，即要顺其病势施治，而不要逆其病势治疗。仲景于第345条指出"太阳病，外证未解，不可下也，下之为逆；"第395条亦指出"本先下之，而反汗之，为逆，若先下之，治不为逆"。说明病位在表，其病势向上、向外，就应顺其病势，因势利导，从表而解，若反其病势趋向，误用通里攻下之法，则为"逆"；病位在里，其病势向下、向内，就应顺其病势，因势利导，一下而解，若反其病势趋向，用发汗解表法施治，亦为"逆"。这种顺从病势趋向的治法，称为顺势法。太阳表证，病势向上、向外，治宜发汗解表，忌攻下；阳明里热证，病势向内、向下，治宜清、下两法，不可发汗、利小便；少阳半表半里证，病势相持于内外之间，治宜和解，忌用汗吐下法，都属于顺势法的治疗原则。

治病不顺势，因而引起种种逆证，如太阳表证误下引起"脉促胸满"

的桂枝去芍药汤证，"利遂不止"的葛根黄芩黄连汤证，"遂协热而利，利下不止"的桂枝人参汤证等，都是逆其病势引起的变证。同时，虽然顺势治疗，但因汗、下太过而引起不良后果，这种情况也称为"逆"，如第339条曰"服之则厥逆，筋惕肉瞤，此为逆也"，第378条曰："病人叉手自冒心……此必两耳聋无所闻也，所以然者，以重发汗虚故也"都是过汗引起的逆证，故桂枝汤只取"微似有汗"，用承气汤"得下，余勿服"，用瓜蒂散"不吐者，少少加"，都是防其太过，怕超出病势的要求。只有既顺势，又勿过，才能达到第374条"胃气和"、第350条"津液自和"、第359条"阴阳自和"的目的。总之，掌握一个"逆"字，注意一个"过"字，达到一个"和"字，是顺势法的关键。

2. 先后法

就是当表里同病或两经以上同病之时，按其病机缓急分先后程序的治法。大体治疗原则，从内之外而盛于外者，先调其内，后治其外；从外之内而盛于内者，先治其外，后调其内。关键在一个"盛"字，哪里"盛"就先治哪里，即先抓主要矛盾，然后再解决次要矛盾。仲景就是遵循这条原则处理临床病证的，第408条"先与小柴胡汤"，后"与大柴胡汤下之则愈"；第409条"先宜服小柴胡汤以解外，后以柴胡加芒硝汤主之"；第473条"当先解表，表解乃可攻痞"等，属于从外之内而盛于内，先治其外，后调其内的治法。第396条"续得下利清谷不止，身疼痛者，急当救里；后身疼痛，清便自调者，急当救表"；第711条"下利腹胀满，身体疼痛者，先温其里，乃攻其表"等，属于从内之外而盛于外者——先治其内，后调其外的治法。也有为解决主要矛盾扫清道路而先解决次要矛盾的，如桃核承气汤证，外有表证，内有少腹急结；十枣汤证，外有表证，内有心下痞硬满，引胁下痛，显然两者的内证是主要的，仲景采取先表后里的治法，旨在为转化主要矛盾创造条件，这是对《黄帝内经》原则的发挥。

3. 试探法

试探法有两层意思，一是无适当方药，试用某方进行治疗；二是探测病势，以辨明证情。如第515条曰："若不大便六七日，恐有燥屎，欲知之法，少与小承气汤，汤入腹中，转矢气者，此有燥屎也，乃可攻之；若不转矢气……不可攻之。"这是用试探法探测病势的典型，仲景遣方用语提出：某汤"主之"者、"宜"某汤者、"与"（包括复与、却与、更与、先与、今与、与之）某汤者。这些不同的遣方用语包含着不同的意义，某汤"主之"，表明是最适当的主方，即首选汤方；"宜"某汤，是说较为适宜可用，但非最理想的汤方；"与"某汤，是说无适当方剂，可试探治疗。试探法有很大的实际意义，在临床上许多不确定因素影响着对证候的判断，就自觉或不自觉地运用了试探法，但试探法绝不是盲目的，而是有根据地试探，不断地通过试探以摸索经验，总结规律，以领悟施治法度。

4. 阻断法

阻断法就是阻断病机传变的治法。仲景不仅对病机的传变规律、传变征兆有较深刻的认识，而且处处体现出运用这种规律以阻断疾病的传变。如第 309 条"欲作再经者，针足阳明，使经不传则愈"，这是典型的阻断治法。第 405 条曰"伤寒中风，有柴胡证，但见一证便是，不必悉具"，即当太阳病出现传少阳的征兆时，就主张用属治疗少阳病的小柴胡汤治疗，这是力图把传变制止在萌芽状态的阻断治法。仲景在太阳病阶段，几乎各经的主方，如阳明病的白虎汤、承气汤，少阳病的小柴胡汤，少阴病的四逆汤等，皆寓有阻断之义。阻断法有很大的临床意义，特别是一些暴急病证，传变迅速，未及治表，已传入里，仲景主张在出现传变征兆时即予以阻断治疗，是一种高超的手段。由于历史条件的限制，仲景虽有阻断之治法，但对某些暴急病证并未留下有效的阻断措施，如何对暴急病证进行有效的阻断，提高中医疗效，是不可忽视的研究课题。

5. 相反法

相反法就是用与病机性质相反的方药进行治疗的法则，如"寒者热之"，用理中、四逆；"热者寒之"，用栀子豉、白虎；"虚者补之"，用建中、炙甘草；"实者泻之"，用陷胸、十枣等，反其病因、病性以平调阴阳。仲景的相反治法还有另一层巧妙之义，即针对病势，用与病势趋向相反的方药进行施治。如第 377 条五苓散证，其证"中风发热，六七日不解而烦"，是病势向外；"渴欲饮水，水入则吐者，名曰水逆"，是病势向上，此时不和胃从上治，不发汗从表解，而用五苓散化气行水，使水气下行，自不上逆，这是上病下取的治法。第 333 条"太阳与阳明合病者，必有下利，葛根汤主之"，病势下趋，不用黄芩、黄连清下治利，而用葛根汤发汗解表，使其表解里自和，这是下病上取的治法。这些都属于反其病势趋向进行治疗的相反法。

6. 自愈法

就是根据病机趋势，不药而待其自愈的法则，仲景学说有下述情况：

病邪已除，正气未复，不药而待其自愈。如第 311 条"风家表解而不了了者，十二日愈"，第 360 条"大汗之后复下之，小便不利者，亡津液故也，勿治之，久久小便必自利"。前者是表邪已解，正气暂时未复；后者是汗、下之后，邪气已去，津液损伤，都可以等待正复津回而病自然痊愈。

病虽未除，但出现自愈征象，可不药自愈，如第 348 条"太阳病……自衄者愈"，是热盛致衄，邪随衄解之征；第 453 条"此为热入血室也"，只须经行不断，热随经去，必自愈；第 499 条"阳明病……脉紧则愈"，是抗病力强，自可克邪制胜则愈；第 625 条"少阴病……手足反温，脉紧反去者，为欲解也，虽烦，下利必自愈"出现阳气复，邪气退的征象，故做出自愈的判断；第 675 条"伤寒病，厥五日，热亦五日……故知自愈"，是厥热相等，阴阳有平衡趋势；第 699 条"下利脉数，有微热汗出，今自愈"，出现阴证转阳的佳候，故自愈；第 717 条"呕家，有痈脓者，不可治呕，脓尽自愈"，呕吐痈脓，表明排脓通畅，只要不去止呕，自然脓尽毒消而愈。如此等等，已出现自愈征象，故可不药而愈。

病邪已去，尚须饮食调理自愈，如第 329 条"厥阴病，渴欲饮水者，少少与之愈"，是津不上承，须缓缓补充水液自愈；第 784 条"病人脉已解……损谷则愈"，是病已解，脾胃弱，只须调理饮食，则可自愈。上述第 311 条、第 360 条、第 329 条、第 784 条之证候，病邪已退，等待正复自愈，不须服药，是容易掌握、容易做到的。第 348 条、第 453 条、第 499 条、第 625 条、第 675 条、第 699 条诸条证候，病势正处于高峰阶段，能采取不用方药，待其自愈的措施，其奥妙处在于分析邪正消长的趋势，抓住了自愈征象。如"脉紧反去者"表明寒气退却；"手足反温"是由厥冷转温暖，表明阳气回复，故可做出不药而"必自愈"的判断。

药物治病，由其气之偏，世上绝无只有利而无弊之物，总是有得有失的，能不药自愈总比用药治愈的好，仲景创立待其自愈一法，正是其卓有见识、妙手高人之处。